Farokh Master

Die homöopathische Behandlung von Hautkrankheiten

„Nicht nur die ungezügelte Leidenschaft schadet der Gesundheit des Menschen. Lebt man von unrechtmäßig erworbenem Geld, wird man auch krank.

Viele unbekannte Krankheiten schlagen Wurzeln in uns, wenn wir unseren Lebensunterhalt auf unehrliche oder ungerechte Weise verdienen."

„So wie das Essen, so der Geist.
So wie der Geist, so die Gedanken.
So wie die Gedanken, so die Handlung.
So wie die Handlung, so die Gesundheit."

Bhagavan Sri Sathya Sai Baba

Farokh Master

Die homöopathische Behandlung von Hautkrankheiten

Lehrbuch und Materia Medica

Mit über 150 Hauterkrankungen und zahlreichen farbigen Abbildungen

Narayana Verlag

Farokh Master
Die homöopathische Behandlung von Hautkrankheiten
Lehrbuch und Materia Medica
Mit über 150 Hauterkrankungen
und zahlreichen farbigen Abbildungen

1. Ausgabe 2011
2. überarbeitete Ausgabe 2011
ISBN 978-3-941706-14-9

Titel der englischen Original-Ausgabe:
Skin - Homeopathic Approach to Dermatology, 2nd revised edition

Übersetzt von Sabine Rickert

Herausgeber:
Narayana Verlag GmbH, Blumenplatz 2, 79400 Kandern
Tel.: +49 7626 9749700
E-Mail: info@narayana-verlag.de
www.narayana-verlag.de

INHALTSVERZEICHNIS

ANHANG

Vorwort

Die erste Auflage dieses Buches entstand im Jahr 1993. Im folgenden Jahr wurde das Buch mit viel Unterstützung und Ermutigung seitens meiner Kollegen in Indien und im Ausland erneut gedruckt. Seitdem hat es weltweit viel Anerkennung als Standardwerk der dermatologischen Therapie erfahren.

An dieser Stelle möchte ich noch einmal besonders hervorheben, dass die Behandlung von Hautkrankheiten immerhin ca. 25% unseres Praxisalltags ausmacht. Deshalb sei hier vor allem an die jüngere Generation der Homöopathen appelliert, sich intensiv mit diesem Thema auseinanderzusetzen. Ich empfehle jedem, auch die gängigen Standardwerke der Dermatologie (z.B. Andrew's Diseases of the Skin: Clinical Dermatology) zu lesen.

Die zweite Auflage wurde nach den neuesten Erkenntnissen komplett überarbeitet. Viele der Kapitel, die sich mit der homöopathischen Behandlung von Hautkrankheiten befassen, wurden vervollständigt oder durch völlig neue Mittel ergänzt. In der neuen Auflage werden nun auch Krankheiten wie Hauttuberkulose, Lepra, Pigmentierungsstörungen, Ichthyose und Windpocken beschrieben. Zusätzlich sind neue Fallbeschreibungen hinzugekommen. Ein besonderer Schwerpunkt liegt auf den eigentümlichen Symptombildern der homöopathischen Arzneimittel, die ausführlich beschrieben werden.

Mein aufrichtiger Dank gilt meinen lieben Kollegen Dr. Vanmala Shroff, Dr. Jayesh Dhingreja und Dr. Trupti Pradhan, die bereitwillig und mit Hingabe für mich gearbeitet haben. Ihre Beiträge tragen wesentlich zum Ansehen dieses Buches bei.

Ich möchte mich ebenfalls bei Miss Sunita Shah bedanken, die mit ihrer digitalen Kamera viele Fotos in das Synthesis und Radarprogramm einarbeiten konnte. Sie hat mir sehr bei meinen Recherchen nach zuverlässigen und akkuraten Informationen geholfen. Für ihre Geduld während meiner sehr arbeitsreichen Zeiten bin ich ihr sehr dankbar.

Mein aufrichtiger Dank geht auch an Dr. Nandkishor Sonawane und Dr. Saudamini Suryawanshi, die mir bei den Vorbereitungen zum therapeutischen Teil des Buches halfen.

Zum Schluss danke ich dem Allmächtigen für meine gute Gesundheit, meiner Frau Dilnavaz und meinen Töchtern Rukshin und Mahaziver, auf deren Unterstützung ich immer bauen konnte.

24. Mai 2006
Dr. Farokh J. Master

1

Anatomie, Physiologie

Die Haut bildet eine schützende Hülle um den Körper, vergleichbar mit einem Schild, welches das Körperinnere von der äußeren Umgebung trennt. Sie schützt den Körper vor Verletzungen durch Sonneneinstrahlung (UV Strahlen), Hitze, Kälte und schädlichen Krankheitserregern.

Mit all ihren verschiedenen Erscheinungsformen bildet die Haut das Integument (aus dem Lateinischen „*Hülle*"), das die gesamte Körperoberfläche bedeckt.

Die menschliche Haut besitzt eine große strukturelle Vielfalt – Kopfhaut, Gesicht, Ohrläppchen, Rücken, Handinnenflächen und Fußsohlen sind nur einige wenige Beispiele. Das Integument ist an den verschiedenen Stellen des Körpers unterschiedlich dick und die Anzahl der Talgdrüsen, Kollagenfasern und Blutgefäße variiert stark.

1.1 Anatomie

Grob betrachtet lässt sich die Haut in behaarte und unbehaarte Stellen aufteilen. Histologisch gesehen setzt sich die Haut aus 3 Schichten zusammen: dem oberflächlichen Epithelgewebe, auch „*Epidermis*" genannt, der darunter liegenden Lederhaut, die vorwiegend aus Bindegewebsfasern besteht und „*Dermis*" oder „*Corium*" genannt wird, und der Unterhaut, der so genannten „*Subcutis*" oder „*Hypodermis*", die aus Bindegewebe und subkutanem Fett besteht.

Ein Netzwerk linear angeordneter Furchen und Hautleisten charakterisiert die exponierten Oberflächen der Epidermis. Auf den palmaren Oberflächen der Finger bilden diese Furchen ein typisches, für jeden Menschen einzigartiges Muster, den sogenannten Fingerabdruck. Anhand des individuellen Fingerabdrucks kann man einen Menschen identifizieren (Dermatoglyphik).

A. Aufbau der Epidermis

Bei der Epidermis handelt es sich um ein mehrschichtiges verhornendes Plattenepithel, in der Regel zwischen 0,7 und 0,12 mm dick. Ausnahmen bilden Körperstellen wie die Fußsohlen und Handinnenflächen, an denen die Oberhaut zwischen 0,8 und 1,4 mm dick werden kann. Die Oberhaut setzt sich hauptsächlich aus Keratinozyten

(Malpighi – Schicht) und Melanozyten (Pigmente) zusammen, der Anteil an Dendriten ist relativ gering.

Bei der Epidermis unterscheidet man vier Schichten: Stratum germinativum, Stratum spinosum, Stratum granulosum und Stratum corneum.

B. Der Übergang von der Epidermis zur Dermis

An der Basalmembran geht die Epidermis in die Dermis über. Die Basalmembran besteht aus vier Komponenten – der Plasmamembrane der Basalzellen mit ihrer hoch spezialisierten Fähigkeit, sich in jeden anderen Zelltyp des Epithels differenzieren zu können, der nur unter dem Elektronenmikroskop sichtbaren Lamina lucida, der Basallamina und den fibrösen Strukturen, die mit der Basallamina in Verbindung stehen, einschließlich Verankerungsfilamenten, dermalen Mikrofibrillen und Kollagenfasern.

Die Basalmembran funktioniert wie ein poröser, semipermeabler Filter, über den ein Austausch von Zellen und Flüssigkeiten zwischen der Epidermis und Dermis stattfinden kann. Weiterhin dient sie der Stabilisation der Epidermis und hält Dermis und Epidermis zusammen.

C. Die Dermis

Die Dermis, die vorwiegend aus Bindegewebsfasern besteht und von einem fein kapillarisierten Blutgefäßsystem versorgt wird, dient unter anderem der Verankerung der Blut- und Lymphgefäße. Außerdem befinden sich hier freie Nervenendigungen und spezialisierte neurale Sinneszellen. Auch Mastzellen zur Ausschüttung von Histamin und anderen Aminen sowie Lymphozyten, die eine wichtige Rolle in der Immunreaktion (z.B. Kontaktekzeme und chronische Granulomatose) spielen, sind hier angesiedelt.

Unter dem Begriff Bindegewebserkrankung wird häufig eine klinisch betrachtet heterogene Gruppe von Autoimmunkrankheiten zusammengefasst, wobei sich lediglich bei der Sklerodermie eine tatsächliche Abnormität des Kollagenstoffwechsels feststellen lässt. Keloide und hypertrophe Narbenbildung sind ebenfalls symptomatisch für einen gestörten Kollagenstoffwechsel.

Zusätzlich zu den oben beschriebenen Strukturen gibt es in der Dermis Haarwurzeln, verschiedene Talg- und Schweißdrüsen, Muskelfasern, Nervenendorgane, Fettgewebe, einige Rundzellen, wenige Fibrozyten und eine geringe Anzahl von Pigmenten.

D. Interne Blutversorgung und Drainage der Haut

Die Papillenschicht der Dermis wird von einem großzügigen Kapillarsystem versorgt, die Blutversorgung der Netzschicht dagegen ist weniger intensiv. Die Haut ist dicht besiedelt mit markhaltigen und marklosen Nervenfasern sowie marklosen autonomen Fasern, welche die Blutgefäße und umliegenden Strukturen versorgen. Eine weitere wichtige Funktion des Gefäßsystems der Haut ist die Regulierung des Wärmehaushalts.

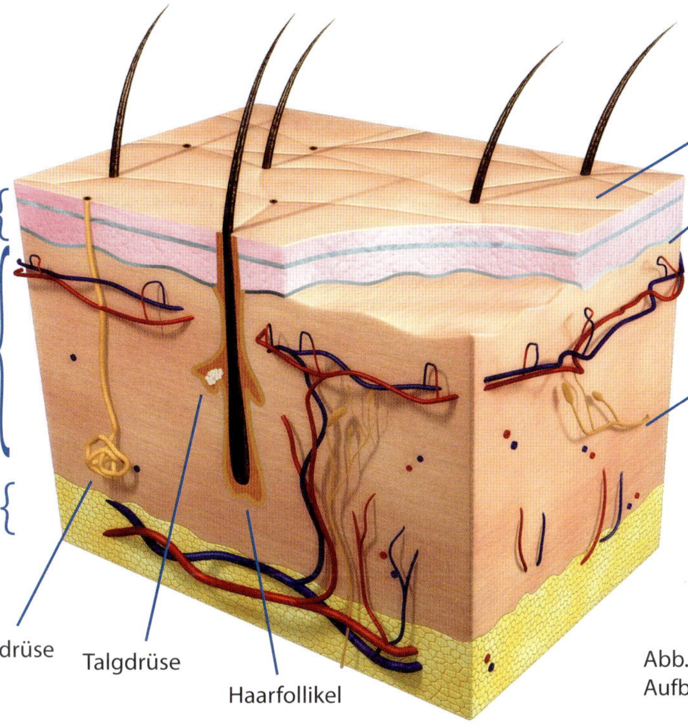

Abb. 1: Anatomischer Aufbau der Haut

E. Nerven

Die Dermis ist von zahlreichen Nervenfasern durchzogen. Reize durch Berührung und Druck werden in den Papillen der Lederhaut, vor allem der Fußsohlen und Handinnenflächen, über die Meissner-Tastkörperchen weitergeleitet. Die Vater-Pacini-Lamellenkörperchen der Netzschicht sind besonders zahlreich an den stark druckbelasteten Oberflächen und erfüllen die gleiche Funktion. Temperatur, Schmerz und Juckreiz werden durch marklose Nervenfasern übertragen, deren Nervenendigungen vor allem im Bereich der Haarwurzeln sehr zahlreich in der Papillenschicht der Dermis siedeln, und dann über den Hinterstrang an das zentrale Nervensystem geleitet werden.

F. Talgdrüsen

Die Talgdrüsen, die zusammen mit den Haarwurzeln über die Hautoberfläche verteilt sind, bestehen aus blass gefärbten, Lipide produzierenden Zellen. Die Talgdrüsenwand ist ähnlich aufgebaut wie die Basalzellschicht der Epidermis. Sie besitzt ebenfalls eine Keimschicht, die ständig neue Sebozyten produziert. Die neu entstandenen Zellen wandern in die Mitte der Drüse und beginnen dort Lipide zu produzieren. Diese Lipide schieben sich dann durch den Follikelausgang auf die Haut.

An nicht behaarten Körperstellen wie Handinnenflächen, Fußsohlen und -seiten sind diese Drüsen nicht vorhanden. Lediglich an Körperstellen wie z.B. den Augenlidern (Meibom-Drüse), der

Mundschleimhaut, den Lippenrändern, der Vorhaut, dem äußeren Gehörgang, den weiblichen Brustwarzen und dem Anus treten die Talgdrüsen unabhängig von den Follikeln auf. Talgdrüsen sind besonders zahlreich auf der Gesichtshaut, der Kopfhaut und zwischen den Schulterblättern.

An den behaarten Körperstellen münden die Öffnungen der Talgdrüsen in die Follikel, während sie an den unbehaarten Stellen direkt auf die Hautoberfläche führen. Das ölhaltige Sekret der Drüsen wird über die Follikel auf die Oberfläche der Epidermis geleitet. Die Talgdrüsen sind während und nach der Pubertät, während der Menstruation und in der Schwangerschaft besonders aktiv.

G. Schweißdrüsen

Es gibt zwei Arten von Schweißdrüsen:

Die ekkrinen Schweißdrüsen

Als ekkrine (oder merokrine) Schweißdrüsen bezeichnet man die gewöhnlichen kleinen Drüsen, die über den ganzen Körper verteilt sind, mit Ausnahme der Nagelbetten, Lippenränder und Vorhaut des Penis. Sie setzen sich wie folgt zusammen:

Der Ausführungsgang befindet sich in der Epidermis und führt direkt auf die Hautoberfläche. Der Aufbau des Ductus setzt sich innen aus einer einfachen Schicht luminaler Zellen zusammen, die außen von zwei bis drei Zellreihen umgeben sind.

An der Übergangsstelle zwischen Dermis und subcutanem Fettgwebe befindet sich eine Knäueldrüse, in der der Schweiß produziert wird. Besonders zahlreich sind die ekkrinen Drüsen auf den Handinnenflächen, den Fußsohlen, der Stirn und den Achselhöhlen. Hitze und Stress (nervöse Anspannung) führen in der Regel zu einer vermehrten Schweißabsonderung.

Die apokrinen Schweißdrüsen

Diese befinden sich in den Achselhöhlen, den Brustwarzen, am Nabel, dem äußeren Gehörgang, den Augenlidern und in der Genital- und Perianalgegend. Apokrine Drüsen öffnen nicht auf die Hautoberfläche, sondern münden in den oberen Teil des Haarfollikels. Der gerade in den Haarfollikel führende Gang dieser Drüsen besteht aus einem doppelschichtigen kubischen Epithelgewebe.

Die große Knäueldrüse befindet sich an dem Übergang der Dermis zum subkutanen Fett und besteht aus einer einfachen Zellschicht, die von Myoepithel umgeben ist. Die Absonderungen dieser Drüsen enthalten viel Protein, Kohlenhydrate, Ammoniak, Fette und Eisen. Der charakteristische Geruch dieser Absonderungen (Pheromone) wird den sekundären Geschlechtsmerkmalen zugeordnet. Apokrine Drüsen werden erst nach der Pubertät aktiv.

H. Haarfollikel

Das Haar besteht aus einer Wurzel (der Teil, der in der Haut verankert ist) und einem Schacht (der aus der Haut austritt). Am unteren Ende bildet die Haarwurzel eine knollenförmige Verdickung, auch Bulbus genannt. Das Haar ist in länglichen Einstülpungen der Oberhaut, den so genannten Haarfollikeln, in der Haut verankert. Das innere Ende des Follikels dehnt sich knollenförmig zum so genannten Bulbus aus, in dem sich die Haarmatrix befindet. Der Haarschaft besteht aus verhornten Epidermiszellen und wächst durch den Haarfollikel über die Hautoberfläche hinaus. Der Haarschaft besteht aus drei Schichten – der äußeren Cuticula, dem Cortex und der inneren Medulla.

Im Bulbus findet das eigentliche Haarwachstum statt. Auf dem Weg durch den Haarfollikel verhornt das Haar und tritt als verhärtetes, abgestorbenes Gewebe an die Hautoberfläche.

Haare findet man an praktisch jeder Körperstelle mit Ausnahme der Handinnenflächen, Fußsohlen, der dorsalen Oberfläche der Finger, der Innenseiten der Schamlippen und der Vorhaut, sowie der Eichel.

Das Haarwachstum hängt von der Zellteilungsrate in der Haarmatrix ab, die endokrin gesteuert wird und von einem ausgewogenen Verhältnis von Östrogenen, Androgenen und Gonadotropinen abhängig ist. Jeder Haarfollikel durchläuft abwechselnd Phasen der Aktivität und der Ruhe.

Die individuelle Haarfarbe wird von der Anzahl der Melanosomen im Bulbus bestimmt. Die Graufärbung des Haares ist auf eine reduzierte Aktivität der Melanozyten zurückzuführen, die folglich weniger Melanosome produzieren.

Die Arrector pili sind kleine Bündel glatter Muskelfasern, die sich von der Bindegewebsscheide der Haarfollikel bis zur Übergangsstelle zwischen Dermis und Epidermis erstrecken. Sobald sich diese unter der Einwirkung von Kälte oder Emotionen zusammenziehen, richtet sich das Haar auf und eine Gänsehaut entsteht. Man geht davon aus, dass Kontraktionen dieser Muskeln dazu beitragen, Talg aus den Talgdrüsen an die Oberfläche zu drücken.

I. Nägel

Als Nagel bezeichnet man die durchscheinende Platte am distalen Ende der dorsalen Oberfläche von Fingern und Zehen. Die sichtbare Platte bildet den eigentlichen Nagel, der durch Verhornung in der Matrix gebildet wird. Den proximalen Teil des Nagels bezeichnet man als „Nagelwurzel", den milchig-weiß gefärbten Halbmond an der Nagelwurzel als „Lunlua". Der Teil der Haut, auf dem der Nagel ruht, wird „Nagelbett" genannt. An den Seiten wird der Nagel vom Nagelwall und dem Nagelfalz bedeckt.

Das dünne Nageloberhäutchen (Eponychium) macht das Nagelgebilde wasserdicht und verbindet die Nagelplatte mit dem Nagelfalz. Ausgiebige Maniküre und übertriebene Hygiene können zur Beschädigung des Nageloberhäutchens führen und damit Krankheiten begünstigen.

Die Fingernägel wachsen ca. 0,1 mm pro Tag, die Zehennägel dagegen deutlich langsamer. Fehlbildungen der Nägel und andere Abnormitäten können unter Umständen wertvolle Hinweise auf Dermatosen oder systemische Krankheiten liefern.

1.2 Physiologie

A. Die Haut als Organ der Abgrenzung

Die Haut ist das größte Organ des menschlichen Körpers mit einer immunologisch relevanten Funktion. Die Tatsache, dass sie für die Forschung auch relativ leicht zugänglich ist, hat uns in jüngster Zeit zu einem tiefen Verständnis über die vielfachen Funktionen dieses Organs geführt.

- Die Haut bildet eine Schutzhülle zwischen dem Körper und dessen Umwelt, schützt diesen vor Verletzungen und verhindert das Eindringen von Mikroorganismen und schädlichen Substanzen in das Körperinnere. Selbst kleine Verletzungen und bestimmte Hautkrankheiten können das Eindringen von Mikroorganismen, besonders Streptokokken und Staphylokokken, begünstigen.
- Durch die Synthese von Melanin schützt die Haut den Körper vor starker Sonneneinstrahlung.
- Die Haut spielt ebenfalls eine wichtige Rolle in der Regulation des Flüssigkeitshaushaltes, indem sie den Verlust von Flüssigkeit und Elektrolyten durch die Körperoberfläche verhindert. Die Haut fungiert hier als beidseitig durchlässige Membran, um den Verlust bzw. die Aufnahme von Flüssigkeit und Elektrolyten zu regulieren. Sobald der Wassergehalt der Haut sich stark verringert, verhärtet sich die Hornschicht und wird brüchig, um einen weiteren Flüssigkeitsverlust zu verhindern. Eine schwere und extensive Schädigung dieser Schicht kann im schlimmsten Falle zum Tod durch Dehydrieren oder toxischen Schock führen.
- Die Barrierefunktion der Haut wird von einer Reihe von Faktoren beeinflusst wie z.B. Alter, Umwelteinflüsse und physisches Trauma.

B. Regelung des Temperaturhaushaltes

Da die Körpertemperatur in der Regel konstant gehalten wird, ist der Stoffwechsel des Körpers nicht direkt von äußeren Temperaturschwankungen betroffen. Dennoch kann es im Rahmen extremer Temperatureinflüsse notwendig sein, die körpereigene Wärme zu reduzieren oder zu konservieren. Aus diesem Grund versorgt die Haut mittels ihrer Thermorezeptoren die Wärmeregulationszentren des Hypothalamus mit Informationen, um gegebenenfalls Wärme abgeben (durch Wärmestrahlung, Ableitung und vermehrter Schweißabsonderung) oder konservieren (durch verringerte Schweißabsonderung und verstärkte Muskelkontraktion – Zittern) zu können. Bei diesen Mechanismen spielt das extensive Gefäßsystem der Dermis mit ihren arteriovenösen Shunts eine maßgebliche Rolle. Bei Kälteeinwirkung ziehen sich die Arteriolen zusammen, um Wärme zu konservieren; umgekehrt weiten sich die Blutgefäße und es kommt zur Schweißbildung, sobald die äußere Temperatur steigt oder es durch sportliche Betätigung zum gesteigerten Wärmeverlust kommt.

C. Mechanische Funktion

Obwohl die Epidermis und die subkutane Fettschicht eine wichtige Schutzfunktion einnehmen, ist es die Dermis, die der Haut die besondere mechanische Fähigkeit verleiht, harte Schläge durch z.B. stumpfe Objekte abzufangen. Die Haut ist elastisch und kann mehrere Sekunden lang bis zu 10–15% gedehnt werden, ohne dass bleibende Schäden entstehen. Alles, was darüber hinausgeht, kann von der Haut nicht unbeschadet abgefangen werden. Im Rahmen vieler operativer Eingriffe wird die Haut über längere Zeit enorm gestreckt – eine Prozedur, die meist irreversible Schäden hinterlässt, da bei diesen Vorgängen die Bindegewebsfibrillen beteiligt sind. Man geht davon aus, dass die Striae, die z.B. im Laufe der Pubertät und der Schwangerschaft sowie durch hohe Dosen systemischer Korticosteroide auftreten können, auf eine verringerte Überlagerung der Fibrillen zurückzuführen sind, sodass das Widerstandsverhalten der Haut gegenüber zusätzlicher mechanischer Belastung geschwächt ist.

Eine weitere wichtige Eigenschaft der Haut ist ihre Kompressionsfähigkeit. Drückt man einen kleinen Gegenstand in die Haut, bildet sich eine Druckstelle, die auch dann noch sichtbar bleibt, wenn der Gegenstand entfernt wurde, bevor sie sich erholt – die Haut wird sozusagen durch den Gegenstand „modelliert". Diese Druckstelle ist hauptsächlich auf die Bewegung der Flüssigkeit zwischen den Bindegewebsfasern zurückzuführen.

Dank seiner Protein-, Lipid- und Flüssigkeitsanteile bildet das Stratum corneum ein belastbares, elastisches Gewebe.

D. Immunfunktion

Die Haut hat eine wichtige Abwehrfunktion, die besonders durch die Aktivitäten der Keratinozyten und Langerhanszellen der Epidermis und der T-Zellen der Epidermis und Dermis zum Ausdruck kommt. Antigene können entweder von außen in den Körper eindringen (exogen) oder von den Zellen selbst gebildet werden (endogen).

Bei vielen Hautkrankheiten spielt eine Dysfunktion des Immunsystems eine wichtige Rolle. Das ist besonders bei den bullösen Erkrankungen, bei allergischer Kontaktdermatitis, atopischem Ekzem, Psoriasis und Mycosis fungoides (T-Zell-Lymphom) der Fall.

E. Die Haut als Sinnesorgan

In der Haut sind es die freien Nervenendigungen, wie die Meissner-Tastkörperchen und die Pacini-Körperchen, die auf Berührung, Schmerz, Wärme, Kälte und Juckreiz reagieren, dabei Informationen über die Umgebung des Körpers aufnehmen und weiterleiten, damit der Körper entsprechend reagieren kann.

F. Absonderungen und Ausscheidungen

Die ekkrinen Drüsen der Haut sezernieren eine wässrige, farblose Flüssigkeit, den Schweiß, während die apokrinen Drüsen ein etwas dickflüssigeres, milchig-weißes, geruchsintensives Sekret produzieren. Mit dem Schweiß werden neben Wasser auch Natriumchlorid, Natriumphosphat, Natriumhydrogencarbonat, Keratin, eine geringe Menge Harnsäure und eventuell Medikamente, mit denen der Patient behandelt wird (Quecksilber, Arsen, Iod usw.), ausgeschieden. Schweiß wird vor allem als Reaktion auf eine erhöhte Außentemperatur oder im Zusammenhang mit starker körperlicher Betätigung gebildet. Außerdem können Gemütszustände wie Furcht, Wut, Nervosität oder geistige Anspannung zu Schweißausbrüchen führen – in diesen Fällen spricht man auch von kaltem Schweiß, der direkt vom Gehirn gesteuert wird.

G. Die Haut als Speicherorgan

- Das Fett im subkutanen Gewebe dient als Energiereserve. Außerdem verhindert es exzessiven Wärmeverlust und ist der natürliche Stoßdämpfer des Körpers.
- Im fein kapillarisierten Blutgefäßsystem der Dermis befindet sich ca. 1 Liter Blut, das im Notfall in die Muskulatur und andere Organe umgeleitet werden kann.
- Das Provitamin des Vitamin D, Ergosterol, wird ebenfalls in der Haut gespeichert.
- Im Falle eines erhöhten hydrostatischen Drucks (der zum Ödem führen kann) wird die überschüssige extrazelluläre Flüssigkeit von den Blutgefäßen in die Zellzwischenräume der Dermis und des subkutanen Gewebes abgezogen. Im Falle der Dehydrierung wird Flüssigkeit aus den Zellzwischenräumen in die Blutgefäße geleitet, um das Blutvolumen zu stabilisieren.
- Steigt der Glukose- oder Chloridgehalt des Blutes plötzlich an, können diese Substanzen vorübergehend in der Haut gespeichert werden.
- Topisch angewandte Substanzen werden perkutan aufgenommen und können anhand geeigneter physiologischer und pharmakologischer Methoden ausgewertet oder mittels chemischer/histologischer Analysen bestimmt werden.

H. Absorption

Bis zu einem gewissen Grad können fettlösliche Substanzen wie z.B. Vitamine und Hormone über die Haut aufgenommen werden. Entzündliche Vorgänge erhöhen die Permeabilität der Haut erheblich.

I. Gasaustausch über die Haut

Der Gasaustausch über die Haut ist beim Menschen im Vergleich zu anderen Tieren sehr gering.

2

Die Bedeutung der dermatologischen Symptome für die Diagnose

Die unterschiedlichsten Hautkrankheiten kommen oft mit sehr ähnlichen Symptomen zum Ausdruck. Für den behandelnden Arzt können diese Gemeinsamkeiten ein Problem darstellen, da sie die Diagnose erschweren. In den meisten Fällen ist das Erscheinungsbild einer Dermatose jedoch so typisch und distinkt, dass ein einziger Blick auf die Haut des Patienten genügt, um eine korrekte Diagnose stellen zu können. In manchen Fällen sind neben der ausführlichen Anamnese auch die entsprechenden Laboruntersuchungen (inkl. Biopsie) nötig, um den klinischen Verdacht zu bestätigen.

Andererseits können auch die Ausdrucksformen einer Erkrankung sehr vielfältig sein und bei verschiedenen Menschen und unter veränderlichen Bedingungen die unterschiedlichsten Symptome hervorrufen. Das klinische Erscheinungsbild einer Läsion kann durch eine vorausgegangene Therapie verzerrt sein oder durch externe Faktoren beeinflusst werden. Bei manchen Erkrankungen, wie z.B. dem Pruritus, sind die subjektiven Symptome des Patienten die einzigen Anhaltspunkte für den Therapeuten. In den meisten Fällen kann man aber die vorhandenen körperlichen Symptome objektiv beurteilen und anhand der besonderen Merkmale, der Lokalisation und Verteilung der Läsionen eine solide Diagnose stellen.

2.1 Subjektive Symptome

Zu den häufigsten subjektiven Symptomen gehören Juckreiz, Schmerzen und Empfindungsstörungen wie Ameisenlaufen, Empfindung von Hitze und Kälte, Anästhesie und Hyperästhesie. Für viele Patienten haben diese Symptome, neben den sichtbaren dermatologischen Symptomen, einen sehr hohen Stellenwert.

A. Pruritus (Juckreiz)

Als Juckreiz bezeichnet man eine unangenehme Empfindung in der Haut, die ein starkes Verlangen, die betreffende Stelle zu kratzen oder zu reiben, hervorruft.

Diese Empfindung tritt auch dann auf, wenn die entsprechenden Nerven lediglich einem schwachen Reiz ausgesetzt sind. Die Intensität des Juckreizes ist abhängig von der Art der Erkrankung und der individuellen Sensibilität. Das Spektrum reicht dabei von einem leichten Prickeln, Stechen oder Ameisenlaufen bis zum absolut unerträglichen Juckreiz. Der Juckreiz kann kontinuierlich oder intermittierend auftreten, auf eine bestimmte Stelle begrenzt oder am ganzen Körper zu spüren sein. Er kann, muss aber nicht zwingend, von einem Hautausschlag begleitet werden. Strichförmige Rötungen oder Abschürfungen gehören zu den körperlichen Anzeichen eines Pruritus.

Zu den typischen Pathologien, die einen Juckreiz auslösen können, gehören:
Skabies, Pedikulose, Tinea, Ekzem, Lichen planus, Seniler Pruritus, Urtikaria, herpetiforme Dermatitis, Neurodermitis, Insektenstiche, Nahrungsmittelallergien.

Weitere Ursachen
Malignes Lymphom, Diabetes mellitus, biliäre Obstruktion, Eisenmangelanämie, Krebs, schwere Niereninsuffizienz, Menstruation und Wechseljahre.

Juckreiz im genito-analen Bereich kann, besonders bei Frauen mit Diabetes mellitus, mit einer Candidainfektion vergesellschaftet sein. Ein urämischer Pruritus ist generalisiert, in schweren Fällen ist die Haut gelblich braun verfärbt.

Viele Dialysepatienten leiden an einem hartnäckigen Juckreiz.

Begünstigende Faktoren
Psychisches Trauma, Stress, Langeweile, Nervosität und Angst sind bekannte Faktoren.

Oft ist der Juckreiz abends beim Ausziehen am schlimmsten. Prädilektionsstellen für einen Juckreiz sind unter anderem beide Gehörgänge, Augenlider, Nasenlöcher und der genito-anale Bereich.

B. Schmerzen

Schmerzen können an begrenzten Stellen auftreten (z.B. Abszesse) oder entlang eines bestimmten Nervenstrangs ausstrahlen (Neuritis bei Leprakranken, Herpes zoster). Die Qualität des Schmerzes kann bohrend oder brennend sein (Herpes zoster), schießend (Tabes dorsalis) oder pulsierend (Furunkel, Karbunkel und Phlegmone).

C. Kribbelnde Empfindung (Ameisenlaufen)

Eine weitere Variante des Juckreizes findet man zum Beispiel bei der Acarophobie. In diesen Fällen ist der Juckreiz meist sehr ausgeprägt.

Hitzegefühl

In der dermatologischen Praxis begegnen uns oft die „heißblütigen" Patienten oder das so genannte Hitzegefühl. Häufig ist dieses Hitzegefühl das erste Anzeichen eines Arzneimittelexanthems, einer Urtikaria oder einer allergischen Hautreaktion. Schon Hippokrates und Galen maßen der individuellen Konstitution des Patienten, dem Temperament des individuellen Menschen und den Elementen Hitze, Kälte, Trockenheit und Feuchtigkeit große Bedeutung zu.

Das Hitzegefühl kann sich unterschiedlich äußern: mal ist es ein leichtes Gefühl von Wärme, mal brennend heiß, Hände und Füße sind warm oder heiß. Die Sonne ist dem einen Patienten nur unangenehm, der andere hält es wegen der brennenden Hitze nicht aus, der nächste muss beim Schlafen die Füße unter der Decke herausstrecken.

Das Hitzegefühl ist ein wichtiges diagnostisches Hilfsmittel und dabei aussagekräftiger als die Anzahl der Leukozyten oder die Ergebnisse des Allergietests bei Urtikaria und atopischem Ekzem. „Heißblütige" Patienten sind anfälliger für Hautkrankheiten. Eine Umstellung der Essgewohnheiten (vegetarische Ernährung ohne starke Gewürze, Tee, Alkohol etc.) kann helfen, dieses elementare Hitzegefühl zu dämpfen und die Veranlagung zu allergischen Dermatosen so gering wie möglich zu halten.

Stechende Empfindungen

Charakteristisch bei Insektenstichen oder -bissen.

Hyperästhesie

Erhöhte Empfindlichkeit der Haut, z.B. postherpetische Neuralgie.

Anästhesie

Eine völlige Unempfindlichkeit gegen Schmerz kann auch stellenweise auftreten. Bei Lepra ist die Anästhesie dissoziiert, d.h. es liegt entweder eine Unempfindlichkeit gegen Kälte *oder* Berührung *oder* Schmerz vor. Eine Dissoziation finden wir auch bei der Syringomyelie, wo es zum Verlust des Schmerz- und Temperaturempfindens kommt, die taktilen Fähigkeiten jedoch nicht beeinträchtigt sind.

In manchen Fällen ist sich der Patient der Unempfindlichkeit bewusst, oft kommt sie aber erst während der körperlichen Untersuchung ans Tageslicht. Bei Patienten mit dermatologischen Erkrankungen sollte man immer die Schmerz- und Temperaturempfindung des Patienten testen.

2.2 Sichtbare Hautsymptome

Abhängig vom jeweiligen pathologischen Geschehen lassen sich anhand der Läsionen gewisse Besonderheiten erkennen. Diese können ausgeprägt oder eher unauffällig sein – wichtig sind sie in jedem Fall. Sie können gleichförmig sein oder sich in Bezug auf Größe, Form und Farbe unterscheiden und sich in unterschiedlichen Stadien der Entwicklung oder der Remission befinden.

Bei den Läsionen kann es sich um primäre Effloreszenzen oder sekundäre Effloreszenzen handeln. In der Anamnese kommt den primären Effloreszenzen eine gesonderte Bedeutung zu, sie haben einen hohen Stellenwert. Mit ihnen fällt und steht die Differentialdiagnose. Während der Untersuchung sollte der behandelnde Arzt, wenn möglich, eine für die Dermatose typische, primäre Effloreszenz ausfindig machen. Oft ist sie an der Stelle zu finden, die erst vor kurzem ausgebrochen ist, oder sie befindet sich am Rande des Hautausschlags. Nach einer gewissen Zeit bilden sich die primären Effloreszenzen zurück, verändern sich oder entwickeln sich zu sekundären Effloreszenzen.

A. Primäre Effloreszenzen

Primäre Effloreszenzen werden unmittelbar durch die Erkrankung verursacht. Zu ihnen gehören der Fleck (Macula), die Papel (Papula), der Knoten (Nodus), der Tumor, die Quaddel (Urtica), das Bläschen (Vesicula), die Blase (Bulla) und die Pustel (Pustula).

Macula (Fleck)

Hautflecken sind unterschiedlich große, umschriebene, farbliche Veränderungen der Haut, die ohne begleitende Erhebung oder Eindrücken des Gewebes auftreten. Sie können rund, oval oder unregelmäßig geformt sein, einen scharf umschriebenen Rand besitzen oder langsam in das benachbarte Gewebe auslaufen. Man unterscheidet zwei Typen: 1. Erythematöse Maculae und 2. Pigmentierte Maculae.

Einen Hautfleck sollte man immer nach Erhöhungen oder Infiltrationen abtasten, die typisch sind bei granulomatösen Erkrankungen und Retikulosen. Außerdem muss man erythematöse Flecken von lividen Maculae unterscheiden. Erythematöse Flecken lassen sich wegdrücken, sie erblassen unter Druck. Livide Maculae sind etwas heller und bleiben unter Druck unverändert.

Pigmentflecken unterscheidet man in hyperpigmentierte und hypopigmentierte Flecken.

Zu den typischen Pathologien gehören:

Erythematöse Maculae:
Dermatitis, Exantheme, Arzneimittelexanthem, Syphilis, Erythema multiforme, Tinea corporis, Psoriasis, Pityriasis rosea, Lepra.

Hyperpigmentierte Maculae:
Chloasmen, Reaktionen auf Arzneimittel, Melanoerythrodermie, Sommersprossen, Naevi, Altersflecken, Morbus Addison.

Hypopigmentierte Maculae:
Lepra, Tinea versicolor, Pityriasis alba.
Depigmentierung, Leucoderma, Vitiligo.

Papula (Papel)

Als Papel bezeichnet man ein über dem Hautniveau liegendes, bis erbsengroßes Knötchen, das keine sichtbare Flüssigkeit enthält. Eine Papel kann spitz, abgerundet, konisch, flach oder genabelt sein. Papeln sind weiß (Milia), rot (Ekzem), gelblich (Xanthema), rötlich braun (Lupus vulgaris) oder schwarz (Melanom).

Plaque

Bei einer Plaque handelt es sich um konfluierende Papeln, die eine flach erhabene, plattenartige Hautveränderung bilden, die in der Regel zwischen einem und mehreren Zentimetern groß ist. Eine Plaque kann eine zentrale Vertiefung haben.

Manche Papeln sind diskret und unregelmäßig verteilt (papulöse Urtikaria) oder treten gruppenförmig auf (Lichen nitidus). Manche Papeln bleiben als solche bestehen, entzündliche Papeln entwickeln sich jedoch in der Regel zu Bläschen oder Pusteln oder werden geschwürig, bevor sie sich wieder zurückbilden. Man sollte immer versuchen zu eruieren, ob es sich um epidermale oder dermale Papeln oder um eine Mischform handelt. Eine epidermale Papel ist in der Regel oberflächlich, trocken, solide und fleischfarben. Eine dermale Papel ist dagegen tiefer, elastisch und gerötet.

Zu den häufigen Ursachen gehören:

Warzen, epidermale und dermale Naevi, Lichen spirulosum, Lichen scrofulosorum, Lichen planus, Reaktionen auf Arzneimittel, Ekzeme und ekzematoide Hautausschläge, Syphilis, Akne vulgaris, Akne rosacea, Windpocken, Pocken, Hitzepickel, Psoriasis und Tumoren.

Linienförmige Papeln

Warzen, Psoriasis, Insektenstiche und -bisse, Lichen planus.

Nodus (Knoten)

Tieferer Knoten von Haselnussgröße und größer.

Beispiele:
Naevi, Tuberculosis cutis, Neurofibromatose, Sarkoidose, maligne Hauttumoren, Erythema nodosum, Leishmaniose, Xanthomatose, Lepra, Mykosen, Syphilis.

Tumor

Ein Tumor kann weich oder verhärtet, beweglich oder unbeweglich und unterschiedlich geformt sein, ist aber in der Regel größer als 2 cm im Durchmesser. Er kann tief sitzen oder erhaben sein, in manchen Fällen sogar gestielt. Tumoren sind eher rund und die Beschaffenheit ist abhängig von den beteiligten Strukturen. Manche Tumoren bleiben unverändert, andere wachsen oder bilden sich spontan zurück.

Beispiele:
Epithelioma, Naevi, Lymphosarkom, Lipom, Mycosis fungoides, Neurofibrome, Gumma, sekundäre Karzinose, Keloid, Sarkoidose, Xanthoma.

Vesicula (Bläschen)

Als Vesicula bezeichnet man ein mit Flüssigkeit gefülltes, über dem Hautniveau liegendes, ca. 1 bis 10 mm großes

Bläschen. Sind sie mit einer serösen Flüssigkeit gefüllt, haben die Bläschen in der Regel eine blasse oder gelbliche Färbung. Bei rötlich gefärbten Bläschen ist die seröse Flüssigkeit mit Blut vermischt, hier ist gelegentlich auch ein tiefroter Hof zu erkennen.

Die Spitze des Bläschens kann rund, zugespitzt oder genabelt sein. Die Bläschen selbst können diskret und unregelmäßig verteilt sein und gruppenförmig auftreten (Herpes zoster) oder linear angeordnet sein (Giftsumachdermatitis). Sie können direkt an der Stelle einer Macula oder einer Papel entstehen und bleiben in der Regel nur für kurze Zeit bestehen, bevor sie spontan aufbrechen, zusammenschmelzen oder sich zu Blasen entwickeln. Handelt es sich bei den Bläschen um eitergefüllte Vesiculae, spricht man von einer pustulösen-vesikulösen Läsion. Bläschen bestehen entweder aus einer oder mehreren Kammern, in denen sich Flüssigkeit ansammelt. Auf den Handinnenflächen sitzen die Bläschen meist sehr tief und Absonderungen sind schwierig. Auf den Schleimhäuten wird die oberste Schicht der Bläschen leicht abgerieben, hier entwickeln sich bevorzugt Erosionen.

Zu den typischen Pathologien gehören: Ekzeme, Cheiropompholyx, herpetiforme Dermatitis, Herpes simplex, Herpes zoster, Impetigo, Skabies, Miliaria crystalline, Miliaria rubra, Pocken, Windpocken, Tinea, Reaktionen auf Arzneimittel, Insektenstiche.

Bullae (Blasen)

Runde oder unregelmäßig geformte Blasen, die eine seröse oder serös-eitrige Flüssigkeit enthalten. Sie unterscheiden sich von den Bläschen durch ihre Größe (meist größer als 1 cm). Oberflächliche, epidermale Blasen werden in der Regel von einer schlaffen, dünnen Haut umspannt, die sehr leicht reißt oder durch Verletzungen beschädigt wird. Nach dem Aufbrechen bleibt die Haut entweder als schlaffe Hülle bestehen oder es bildet sich eine dünne Kruste mit Exsudat. In manchen Fällen bleibt der wunde, feuchte Untergrund ohne Kruste, aber mit Exsudat übrig. Blasen, die unter der Epidermis liegen, sind meist sehr fest und gespannt und können sich zu Geschwüren mit Narbenbildung entwickeln.

Zu den wichtigen diagnostischen Verfahren gehören das Nikolski-Phänomen (das Epithel löst sich durch seitlichen Schiebedruck ab) und das Wegdrücken der Blase in das benachbarte Gewebe (Asboe-Hansen-Sign).

Beide Untersuchungsmethoden verdeutlichen, dass in der Haut Veränderungen stattfinden können, die man mit bloßem Auge nicht erkennen kann. Die Ergebnisse einer solchen Untersuchung sind bei der Beurteilung eines Pemphigus vulgaris oder einer schweren bullösen Arzneimittelreaktion von großem Wert. Eine Analyse des Blaseninhaltes kann die Diagnose eines Pemphigus, eines Herpes zoster oder eines Herpes simplex bestätigen.

Zu den typischen Pathologien gehören: Impetigo contagiosa, Insektenstiche, Erythema multiforme, Epidermolysis bullosa, Pemphigus, herpetiforme Dermatitis und bullöse Reaktionen auf Arzneimittel.

Hämorrhagische Blasen sind häufig bei Pemphigus, Herpes zoster, toxischer epidermaler Nekrolyse und weniger häufig bei Lichen sclerosus et atrophicus.

Pustula (Pustel)

Als Pustula bezeichnet man ein mit Eiter gefülltes, intraepidermales Bläschen. Ihre Form erinnert ebenfalls an Bläschen. Pusteln haben in der Regel einen entzündeten Hof, sind meist weiß oder gelb. Enthält die Pustel Blut und Eiter, können sie auch rot gefärbt sein. Pusteln können sich aus Papeln oder Bläschen entwickeln und durchlaufen ein Zwischenstadium, in dem sie als pustulös-papulöse Läsionen oder als pustulös-vesikulöse Läsionen bekannt sind.

Folgende Besonderheiten sollte man beachten:

- Die Größe, Anzahl und Form der Pusteln.
- Handelt es sich um einzelne oder konfluierende Pusteln? Sind sie epidermal oder follikulär, oberflächlich oder tief?
- Ein Beispiel für eine oberflächliche, epidermale Pustel ist der Impetigo. Die Ekthyma ist ein gutes Beispiel für eine tiefe, epidermale Pustel.
- Befindet sich die Pustel am oberen Teil eines Haarfollikels, spricht man von einer Follikulitis.
- Eine Pustel an der Haarwurzel tief im Haarfollikel bezeichnet man als Furunkel (Eiterbeule).
- Als Karbunkel bezeichnet man einen tiefen, dermalen Abszess (d.h. eine Ansammlung von Eiterpusteln), der über multiple Öffnungen Eiter auf die Haut absondert.
- Pusteln können aufbrechen oder trocknen aus, indem sie unregelmäßige, gelbe Krusten bilden.

Zu den typischen Pathologien gehören:

Impetigo, Sycosis barbae, Furunkulose, Karbunkel, Skabies, Reaktionen auf Arzneimittel (Iodid und Bromid), Anthrax, Tuberkulose, Akne vulgaris, Pocken und Windpocken.

Urtica (Quaddel)

Zentrale Schwellung der Haut mit umgebendem Erythem von unterschiedlicher Größe. In der Regel ovale oder bizarr geformte Läsionen. Die Quaddeln können vereinzelt auftreten oder zu Plaques zusammenschmelzen. Juckreiz ist in den meisten Fällen vorhanden. Urticae treten oft in Verbindung mit Dermographismus auf. Die typische Quaddel verschwindet innerhalb von Minuten oder wenigen Stunden wieder. Anhand dieser Besonderheit kann man es von einer dauerhaften granulomatösen Läsion unterscheiden. Quaddeln bilden sich vollständig und ohne nachhaltige Hautveränderungen zurück.

Gelegentlich kann die Quaddel von Bläschen umgeben sein, z.B. papulöse Urtikaria bei Kindern, oder von blasenartigen Veränderungen begleitet werden, z.B. Urticaria bullosa.

Zu den häufigen Ursachen gehören:

Urtikaria, Traumen, Insektenstiche, Urticaria pigmentosa, Reaktionen auf bestimmte Arzneimittel.

B. Sekundäre Effloreszenzen

Zu den wichtigsten sekundären Läsionen gehören die Schuppe (Squama), die Kruste (Crusta), die Erosion (Erosio), das Geschwür (Ulkus), die Fissur (Fissura) und die Narbe (Cicatrix).

Squamae (Schuppen, Abschilferungen)

Schuppen sind trockene oder fettig beschichtete, sich von der Hautoberfläche ablösende Teile der Hornschicht. Die Ursache liegt in der Regel bei einer Hyper- oder Pankeratitis der Stratum corneum, die in den meisten Fällen auf eine entzündliche Veränderung oder ausgesprochene Trockenheit der Haut zurückzuführen ist. Schuppen können unterschiedlich groß sein, z.B. fein, dünn und kleieartig (Tinea versicolor), grob (Ekzeme, Ichthyose) oder geschichtet (Psoriasis). Große Lagen abschilfernde Epidermis finden wir bei Dermatitis exfoliativa, toxischer epidermaler Nekrolyse, Staphylococcal Scalded Skin Syndrome und Scharlach. Bei der Psoriasis bilden sich Schichten von silbrigen Schuppen und bei der seborrhoischen Dermatitis sind die Schuppen fettig beschichtet. Zentripetal verlaufende Schuppen wie Zigarettenpapier finden wir bei Pityriasis rosea, kleieartige bis pulvrige Schuppen bei Pityriasis versicolor. Bei einem Lupus erythematodes bilden sich fest haftende Schuppen, an deren Unterseite sich nach dem Ablösen typische dornartige Hornzapfen befinden.

Zu den typischen Pathologien gehören:
Dermatitis und Ekzeme, Seborrhoische Dermatitis, Psoriasis, Pityriasis versicolor, Dermatitis exfoliativa, Tinea corporis, Pityriasis rubra pilaris, Reaktionen auf Arzneimittel, Tinea capitis, Ichthyose, Syphilis, Lichen planus, Lupus erythematodes, Pityriasis rosea, Scharlachexanthem, Mangelernährung und Pellagra.

Exkoriation (Abschürfung)

Als Exkoriation bezeichnet man oberflächliche, punktuelle oder lineare Verletzungen mit mechanischer Ursache, bei denen nur die Epidermis und sehr selten die Dermis in Mitleidenschaft gezogen wird. Exkoriationen entstehen oft durch Kratzen, um einen Juckreiz zu lindern (Ekzem, Neurodermitis, Skabies) oder durch andere mechanische Einwirkungen (auch durch kontinuierliches Reiben). Größe und Form der Exkoriationen können unterschiedlich sein, meist sind es aber kleinere, lineare, blutige Abschürfungen von hell- oder dunkelroter Farbe.

Man unterscheidet zwischen oberflächlichen und tiefen Abschürfungen, die in der Regel von Schorf – einfach, blutig oder impetiginös – bedeckt sind. Allgemein gilt die Regel, dass, je tiefer und länger die Abschürfungen sind, desto heftiger ist der auslösende Juckreiz gewesen.

Crustae (Kruste, Borke)

Eine Kruste oder Borke setzt sich in der Regel aus getrockneten Ausscheidungsprodukten wie Serum, Eiter und Blut sowie epidermalen und bakteriellen Abfallprodukten zusammen. Die Beschaffenheit einer Kruste kann stark variieren. Bei Impetigo contagiosa finden wir z.B. oberflächliche, trockene, gelbe, weiche und krümelige Krusten. Bei einem Favus sind sie gelblich gefärbt. Bei einer Verbrennung dritten Grades bilden sich dicke, harte und zähe Krusten und im späten Stadium einer Syphilis zeigt sich eine fächerartige, erhabene, braune, schwarze oder grüne Masse, die als Schmutzflechte oder *Rupia syphilitica bekannt ist.*

Zu den typischen Pathologien gehören: Impetigo contagiosa, Ekthyma, Ulzerationen, Follikulitis, seborrhoische Dermatitis, Ekzeme und Dermatitis, Exantheme der Windpocken und Pocken, Herpes zoster, Kaposi-Sarkom, Reaktionen auf Arzneimittel (Iodid, Bromid und Schwermetalle), Syphilis, Kratzspuren.

Fissurae (Fissuren, Risse)

Einen durch pathologische Veränderungen oder mechanische Verletzungen entstandenen, linearen Einriss in Epidermis (selten in die Dermis) oder Schleimhaut bezeichnet man als Fissur. Eine Fissur unterscheidet sich von einem Geschwür durch den begrenzten, linearen Verlauf der Läsion – sie dehnt sich nicht in die Breite aus. Ein Riss ist in der Regel schmerzhaft und beeinträchtigt die Funktion des betroffenen Körperteils. Die offene Wunde macht die Haut anfälliger für sekundäre Infektionen. Risse treten bevorzugt an Körperstellen mit verdickter Haut auf oder an entzündeter, trockener Haut, die durch Reibung oder andere mechanische Einwirkungen ihre Spannkraft verloren hat. Prädilektionsstellen sind die Spitzen und Gelenkbeugen des Daumens, der Finger und der Handinnenflächen, die Seiten der Fersen, die Zwischenräume der Finger und Zehen, die Mundwinkel und im Bereich der Nasenflügel, der Ohrläppchen und des Anus. Bei trockener und empfindlicher Haut können Kälte, Wind, Seife und Wasser eine stechende und brennende Empfindung auf der Haut hervorrufen und sie anfälliger für Risse machen.

Zu den typischen Pathologien gehören: Chronisches Ekzem an den Fußsohlen und Handinnenflächen, Keratose der Wechseljahre, Syphilis, Analfissuren, Intertrigo und Mundwinkelrhagaden.

Erosio (Erosion)

Umschriebener, oberflächlicher Gewebsverlust der Haut, z.B. bei Impetigo, Herpes zoster oder Herpes simplex nach Aufbrechen der Bläschen.

Heilt oft ohne Krusten- oder Narbenbildung ab.

Ulcus (Ulkus, Geschwür)

Hier handelt es sich um eine umschriebene Läsion der Haut oder Schleimhaut, bei der die darunterliegenden Schichten ebenfalls betroffen sind. Unterscheidet sich von einer Fissur durch die laterale *und* lineare Ausdehnung. Um einen Ulkus beurteilen zu können, sollte der behandelnde Arzt immer die Größe, Kontur, Tiefe, den Verlauf und die Beschaffenheit der Ränder, die darüberliegende Kruste, den Inhalt, Geruch und Zustand des benachbarten Gewebes sorgfältig dokumentieren.

Zu den typischen Pathologien gehören: Traumen, Aktinomykose, Eiterungen, neoplastische Geschwüre, Tuberkulose, Ulcus cruris, Syphilis, trophisches Geschwür, Leishmaniose, Durchblutungsstörungen, Lepra, Stoffwechselerkrankungen, tropisches Geschwür, Syringomyelie, Tabes dorsalis, Wüstengeschwür und Frostbeulen.

Bei Ulzerationen der Mundschleimhaut:
Stomatitis, Tuberkulose, Zahnerkrankungen, Syphilis, Pemphigus, Epithelioma.

Cicatrix (Narben)

Als Narbe bezeichnet man faserreiches, zell- und gefäßarmes Bindegewebe, das sich als Ersatz für das durch Verletzungen oder Krankheit beschädigte, gesunde Gewebe der Dermis und/oder der tieferen Strukturen bildet. Dies findet zum Teil im Rahmen des gesunden Heilungsprozesses statt. Oberflächliche Verletzungen, die nur die Epidermis betreffen, heilen in der Regel ohne Narbenbildung ab. Folgende Faktoren sollte man bei operativen Eingriffen und bei der Behandlung von Dermatosen beachten: Da Menschen mit dunkler Haut (z.B. Inder und Afrikaner) zur Keloidbildung neigen, sollte hier bei operativen Eingriffen und der Wundbehandlung, z.B. von Verbrennungen, besondere Vorsicht walten. Bei bestimmten Hautkrankheiten kann der Verlauf einer Wundheilung sehr typisch und damit äußerst aussagekräftig für die Diagnose sein. Die Narben des Lupus erythematodes z.B. sind glänzend, dünn, mit Teleangiektasien und winzigen Narben an den Ausgängen der Drüsen. Beim Lupus vulgaris sind die Narben zäh und faserig, können aussehen wie eine Kordel oder Schuppen an den Rändern haben. Narben nach Verbrennungen sind in der Regel gemischt – dünne, eingedrückte, atrophierte Narben wechseln sich mit erhabenen, hypertrophen und keloidartigen Läsionen ab. Bei einem Skrofuloderm verlaufen die Narben linear und sehen wie eine Kordel aus. Syphilitische Narben sind dünn und zerknittert wie Papier. Der behandelnde Arzt sollte immer die Größe, Form, Farbe und Beschaffenheit der Narbe dokumentieren. Er sollte festhalten, ob die Narbe eingedrückt oder erhaben, anhaftend oder frei beweglich ist. Weitere wichtige Faktoren sind begleitende Missbildungen und Verlust von Empfindungsfähigkeit der betroffenen Stelle, sowie der Verlust von Haaren oder Talg- und Schweißdrüsen.

Zu den typischen Pathologien gehören:
Traumen, Ekthyma, Akne necrotica und conglobata, Exanthem bei Windpocken und Pocken, Herpes zoster, Granuloma, Tuberkulose, Syphilis, Lepra, Leishmaniose, Frambösie, Mykosen, Ulcus cruris, Neoplasie.

3

Die Bedeutung von Diagnostik und Anamnese

3.1 Diagnostik

Eine korrekte Diagnose ermöglicht es dem behandelnden Arzt, den Krankheitsverlauf und die Prognose für die jeweilige Erkrankung sicher und zuverlässig zu beurteilen. Somit kann der Therapeut auch die Heilungschancen des Patienten besser einschätzen.

Die Diagnostik einer dermatologischen Erkrankung stützt sich auf folgende Investigationen:

- Morphologische Diagnose
  Morphologische Untersuchungen, Lokalisation und Verteilung.
- Klinische Diagnose
  Erhebung des Krankheitsbildes durch Befragung des Patienten und Auswertung der klinischen Symptome.
- Ätiologische Diagnose
  Festlegung der Ursache(n) und/oder der auslösenden Faktoren einer Erkrankung.

Die ätiologische Diagnose sollte das oberste Ziel des behandelnden Homöopathen sein. Steht die Diagnose einmal fest, folgt die Beurteilung des Krankheitsverlaufes, d.h. der Arzt beurteilt die akuten Anzeichen, die Schwere der Erkrankung und an welcher Stelle des pathologischen Prozesses sich der Patient befindet, um anschließend eine Prognose erarbeiten zu können. Die homöopathische Behandlung sollte erst dann beginnen, wenn alle Kriterien in die Anamnese mit einbezogen wurden.

3.2 Anamnese

Oftmals verleitet die Sichtbarkeit der sogenannten Hautblüten Laien und unerfahrene Therapeuten gleichermaßen dazu, voreilige Diagnosen zu stellen.

Der Patient hat noch nicht einmal im Behandlungszimmer Platz genommen, da steht die Diagnose schon fest. Es stimmt natürlich, dass man viele Hautkrankheiten anhand ihres sehr distinkten Erscheinungsbildes sofort erkennt. Trotzdem kann und darf man auch in diesen Fällen nicht auf eine ausführliche Anamnese verzichten. Nur so wird die homöopathische Behandlung effektiv. Auch wenn die morphologischen Befunde vorliegen, muss eine detaillierte Anamnese folgen. Nur so kann der behandelnde Arzt die ätiologischen Faktoren eruieren und bewerten. Auch in den vielen Fällen, in denen es keine oder nur wenige sichtbare Symptome gibt, ist die Anamnese von größerem Wert als alle oft wahllos durchgeführten Laboruntersuchungen zusammen.

Eine komplette Anamnese erfasst systematisch die spezifischen Besonderheiten der dermatologischen Erkrankung und wichtige Allgemeinsymptome. Außerdem sollte der behandelnde Arzt in der Lage sein, anhand seiner klinischen Erfahrung den Fragekatalog auf die aktuellen Beschwerden des Patienten abzustimmen. Ein guter Therapeut bekommt die nötige Information für seine Diagnose, weil er weiß, wie er die richtigen Fragen stellt.

Da die akuten Beschwerden immer in die Krankengeschichte des Patienten eingebettet sind, sollte die Anamnese so akkurat und ausführlich wie möglich sein, um Fehler in der Behandlung zu vermeiden. Die einleitende Untersuchung der dermatologischen Symptome hat einen hohen Stellenwert, weil sie wichtige Hinweise für den weiteren Verlauf des Anamnesegesprächs gibt. Manchmal ist es jedoch sinnvoller, die Untersuchung nach der allgemeinen und dermatologischen Anamnese durchzuführen.

Ethnischer Hintergrund

Der ethnische Hintergrund spielt eine wichtige Rolle, da er Hinweise auf die genetische Veranlagung des Patienten sowie auf eventuelle Prädispositionen für bestimmte Krankheiten oder Reaktionsmuster geben kann. Zum ethnischen Hintergrund gehören auch die kulturellen, religiösen, sozialen und diätetischen Traditionen im Umfeld des Patienten. Die Herkunft beeinflusst in der Regel die Einstellung des Patienten zu seiner Krankheit und der Behandlung derselben. Als Therapeuten können wir uns das Wissen um diese Traditionen zunutze machen und in die homöopathische Behandlung integrieren.

Familiengeschichte

Oft erzählen uns Patienten von Familienmitgliedern, die an derselben Krankheit wie sie selbst leiden. Eine negative Vorbelastung in einer Großfamilie kommt dabei schwerer zum Tragen als in einer Kleinfamilie.

Geografische Faktoren

Neben dem aktuellen Wohnort des Patienten sollten immer auch die vorhergehenden Wohnsitze dokumentiert werden. Auch die Dauer des Aufenthaltes an diesen Orten kann unter Umständen von Bedeutung sein. Je länger der Aufenthalt, desto höher ist die Wahrscheinlichkeit, dass bestimmte Umwelteinflüsse auf den Patienten wirken. Das ist natürlich nicht immer der Fall, man kann sich auch bei einem

5-minütigen Aufenthalt am Flughafen mit Kokzidioidomykose infizieren, und ein kurzer Stich einer Sandfliege genügt, um die Leishmaniose zu übertragen.

Beruf

Der Beruf des Patienten ist wichtig. Für die allgemeine Anamnese genügen die groben Daten in Bezug auf die berufliche Tätigkeit des Patienten. Genauere Informationen sind jedoch nötig, um eventuelle schädliche Faktoren am Arbeitsplatz (z.B. Schwermetalle, karzinogene Stoffe) zu identifizieren. Auch Beschäftigungen, die schon längere Zeit zurückliegen, können dabei von Bedeutung sein.

Hobbies

Sport, Hobbies oder andere Freizeitaktivitäten können sich ungünstig auswirken, z.B. durch extreme Sonneneinwirkung, Verletzungen, schädliche Chemikalien.

Psycho-soziales Umfeld

Der Arzt muss sich nach den häuslichen Umständen, den Lebensbedingungen und dem ökonomischen Status des Patienten erkundigen. Auch der Ernährungsstatus des Patienten ist wichtig. All diese Daten geben wichtige Hinweise für die Diagnose und helfen dem behandelnden Arzt, seine Behandlung individuell auf den Patienten abzustimmen.

Allgemeinsymptome

Besonderheiten, Verlangen, Abneigungen etc.

Krankengeschichte

Viele bekannte Dermatosen wie Urtikaria, Vaskulitis, kleinfleckige Psoriasis und Erythema multiforme können durch vorangegangene Virus- oder bakterielle Infektionen ausgelöst werden. Während der routinemäßigen Befragung des Patienten nach vergangenen Krankheiten sollte immer auch die entsprechende Behandlung dokumentiert werden. Jede Selbstbehandlung und regelmäßige Einnahme von Medikamenten oder Hausmitteln sollte ebenfalls notiert werden.

Allgemeiner Gesundheitszustand

Alle besonderen Erkrankungen und ihre Beziehung zur aktuellen Hauterkrankung.

Spezifische Anamnese

Entstehung und Verlauf der aktuellen Beschwerden.

Ätiologie der akuten Beschwerden

Für die Behandlung ist es äußerst hilfreich, den Zeitpunkt des Ausbruchs der Erkrankung so genau wie möglich festzulegen. Der genaue Zeitpunkt eventueller Verschlimmerungen oder Rezidiven sollte ebenfalls eruiert werden.

Dauer der akuten Beschwerden

Wichtig sind auch Informationen zur Dauer der einzelnen Läsionen. Die Patienten machen hier allerdings oft ungenaue Angaben. Ein Basalzellkarzinom zum Beispiel wird vom Patienten oft erst zum Zeitpunkt der Ulzeration bemerkt. Der Patient gibt dann natürlich die Dauer des Geschwürs an, nicht die Dauer des eigentlichen Karzinoms. In manchen Fällen spielt auch die Periodizität eine Rolle, zum Beispiel bei der Kontaktdermatitis, wenn der Hautausschlag nur sporadisch auftritt. Die Entstehungsgeschichte der Läsion kann ein wichtiges diagnostisches Hilfsmittel sein, z.B. der Herd einer Pityriasis rosea, die typischen Schmerzen 24 Stunden bevor die Bläschen der Gürtelrose ausbrechen oder der heftige Juckreiz mit Erythem Tage oder Wochen bevor die Blasen des bullösen Pemphigus auftreten.

Primäre Effloreszenzen

Der Arzt sollte den Patienten immer darum bitten, die ursprüngliche Läsion und die darauffolgenden Veränderungen genau zu beschreiben.

Lokalisation der primären Effloreszenz

Die Stelle/Stellen, an der/denen die Läsion(en) zum ersten Mal auftrat(en), hat/haben bei der Diagnose einen hohen Stellenwert. Man beachte dabei, dass vielen Patienten die ersten, oft unscheinbaren oder auch peinlichen Hautveränderungen nicht auffallen und sie sich während der Anamnese auf die auffälligeren, wenn auch sekundären, Merkmale konzentrieren.

Ausbreitungsmodus

Alle Details bezüglich der Besonderheiten der einzelnen Läsionen (Wachstumsgeschwindigkeit, Arten der Veränderungen) und ihres Verteilungs- und Ausbreitungsmusters müssen ebenfalls dokumentiert werden.

Auslösende Faktoren

Meist lohnt es sich, den Patienten nach auslösenden Faktoren (z.B. Hitze, Kälte, Sonnenlicht etc.) zu befragen, die sich positiv oder negativ auf die Beschwerden auswirken.

Ist der Hautausschlag aktiv oder ruht er?

Subjektive Symptome

Gibt es subjektive Symptome? Wenn ja, treten sie vor, während oder nach dem Hautausschlag auf? Wichtig für die Diagnose ist auch, ob ein Juckreiz auftritt, welche Qualität er hat und ob er eventuell periodisch auftritt.

Topische Therapie

Die örtliche Behandlung von Hautkrankheiten ist allgemein üblich. Diese Behandlungen können jedoch Symptome verzerren und die eigentlichen Beschwerden verschleiern. Der Arzt sollte den Patienten um eine genaue Beschreibung bitten, welche Medikamente und Behandlungen er bereits angewendet hat.

Gibt es vorangegangene oder begleitende Krankheiten?

Umwelteinflüsse

Die besonderen Merkmale der Läsionen und ihr Verteilungsmuster können wichtige Hinweise auf externe Einflüsse geben, z.B. Medikamente, Sonnenlicht, Chemikalien, Parasiten. Um eine Verbindung zwischen möglichen Umwelteinflüssen und der bestehenden Krankheit herstellen zu können, ist oftmals eine detaillierte Befragung des Patienten zu diesem Thema notwendig.

Psychologische Faktoren

Der behandelnde Arzt muss den Gemütszustand seines Patienten evaluieren und eventuelle Konflikte (häuslich oder beruflich) aufspüren. Die Rolle möglicher psychologischer Faktoren sollte immer in Erwägung gezogen werden. Bei den Dermatosen gehören psychologische Belastungen zu den wichtigsten kausativen und erschwerenden Faktoren.

Untersuchung

Bei den meisten Patienten, die einen Dermatologen aufsuchen, lassen sich deutliche, objektiv zu beurteilende Veränderungen auf der Haut feststellen. Eine detaillierte und kritische Analyse dieser Symptome im Rahmen der möglichen pathologischen Prozesse lässt in vielen Fällen eine akkurate morphologische Diagnose zu. Jeder Dermatologe sollte in seinem Studium so früh wie möglich die wichtigsten diagnostischen Verfahren am Patienten anwenden und beurteilen können. Die morphologische Diagnose ist lediglich der erste Schritt auf dem Weg zur endgültigen Diagnose – und nicht das ultimative Ziel. Der Patient sollte immer bei guten Lichtverhältnissen, vorzugsweise Tageslicht, untersucht werden. Idealerweise sollte bei jedem Patienten die Haut am ganzen Körper begutachtet werden. Besonders in Fällen mit unklaren oder nicht eindeutigen Symptomen sollte der Arzt auf einer Ganzkörperuntersuchung bestehen.

Lokale Untersuchung

Inspektion

- Klinisches Erscheinungsbild der Läsionen – primär, sekundär oder Sonderformen wie z.B. Alopezie, Atropie, Milbengänge, Zysten, Komedone, Erythem, Erythrodermie, Granulom, Keratose, Köbner-Phänomen, Teleangiektasien.
- Form und Verteilungsmuster einer Läsion.
- Ausbreitung – lokal oder generalisiert, gruppiert stehend oder polymorph.
- Farbe der Läsion.
- Untersuchung der Kopfhaut, des Mundes, der Nägel, der Genitalien und der Füße.

Palpation

- Reiben führt oft zu Veränderungen, die sich nicht durch Inspektion allein erkennen lassen (im Gegensatz zu Kratzspuren). Läsionen können sich durch Reiben verhärten oder verdicken, was zur Lichenifikation führen kann. Durch Palpation lassen sich auch brüchige Haare und Veränderungen in der Nagelstruktur des Patienten feststellen.
- Der isomorphe Reizeffekt von Köbner, Diaskopie etc.

Allgemeine körperliche Untersuchung

- Beurteilung des Allgemeinzustandes des Patienten: krank, toxisch, bewusstlos, zyanotisch, fiebrig, anämisch, geschwächt. Gemütszustand, Verhalten und Haltung, Kleidung.

3.3 Die Lokalisation der häufigsten Dermatosen

Akne vulgaris

Gesicht
Schultern
Oberer Rücken
Brust

Atopisches Ekzem

Augen und Gesicht
Nacken
Ellenbeuge
Kniekehle

Frostbeulen
Finger
Zehen

Kontaktdermatitis
Kontaktstelle

Herpetiforme Dermatitis
Schulterblätter
Im Bereich der Lendenwirbelsäule
Brust
Unterarme

Leishmaniose
Exponierte Körperstellen
Gesicht
Hände und Ellbogen

Erythema multiforme
Hände
Unterarme
Gesicht
Mund

Erythema nodosum
Vorderseite der Beine

Herpes simplex
Lippen
Genitalien

Herpes zoster
Einseitige Läsionen am Rumpf
Gesicht
Nacken
Extremitäten

Intertrigo
Leistenbeugen
Achselhöhlen
Brustfalte

Lupus erythematodes (chronisch)
Schmetterlingsförmiger Ausschlag im Gesicht

Lichen planus
Beine
Handgelenke
Unterarme
Genitalien
Mund

Neurodermitis
Nacken
Unterarme
Beine
Knöchel
Anogenitalregion

Pedikulose
Kopfhaut
Rumpf
Schamgegend

Pityriasis versicolor
Brust
Rücken
Oberarme

Psoriasis
Kopfhaut
Ellbogen
Knie
Rücken
Beine
Nägel

Akne rosacea
Gesicht entlang der Mittellinie

Skabies
Hände (zwischen den Fingern, Handinnenflächen)
Handgelenke
Ellbogen
Penis
Gesäß
Unterleib

Seborrhoische Dermatitis
Kopfhaut
Hinter den Ohren
Augenbrauen
Ellbogen
Über dem Sternum
Zwischen den Schulterblättern
Gelenkbeugen

Sycosis barbae
Bart

Tinea cruris
Zwischen den Zehen, Fußsohlen

Ulcus cruris
Innenseite der Knöchel

3.4 Lokale Differentialdiagnose der häufigsten Dermatosen

Kopfhaut
Erkrankungen der Haare
Infektiöses Ekzem
Pedikulose
Pityriasis capitis
Psoriasis
Seborrhoische Dermatitis
Tinea capitis

Gesicht
Akne vulgaris
Atopisches Ekzem
Chloasmen (Altersflecken)
Kontaktdermatitis und Ekzem
Leishmaniose
Herpes simplex et zoster
Impetigo
Lupus erythematodes
Lupus vulgaris
Akne rosacea
Seborrhoische Dermatitis
Follikulitis
Vitiligo

Nase
Chloasmen (Altersflecken)
Leishmaniose
Lupus erythematodes
Lupus vulgaris
Rhinosklerom
Akne rosacea

Ohren
Infektiöses Ekzem
Lepra
Seborrhoische Dermatitis

Hals
Atopisches Ekzem
Kontaktdermatitis
Lichen simplex chronicus
Wildes Fleisch
Warzen

Nacken
Kontaktdermatitis
Neurodermitis
Sycosis nuchae

Vorderseite des Halses
Aktinomykose
Kontaktdermatitis
Pityriasis versicolor
Pyodermie
Skrofuloderma

Lippen
Stomatitis der Mundwinkel
Cheilitis
Cheilitis glandularis
Kontaktdermatitis
Mangelerscheinungen
Lichen planus

Lupus erythematodes
Syphilis

Mund
Mangelerscheinungen
Epithelioma
Lichen planus
Pemphigus
Stomatitis
Syphilis
Tuberkulose

Brust
Akne
Dermatitis
Herpes zoster
Pedikulose
Pityriasis rosea
Pityriasis versicolor
Seborrhoische Dermatitis

Rücken
Akne vulgaris (oberer Rücken)
Herpetiforme Dermatitis (Schulterblätter)
Herpes zoster
Pemphigus
Pityriasis rosacea (Rippen)
Pityriasis versicolor
Psoriasis

Achselhöhlen
Kontaktdermatitis
Psoriasis
Morbus Fox-Fordyce
Hiradenitis suppurativa
Infektiöses Ekzem
Seborrhoische Dermatitis
Tinea
Trichomykose

Abdomen
Herpes zoster
Lichen planus
Pedikulose
Pemphigus
Pityriasis rosacea
Pityriasis versicolor
Tinea

Leisten
Schanker
Psoriasis
Infektiöses Ekzem
Lymphogranuloma venereum
Candidose
Skrofuloderma
Tinea cruris

Anus
Kondylomata acuminata
Kondylomata lata
Kontaktekzem
Fissuren
Neurodermitis
Pruritus ani

Genitalien
Schanker
Weicher Schanker
Kontaktdermatitis
Epithelioma
Granuloma inguinale
Herpes genitalis
Leukoplakie
Lichen planus
Lichen sclerosus et atrophicus
Neurodermititis
Pedikulose
Phagedaena
Skabies
Sekundäre Syphilis

Arme
Herpes zoster
Tinea versicolor

Unterarme
Herpetiforme Dermatitis
Nummuläres Ekzem

Erythema multiforme
Lichen planus
Psoriasis
Tinea corporis

Ellbogen
Atopisches Ekzem (Beuge)
Leishmaniose
Lupus vulgaris
Psoriasis (Ellbogen)

Hände
Frostbeulen
Kontaktdermatitis
Allergische Reaktionen auf Arzneimittel
Dyshidrose (Handinnenflächen)
Infektiöses Ekzem
Keratoderma
Lepra
Nummuläres Ekzem
Psoriasis
Pustulöse bakterielle Infektionen
Raynaud-Krankheit
Syphilis
Tinea
Warzen

Oberschenkel
Kontaktdermatitis
Follikulitis
Tinea

Knie
Atopisches Ekzem (Kniekehle)
Lupus vulgaris
Psoriasis (Knie)

Beine
Nummuläres Ekzem
Erythema nodosum
Follikulitis
Schönlein-Henoch-Krankheit
Lichen planus
Neurodermitis
Psoriasis

Füße
Aktinomykose madurae
Bakterielle Infektionen
Frostbeulen
Kontaktdermatitis
Nummuläres Ekzem
Dyshidrose
Keratoderma
Lepra
Neurodermitis
Posttraumatisches infektiöses Ekzem
Raynaud-Krankheit
Tinea
Tuberkulose
Ulcus cruris
Warzen

4 Die Bedeutung der Miasmen

Für die adäquate Analyse und Behandlung der meisten Hautkrankheiten ist ein tiefes Verständnis der Miasmenlehre unumgänglich.

Die Miasmentheorie Hahnemanns war schon immer heftig umstritten und hat sich zur größten Kontroverse in der Geschichte der Homöopathie entwickelt. Auf der einen Seite stehen die Vertreter der reinen homöopathischen Lehre, für die der miasmatische Ansatz nichts weiter ist als ein wahnwitziger Irrglaube. Auf der anderen Seite gibt es viele Homöopathen, die an die Erkenntnisse von Hahnemann, Allen, Roberts und Kent anknüpfen und die Miasmenlehre mit einer Perle von unschätzbarem Wert vergleichen, deren innerste Geheimnisse sich nur wenigen offenbaren. Alle anderen, denen diese Geheimnisse verschlossen bleiben, sollten die Lehre als gottgegebene Tatsache hinnehmen.

Ich persönlich glaube, dass Hahnemann, würde er heute noch leben, in jedem Fall eine objektive Beurteilung seiner Miasmenlehre begrüßen und unterstützen würde.

4.1 Der phänomenologische Ansatz

Wenn wir die Haut unter die Lupe nehmen, analysieren wir nicht nur die Haut selbst, sondern auch ihre Anhangsgebilde wie Haare, Nägel usw. Wie bei jeder anderen Erkrankung auch sollten die Symptome des Patienten unter folgenden Aspekten beurteilt werden:

Lokalisation

- Epidermis, Dermis, Haarfollikel, Schweißdrüsen, Talgdrüsen.

Empfindungen

- Jucken, Brennen, Kribbeln, Ameisenlaufen usw.

Modalitäten

- Heiße Anwendungen, kalte Anwendungen, Reiben, Kratzen usw.

Begleitsymptome

- Symptome, die zeitgleich mit der vorrangigen Erkrankung auftreten, aber keine patho-physiologische Verbindung mit derselben haben, z.B. Reizbarkeit wegen Kleinigkeiten in Verbindung mit einem allergischen Hautausschlag, Ungeduld wegen Kleinigkeiten bei postherpetischer Neuralgie, zwanghafte Sauberkeit bei Schuppen, häufiges Wasserlassen bei Juckreiz, starkes Verlangen sich zu übergeben begleitet von Urtikaria.

Als nächstes müssen wir das Erscheinungsbild der Krankheit klassifizieren, d.h. eruieren, ob die Haut primär betroffen ist, oder ob es sich um das lokale Symptom einer systemischen Erkrankung handelt, z.B. ein virales Exanthem, Diabetes mellitus, Morbus Hodgkin oder SLE (Systemischer Lupus erythematodes).

Oft sieht man auch Hautsymptome, die sich mit anderen Symptomen abwechseln, z.B. der Körper versucht, die Krankheit über die Haut und/oder ihre Anhangsgebilde mittels eines Hautausschlages und charakteristischer psorischer Absonderungen abzuschütteln, dieses Szenario wird klinisch als *primäre Psora* bezeichnet. Immer dann, wenn die Hautausschläge auftauchen, nehmen die inneren Symptome ab und der Patient fühlt sich besser. Treten bei der homöopathischen Behandlung Furunkel, Hautausschläge oder Absonderungen (wieder) auf, kann man sicher sein, dass hier ein gut gewähltes Mittel ausgezeichnete Arbeit leistet.

Werden diese peripheren Ausdrucksformen der primären Psora durch unterdrückende Maßnahmen blockiert, zieht sich die Erkrankung ins Innere des Körpers unter zunehmender Beteiligung der lebenswichtigen Organe zurück. Mit anderen Worten, lebenswichtige Organsysteme wie Lunge, Herz, Nervensystem etc. erkranken. Diese Symptomatik bezeichnet man auch als Ausdruck der *sekundären Psora*. In diesem Fall haben wir minimale, reversible, strukturelle Veränderungen, die maximale funktionale Störungen nach sich ziehen.

Hypersensible Impfreaktionen sind ein gutes und typisches Beispiel für das psorische Miasma. An dieser Stelle möchte ich klarstellen, dass, obwohl das Phänomen der sich abwechselnden Symptome (oder alternierenden Zustände) charakteristisch für das psorische Miasma ist, der Zustand, der auf dieses alternierende Symptom folgt, durchaus einem anderen Miasma angehören kann. Der spezifische Mechanismus ist dabei abhängig von der vorliegenden Pathologie.

Ich möchte dies anhand des Beispiels „Skabies wechselt sich mit Asthma ab" verdeutlichen:

Das Phänomen der alternierenden Symptome ist typisch für das psorische Miasma. Die Ausdrucksformen der beiden Zustände sind jedoch wie folgt zu klassifizieren: (1) Skabies ist eine Infektion und wird deshalb dem *tuberkulinischen Miasma* zugeordnet. (2) Asthma dagegen (Verschlimmerung bei feuchter Witterung mit grünem, übelriechendem Auswurf) gehört zum *sykotischen Miasma*.

Außerdem gilt: Immer dann, wenn eine Läsion unterdrückt wird – physisch, chemisch oder durch Arzneimittel (auch homöopathische, aryuvedische und andere Hausmittel) – sollte der nachfolgende Zustand von der Psora über die Sykose, das tuberkulinische Miasma oder die Syphilis klassifiziert werden, z.B. Unterdrückung eines Exanthems (Psora) führt zur Enzephalitis, die dem tuberkulinischen Miasma angehört. Die nosologische Klassifizierung des Zustandes spielt dabei keine Rolle.

Der Einfachheit halber habe ich mich bei der Klassifizierung der Krankheiten an der Hahnemannschen Miasmenlehre bezüglich der Entstehung von Krankheiten orientiert. Der wichtigste Punkt, den man bedenken muss, ist, dass eine Krankheit niemals einem einzigen Miasma zuzuordnen ist.

Der miasmatische Hintergrund verändert sich (Psora zu Sykose zu Tuberkulose zu Syphilis) mit der Krankheit, wenn diese sich von funktionalen zu strukturellen Störungen bewegt.

Nimmt man Akne vulgaris als Beispiel, stellt man fest, dass diese Krankheit mit einer kleinen Papel mit Juckreiz (Merkmal der Psora) beginnt. Danach kommt eine leichte Verhärtung (Sykose), gefolgt von Schmerzen und einer eitrigen Absonderung (tuberkulinisches Miasma). Zum Schluss bricht die Papel auf und nekrotisiert (Syphilis).

Hautkrankheiten, bei denen auch die Drüsen betroffen sind, haben immer eine syphilitische oder tuberkulinische Komponente.

Bei der Ichthyose sind alle chronischen Miasmen vereint. In diesen Fällen haben wir meist eine unheilbare Krankheit vor uns, vor allem dann, wenn sie vererbbar ist. Die Ichthyose hat die Trockenheit der Psora, die Schuppen der Syphilis und häufig auch die Leberflecke und Warzen der Sykose.

Alle Miasmen sind auch beim Erysipel, den Karzinomen, beim Epithelioma und beim Lupus vertreten.

Auch bei Naevi, angeborenen Hautveränderungen oder Elephantiasis sind alle Miasmen vorhanden.

Ich wiederhole: alle Hautkrankheiten sind multimiasmatisch!!

5

Dermatosen mit physikalischer Ursache

5.1 Dermatosen als Folge mechanischer Einwirkungen auf die Haut

A. Schwiele (Kallus)

Definition

Als Schwiele bezeichnet man eine ausgeprägte Hyperkeratose der Haut, die durch wiederholte Reibung oder häufigem, wiederholtem Druck an einer Stelle verursacht wird.

Ätiologie und Vorkommen

Hornschwielen entstehen am häufigsten durch schlecht sitzende Schuhe. Weitere Ursachen finden sich in orthopädischen Fehlstellungen der Füße oder unpassenden Sitzgewohnheiten (auf den Füßen sitzen). Manche Sportarten und berufsbedingte Körperstellungen können ebenso ein Faktor sein.

Schwielen an den stark druckbelasteten Stellen des Fußes sind häufig auf weite, schlecht sitzende Schuhe zurückzuführen.

In manchen Fällen kann ein Kallus auch durch Kleidung verursacht werden, z.B. eng gebundene Kleidung oder die Kopfbedeckung von Nonnen, die auf die Ohrmuschel drücken kann. Anatomische Fehlstellungen wie eine lateral konkave oder konvexe Stellung der Fersen, bei der die Haut der Fußsohlen übermäßig belastet und damit anfällig für eine Kallusbildung wird.

Neue Studien haben gezeigt, dass eine autosomal dominante Veranlagung zur Kallusbildung ebenfalls eine Rolle spielen kann.

Klinisches Erscheinungsbild

Auf den Handinnenflächen und Fußsohlen bildet sich eine diffuse, wachsfarbene und fast ebenmäßige Hyperkeratose. Die Haut über den Gelenkhöckern, insbesondere die Metakarpophalangealgelenke der Hände und die Sesamknöchelchen der Füße, sind am meisten betroffen.

Mit dem Entfernen der Ursache bilden sich die Schwielen in der Regel langsam wieder zurück.

Behandlung

- Zur Druckentlastung empfiehlt sich das Auspolstern der betroffenen Stelle.
- In hartnäckigen Fällen kann die Schwiele vorsichtig abgeschält werden.

B. Hühnerauge (Clavus)

Synonym

Heloma (das griecische Wort „helus" bedeutet Keil).

Definition

Als Hühnerauge bezeichnet man eine umschriebene, kegelförmige Hornhautverdickung auf knochennaher Haut, die meist zapfenartig nach innen ragt („Dornwarze"). In der Regel sind Hände und Füße besonders betroffen. Der nach innen gerichtete Sporn des Hühnerauges drückt auf benachbarte Strukturen und ist meist sehr schmerzhaft.

Ätiologie

Die Ursache ist entweder auf eine Fehlstellung einzelner Knochen oder Gelenke zurückzuführen (Überbein, schlecht verheilte Fraktur, ein verkürzter Metatarsus oder eine Fehlstellung der Zehen) oder auf schlecht sitzendes, ungesundes Schuhwerk.

Typen

- Hühneraugen, die sich auf der dorsalen Oberfläche der Zehen oder den Fußsohlen bilden, sind in der Regel hart. Die Oberflächen dieser Clavi sehen glänzend und wie poliert aus. Entfernt man die oberste Schicht, wird der zentrale Sporn in der dicksten Stelle des Hühnerauges sichtbar. Dieser Sporn drückt auf die darunterliegenden Nerven und verursacht die entweder dumpfen, bohrenden oder heftigen, lanzinierenden Schmerzen.
- Hühneraugen in den Zwischenräumen der Zehen sind, durch den Fußschweiß bedingt, in der Regel etwas weicher. Weiche Clavi sind meist auf eng sitzende Schuhe zurückzuführen, die die Gelenkköpfe eines Metatarsi oder eines Phalanx auf den benachbarten Knochen drücken.

Klinisches Erscheinungsbild

Ein Clavus ist in der Regel schmerzhafter und etwas kleiner als eine Schwiele. In der Mitte kann das Hühnerauge glasig aussehen. Ein Clavus kann auch innerhalb einer Schwiele entstehen, besonders wenn ungünstige Druckverhältnisse vorliegen. Wird die Ursache entfernt, kann sich ein Clavus spontan wieder zurückbilden. Chronische Clavi sind häufig auf einen Sporn oder eine Exostose zurückzuführen, die unbedingt entfernt werden muss, um eine dauerhafte Heilung zu ermöglichen.

Harte Clavi findet man am häufigsten über den Gelenkköpfen der Metatarsi, über den Interphalangealgelenken und an den Zehenspitzen. Gelegentlich sind auch die Längsgewölbe des Fußes oder die Ferse betroffen.

Die weicheren, interdigitalen Clavi entstehen in der Regel zwischen dem 4. und 5. Zeh und sind typischerweise sehr schmerzhaft. Durch die Einwirkung des Fußschweißes weicht der Clavus auf und erscheint daher weiß. Bei einem weichen Clavus befindet sich die Exostose für gewöhnlich an einem Gelenk der Mittelfußknochen und der

Phalangen und drückt auf einen benachbarten Zeh. In einigen Fällen kommt es zur Sinusbildung, die zu einem sekundären bakteriellen Infekt führen kann (Phlegmone).

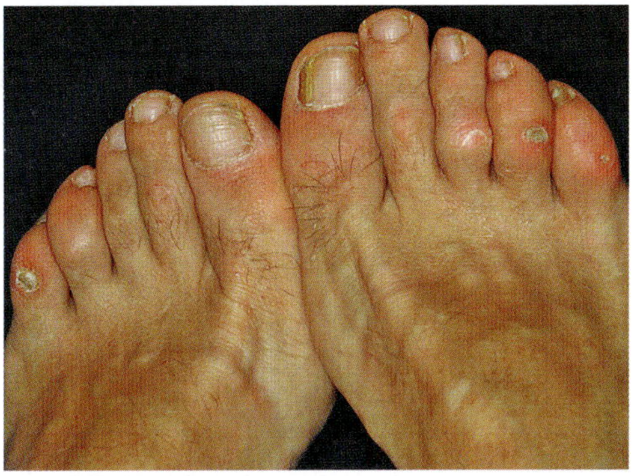

Abb. 2: Hühneraugen

Diagnose

Neben der klinischen Untersuchung wird die Diagnose durch die Befragung des Patienten nach seinem Schuhwerk bestätigt. Schauen Sie nach Orthosen und Fehlstellungen und -bildungen der Knochen und untersuchen Sie den Gang des Patienten und dessen Fußstellung. Zur Messung der Druckverteilung auf den Füßen kann ein Pedobarograph hilfreich sein.

Behandlung

- Gesundes Schuhwerk, orthopädische Einlagen und gegebenenfalls Zehenpolster sind bei der Behandlung hilfreich.
- Weichen Sie die Füße in heißem Wasser ein und reiben die Haut mit einem Bimsstein ab. Bei weichen Clavi der Zehenzwischenräume können Schaumstoffpolster zwischen den betroffenen Zehen Erleichterung bringen.

C. Blasen

Besonders bei Hitze und übermäßiger Feuchtigkeit kann es durch wiederholten Druck und fortgesetzter Reibung auf der Haut auch zu Blasenbildung kommen. Das Ausmaß der Blasenbildung wird dabei durch die Stärke und Häufigkeit der Reibung bestimmt.

Im Falle einer Blasenbildung durch Reibung muss das Stratum corneum dick genug sein, um nicht abgerieben zu werden. Aus diesem Grund kommt es vorwiegend an den Fußsohlen, den Fersen, den Handinnenflächen und der dorsalen Oberfläche der Finger zur Blasenbildung. Die Größe der Blasen ist abhängig von der Körperstelle, an der das Trauma entsteht.

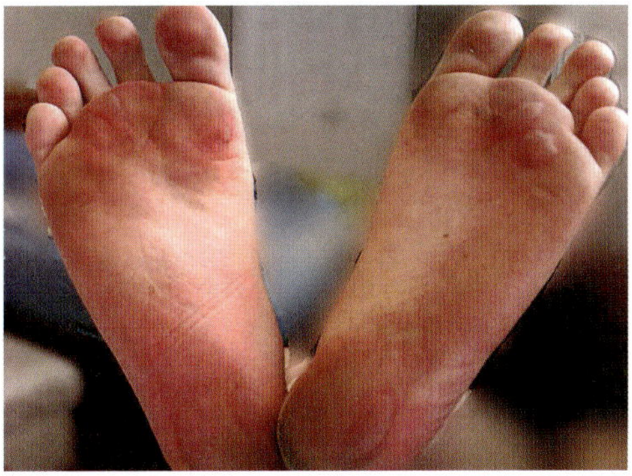

Abb. 3: Blasen

D. Therapie

An erster Stelle sollte immer die Beseitigung der Ursache des chronischen Traumen stehen, z. B. schlecht sitzende Schuhe, und präventiv bzw. kurativ sollten entsprechende orthopädische Einlagen getragen werden.

Nur in seltenen Fällen müssen orthopädische Fehlbildungen operativ korrigiert werden. Ebenso sollte auf eine operative Entfernung von Schwielen und Hühneraugen verzichtet werden, da dieser Eingriff nicht die Ursache des Problems beseitigt und die postoperative Narbenbildung zu weiteren Komplikationen führen kann.

Einführung

Schwielen können sich nicht nur in Folge von unpassendem Schuhwerk und orthopädischen Fehlstellungen bilden, sondern sind bei manchen Menschen auch auf eine genetische Veranlagung zurückzuführen.

An dieser Stelle möchte ich betonen, dass, obwohl Schwielen und Hühneraugen durch externe Faktoren entstehen, nur die konsequente Behandlung mit einem oral verabreichten Mittel zum Erfolg und damit zur langfristigen Heilung führen kann.

Da unpassendes Schuhwerk die häufigste Ursache von Schwielen bzw. Hühneraugen sind, sollten Patienten unbedingt darauf hingewiesen werden, gesunde Schuhe zu tragen. Spitz zulaufende Schuhe sollten in jedem Fall gemieden werden.

Orthopädische Fehlstellungen müssen unter der Anleitung von Orthopäden und Physiotherapeuten korrigiert werden.

Bei der Anamnese sollten folgende Punkte berücksichtigt werden:

Ursache

Wiederholtes Tragen von engen Schuhen, die drücken (Arn., All-c., Paeonia)

Vorausgegangene Behandlungen

Für die homöopathische Anamnese ist es von grundlegender Bedeutung, welche Versuche der Patient bereits unternommen hat, um seine Schwielen oder Hühneraugen zu beseitigen. Von besonderer Bedeutung sind Anwendungen mit

- Essigsäure
- Kalilauge
- Flusssäure
- Silbernitrat
- Entfernen des Hühnerauges/der Schwiele durch Räucherstäbchen (agarbatti).
- Operativer Eingriff durch Arzt oder Fußpfleger (Am.).

Ort

Handinnenfläche oder Fußsohle.

Besonderheiten

Flach, weich oder hart.

Schwielen in Verbindung mit oder ohne

- Entzündung
- Juckreiz
- Blutungen
- Eiterbildung
- Empfindlichkeit.

Der Therapeut sollte immer nach charakteristischen Empfindungen fragen. Diese sind wichtig, z.B.

- Brennen
- Pulsieren
- Stechend, fein
- Stechend

Die charakteristischen Empfindungen sind besonders dann wichtig, wenn keine anderen Symptome vorliegen und nur das Hühnerauge behandelt werden soll.

Ich möchte davon abraten, folgende lokale Mittel zur Behandlung von Hühneraugen einzusetzen:

- Kalk
- Homöopathische Urtinkturen
- Handelsübliche medizinische Präparate und Hilfsmittel

Warme Fußbäder und das Einreiben der Füße mit Arnikasalbe können vorübergehend Erleichterung verschaffen.

Zusammenfassung

Wie schon beschrieben, wird das Symptombild eines Hühnerauges durch die konische und schmerzhafte Hyperkeratose auf den Fußsohlen und über den Gelenken der Zehen bestimmt. Durch das Körpergewicht und das Tragen von (unpassendem) Schuhwerk wird die dadurch entstehende Verdickung in die Haut hineingeschoben, drückt auf Nervenendigungen und verursacht so den typischen Schmerz. Hier zeigt sich ganz deutlich ein dominantes sykotisches Miasma, verursacht durch äußere mechanische Einwirkungen wie z.B. ein Trauma der Haut durch zu enge Schuhe. Das ausgewählte Mittel sollte also dem sykotischen Miasma zuzuordnen sein und außerdem auf die Nervenendigungen wirken.

Patienten kommen normalerweise zu uns in Behandlung wegen

- Schmerzhaften, empfindlichen Hühneraugen oder
- Rezidivierenden Hühneraugen.

Wichtige homöopathische Mittel

Pimpinella saxifraga, *Sempervivum tectorum* und *Wiesbaden aqua* sind einige der weniger bekannten Mittel, die sich für mich bei der Behandlung von Hautkrankheiten als sehr hilfreich erwiesen haben. Für Hühneraugen auf den Zehen haben sich bei mir *Adrenalinum* und *Lac vaccinum defloratum* bewährt.

Akut schmerzhafte Hühneraugen

Agaricus muscarius	→	Schmerzhafte Hühneraugen, brennend, wund und fein stechend.
Antimonium crudum	→	Das Hühnerauge ist entzündet, groß und schwer, befindet sich auf der Seite des Fußes in der Nähe der Zehen. Die Haut der Fußsohlen und des Fußes ist dick. Entzündetes Hühnerauge mit großer Empfindlichkeit der Fußsohlen beim Laufen, schmerzhaft bei Berührung. Unbestimmtes Wehtun, stechende Schmerzen bei Hühneraugen auf den Fußsohlen und den Ballen der Zehen. Feines Prickeln auf den Fußsohlen < beim Laufen auf asphaltierten Wegen.

Arnica montana →	Hühneraugen auf den Fersen und Zehen. Empfindlich und sehr wund. Sehr schmerzhaft, fein stechend, stechend, brennender und reißender Schmerz.
Borax veneta →	Entzündete, schmerzhafte Hühneraugen mit Brennen und feinem Stechen besonders bei nasser Witterung.
Bovista lycoperdon →	Die Hühneraugen sind schmerzhaft; drückende, wunde, fein stechende und schießende Schmerzen.
Bryonia alba →	Die leiseste Berührung löst heftige Schmerzen aus; brennende, wunde, reißende Schmerzen. Die wunden Fußsohlen machen lahm und jede Stelle schmerzt unter Druck.
Camphora officinalis →	Hühneraugen mit pergamentartiger Haut; wunde, schmerzhafte Hühneraugen, die sehr empfindlich sind. Wundheit besonders ausgeprägt in den Gelenken der Zehen und den Hühneraugen selbst.
Carbo animalis →	Zahlreiche Hühneraugen, die bei Berührung sehr schmerzempfindlich sind. Empfindliche Hühneraugen mit fein stechenden Schmerzen.
Hepar sulphuris →	Entzündete Hühneraugen, Prickeln und Kleben an den betroffenen Stellen. Große Empfindlichkeit gegen Berührung.
Ignatia amara →	Hühneraugen schmerzhaft und wund. Feines Stechen, Reißen und Brennen auf den Fußsohlen und den Gelenken der Zehen.
Ranunculus bulbosus →	Die Hühneraugen sind berührungsempfindlich und neigen zum Brennen. Harte Wucherungen. Hornhaut.
Ranunculus scleratus →	Akut schmerzhafte Hühneraugen auf dem Ballen des ersten und zweiten Zehs des linken Fußes bzw. dem großen Zeh des rechten Fußes. Berührungs- und druckempfindlich. Brennen, sehr schmerzhaft, wenn das Bein herunterhängt. Pochende Empfindung in den Hühneraugen, besonders schmerzhaft beim Krümmen der Zehen. Besser beim Ausstrecken der

Ranunculus scleratus

Zehen und beim Tragen von Stiefeln mit dicker Sohle. Taubheit in den Hühneraugen. Große Schmerzen und Brennen, wenn der Stiefel irgendwo anschlägt und der Schuh gegen das Hühnerauge gedrückt wird.

Silicea terra → Entzündete Hühneraugen mit stechenden und brennenden Schmerzen, Wundheit in den Fußsohlen. Stechen in den Hühneraugen, die die Füße nach oben zucken lässt. Wunde, fein stechende, reißende und drückende Schmerzen in den entzündeten Hühneraugen. Eisige Kälte und Schweißfüße.

Sulphur → Schwielen und Hühneraugen durch Druck. Druck des Schuhs auf eine beliebige Stelle des Fußes verursacht eine Schwiele oder ein Hühnerauge. Diffuses Wehtun, brennende, reißende und stechende Schmerzen in entzündeten Hühneraugen. Verschlimmerung durch Bettwärme.

Thuja occidentalis → Eiternde Hühneraugen mit wunden, reißenden, stechenden und brennenden Schmerzen.

Rezidivierende Hühneraugen

Ferrum picricum → Hühneraugen mit gelber Verfärbung. Multiple, sehr schmerzhafte Hühneraugen.

Graphites → Raue, harte, trockene, ungesunde Haut. Brennender, drückender, wunder, fein stechender Schmerz in den Hühneraugen auf den Zehen.

Hühneraugen mit tiefen Rissen.

Lycopodium clavatum → Empfindliche Hühneraugen mit reißenden Schmerzen. Die Haut wird dick und verhärtet. Entzündung mit Stechen und Wundheit.

Schmerzhafte Schwielen auf den Fußsohlen; die Zehen und Finger sind verkürzt.

Natrium muriaticum → Bohrende, reißende und stechende Schmerzen < beim Laufen und Stehen.

Phosphorus →	Die Hühneraugen bluten, verheilen und brechen wieder auf. Bohrende Schmerzen. Feines Stechen beim Laufen. Hühneraugen auf den Zehen.
Sulphur →	Schwielen und Hühneraugen durch Druck. Abschuppung, Abreiben der Haut nach lokaler Anwendung von Medikamenten. Brennender, reißender und stechender Schmerz. Diffuses Wehtun.

Repertorium

↓

acet-ac, agar, alum-p, am-c, anac-oc, ant-c, arn, bar-c, borx, bry, calc, calc-caust, calc-s, calc-sil, carb-an, caust, cench, chin, chin-b, coloc, cur, elae, ferr-pic, graph, hep, hydr, hyper, ign, kali-ar, lyc, lyss, med, nat-c, nat- m, nit-ac, nux-v, petr, ph-ac, phos, pimp, plb, psor, rad, ran-b, ran-s, rhod, rhus-t, rumx, sal-ac, sang, sars, sep, sil, staph, sul-ac, sulph, symph, ter, thuj, wies.

Schwielen und Hühneraugen

- **bohrend:** borx, calc, caust, hep, kali-c, nat-c, nat-m, phos, puls, ran-s, rhod, sep, sil, spig, thuj.
- **Brennend, Wundheit:** agar, ambr, ant-c, bry, arn, calc, camph, caust, fl-ac, graph, hep, ign, kali-c, lyc, mag-s, nat-m, nux-v, phos, ph-ac, puls, rhus-t, sep, sil, staph, sul-ac, verat.
- **brennend:** agar, alum, am-c, ant-c, arg-met, bar-c, bar-s, borx, bry, calc, calc-s, carb-v, caust, cench, graph, hep, ign, lith-c, lyc, mag-s, meph, nat-c, nat-m, nit-ac, nux-v, petr, ph-ac, phos, puls, ran-b, ran-s, rhus-t, sang, sep, sil, spig, staph, sulph, thuj.
- **Druck, durch geringen:** ant-c.
- **drückend:** agar, anac, ant-c, arg-met, bov, bry, calc, calc-s, carb-v, caust, graph, ign, iod, lyc, ph-ac, phos, sep, sil, staph sulph, ruta, verat
- **empfindlich, wund schmerzend:** aesc, agar, ambr, am-c, ant-c, arn, bar-c, bar-s, bov, bry, bufo, calc, calc-s, calc-sil, camph, carb-an, fl-ac, graph, hep, ign, kali-c, lith-c, lyc, mag-s, med, nat-c, nat-m, nat-p, nit-ac nux-v, petr, phos, puls, ran-b, ran-s, rhus-t, sep, sil, spig, staph, sul-ac, sulph, thuj, verat.
- **empfindlich:** med.
- **entzündet:** ant-c, borx, hep, calc, lyc, nit-ac, phos, puls, sil, sep, staph, sulph, rhus-t.
- **Herunterhängenlassen der Glieder agg.:** ran-s.
- **hornig:** ant-c, graph, ran-b, sulph.
- **Kallusbildung - Neigung zu:** lyc, sil.
- **klopfend:** calc-c, kali-c, lyc, sep, sil, sulph.
- **pulsierend:** calc, kali-c, lyc, sep, sil, sulph
- **reißend:** am-c, arn, ars, bry, calc, cals-s, cocc, kali-c, lyc, mag-m, sep, sil, sul-ac, sulph, thuj.
- **Risse, tief:** cist, graph.
- **schießend:** alum, am-c, arn, bov, bry, calc, caust, cocc, hep, ign, kali-c, lyc, nat- m, nat-c, nux-v, rhus-t, sep, sil, sul-ac, sulph.
- **schmerzhaft:** agar, alum, alum-p, ambr, ant-c, arn, asc-t, aster, bar-c, bar-s, bov, bry, calad, calc, calc-s, caust, cench, chin-b, hep, ign, iod, kali-ars, kali-c,

lach, lith-c, lyc, lyss, mag-m, med, meph, nat-c, nat-m, nit-ac, nux-v, phos, puls, ran-b, ran-s, rhus-t, sep, sil, spig, sul-i, sulph.
- **Stechen, Stechen fein:** agar, alum, alum-p, ant-c, am-c, arn, arum-t, ars, bar-c, bar-s, borx, bov, bry, calad, calc, calc-s, calc-sil, carb-an, carb-ac, carb-v, caust, cocc, graph, hep, ign, kali-c, lyc, mag-m, mag-s, nat-c, nat-m, nat-p, nit-ac, petr, ph-ac, phos, ptel, puls, ran-b, ran-s, rhod, rhus-t, rumx, sep, sel, sil, spig, staph, sul-ac, sulph, thuj, verat.
  - Eiternd: thuj.
  - Laufen, beim: phos.
  - nachts: ars, nat-m, sulph.
  - Sitzen, im: verat.
- **Taubheit:** ran-s.
- **Wehtun:** ant-c, lyc, sep, sil, sul-ac, sulph.
- **Wetter, regnerischem, bei:** borx.
- **ziehend:** lyc, nat-c, sep.
- **Zucken:** anac, cocc, dros, mag-m, nux-v, phos, puls, rhus-t, sep, sul-ac, sulph.
- **zwickend, kneifend:** bar-c.

Haut, hart

- **abschilfernd, abschälend:** am-c, ant-c, borx, dulc, graph, lach, ran-b, rhus-t, sep, sil, sulph.
- **dick:** alum, am-c, anac, ant-c, ars, borx, calc, choc, cic, clem, dulc, graph, hydr-ac, kali-c, lach, lyc, par, phos, psor, ran-b, rhus-t, sep, sil, sulph, thiosin, thuj, verat.
- **pergamentartig:** acon, aeth, ars, camph, chin, cop, crot-h, dig, dulc, kali-c, led, lith-c, lyc, mag-c, op, phos, rhus-t, sars, sil, squil
- **Schwielen, Hornhaut, wie:** am-c, ant-c, bar-c, borx, dulc, fl-ac, graph, lach, led, lyc, ran-b, rhus-t, sep, sil, sulph, thuj.

Ort

- **Extremitäten, obere:** ant-c, borx, calc-f, graph, merc-i-r, nat-m, sil, sulph, thuj.
- **Hände:** phos.
- **Verhornung, Händen, an den:** am-c, graph, kali-ar, rhus-t, sil, sulph.
  - tiefen Rissen, mit: cist, graph.
- **Füße:** ant-c, bar-c, calc, caust, graph, lyc, ran-b, rhus-t, sep, sil, sulph.
  - Fußballen: ant-c.
  - Seiten, dick an den: lac-d.
- **Fußsohlen:** ant-c, ars, bar-c, calc, lyc, plb, sil, sulph, tub.
  - Zehen, große verhornte Stellen in der Nähe der: ant-c.
  - Empfindlich: alum, bar-c, lyc, med, nat-s, sil.
- **Fersen:** arn, lyc, phos.
- **Zehen:** acet-ac, anac, ant-c, arn, chin-b, coloc, graph, nat-m, nux-v, phos, ran-s, ter.
  - linken Zeh, heftige Schmerzen im: aster.
  - rechten kleinen Zeh, heftiges Brennen im, das nach dem Essen vom Schlafen abhält: graph.
  - zweitem und drittem linken Zeh, zwischen: psor.
  - Brennen, abwechselnd, links und rechts: aphis.
  - nervöse Schwäche, begleitet von: cur.
  - Taubheit, begleitet von: ran-s.
  - schießend: bov.
  - Brennen: ran-b.
  - wund schmerzend, Lungenkrankheit, bei: graph.
  - Wundheit: calc, camph, fl-ac, lith-c, nux-v, rhus-t.
  - Stechen: calad.
  - Stechen, nach oben zucken, lässt die Füße: sil.
  - empfindlich: med.
  - Empfindlichkeit, mehr im linken kleinen Zeh, ausziehen – muß die Schuhe: chinin-ar.
  - empfindlich, Berührung, gegen: ran-b.

Fallbeispiele

Fall 1

Eine 42-jährige Patientin kam mit multiplen schmerzhaften Hühneraugen an beiden Fußsohlen in meine Klinik. Die Hühneraugen waren äußerst schmerzhaft und bereiteten der Patientin große Probleme. Die Hühneraugen wurden regelmäßig von einer Fußpflegerin entfernt, kamen aber immer wieder. Nach 4 Jahren begab sich die Patientin zu mir in homöopathische Behandlung.

Die Untersuchung der Patientin ließ harte, raue und äußerst berührungsempfindliche Hühneraugen erkennen, die selbst bei der leichtesten Berührung schmerzten.

Weitere Symptome waren:

- Menorrhagie mit Dysmenorrhöe – ab und zu waren die Schmerzen so heftig, dass die Patientin ohnmächtig wurde.
- Obstipation mit häufigem, vergeblichem Drang.
- Sie war eine eher fröstelnde Patientin.
- Kopfschmerzen durch starke Gerüche.
- Sie litt wegen ihrer Krankheit unter Depressionen.

Da die Hühneraugen sehr berührungsempfindlich waren, gab ich ihr *Hepar sulph. C1000*. Nach einer Woche war nur eine leichte Besserung eingetreten. Ich repertorisierte den Fall erneut unter Berücksichtigung der oben genannten Symptome und gab ihr diesmal einige Gaben *Ignatia C200,* gefolgt von Placebo. Nach diesem Mittel verschwanden nicht nur die Schmerzen, sondern auch ihre Menstruationsbeschwerden und die Kopfschmerzen.

Immer wieder konnte ich feststellen, dass in Fällen von schmerzhaften Hühneraugen, bei denen *Hepar sulph.* nur unvollständig oder gar nicht wirkt, *Ign., Sulph.* oder *Ran-s.* indiziert sind und den Fall lösen.

Fall 2

Ein junger Mann konsultierte mich wegen schmerzhafter Hühneraugen an den Handinnenflächen. Er ging regelmäßig zum Gewichtheben ins Fitnessstudio und durch die starke Reibung der Eisenstangen an den Handflächen bildeten sich Hühneraugen mit einer brennenden Empfindung an den betroffenen Stellen. Ansonsten gab es keine weiteren charakteristischen Merkmale. Ich verschrieb *Radium bromatum C200,* was über einen längeren Zeitraum hinweg eingenommen werden sollte. Nach und nach gingen alle Hühneraugen zurück. Das besondere Merkmal in diesem Fall war die *brennende Empfindung in den Hühneraugen.*

Fall 3

Eine Patientin konsultierte mich wegen schmerzhafter Hühneraugen an den Fußsohlen. Diese Hühneraugen waren von kleinen, geschwürigen Blasen umgeben. Außerdem waren sie sehr berührungsempfindlich. Aufgrund der charakteristischen Merkmale („Schmerzhafte Hühneraugen mit Geschwürbildung und Blasen") gab ich der Patientin *Ranunculus scleratus C30.*

Ran-s. ist spezifisch für Hühneraugen mit Blasen oder Geschwüren im benachbarten Gewebe. Viele Male konnte ich mich persönlich von der Wirksamkeit dieses Mittels überzeugen.

5.2 Dekubitus

Synonym
Druckgeschwür, Wundliegegeschwür, Dekubitusgeschwür.

Definition und Ätiologie
Als Dekubitus bezeichnet man eine lokale Schädigung der Haut und des darunterliegenden Gewebes. Die Schädigung entsteht entweder durch direkten und anhaltenden Druck auf die Haut, was zur Mangeldurchblutung der darunterliegenden Gewebe (Haut, Fett und Muskel) führen kann, oder durch das Einwirken von Schwerkräften auf die Haut (z.B. das Verstellen des Kopfteils des Bettes, in dem der Patient auf dem Rücken liegt. Dies kann zur Verdrillung der Blutgefäße im Fettgewebe und in den Faszien führen). Viele Druckgeschwüre entstehen durch eine Kombination der oben genannten Faktoren.

Klinisches Erscheinungsbild
Am häufigsten findet man Druckgeschwüre bei chronisch geschwächten, bettlägerigen Personen, die sich nicht mehr selbst lagern können. Besonders betroffen sind die knöchernen Körperstellen. Die meisten Druckgeschwüre bilden sich über dem Kreuzbein, dem Trochanter major, der Tuberositas ischiiae, der Tuberositas calcanei, dem lateralen Knöchel und der Schulterspitze.

Im Anfangsstadium entsteht an der Druckstelle eine nicht wegdrückbare, umschriebene Hautrötung bei intakter Haut, in manchen Fällen mit Verhärtung, Schmerzen und lokaler Überwärmung. In diesem Stadium ist das Erythem reversibel, d.h. es bildet sich zurück, sobald die Druckbelastung entfernt wird. Wiederholter Druck kann eine braune Verfärbung der Haut hervorrufen, die durch das Extravasat von roten Blutkörperchen und Ablagerung von Haemosiderin entsteht. In diesem Fall kommt es zur Blasenbildung und einem flachen Geschwür.

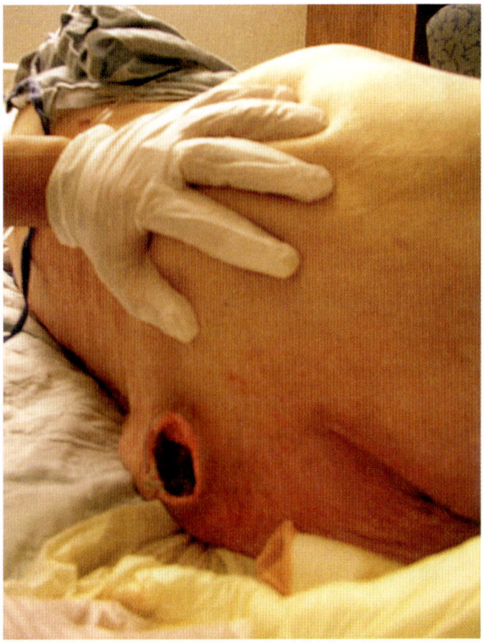

Abb. 4: Dekubitus

Danach entsteht innerhalb kürzester Zeit ein tiefes, offenes Geschwür. Bei ausbleibender Behandlung kommt es in der Regel zur Nekrose, die betroffene Stelle ist schmierig belegt. Nach einiger Zeit führt dies zu ausgedehnter Schädigung des subkutanen Gewebes mit schwarzer Schorfbildung. Muskeln, Knochen oder stützende Strukturen wie Sehnen oder Gelenkkapseln sind in Mitleidenschaft gezogen. Bei diesen

Patienten besteht ein hohes Risiko der Septikämie und anderen systemischen Komplikationen, wie z.B. Niereninsuffizienz oder Amyloidose. Eine weitere Komplikation einer durch Druckgeschwüre verursachte Osteomyelitis ist die Entstehung tiefer Abszesse.

Komplikationen

Zu den Komplikationen eines Dekubitus gehören Septikämie, lokale Infektionen, Osteomyelitis, Pyoarthrose. Abszesse, Anämie, Störungen des Elektrolytenhaushalts und Plattenepithelkarzinom.

Behandlung

- Ziel der Behandlung ist die Druckentlastung durch gewissenhafte Pflege (korrekte Lagerung und Hygiene, besonders bei bettlägerigen Patienten) unter Verwendung geeigneter Hilfsmittel wie z.B. Antidekubituskissen und -matratzen.
- Andere Maßnahmen wie gewissenhafte Wundversorgung, prophylaktische Maßnahmen zur Verhinderung von bakteriellen Infektionen und bei Bedarf operative Eingriffe müssen ebenfalls durchgeführt werden. Weitere wichtige Faktoren für eine erfolgreiche Behandlung sind eine gesunde, ausgewogene Ernährung des Patienten, effektives Schmerz-Management und psychosoziale Unterstützung. Dazu ist eine kontinuierliche Aufklärungsarbeit mit Patienten und Pflegepersonal notwendig.
- Wunden sollten bei jedem Verbandswechsel sorgfältig und vorsichtig gesäubert werden. Bei der Wahl des Verbandmaterials sollte man darauf achten, dass das Gewebe des Geschwürs feucht, die angrenzende Haut jedoch trocken sein muss.
- Besondere Beachtung verdient die Ernährung, der Stickstoffhaushalt sollte ausgewogen sein. Patienten mit Ernährungs- und Essstörungen sollten, wenn nötig, auf proteinhaltige Nahrungsergänzungsmittel zurückgreifen, die in regelmäßigen Abständen eingenommen werden sollten. In schweren Fällen kann eine Nahrungszufuhr durch einen Schlauch notwendig sein. Mangelerscheinungen (z.B. Anämie, Zink und Ascorbinsäure) müssen mit entsprechenden Präparaten behandelt werden.
- Krankheiten, die die Entstehung eines Dekubitus begünstigen, müssen natürlich ebenfalls behandelt werden.

A. Therapie

Ein Dekubitus ist eine sehr unangenehme Angelegenheit. In der Regel sind alte, bettlägerige und immobile Patienten betroffen, deren Immunfunktion meist stark beeinträchtigt ist. Beispiele hierfür sind alte Menschen mit Lähmungserscheinungen oder Patienten, die wegen einer Fraktur für längere Zeit das Bett hüten müssen.

Bei der homöopathischen Verschreibung nimmt die körperliche Untersuchung eines Dekubituspatienten einen hohen Stellenwert ein. Notieren Sie den Ort des Geschwürs und untersuchen Sie die Ränder, die Form und das darunterliegende Gewebe der betroffenen Stelle. Beobachten Sie, ob der Dekubitus nässt und wenn ja, wie die Absonderungen beschaffen sind. Fragen Sie den Patienten nach der Schmerzqualität, den Modalitäten und anderen Begleitsymptomen.

Für eine erfolgreiche Behandlung von Dekubitusgeschwüren sind eine gute Pflege und Wundversorgung unerlässlich. Das Bett sollte immer trocken und Antidekubituskissen vorhanden sein. Um die Wundheilung zu beschleunigen, sollte die Wunde regelmäßig gereinigt und ein Verband mit Calendula und Echinaceasalben angelegt werden. Schulmediziner verschreiben häufig verschiedene Salben, die auch gerne von homöopathischen Kollegen benutzt werden. Dadurch wird der Heilungsprozess allerdings nur beeinträchtigt, ein korrekt gewähltes homöopathisches Mittel, in der richtigen Potenz gegeben, führt schneller zur vollständigen Heilung.

Arnica montana ist das wichtigste homöopathische Mittel in meinem Behandlungsansatz für Dekubituspatienten.

Wichtige homöopathische Mittel bei Dekubitus

Alcoholus → Die Haut sieht schmutzig oder gelbgrau aus, sie ist weich und schlaff. Die Haut wird trocken und hart. Quälender Hautausschlag, übermäßig juckend mit rauen, schuppigen Stellen. Die Haut heilt nicht gut. Große, schmerzlose, blau aussehende Druckgeschwüre. Variköse Geschwüre. Zur Behandlung von Dekubitusgeschwüren das Mittel lokal als Verband anwenden.

Allium cepa → Ein sehr gutes Mittel für Geschwüre oder wunde Stellen, die durch drückende Schuhe oder eine ständige Druckbelastung entstehen. Das Geschwür bzw. die Druckstelle ist in der Nähe der Nägel mit Entzündung im benachbarten lymphatischen Gewebe. Brennende, stechende und wunde Schmerzen. Das Geschwür ist sehr berührungsempfindlich und schmerzhaft bei Druck. Besser in kalter Luft. Linksseitig.

Aristolochia clematitis → Dekubitus an der rechten Hüfte. Ein gutes antiseptisches Mittel, vergleichbar mit Echinacea. Schlecht heilende Wunden, infizierte Wunden, Blasen durch Reibung.

Arnica montana → Wundes, lahmes, zerschlagenes Gefühl am ganzen Körper und besonders an der Stelle des Druckgeschwürs. Das Bett fühlt sich zu hart an, wälzt sich im Bett herum, um eine weiche Stelle zu finden.

Haut – rissig, rau, mit Exkoriationen. Die Haut sieht schmutzig aus, entzündet und verhärtet. Das Druckgeschwür ist schmerzhaft bei Berührung, wie zerschlagen, brennend und stechend. Eitert leicht. Der Hof ist in der Regel der Teil, der am meisten schmerzt und entzündet ist. Fremdkörper im Geschwür können leicht entfernt werden (*Hep-s., Lob., Sil.*). Die lokalen Lymphknoten sind vergrößert. Der Dekubitus entwickelt sich rapide.

Petechien und Ekchymosen gehören zum Symptombild des Dekubitus. Der Patient wird allem gegenüber gleichgültig, schläft ein, während er Fragen beantwortet. Stupor im späteren Stadium.

Arsenicum album → Geschwächte, erschöpfte und fröstelnde Patienten. Der Dekubitus ist extrem schmerzhaft, besonders mit brennenden und schießenden Schmerzen. Brennender Schmerz im Geschwür > warme Anwendungen. Wildes Fleisch im Geschwür (*Sep., Sil.*). Phagedänische Geschwüre, die von Pickeln umgeben sind. Entzündeter und verhärteter Dekubitus, der gangränös wird. Sehr fauler Geruch.

Die Absonderungen sind blutig, reichlich, übelriechend, jauchig; manchmal mit Maden (*Merc., Sabad., Sil., Sulph.*). Das Geschwür sieht schwarz aus mit Brennen an den Rändern, wenn man sie berührt. Sepsis mit Phlegmonen. Jucken um das Geschwür herum, > warme Anwendungen; kratzt sich blutig.

Baptisia tinctoria → Dekubitus in Verbindung mit Typhus. Fauler Körpergeruch. Am Körper erscheinen dunkle Flecken. Intermittierender Puls.

Borax veneta → Sehr gutes Mittel für Druckgeschwüre und Druckstellen durch schlecht sitzende Schuhe (*All-c.*). Brennende, wunde Schmerzen. Geschwüre im Bereich der Ferse mit faul riechenden Absonderungen. Dekubitus in Verbindung mit Stomatitis. Die Schmerzen sind schlimmer am Abend.

Carbo vegetabilis → Der Dekubitus hat einen bläulichen Hof, blutet leicht bei Berührung, wird gangränös, verursacht bei Berührung in der Regel einen brennenden Schmerz, kann aber in manchen Fällen auch schmerzlos sein. Schlimmer durch Wärme jeglicher Form. Die Haut sieht schwärzlich, bläulich oder marmoriert aus. Ekchymosen über den ganzen Körper.

Die Absonderungen sind spärlich, übelriechend und wundfressend (*Ars.* – reichliche Absonderungen). Oberflächlicher Dekubitus mit viel wildem Fleisch. Der Schweiß ist enorm übelriechend. Verlangen nach frischer Luft oder Luftzug. Träge, stumpf, besonders hilfreich bei alten Menschen. Der Dekubitus ist dem von *Lachesis* ähnlich. Der Patient fühlt sich extrem schwach, wie bei *Arsenicum album*, ist aber nicht so ruhelos.

Carbolicum acidum → Dekubitus mit neurologischer Ursache. Der Dekubitus entwickelt sich rapide. Juckende Bläschen um das Geschwür herum mit enormen brennenden Schmerzen. Die Absonderungen sind übelriechend und brennen. Alle Zustände werden von einer ausgeprägten Schwäche begleitet. Bösartige und septische Zustände.

Chamomilla → Dekubitus bei Kindern (*Med., Rhus-t., Sep., Sulph.*). Das Geschwür ist extrem schmerzhaft und empfindlich, besser durch kalte Anwendungen. Brennende, fein stechende und stechende Schmerzen, schlimmer nachts. Die Absonderungen sind fressend und gallertartig. Neigt zur Eiterung. Der Patient ist überempfindlich gegen alle externen Eindrücke.

Comocladia dentata → Erkrankungen im Bereich des Sakroiliakalgelenks. Klopfende Schmerzen im Dekubitus, schlimmer durch Hitze, nachts und an der frischen Luft. Dekubitus mit roter Färbung und von Pickeln umgeben. Tiefe Geschwüre mit harten Rändern. Die Absonderungen sind übelriechend, blutig und grün. Der Dekubitus ist von einer erysipelartigen Entzündung umgeben. Rote Streifen an der betroffenen Stelle. Dekubitus begleitet von einem geschwollenen Gesicht und hervorstehenden Augen. Das Gemüt des Patienten wird stumpf und gleichgültig mit Schläfrigkeit.

Crotalus horridus → Degeneration des Blutes. Dekubitus mit neurologischer Ursache. Dekubitus in der Nähe der Hüfte. Extrem schmerzhaft mit Wundheit. Wunden heilen in der Regel nur langsam ab.

Echinacea angustifolia → Lokal als Wundverband angewendet in einem Verhältnis von 2:8 verdünnt, d.h. 2 Tropfen der Urtinktur werden mit 8 Tropfen Kochsalzlösung vermischt.

Der Patient wird mit einer Verletzung durch Schläge oder Stürze vorgestellt. Wundes, zerschlagenes Gefühl. Exzessives Eitern und Entzündung der betroffenen Stelle. Septische Zustände mit exzessivem eitrigem Geschehen am ganzen Körper. Schwärze der äußeren Teile. Die Wunde kann bläulich erscheinen.

Ausgemergelte Patienten mit geringgradiger Septikämie. Schneller Puls. Geistig verwirrt, stumpf, wie betäubt und langsam. Geistige Anstrengung verschlimmert.

Fluoricum acidum → Dekubitus an Stellen, an denen der Patient nicht schwitzt. Tiefe Geschwüre, die sich bis zu den Knochen erstrecken. Nekrose der Haut und der tieferen Strukturen. Schmerzhafte Krampfadern. Harte, verhornte Haut und Ausschläge (*Ant-c., Graph.*) um das Dekubitusgeschwür herum.

Dekubitus schlimmer durch Wärme jeglicher Art und besser durch kalte Anwendungen und an der frischen Luft. Jucken um das Dekubitusgeschwür herum. Rote Ränder mit Bläschen. Extreme brennende Schmerzen, fühlt sich an, als käme Dunst aus den Poren. Der Patient neigt dazu, nachts im Bett die Füße aufzudecken (*Med., Puls., Sulph.*)

Hydrastis canadensis → *Hydrastis* ist vor allem bei alten, schnell ermüdenden Personen angezeigt, kachektischen Menschen mit großer Schwäche, Auszehrung und Erschöpfung. Besonders indiziert bei Krebs und krebsartigen Zuständen.
Es besteht generell eine Neigung zu übermäßigem Schwitzen und ungesunder Haut. Dekubitus im Bereich des Knöchels. Um das Dekubitusgeschwür herum ist ein Netzwerk von Blutgefäßen sichtbar.

Hydrastis canadensis

Die Geschwüre können tief oder oberflächlich sein, mit einem glänzenden Ansatz. Sie sind aber sehr schmerzhaft mit brennenden und fein stechenden Schmerzen und bluten bei Berührung. Erhöhte Geschwüre mit verhärteten Rändern. Phagedänische Geschwüre mit wildem Fleisch. Die Absonderungen des Geschwürs sind dick, gelblich, Faden ziehend und übelriechend.

Der Patient fühlt sich schlechter durch Wärme jeglicher Art und durch Waschen. Der Patient stöhnt vor Schmerzen. Die Zunge ist weiß, geschwollen, groß, schlaff, schleimig, mit sichtbaren Zahnabdrücken (*Merc.*); wie verbrüht; Stomatitis. Ulzeration der Zunge, mit Fissuren in der Nähe der Ränder. Gleichzeitig ist die Leber des Patienten empfindlich und torpid. Gleichzeitig kann auch eine Bronchitis mit charakteristischem Auswurf bestehen. Der Patient ist in einer depressiven Gemütsverfassung; ist sich seines Todes sicher und wünscht ihn herbei.

Insulinum

→ Dekubitus bei Diabetikern. In Verbindung mit einer vergrößerten Leber und Verdauungsstörungen.

Lachesis mutans

→ Dekubitus im Bereich des Sakrums und der Hüfte. An der betroffenen Stelle treten in der Regel Krampfadern auf. Die Dekubitusgeschwüre haben einen bläulichen Hof, einen schmutzigen Ansatz und einen faulen Geruch. Sie können gangränös aussehen.

Brennen bei Berührung, schlimmer nachts und ausgeprägter an den Rändern. Die Wunde scheint tief zu sein mit nagenden Schmerzen. Pickel um das Dekubitusgeschwür herum. Die Haut sieht blau marmoriert aus. Das Dekubitusgeschwür ist extrem berührungs- und druckempfindlich, der Patient kann selbst die Berührung des Geschwürs durch die eigene Kleidung nicht ertragen. Dekubitusgeschwüre mit schwarzen Rändern. Neigung zu starker Eiterung und septischen Zuständen. Wunden heilen in der Regel sehr langsam, manchmal verheilen sie und brechen wieder auf.

Blutungen sind dunkel und schwarz. Patienten haben ein gerötetes Gesicht. Linksseitigkeit.

Muriaticum acidum → Besonders die Schleimhäute werden schnell von Geschwüren aller Art befallen. Sie (die Schleimhäute) sind extrem empfindlich und eitern in der Regel mit sehr übelriechenden Absonderungen. Die Haut ist extrem kalt und die Geschwüre können schwarz aussehen.

Wegen ihrer extremen Empfindlichkeit mögen die Patienten keinen Verbandswechsel. Dekubitus bei Typhus abdominalis. Alle Erkrankungen werden von einer allgemeinen Schwäche begleitet; der Patient rutscht an das Fußende des Bettes.

Der Patient hat einen fauligen Mundgeruch, eine trockene Zunge, einen schwachen Puls, wässrigen

Durchfall und Ödeme an den Knöcheln.

Ausgeprägte Abneigung gegen frische Luft. Septische Zustände.

Nitricum acidum → Dekubitusgeschwüre im Bereich der Zehen, die bei Berührung sehr leicht bluten. Schmutzig aussehende, tiefe Geschwüre mit schmutzigen, dünnen, bräunlichen und wässrigen Absonderungen. Fein stechende Schmerzen im Geschwür. Extrem schmerzhaft und empfindlich gegen Berührung (*Hep.*). Das Dekubitusgeschwür sieht extrem ungesund aus.
Der Patient ist fröstelig, schlimmer durch kalten Luftzug. Hagere, dünne Personen mit einem ausgeprägten Gefühl der Schwäche.

Nux moschata → Dekubitus begleitet von extremer Trockenheit und Kälte der Haut; die Haut kann nicht schwitzen. Die Haut sieht marmoriert aus mit bläulichen Flecken. Die Geschwüre haben faule und übelriechende Absonderungen und bluten ausgiebig.

Paeonia officinalis → Neigung zur Dekubitusbildung. Chronischer Dekubitus auf den unteren Körperteilen. Geschwüre unterhalb des Steißbeins und im Bereich des Kreuzbeins. Sehr empfindliche und schmerzhafte Geschwüre begleitet von Jucken und schlimmer an der frischen Luft.

Plumbum metallicum	→	Dekubitus mit neurologischer Ursache. Die Haut sieht runzelig, geschrumpft und über den Knochen gespannt aus. Wunden werden gangränös. Kleine Wunden entzünden sich leicht und eitern. Trockene, brennende Geschwüre. Anästhesie oder Hyperästhesie der betroffenen Stellen.
Pyrogenium	→	Die Haut sieht blau, kalt und feucht aus. Brennende Schmerzen, besonders im Bereich des Geschwürs. Schmerzlose Geschwüre. Septische Zustände. Wundheit des Körpers, das Bett fühlt sich zu hart an. Kribbeln im rechten kleinen Zeh, wie bei einer Frostbeule.

5.3 Hallux valgus

Synonym

Schiefzehe, Fehlstellung und Entzündung des Fußballens

Patienten mit dieser Beschwerde suchen in der Regel erst einen Arzt auf, wenn die Fußballen entzündet und schmerzhaft geworden sind, denn normalerweise ist ein Hallux valgus schmerzlos. Auch hier ist es wichtig, die Sitzgewohnheiten des Patienten zu korrigieren, da Druck und Reibung durch falsches Sitzverhalten wichtige Faktoren bei der Entstehung eines Hallux sind. Fehlstellungen der Knochen sollten operativ korrigiert werden.

Neben den Sitzgewohnheiten des Patienten ist auch das richtige Schuhwerk ausschlaggebend und sollte immer in die Behandlung mit einbezogen werden.

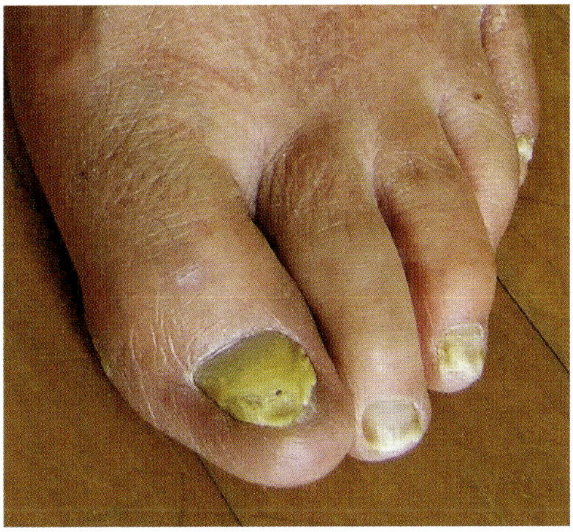

Abb. 5: Hallux valgus

A. Therapie

Beim Hallux valgus liegt eine umschriebene Schwellung im Bereich einer Schwiele über fibromatösem Gewebe vor. Diese Schwellung bildet sich als natürlicher Schutz gegen anhaltenden Druck und Reibung.

Meist sind das erste und fünfte Gelenk des Mittelfußknochens betroffen, die Fehlstellung entsteht durch das Tragen schlecht sitzender Schuhe. Die Schwellung sieht hässlich aus, ist aber in der Regel schmerzlos.

Wichtige homöopathische Mittel bei Hallux valgus

Agaricus muscarius →	Extrem empfindliche, schmerzhafte und entzündete Fußballen. Brennen, Jucken und Rötung < im Winter und durch Zugluft. Die Schwellung ist anfällig für Geschwürbildung. Der entzündete Ballen fühlt sich an, als werde er mit eisigen Nadeln durchstochen.
Benzoicum acidum →	Der große Zeh ist betroffen. Schwellung des betroffenen Teils durch anhaltende Reibung. Brennende Empfindung < frische Luft und Kälte, > Hitze. Harnsaure Diathese. Die Schmerzen im entzündeten Ballen wechseln sich ab mit Symptomen der Harnwege.
Graphites →	Raue, verhornte, trockene Schwellung. Fauliger Geruch, mit brennender Empfindung < Hitze. Blutung und Risse mit dünnen, klebrigen, übelriechenden Absonderungen.
Paeonia officinalis →	Extreme Empfindlichkeit (Berührung, Druck, Reibung). Schießende und zerreißende Schmerzen im entzündeten Ballen.

Repertorium

agar, am-c, benz-ac, graph, hyper, kali-chl, kali-i, kali-n, paeon, ph-ac, phos, plb, rhod, sil, sulph, verat, zinc.

- **Frostbeule, nach:** calc.
- **Fußsohlen:** calc.
- **kleinen** Zeh und Ballen des großen Zehs, am, mit stechenden Schmerzen beim Laufen: zinc.
- **quälend,** schmerzhaft: hyper.
- **Zeh,** am großen: agar, benz-ac, borx, hyper, iod, kali-i, rhod, sang, sars, sil, verat-v.

5.4 Rissige Haut

In der Regel wird die Haut bei trockenem Wetter vor allem an Händen und Füßen rissig, besonders ist dies in der trockenen Kälte des indischen Winters zu beobachten. Diese Art der Kälte verringert die Elastizität der Haut, trocknet sie aus, sie wird rau und rissig. Ist die Haut sehr rissig, können Fissuren entstehen. Die Hände werden durch unzureichende Hygiene, Vitaminmangel und häufiges Waschen mit Wasser und Seife besonders anfällig. Risse in der Haut sind unangenehm und machen die Haut anfällig für Sekundärinfektionen und Pyodermie.

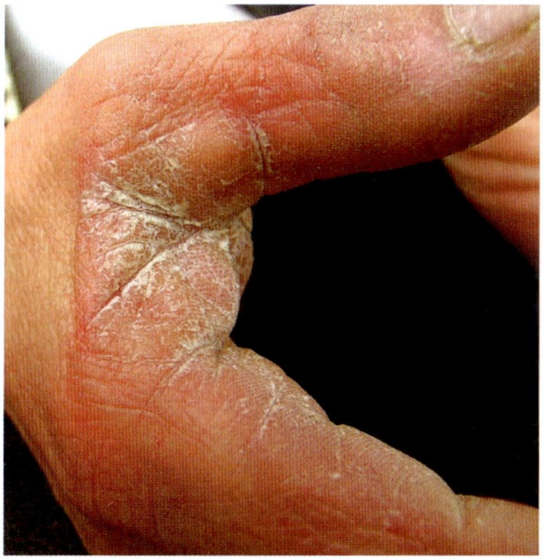

Abb. 6: Hautrisse - Hand

Behandlung

- Die betroffenen Stellen regelmäßig eincremen. Geeignete Cremes halten die Haut geschmeidig und feucht.
- Vermeiden Sie häufiges Waschen mit Seife.
- Achten Sie allgemein auf eine gute Gesundheit.
- Achten Sie in einem trockenen Klima auf eine gesunde Umgebung, d.h. entsprechende Kleidung, Handschuhe, Klimaanlagen etc.

A. Therapie

Der Homöopath sollte sich in jedem Fall ausgiebig nach dem allgemeinen Gesundheitszustand des Patienten erkundigen, da Mangelerscheinungen und ein schlechter Gesundheitszustand Risse in der Haut begünstigen. Um das Risiko einer Sekundärinfektion zu verringern, sollte der Allgemeinzustand des Patienten verbessert werden.

All zu häufiges Händewaschen mit Wasser und Seife sollte vermieden werden. Um die Haut geschmeidig zu halten, mischen Sie 15 ml Calendulaextrakt mit 15 ml Olivenöl und reiben Sie die betroffenen Stellen drei- bis viermal am Tag damit ein.

Eine Veranlagung zu rissiger Haut weist auf ein dominantes sykotisches Miasma hin. Beim Nachschlagen im Repertorium sollte man Rubriken wie „Risse“, „Fissuren“, „Rhagaden“ und „Aufgesprungen“ berücksichtigen.

Wichtige homöopathische Mittel bei rissiger Haut

Alumina →	Trockene, raue, rissige Haut. Aufgesprungene und trockene Haut wie Flechten. Die Haut juckt oder wird feucht, besonders abends. Symptome erscheinen periodisch bei jedem Voll- oder Neumond. Unerträglicher Juckreiz, sobald man im Bett warm wird, muss sich blutig kratzen; dann wird die Haut schmerzhaft; Risse, besonders im Winter. Die Risse entstehen vor allem durch häufiges Waschen der Haut.
Anthrakokali →	Chronische Risse, hauptsächlich an den Nasenflügeln, den Händen und Füßen. Auf den Rissen bilden sich leicht Geschwüre. Juckreiz < nachts.
Arsenicum sulphuratum flavum →	Trocken, rissig, Juckreiz, < Dampf oder heißes Wasser
Barium carbonicum →	Heiß und trocken. Jucken, Stechen und Brennen in den Rissen, wird nicht besser durch Kratzen oder Reiben. Tatsächlich kann Kratzen das Problem verschlimmern. Die Risse heilen nicht gut. In Verbindung mit den Rissen treten kalter, fauler Schweiß und multiple Warzen auf der Haut auf.
Cactus grandiflorus →	Trockene, schuppige Haut mit viel Jucken < abends, > Ruhe. Die betroffene Stelle fühlt sich bei Berührung eiskalt an.
Calcium carbonicum →	Risse < Waschen, < im Winter. Kalte Stellen auf der Haut. Selbst kleine Wunden heilen nicht schnell ab. Ungesunde, schlaffe Haut, die zur Geschwürbildung neigt.
Carboneum sulphuratum →	Risse < im Winter. Chronische Hautkrankheiten mit viel Juckreiz. Anästhesie, Brennen, Jucken, Geschwüre, kleine Wunden eitern.
Cistus canadensis →	Harte, dicke, trockene, rissige Haut, Risse merkurisch-syphilitischen Ursprungs mit Verhärtung der umliegenden Haut. Neigung zur Rissbildung bei skrofulöser Diathese. Es ist besonders bei Personen indiziert, die mit ihren Händen schwere Gegenstände heben, was dazu führt, dass die Haut hart wird und

sich tiefe, schräg angelegte Risse bilden. Ort – an den Händen und Fingerspitzen. Der Juckreiz ist so groß, dass die Person nicht schlafen kann.

Condurango → Risse an den mukokutanen Übergängen. Schmerzhafte Risse in den Mundwinkeln. Neigung zur Rissbildung bei Personen mit syphilitischer und kanzeröser Diathese.

Graphites → Risse auf den Brustwarzen, im Mund, zwischen den Zehen, am Anus etc. Fauler, scharfer Schweiß reibt die Zehen wund. Ungesunde, raue, trockene, harte Haut, jede kleine Verletzung eitert. Die Risse sind tief, blutig, schmerzhaft < im Winter.

Hepar sulphuris → Aufgesprungene Haut und tiefe Risse an Händen und Füßen, die sehr empfindlich sind. Risse eitern leicht und haben einen faulen/sauren Geruch. Trockene und rissige Zustände der Achselhöhlen, besonders auf der linken Seite, viel Jucken < wenn der Körper heiß wird. Fein stechende, brennende Schmerzen, im Allgemeinen schlimmer bei Kälte. Risse auf der Haut nach Gebrauch von Quecksilber oder dessen Verbindungen.

Lycopodium clavatum → Risse durch häufiges Waschen, die Risse befinden sich auf den Fingern, Zehen, Handinnenflächen, Fußsohlen und Fersen. Die Handinnenflächen sind trocken und heiß; die Fußsohlen feucht und kalt. Empfindung von Wundheit in den Rissen, aus denen eine wässrige Flüssigkeit sickert. Die Risse treten in Verbindung mit Erkrankungen der Harnwege, des Magens und der Leber auf. Heftiger Juckreiz. Ausschläge mit Fissuren.

Malandrinum → Trockene, raue, ungesunde Haut nach Impfung. Tiefe Rhagaden auf den Handinnenflächen und Fußsohlen, die bei kaltem Wetter und durch das Waschen mit Seife, ganz gleich welche, schlimmer werden.

Mercurius iodatus flavus → Lästiger Juckreiz in Verbindung mit Rissen. Die Risse sind schmerzhaft mit etwas stechenden Schmerzen, < nachts, < Druck. Nachts ist der Juckreiz unerträglich.

Mercurius iodatus ruber → Kleine multiple Risse hauptsächlich auf der Haut der Handinnenflächen. Wund bei Berührung mit einer Anfälligkeit zum Eitern; neigen zur Geschwürbildung. Die Absonderungen aus den Rissen sind gelb, klebrig und übelriechend.

Natrium muriaticum → Risse zwischen den Zehen und im Bereich der Nägel, Fingerknöchel und Fersen. Die Hautfalten sind ebenfalls betroffen. Heftiger Juckreiz mit einer rohen und wunden Empfindung. Neigt zu rissiger Haut nach übermäßigem Salzgenuss.

Nitricum acidum → Die Risse befinden sich an den Händen und an verschiedenen mukokutanen Übergängen. Tief, berührungsempfindlich, bluten leicht, < in kaltem Wetter, Benetzen der Haut mit Wasser, < nach dem Waschen, durch den Gebrauch von Merkurverbindungen. Die Risse neigen zum Eitern und zur Geschwürbildung. Die Absonderungen sind eitrig, blutig und übelriechend. Splitterartige Schmerzen in den Rissen, die durch Kälte schlimmer werden, > Hitze und Zudecken über Nacht. Neigung zur Rissbildung bei Patienten, die durch ein syphilitisches Miasma vorbelastet sind.

Petroleum → Risse in den Mundwinkeln, den Hautfalten, auf den Brustwarzen, Fingerspitzen, Fersen und Handinnenflächen. < im Winter, Waschen. Empfindung von Brennen und Jucken in den Rissen, der Patient kratzt sich heftig, bis er blutet. Die Haut um den Riss herum ist hart, rau und schwartig.

Pix liquida → Die Handrücken sind betroffen, mit heftigem Juckreiz nachts. Fängt durch Kratzen an zu bluten.

Sarsaparilla officinalis → Seiten der Finger, Seiten der Zehen, Daumen und Füße. < Waschen. Merkwürdiges Brennen < nachts. Besonders indiziert bei Personen, die zur Gicht neigen, oder Personen, bei denen es eine unterdrückte Gonorrhö gab. Risse können auch nach Impfungen entstehen.

Silicea terra → Risse auf den Händen, um die Fingernägel herum, am Zeigefinger, zwischen den Zehen etc. Die Risse sind schmerzhaft und empfindlich in kaltem Wetter. Der Patient fühlt sich besser, wenn die betroffene Stelle bedeckt ist. Die Risse eitern leicht. Die Risse jucken nur tagsüber und abends. Die Fingerspitzen sind trocken. Neigung zur Rissbildung bei Patienten mit (1) skrofulöser Diathese, (2) nach unsachgemäßer Impfung, (3) nach Verletzung.

Sulphur → Risse auf den Händen, zwischen den Fingern und Zehen, auf den Armen, im Bereich der und um die Gelenke herum, den Füßen und Fersen. Juckende und brennende Empfindung, die nachts, durch Bettwärme und durch Waschen schlimmer wird. Obwohl der Patient heiß ist, wird seine Haut im Winter rissig. Die Risse bluten, sind geschwürig und eitern, sie sind berührungsempfindlich und schmerzhaft. Die Absonderungen sind übelriechend, dick und scharf. Schmerzen < Hitze und nachts. Konstitutionstypen der Psora, bei denen in der Vergangenheit Hautausschläge mit starken Salben unterdrückt wurden oder die übermäßig viel geimpft sind.

Xerophyllum → Rau, rissig wie Leder, intensives Jucken, Stechen und Brennen.

X-ray → Risse auf den Händen, Füßen, Knien und auf den Streckseiten über den Gelenken. Die Haut ist trocken, rissig mit starkem Juckreiz, der im Bett, abends und nachts schlimmer wird. Das Jucken bessert sich an der frischen Luft. Die betroffene Stelle ist stark geschwollen und berührungsempfindlich. Antidotiert den Missbrauch von *Sulphur*.

Repertorium

aesc, aloe, alum, alum-sil, am-c, ant-c, arn, aur, bad, bals-p, bar-c, bar-s, benz-ac, bry, cadm-s, calc, calc-s, calc-sil, carb-an, carb-v, carbn-s, caust, cham, com, corn-a, cund, cycl, graph, hep, hydr, iris, kali-c, kali-s, kali-sil, kreos, lach, lyc, mag-c, mag-p, mang, merc, nat-c, nat-m, nit-ac, olnd, osm, paeon, petr, phos, psor, puls, rhus-t, ruta, sars, sep, sil, sulph, teucr, viol-t, zinc, zinc-p.

- **Absonderungen, ernste flüssige:** com.
- **Brennen:** petr, sars, zinc.
- **empfindlicher Haut, Stellen, die mit bedeckt sind:** sil.
- **faulig:** merc.
- **feucht:** aloe.
- **Folgen von Jucken:** calc.
- **gelb:** merc.
- **geschwürig:** bry, merc.
- **herpetisch, aufgesprungen:** alum, aur, bry, cadm-s, calc, cycl, graph, hep, kali-c, kreos, lach, lyc, mag-c, mang, merc, nat-c, nat-m, nit-ac, petr, puls, rhus-t, ruta, sars, sep, sil, sulph, viol-t, zinc.
- **jauchige Flüssigkeit,** reizt die umliegenden Strukturen: cund.
- **Jucken:** merc, petr.
- **klein:** merc-i-r.
- **Körperöffnungen, an den:** sulph.
- **Luft,** wenn an der: alum
- **merkurial:** hep, nit-ac, sulph.
- **neue Haut** reißt und brennt: sars.
- **Schlaflosigkeit:** pix.
- **schmerzhaft und blutet:** merc.
- **schmerzhaft:** graph, mang, zinc.
- **Sommer agg.:** cocc.
- **tief, blutig:** merc, nit-ac, petr, psor, puls, sars, sulph.
- **Waschen** oder Arbeiten im Wasser, nach: alum, ant-c, bry, calc, calc-s, cham, hep, kali-c, lyc, merc, nit-ac, puls, rhus-t, sars, sep, sulph, zinc.
- **Winter, im:** alum, calc, calc-s, carbn-s, graph, petr, psor, sep, sulph
- **Wunden,** Schnitte: arn, led, merc, nat-c, ph-ac, sil, staph, sulph, sul-ac.

Lokalisation

- **Kopf:** graph, mag-c, petr, ruta.
- **Auge, Risse, in den Kanthi:** alum, alum-p, ant-c, borx, calc-s, cist, graph, iod, lyc, merc, mez, nat-m, nit-ac, petr, phos, plat, sep, sil, staph, sulph, zinc.
  – äußeres: graph, nat-m, sulph, zinc.
- **Augenlider:** alum, arn, bar-c, bry, calc, carb-v, caust, coloc, croc, euphr, iod, kali-c, lyc, nat-m, nit-ac, nux-v, phos, sep, sil, staph, sulph.
  – Lidknorpel: graph.
- **Ohren:** calc, chel, mag-c, sep.
  – hinter den: chel, graph, hep, hydr, lyc, petr, sep, sulph.
  – Ohren, Ausschläge, rissig und schuppig, mit einer Substanz wie Stärkemehl: com.
- **Nase:** ant-c, arum-t, bell, carb-an, caust, graph, merc, nit-ac, petr.
  – Ecken: graph, merc.
  – Nasenloch: ant-c, anthraco, aur, aur-m, graph, nit-ac, petr.
  – Septum : merc.
  – Spitze : alum, carb-a.
  – Nasenflügel : aur-m, caust, hep, merc, sil, syc, thuj.
- **Gesicht:** arum-t, bufo, calc, cench, choc, graph, kali-c, lach, merc, nicc, nit-ac, petr, psor, sil, sulph.

- **Lippen:** agar, ail, aloe, alum, alum-p, am-c, am-m, ant-t, apis, arn, ars, ars-s-f, arum-t, aur, aur-ar, aur-s, bar-c, bar-s, bell, bov, bry, calc, calc-s, calc-sil, caps, carb-ac, carb-an, carb-v, carbn-s, caust, cench, cham, chel, chin, chinin-ar, cimic, cist, colch, con, cop, cor-r, croc, cupr, dros, fl-ac, gink-b, graph, guare, ham, hell, hep, hydrog, hyos, ign, iris, jatr-c, kali-ar, kali-bi, kali-c, kali-i, kali-p, kali-s, kali-sil, kalm, kreos, lach, lyc, luna, mag-m, mang, meny, merc, merc-c, mez, mur-ac, nat-c, nat-m, nit-ac, nux-v, nat-ar, nicc, ol-an, par, petr, ph-ac, phos, plat, plb, ptel, puls, rhus-t, sabad, sel, sep, sil, spig, squil, staph, stram, sulph, syph, sabin, tab, tarax, ter, tub-m, tub-r, verat, zinc, zinc-p.
  - Coryza, während: staph.
  - Lippe, untere: anag, apis, arag, borx, bry, cham, cimic, graph, mez, nat-c, nit-ac, nux-v, plat, puls, phos, sep, sulph, zinc.
    - Mitte, in der: agar, am-c, aur, calc, cham, chin, dros, graph, haliae-lc, hep, nat-c, nat-m, nux-v, ph-ac, phos, puls, sep.
  - Lippe, obere: agar, androc, bar-c, calc, hell, kali-c, nat-c, nat-m, tarax, zinc.
    - Mitte, in der: calc, chin, hell, hep, mag-m, nat-c, nat- m, nux-v, ph-ac, phos, sel, sep, tarax.
- **Mund:** ambr, bism, bufo, cocc, lach, merc-c, ph-ac, phos.
  - Winkel: am-c, ambr, ant-c, apis, arum-t, calc, caust, cinnb, cund, eup-per, gink-b, graph, hell, hydrog, ind, iod, merc, merc-c, mez, nat-ar, nat-m, nit-ac, psor, rhus-t, sep, sil, sulph, syph, thala, v-a-b, zinc.
  - rechts: kreos, lyc.
  - Zahnfleisch: plat.
  - Zunge: ail, anan, apis, ars, ars-i, ars-s-f, arum-t, arund, atro, aur, aur-ar, aur-s, bapt, bar-c, bar-i, bar-m, bar-s, bell, benz-ac, bor-ac, borx, bry, bufo, calad, calc, calc-f, calc-i, calc-p, calc-s, camph, carb-ac, carb-v, carbn-s, cham, chel, chin, chinin-ar, chlorp, cic, clem, cob, crot-h, cupr, cur, fl-ac, hell, hyos, iod, kali-bi, kali-c, kali-i, lach, leon, lyc, mag-m, merc, mez, mur-ac, nat-ar, nat-m, nit-ac, nux-v, ph-ac, phos, phyt, plat, plb, plb-act, podo, puls, pyrog, raja-s, ran-s, raph, rhus-t, rhus-v, sacch, sec, semp, sin-n, spig, stram, sulph, syph, tub, verat, zinc, zinc-p.
- **Schulter:** arn, valer.
- **Handgelenk:** sulph.
- **Hände:** aesc, alum, alum-sil, am-c, anan, apis, arn, aur, calc, calc-sil, calen, carb-ac, cench, graph, ham, hep, hydr, kali-c, kali-sil, kreos, lyc, mag-c, merc, nat-c, nat-m, petr, prim-o, psor, puls, rhus-t, sars, sep, sil, sul-ac, sulph, zinc.
  - Handinnenflächen: alum, cist, graph, kreos, merc-i-r, petr.
  - Handrücken: cist, kreos, nat-c, petr, rhus-t.
- **Finger:** calc, hep, merc, nat-m, nit-ac, petr, sars.
  - zwischen den: ars, aur-m, graph, zinc.
  - Fingergelenke: sulph.
  - Fingernägel, um die herum: ant-c, nat-m, sil.
  - Fingerspitzen: bar-c, alum, aur, bell, graph, merc, petr, sars, sil.
  - Daumen: sars.
- **Extremitäten, untere:** alum, aur, bar-c, calc, chin, coff, croc, hep, merc, nat-c, nat-m, petr, plat, puls, ruta, sars, sulph, valer, verat, zinc.
- **Fersen:** graph.
- **Zehen:** lach.
  - zwischen den: graph, lach.
  - unter den: sabad.

Fallbeispiele

Fall 1

Eine ältere Patientin, etwas über 60 Jahre alt, kam mit schmerzhaften Rissen an den Händen in die Klinik, die eine blutige Serumflüssigkeit absonderten. Zudem hatte sie Pusteln an den Händen und Furunkel am Körper. Die Patientin hatte die Beschwerden seit vier Jahren. Ich verschrieb *Petroleum C30* und nach 10 Tagen war eine deutliche Besserung eingetreten. 10 Tage später hatten sich die Risse weiterhin verbessert.

Beim folgenden Termin berichtete die Patientin, dass keine Besserung mehr eingetreten sei und ihre Hände sich heiß und brennend anfühlten. Aufgrund dieser Symptome gab ich ihr einige Gaben *Sulphur C200*, anschließend ein Placebo. Mit dieser Behandlung waren ihre Beschwerden innerhalb von 2 Monaten vollständig abgeheilt.

Fall 2

Eine Patientin konsultierte mich wegen tiefer Risse auf ihren Handinnenflächen, die sie seit der Geburt ihres Kindes vor 3 Jahren plagten. Sie hatte einen intensiven Juckreiz und brennende Schmerzen auf den Handflächen und Fußsohlen. Nachts war der Schmerz besonders schlimm und veranlasste die Patientin, ihre Hände und Füße beim Schlafen unter der Bettdecke hervorzustrecken. Aus diesem Grund bekam sie *Sulphur C200*.

Innerhalb der nächsten 2 Wochen spürte sie eine deutliche Besserung des Juckreizes und des Brennens in den Händen und Füßen. Ich verordnete ihr ein Placebo und vereinbarte einen weiteren Termin für den folgenden Sonntag. Die Patientin kam jedoch erst einen Monat später, zu diesem Zeitpunkt waren ihre Hände fast völlig abgeheilt und hatten ihre normale Farbe wieder.

Ungefähr eine Woche später entwickelte sich zwischen Daumen und Zeigefinger der linken Hand eine ekzematöse Stelle mit Juckreiz, schlimmer nachts, im warmen Zimmer und durch warme Anwendungen, aber mit deutlicher Besserung des Juckreizes und des Ekzems an der frischen Luft. Die Patientin bekam eine Einzelgabe *Psorinum C200* und das Ekzem heilte innerhalb einer Woche ab. Ekzeme, die eindeutig durch frische Luft gebessert werden, konnte ich oft und häufig mit *Sulphur,* gefolgt von *Psorinum,* erfolgreich behandeln.

5.5 Mazeration

Anhaltende Feuchtigkeit hat folgende Auswirkungen:

- Mazeration (Aufweichung von Gewebe)
- Paronychie (Nagelbettentzündung)

Mazeration findet man in den Beugen, wie zum Beispiel den Zehenzwischenräumen, den Leisten und Achseln, und kann dort zu Intertrigo führen. Mazeration in den Zwischenräumen der Zehen findet man häufig bei Personen, die ihre Schuhe über einen langen Zeitraum hinweg tragen. Hausangestellte, Wäschereiarbeiter, Hausfrauen, Köche und Barkeeper leiden häufig an Paronychie als Folge von Mazeration.

Mazeration macht die Haut anfällig für Candidose, Tinea und Infektionen durch Streptokokken. Im Falle von bettlägerigen Patienten können kontinuierlicher Druck und Mazeration zur Gewebsnekrose (s. Dekubitus) führen. Die Behandlung besteht in der Beseitigung der Ursachen und darin, die betroffenen Stellen trocken zu halten.

A. Therapie

Mazeration findet man vor allem in den Hautfalten, z.B. Achselhöhlen, Leisten und zwischen den Fingern und Zehen. Mazerierte Haut ist besonders anfällig für Sekundärinfektionen. Aus diesem Grund sollte die betroffene Stelle vorsichtig und gründlich mit einer verdünnten Calendula- oder Echinacea-Lotion (1:10) gereinigt werden. Die betroffene Stelle muss unbedingt trocken gehalten werden, da ein feuchtes Milieu den Zustand verschlimmert.

Eine einfache Mazeration gehört dem Miasma der Psora an. Wird diese aber durch eine Sekundärinfektion mit Eiterbildung kompliziert, ist der Zustand dem tuberkulösen Miasma zuzuordnen. Wird die mazerierte Haut geschwürig und nekrotisiert, deutet dies auf das syphilitische Miasma hin. Es ist in jedem Falle wichtig, das entsprechende anti-miasmatische Mittel zu verschreiben.

Wichtige homöopathische Mittel bei Mazeration

Carbo vegetabilis → Brennen auf der mazerierten Haut, < nachts und im Bett. Die Haut ist wund, geschwürig und übelriechend. Sie neigt zur Eiterung und Geschwürbildung. Spezifisch für alte, zusammengebrochene, bettlägerige Konstitutionen, die chronisch erkrankt sind. Brennen > Hitze.

Graphites → Jucken in den Falten < nachts. Brennende Empfindung. Dünne, klebrige, scharfe, übelriechende Absonderungen, die aus der Haut heraussickern. Die betroffene Stelle brennt nach dem Kratzen und neigt zur Riss- und Fissurenbildung. Waschen der Haut mit warmem Wasser verschlimmert, > an der frischen Luft.

Mercurius solubilis → Jucken der mazerierten Haut > Kratzen, < nachts im Bett, durch Warmwerden. Nach dem Kratzen brennt die Haut, wird rau und sondert eine dünne Flüssigkeit ab, die mit der Bildung kleiner Bläschen einhergeht. Bluten nach dem Kratzen. Trockene, übelriechende Stellen; neigen zur Eiterung und Geschwürbildung. Brennen < Kratzen, Wärme.

Natrium muriaticum → Ölige, fettige, schmutzig und ausgetrocknet aussehende Haut, Empfindung von Rohheit und Wundheit. Exzessives Jucken mit scharfen, dünnen Absonderungen und Rissbildung an den Schamhaarrändern und den Leisten. Auf den aufgekratzten Stellen bilden sich Krusten, < im warmen Zimmer, Sonne, > an der frischen Luft, Juckreiz < durch den Genuss von Salz.

Petroleum → Schmutzige, harte, raue, verdickte Haut, besonders in den Hautfalten. Tiefe, schmerzhafte Risse an den betroffenen Stellen. Heftiger Juckreiz; kratzt sich, bis er blutet, die Stelle wird nach dem Kratzen kalt, < im Winter; > warme Luft und trockenes Wetter.

Psorinum → Inaktive Haut mit unzureichender Schweißbildung. Die Haut sieht schmutzig und ungewaschen aus. Juckreiz < Bettwärme. Kratzt sich, bis er blutet. Betroffene Stellen werden nach dem Kratzen übelriechend, < vor Mitternacht, < an der frischen Luft. Die Mazeration der Haut kann als Folge von unterdrückten Hauterkrankungen (Antibiotika) auftreten.

Repertorium

- **Hautfalten:** ars, calc-c, carb-v, graph, hep, lyc, merc, *Nat-m,* ol-an, petr, psor, puls, sel, sep, sil, sulph.

6

Dermatosen als Folge von Kälte-, Hitze- und Lichteinwirkung

6.1 Verletzungen durch Kälteeinwirkung

Extreme Kälte führt zu einer intensiven Gefäßverengung, die noch verstärkt wird, wenn abgekühltes Blut durch das Vasomotorenzentrum des Gehirns fließt. Die Gefäßverengung ihrerseits führt zur Gewebeanoxie. Die verringerte Aktivität der Muskeln reduziert die Blutversorgung noch weiter. In schweren Fällen mit Eiskristallbildung in den Blutgefäßen kommt es zur Nekrose.

A. Frostbeulen

Synonym
Perniones.

Definition
Kälteeinwirkung führt zu rezidivierendem, lokalem Erythem und Schwellung. In schweren Fällen kann es zu Blasen- und Geschwürbildung kommen.

Ätiologie
Tritt vor allem bei Personen mit schwachem peripherem Blutkreislauf und einem schlechten allgemeinen Gesundheitszustand auf. Frauen sind häufiger betroffen als Männer.

Klinisches Erscheinungsbild
Besonders häufig an den Fingern und Zehen, weniger häufig an den Händen, Füßen, Ohren und im Gesicht. Der Patient mag sich der Verletzung anfangs nicht bewusst sein, später treten eindeutige Symptome wie Brennen, (lokale) Empfindlichkeit, Jucken und (lokale) Rötung auf. Die betroffene Stelle färbt sich dunkel oder bläulich rot (verringert sich durch Druck) und fühlt sich beim Betasten kalt an. Durch übermäßiges Schwitzen können die Extremitäten klamm und zyanotisch werden. In der Regel kommt es zur lokalen Schwellung mit Juckreiz, die sich in manchen Fällen zum Geschwür entwickelt. Frostbeulen gehen in der Regel im Sommer vollständig zurück.

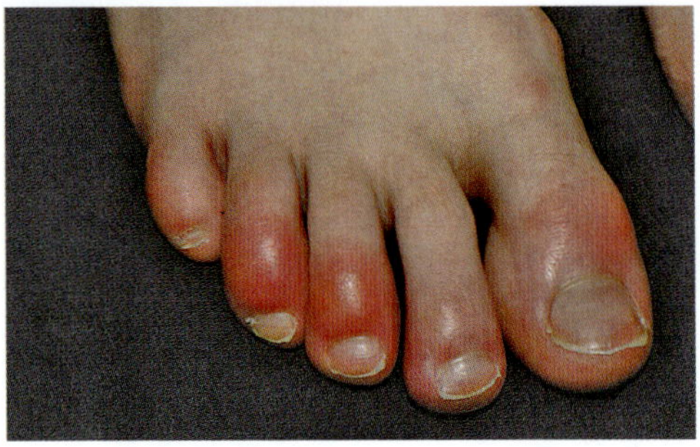

Abb. 7: Frostbeulen

Behandlung

Die betroffenen Stellen sollten mit Wasser gewaschen und täglich mit einem wärmenden Öl sanft massiert werden. Man sollte darauf achten, dass der Körperteil gut vor weiteren Verletzungen sowie vor Kälteeinwirkung und Feuchtigkeit geschützt wird. Sind die Füße betroffen, sollten während der Wintermonate nachts warme Bettsocken getragen werden. Elektrische Wärmekissen sind ebenfalls geeignet. Rauchern sollte nahegelegt werden, mit dem Rauchen aufzuhören.

B. Lokale Erfrierungen

Synonym

Congelatio.

Definition

Bei lokalen Erfrierungen kommt es zum Erfrieren weicher Gewebsteile mit Unterbrechung der lokalen Blutzirkulation.

Klinisches Erscheinungsbild

Ohren, Wangen, Finger und Zehen sind am häufigsten betroffen. Jeder Körperteil, der Nässe und starkem Wind ausgesetzt ist und sich in einem schlechten Allgemeinzustand befindet, ist anfällig für lokale Erfrierungen. Niedrige Temperaturen haben eine Kontraktion der Arteriolen zur Folge, später dann die Ausdehnung der Kapillaren und zuletzt die Erfrierung der betroffenen Stelle.

Zuerst fühlt sich die Stelle kalt an und verfärbt sich bläulich rot. Sobald die Erfrierung einsetzt, wird sie weiß, wächsern und taub. Erythem, Ödeme, Bläschen- und Blasenbildung, oberflächlicher und tiefer Gangrän sowie Verletzungen der Muskeln, Sehnen, der Knochenhaut und der Nervenfasern gehören zum Erscheinungsbild.

Beim Aufwärmen schwillt die Haut an, verfärbt sich bläulich rot und ist schmerzhaft, es kommt zur Nekrose des erfrorenen Gewebes und der Blutgefäße. Letzteres führt zu Thrombose und Gangrän.

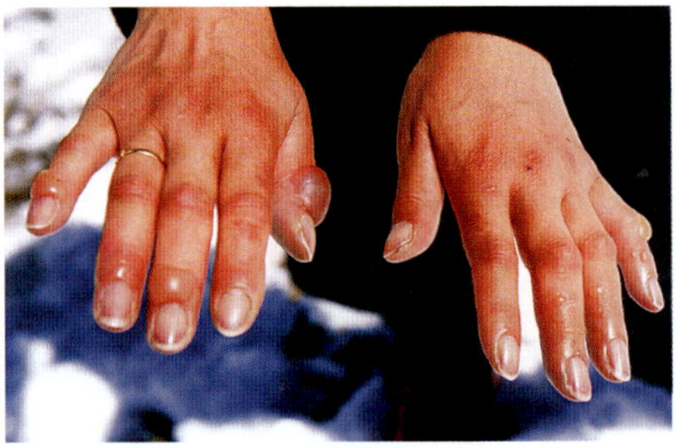

Abb. 8: Lokale Erfrierungen 2. Grades

Behandlung

- In den frühen Stadien einer lokalen Erfrierung muss die betroffene Stelle langsam erwärmt werden, aber keine direkte Hitze anwenden. Wickeln Sie den Körperteil in warmen, sterilen Verbandsmull ein. Aufwärmen in einem Wasserbad mit einer Temperatur von ca. 37 °C ist die beste Behandlung für alle Fälle von leichten Erfrierungen. Ein gutes Zeichen ist, wenn sich die Haut rötet und geschmeidig wird.

- Unterstützende Maßnahmen wie Bettruhe und eine Diät mit hohem Protein- und Kaloriengehalt sind ebenfalls empfehlenswert. Wichtig sind auch eine gute Wundversorgung und die Vermeidung weiterer Traumen der betroffenen Stelle. Auf Reiben und Massieren sollten Sie unbedingt verzichten.
- Die vollständige Genesung kann mehrere Monate dauern. Mit fortschreitender Genesung sollten entsprechende physiotherapeutische Übungen eingeführt werden, um die normalen Funktionen wieder herzustellen.
- Der Homöopath sollte sorgfältig darum bemüht sein, an der betroffenen Stelle eine Sekundärinfektion und Thrombose der Gefäße zu vermeiden. Deshalb sollte im Anschluss an das Akutmittel, welches dem Patienten erst einmal Erleichterung verschafft, immer ein tief wirkendes Konstitutionsmittel, vorzugsweise ein Schlangengift als Antikoagulans, verschrieben werden. Siehe auch „Behandlung von Frostbeulen".

C. Akrozyanose

Synonym

Periphere Zyanose.

Definition

Als Akrozyanose beschreibt man eine anhaltende Blaufärbung (Zyanose) mit feuchter und kalter Haut der Körperanhänge (Akren), z.B. der Finger, Zehen, Nase und Ohren.

Ätiologie

Verengung der Arteriolen mit gleichzeitiger Erweiterung des subpapillären Venenplexus. Die Ursache dieser Erkrankung ist nicht bekannt. Sie tritt vorwiegend bei jungen, emotional sensiblen Frauen auf, die vasomotorisch instabil sind. Ältere, herzkranke Patienten und solche mit neurologischen Erkrankungen wie Apoplexie, Poliomyelitis oder Multiple Sklerose sind ebenfalls bevorzugt betroffen.

Klinisches Erscheinungsbild

Hände und Füße sind am häufigsten betroffen, seltener die Nasenspitze und Ohren bei Personen mit unzureichender peripherer Blutversorgung.

Bei Kälteeinwirkung wird die betroffene Stelle kalt, weiß und unempfindlich. Mit sinkender Temperatur nimmt die Zyanose des betroffenen Teiles zu und die Farbe wechselt zu dunkelrot oder bläulich, begleitet von Hyperhidrose.

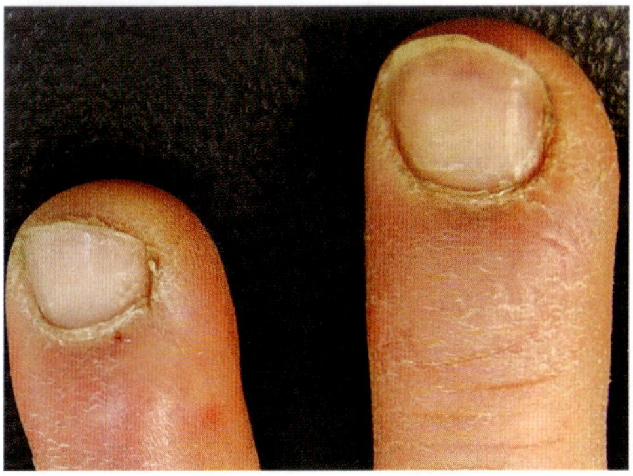

Abb. 9: Akrozyanose

Behandlung

- Die Körperteile müssen mithilfe von indirekter Wärme oder warmen Anwendungen geschützt werden.
- Rauchen, Kaffee und Tee sind nicht zu empfehlen.

D. Livedo reticularis

Synonym

Cutis marmorata, Kältemarmorierung

Definition

Fleckige, marmorierte oder netzartige pink oder bläulich rote Verfärbungen auf der Haut der Extremitäten, besonders den Beinen und den Füßen. Selten sind die Oberschenkel, der Rumpf und die Unterarme betroffen. Die marmorierten Verfärbungen der Haut lassen weiße Stellen in der Mitte des fleckigen Musters erkennen. Die Läsionen sind meist asymptomatisch, wobei es zu Kälte, Taubheitsgefühl der Haut, Kribbeln und einem dumpfen Schmerzgefühl kommen kann. In den wenigsten Fällen treten kutane Knötchen oder Geschwüre auf, die dann als nekrotisierender Livedo reticularis bezeichnet werden.

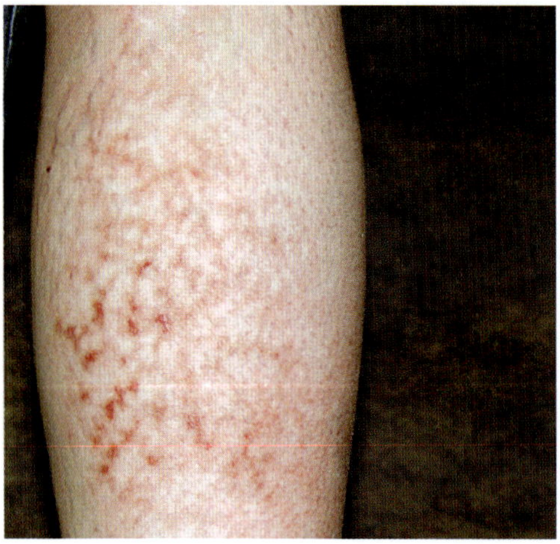

Abb. 10: Livedo reticularis an der Wade

Ätiologie

Besonders betroffen sind junge Mädchen aus kälteren Gegenden, bei denen wahrscheinlich eine stellenweise Verengung der kutanen Arteriolen die Ursache des Erscheinungsbildes ist. Livedo reticularis kann auch als Begleiterscheinung bei Patienten mit Hepatitis C, Polyarthritis nodosa, Polycythaemia vera, Lupus erythematodes, Dermatomyositis, Hyperkalzämie, Mycosis fungoides, Pankreatitis, Scleroderma, Syphilis, Rheumatischem Fieber, thrombozytopenischer Purpura und Tuberkulose auftreten.

E. Therapie

Zur Behandlung von Frostbeulen stehen uns genügend homöopathische Mittel zur Verfügung. Auch hier sollte man Fragen zum gesundheitlichen Allgemeinzustand des Patienten stellen, weil ein schlechter Gesundheitszustand anfälliger für Frostbeulen machen kann. Eine verringerte periphere Blutversorgung kann ebenfalls zu Frostbeulen führen. Aus diesen Gründen sollten bei der Behandlung von Frostbeulen homöopathische Mittel berücksichtigt werden, deren Wirkung sich auf die vasomotorischen Zentren und eine zur Geschwürbildung neigende Haut konzentriert. Die oben beschriebene Pathologie weist auf ein dominantes syphilitisches Miasma hin. Die häufigsten Symptome sind Juckreiz, Brennen und Geschwürbildung.

Folgende Punkte sollten während der Anamnese berücksichtigt werden:

- Tritt meist an Fingern und Zehen auf.
- Die thermischen Modalitäten.
- Die Ursache und andere begleitende Symptome.
- Eine Beschreibung des Geschwürs mitsamt Absonderungen.

Die Hände und Füße müssen mit Handschuhen und Strümpfen warm gehalten werden. Ein plötzlicher Temperaturumschwung, z.B. Kälteeinwirkung auf die betroffenen Stellen mit anschließendem Aufwärmen an einem Feuer, wirken sich ungünstig auf die Krankheit aus.

Um in akuten Fällen sofortige Erleichterung zu erwirken, sollte die betroffene Stelle lokal mit Rhus venenata Urtinktur behandelt werden.

Wichtige homöopathische Mittel bei Kälteeinwirkung

Abrotanum → Juckende Empfindung an der betroffenen Stelle (Agar., Petr.). Weitere charakteristische Hautsymptome sind:

- Lockere und schlaffe Haut.
- Nach Unterdrückung von Hautausschlägen verfärbt sich die Haut violett.
- Besonders indiziert bei Personen, die zum Marasmus neigen.
- Dem Patienten geht es in der Regel bei kalter Luft und nassem Wetter schlechter.

Agaricus muscarius → Brennen, Jucken, Rötung und Schwellung wie von einer Erfrierung. Der Juckreiz wechselt beim Kratzen an eine andere Stelle. Stechen wie von Nadeln, < kalte Luft, eiskalte Luft, frische Luft, stürmisches Wetter, Alkohol. Die Zehen jucken und brennen; sie sind rot und geschwollen wie erfroren. Die Füße sind bis zu den Knöcheln eiskalt.

Borax veneta → Frostbeulen > an der frischen Luft. Vertrocknete, runzelige Haut. Ungesunde Haut; leichte Verletzungen eitern.

Calendula officinalis → Neigt dazu, nach Verletzungen Frostbeulen zu entwickeln, die sich zum Geschwür mit exzessiver Eiterabsonderung entwickeln. Die umliegende Haut ist rot. Geschwüre, entzündet und reizend, sich ablösend, schmerzhaft wie geschlagen. Schmerzen in den Frostbeulen < nachts.

Cantharis vesicatoria → Brennende Schmerzen in den Frostbeulen, > kalte Anwendungen, brennen bei Berührung. Auf den Frostbeulen bilden sich leicht gangränöse Geschwüre.

Carbo animalis → Frostbeulen, Entzündung, Brennen. Frostbeulen, < abends, im Bett, durch Kälte. Frostbeulen in Verbindung mit vergrößerten Drüsen. Neigt zur Bildung von Geschwüren, die sehr leicht bluten.

Fragaria vesca → Frostbeulen in Verbindung mit Urtikaria. Frostbeulen bevorzugt bei heißem Wetter.

Hepar sulphuris → Extrem empfindlich gegen kalte Luft. Frostbeulen mit tiefen Rissen > warme Anwendungen, warme Packungen und Hitze, < kalte Luft, im Winter, kalte Anwendungen. In den Frostbeulen bildet sich schnell Eiter.

Lachesis mutans → Frostbeulen, die von einer bläulich roten oder schwarz-violetten Verfärbung umgeben sind. Frostbeulen, auf denen sich leicht gangränöse Geschwüre bilden. Heftige brennende Empfindung, schlimmer nachts und während des Schlafs. Sehr berührungsempfindlich, blutet leicht und reichlich. Heftige Exkoriation der betroffenen Stelle.

Ledum palustre → Trockenheit der Haut mit unzureichender Schweißbildung. Juckende Frostbeulen, < nach dem Kratzen. Brennende Empfindung nach dem Kratzen. Brennen schlimmer an der frischen Luft.

Muriaticum acidum → Frostbeulen brennen an den Rändern und sind mit Schorf bedeckt. Wollüstige, juckende Empfindung in den Frostbeulen.

Nitricum acidum → Trockenheit, heftig stechende, schießende, brennende Schmerzen < an der frischen Luft, durch kalte Anwendungen, < nachts, in kaltem Wetter. Neigt zur multiplen Rissbildung um die Frostbeulen herum, die sehr empfindlich sind und bei Berührung schmerzen.

Petroleum → Juckende Frostbeulen mit aufgesprungenen Händen und Füßen. Die leichtesten Verletzungen an den Frostbeulen neigen zum Eitern. Heftige Exkoriation des betroffenen Teiles.
Juckreiz mit feuchten, sehr scharfen Absonderungen. Im Allgemeinen werden die Symptome durch Bettwärme schlimmer.

Psorinum → Juckende, brennende Schmerzen nach dem Kratzen. Raue, dicke, schuppige Haut mit einem üblen Geruch, der von der betroffenen Stelle ausgeht. An den unterschiedlichsten Stellen der Haut bilden sich leicht Risse.

Pulsatilla pratensis → Juckreiz mit Brennen, < abends, nachts, durch Bettwärme, durch Kratzen.

Besonders indiziert, wenn die Frostbeulen blau werden. Neigt dazu, an den Frostbeulen Geschwüre zu entwickeln.

Rhus venenata → Frostbeulen mit heftiger brennender Empfindung. Der betroffene Teil sieht rot, verhärtet und geschwollen aus.

Es bilden sich tiefe, wundfressende, phagedänische und übelriechende Geschwüre. Jucken < Wärme, > Kälte (zur akuten Behandlung lokal auftragen).

Sulphur → Wollüstiges Jucken, brennende Empfindung, < an der frischen Luft, durch Wind, durch Waschen. Frostbeulen wechseln sich mit verschiedenen anderen körperlichen Beschwerden ab.

Die Haut ist trocken, rau, aufgesprungen. Übler Geruch der Haut < nachts im Bett, < Kratzen und Waschen.

Tamus communis → Frostbeulen und aufgesprungene Hände. Lässt schwarze und blaue Flecken abheilen, die durch Quetschungen und Trockenheit entstanden sind. Es löst geronnenes Blut auf.

Lokale Anwendungen des Mittels lindern die Schmerzen in den betroffenen Stellen.

Terebinthinae oleum → Die Haut ist warm und feucht mit lokalem Erythem im Bereich der Frostbeulen.

Thyreoidinum → Kruste auf den Frostbeulen. Eiterbildung in der Läsion. Die Haut schält sich leicht. Bläulich schwarze Verfärbung der Haut.

Die Haut schilfert großzügig ab.

Repertorium

abrot, acon, agar, all-c, alum, alumn, aloe, ant-c, apis, arn, ars, asar, aur, bad, bell, borx, bufo, bry, cadm, calc, calen, canth, camph, carb-an, carb-v, cham, chin, colch, cop, croc, crot-t, cycl, ferr-p, frag, hep, ham, hyos, ign, kali-ar, kali-c, kali-chl, kalm, lach, led, lyc, mag-c, merc, mur-ac, nit-ac, nux-m, nux-v, op, petr, plan, phos, ph-ac, puls, rheum, rhus-t, ruta, sep, sil, staph, sulph, sul-ac, tam, ter, thyr, thuj, verat-v, zinc.

- **Ameisenlaufen, in:** arn, colch, nux-v, rhus-t, sep.
- **Bläschen oder Blasen, mit:** ant-c, bell, carb-an, chin, cycl, mag-c, nit-ac, phos, rhus-t, sep, sulph.
- **blau:** arn, bad, bell, kali-c, kali-s, kalm, puls.
- **Bluten, Rhagaden:** nux-v.
- **Brennen:** carb-an, sulph.
- **eiternd:** calc-s, hep, sil.
- **entzündet:** ars, bell, cham, hep, lyc, nit-ac, nux-v, phos, puls, rhus-t, staph, sulph.
  - durch die leichteste Kälteeinwirkung: it-ac.
  - mit bläulich roter Schwellung und Rhagaden: puls.
- **Jucken:** abrot, agar, petr, zinc.
- **klopfende Empfindung im Sommer:** nux-v.
- **leicht reizbare Personen** mit empfindlicher Haut, ausgeprägte Rötung aller von Kälte betroffenen Teile: nit-ac.
- **pulsierend:** nux-v.
- **schmerzhaft:** arn, ars, aur, bell, chin, hep, lyc, mag-c, nit-ac, nux-v, petr, phos, ph-ac, puls, sep.

Lokalisation

- **Ohr:** (nachschlagen unter: Ohr- Jucken- Gehörgang-brennend; Ohr- Farbe- rot- Frostbeulen): agar, alum, arn, ars, arund, bad, bry, calc, calc-p, carb-an, carb-v, caust, corn, lach, lyc, mur-ac, nat-p, nit-ac, nux-v, petr, phos, puls, stry, sulph, shuj, zinc.
- **Nase, erfroren:** agar.
  - leicht, erfriert: zinc.
- **Gesicht** (nachschlagen unter: Gesicht- Jucken- erfroren, wie oder Gesicht- Brennen- erfroren, wie): agar, arg-met.
- **Hände:** agar, aloe, arg-met, cic, croc, kali-chl, nit-ac, op, petr, puls, stann, sul-ac, sulph, zinc.
- **Finger:** agar, berb, carb-an, lyc, nit-ac, nux-v, petr, puls, sul-ac, sulph.
- **Füße:** abrot, agar, alumn, am-c, anac, ant-c, aur, bad, bell, berb, borx, bry, bufo, cadm, carb-an, carb-v, cham, chin, colch, croc, crot-h, cycl, hep, hyos, ign, kali-chl, kali-n, lyc, merc, mur-ac, naja, nit-ac, nux-m, nux-v, op, petr, ph-ac, phos, puls, ran-b, rhus-t, sep, stann, staph, sul-ac, sulph, thuj, zinc.
- **Fußballen,** entzündeter, nach Erfrieren: calc.
  - aufgesprungen: merc, nux-v, petr.
  - Entzündung: lach, merc, nit-ac, petr.
  - violett: lach, merc, puls, sulph.
  - eiternd: lach, sil, sulph.
  - geschwollen: merc.
- **Ferse,** geschwollen, rot: petr.
- **Zehen:** agar, alum, ambr, aur-metaur, aur-ar, borx, carb-an, croc, hydrog, kali-c, nit-ac, nux-v, petr, phos, puls, rhod.
  - bläulich: kali-c.
  - Schmerz im fünften Zeh, wie von einer Frostbeule: aloe.

Fallbeispiele

Fall 1

Eine junge, ca. 25 Jahre alte Frau, kam wegen Frostbeulen in die Klinik. Die Frostbeulen hatte sie schon viele Jahre, während der Anamnese konnten wir keine weiteren Besonderheiten finden. Ich gab der Patientin *Petroleum C30* und in den darauffolgenden Wintermonaten war sie beschwerdefrei.

Petroleum ist äußerst hilfreich bei juckenden Frostbeulen und rissigen, aufgesprungenen Händen mit brennenden Schmerzen und einem unerträglichen Juckreiz, besonders in den Wintermonaten.

Fall 2

Eine Patientin hatte seit 5–6 Jahren selbst bei nur leicht kühler Witterung immer wieder Frostbeulen. Außerdem hatte sie ein starkes Verlangen nach fetten Speisen und Salz. Aufgrund dieser Symptome verschrieb ich *Nitricum acidum*, was ihr eine große Erleichterung verschaffte.

Fall 3

Eine Patientin konsultierte mich wegen Frostbeulen an den Händen und Füßen, die stark geschwollen und leuchtend rot waren, mit Juckreiz und einer brennenden Empfindung. Sie hatte ausgeprägte Risse, die leicht bluteten. Die Patientin war nicht nur extrem empfindlich gegen Kälte, sondern allgemein überempfindlich und hatte ein aufbrausendes Temperament. Ich gab ihr *Nux vomica C200* und nach einigen Gaben waren die Beschwerden geheilt.

6.2 Verletzungen durch Hitze

Unser Körper kann bis zu einem gewissen Grad Hitze gut tolerieren, aber alles, was über dieses Maß hinausgeht, verursacht an der betroffenen Stelle Verletzungen in Form von Verbrennungen oder Verbrühungen.

A. Verbrennungen allgemein

Als Verbrennung bezeichnet man eine Verletzung, die durch Übertragung von Energie auf das Gewebe entsteht und zu einer Beeinträchtigung der funktionellen Integrität desselben führt.

Die Energiequelle kann dabei thermisch, chemisch, elektrisch sein. Auch Verletzungen durch Strahleneinwirkung zählen zu den Verbrennungen.

Pathophysiologie

Pathophysiologisch betrachtet ist die Reaktion auf eine Verletzung durch Verbrennung sehr komplex und je nach Ursache sehr unterschiedlich. Bei Verletzungen durch einen thermischen Reiz werden die Veränderungen an der Brandwunde in erster Linie durch die direkte Einwirkung von Hitze verursacht. Allerdings treten diese Veränderungen in Verbindung mit einem akut entzündlichen Prozess auf. Es sind diese entzündlichen Veränderungen, die verantwortlich sind für die umfassenden und verheerenden Folgen ernsthafter Verbrennungen auf die gesamte Homeostase des Körpers.

Die lokale Reaktion auf einen plötzlichen Anstieg der Temperatur der Körperoberfläche ist an der Erweiterung der Blutgefäße zu erkennen, die darauf abzielt, die überschüssige Hitze abzubauen. Ein weiterer Anstieg der Gewebstemperatur löst den entzündlichen Prozess aus.

Den Verbrennungsvorgang unterbrechen

Um den entstehenden Schaden aufzuhalten, muss der Patient sofort von der Brandursache entfernt werden. Bei Patienten mit chemischen Verbrennungen müssen alle Kleidungsstücke umgehend und so schnell wie möglich entfernt und der Patient selbst mit reichlich Wasser abgespritzt werden. In diesen Fällen ist das die wichtigste Erste-Hilfe-Maßnahme.

Bei chemischen Verbrennungen ist das Ausmaß der Verbrennungen abhängig von der Konzentration der chemischen Substanz und der Dauer der Einwirkung auf die Haut. Aus diesem Grund sollte bei einem anderweitig gesunden Patienten die Substanz noch am Unfallort mit reichlich Wasser verdünnt oder entfernt werden, bevor er in die Notaufnahme eingeliefert wird. Man sollte sich auch der Gefahren bewusst sein, die von kontaminiertem Material ausgehen und dementsprechend vorsichtig handeln. Entsprechende Schutzkleidung mit Handschuhen und Brillen sollte zur Verfügung stehen.

Primärdiagnostik

Im Zuge der ersten Hilfe muss die Situation des Patienten möglichst schnell adäquat eingeschätzt werden, um den Patienten nicht weiter zu gefährden. Schwerpunkte sind Atemwege, Respiration, Stabilisierung des Kreislaufs und der Halswirbelsäule. Der Puls sollte unbedingt kontrolliert werden. Bei hochgradigen Verbrennungen kann der Puls aussagekräftiger sein als der Blutdruck und besser geeignet, eine adäquate Kreislauffunktion festzustellen.

Sekundäre Beurteilung

Bei der sekundären Beurteilung findet eine Kopf-zu-Fuß-Untersuchung des Patienten statt. Kopf, Nacken, Oberkörper und Abdomen sollten schnell untersucht werden um sicher zu sein, dass keine schwerwiegenden Verletzungen vorliegen. Sollten doch ernste Verletzungen aufgetreten sein, müssen geeignete Maßnahmen in die Wege geleitet werden. Soweit wie möglich sollten an dieser Stelle wichtige Daten aufgenommen werden, z.B. Vorgeschichte des Patienten, Medikamenteneinnahme, Allergien, Zeit und Umstände der Verbrennung.

Prognose

Oberflächliche Verbrennungen heilen in der Regel ohne Narbenbildung, obwohl es unter Umständen zu einem vorübergehenden Verlust von Hautpigmenten kommen kann. Tiefere Verbrennungen heilen in der Regel mit Narbenbildung ab, eine hypertrophe Narbenbildung findet man besonders bei konservativ behandelten Verbrennungen. Das hypertrophe Narbengewebe entwickelt sich über Monate hinweg und durchläuft Phasen mit möglicherweise großem Juckreiz, was besonders für Kinder ein großes Problem bedeuten kann. Konventionell werden Druckverbände, Silikongele und Elastomere zur Behandlung von hypertrophem Narbengewebe eingesetzt.

Gelegentlich können Funktionsstörungen des Narbengewebes auftreten, die operativ korrigiert werden müssen. Ästhetische Probleme, die sich im Zuge der Narbenbildung und Gewebsveränderung ergeben, müssen ebenfalls geschient und/oder operativ korrigiert werden und, wenn notwendig, über einen langen Zeitraum hinweg wiederholt behandelt werden.

B. Thermische Verbrennungen

Als thermische Verbrennung bezeichnet man eine Dermatitis als Folge von übermäßiger Hitzeeinwirkung auf die Haut. Durch Verbrennung oder Verbrühung entstandene Hautveränderungen werden in vier Verbrennungsgrade eingeteilt:

Verbrennung 1. Grades

Akute Weitstellung der oberflächlichen Blutgefäße mit Rötung und möglicherweise Abschälen der Haut (Desquamation der Epidermis), z.B. beim Sonnenbrand. Die Schmerzen und gesteigerte Wärmeabgabe über die Haut können heftig sein, großflächige Verbrennungen werden häufig von einer Allgemeinreaktion begleitet.

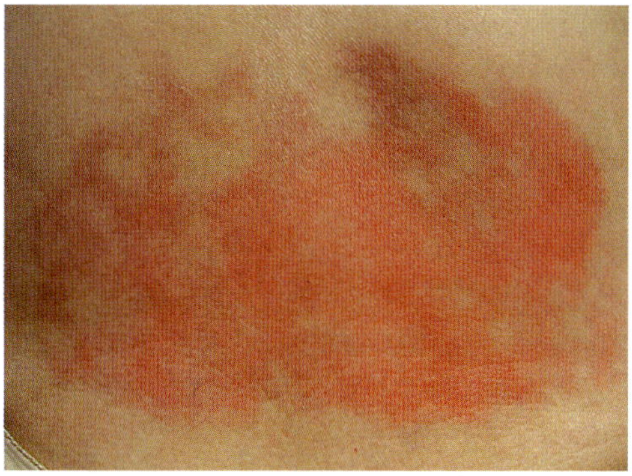

Abb. 11: Verbrennung 1. Grades durch Wärmflasche - lumbal

Verbrennung 2. Grades

Man unterscheidet zwei Typen

- Oberflächliche Verbrennung 2. Grades: Serum tritt aus den Kapillaren aus und führt zum Ödem der oberflächlichen Gewebe. Eine Akkumulation von Serum unter den äußeren Schichten der Epidermis führt zur Bildung von Blasen und Bläschen. Hier ist eine vollständige Heilung ohne Narbenbildung möglich.
- Tiefe Verbrennung 2. Grades: ist blass und schmerzlos. Die Verletzung der Lederhaut beeinträchtigt die Blutversorgung und zerstört umliegende Strukturen, was zur Narbenbildung führt. Der Heilungsprozess kann mehr als vier Wochen dauern.

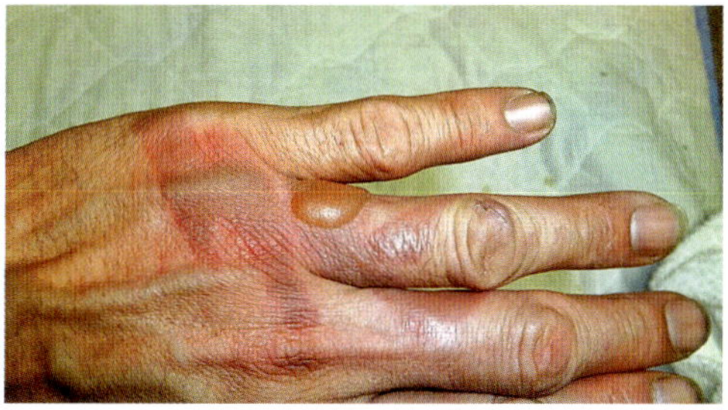

Abb. 12: Verbrennung 2. Grades

Verbrennung 3. Grades

Vollständiger Verlust aller Hautschichten und in manchen Fällen des subkutanen Gewebes. Bei Verbrennungen 3. Grades steht genug Epithel für den Heilungsprozess zur Verfügung. Es bildet sich ein Geschwür, das unter Narbenbildung abheilt und mithilfe einer Hauttransplantation geschlossen werden muss.

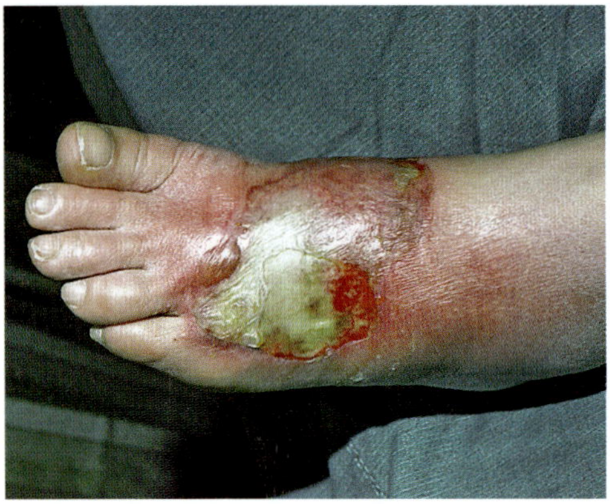

Abb. 13: Verbrennung 3. Grades

Verbrennung 4. Grades

Vollständige Zerstörung aller Hautschichten, des subkutanen Gewebes und der darunter liegenden Faszie. Eine Hauttransplantation ist erforderlich. Die Allgemeinsymptome sind abhängig von der Schwere der Verbrennung, d.h. das Ausmaß der betroffenen Fläche, die Tiefe der Verbrennung und vor allem die Lokalisation. An stark durchbluteten Stellen sind die Symptome aufgrund der Anzahl der zerstörten Blutgefäße besonders schwerwiegend.

Anzeichen eines Schocks können innerhalb von 24 Stunden auftreten, gefolgt von Toxikämie und Symptomen einer Wundinfektion.

Prognose

Bei großflächigen Verbrennungen schlecht und fast aussichtslos, sobald 2/3 der Körperoberfläche betroffen sind.

Behandlung

- Sofortige Kühlung
- Blasen und Bläschen bei Verbrennungen 2. Grades dürfen nicht geöffnet, sondern müssen vor weiterer Verletzung geschützt werden. Sollten sie extrem prall gefüllt sein, dann dürfen sie nur unter absolut sterilen Vorraussetzungen mithilfe einer Drainage geleert werden.

C. Elektrische Verbrennungen

Es gibt zwei verschiedene Arten:

- Verbrennungen durch direkten Kontakt sind klein, aber tief und führen zur Nekrose des darunter liegenden Gewebes.
- Verbrennungen durch Blitzschlag sind im Allgemeinen großflächig.

D. Therapie

Verbrennungen gehören zu den häufigsten Verletzungen, die in einer homöopathischen Praxis behandelt werden. Jeder Therapeut sollte die entsprechenden Behandlungsansätze beherrschen. Zu allererst müssen wir wissen, an welcher Stelle wir im Repertorium nach „Verbrennungen" suchen müssen und welche Arten von Verbrennungen uns am häufigsten in der Praxis begegnen werden.

Die häufigste Art der Verbrennung, die in einer privaten Praxis zu behandeln ist, ist die Verbrennung durch heiße

Getränke – heiße Suppe oder brühenden Tee usw. Häufig sind auch Verbrennungen am Auge durch Feuerwerkskörper. Verbrennungen durch Unfälle sind ebenfalls nicht selten.

Nach der ausführlichen körperlichen Untersuchung des Patienten und den üblichen Erste-Hilfe-Maßnahmen, können wir die homöopathische Behandlung mit lokalen Applikationen beginnen.

Lokale Therapie

- Das wichtigste Mittel zur Behandlung oberflächlicher Verbrennungen und Verbrühungen mit Blasenbildung auf der Haut ist *Picricum acidum*. Als Salbe oder Urtinktur, in einem Verhältnis von 9:1 verdünnt, d.h. 9 Tropfen Kochsalzlösung auf 1 Tropfen *Picricum acidum*, wird es direkt auf die Wunde aufgetragen.
  Picricum acidum wirkt als lokales Anästhetikum. Aufgrund seiner antiseptischen Eigenschaften und der Fähigkeit, Absonderungen von Albumin zu koagulieren, hemmt es außerdem die Eiterbildung. Der Heilungsprozess wird so beschleunigt und die anschließende Vernarbung verläuft problemlos, Keloide treten in der Regel auch in späteren Stadien nicht auf.
- 2 Tropfen *Urtica urens* Urtinktur auf einer sterilen Kompresse lindert die Schmerzen und fördert den Heilungsprozess.
- Bei eiternden Wunden verwende ich *Calendula officinalis* Urtinktur anstelle von *Urtica urens* als lokale Anwendung, um Infektionen vorzubeugen.

Homöopathische Mittel wirken oft sehr schnell und können so die intensiven Schmerzen einer Verbrennung mildern. Aufgrund seines homöopathischen Prinzips empfahl Hahnemann zur Behandlung von Verbrennungen immer warmes Anwendungen. In meiner Praxis habe ich festgestellt, dass Patienten selbst bei kleineren Verbrennungen regelrecht süchtig nach kalten Anwendungen sind. Oft verlangt der Patient selbst Stunden nach der Verbrennung noch danach. Wenn aber nach der ersten kalten Anwendung, eine kurze Phase mit Wärmeanwendungen oder sogar Hitze folgt, werden die Schmerzen eine Zeit lang schlimmer und verschwinden dann ganz. Diese Methode eignet sich nicht für fortgeschrittene Verbrennungen ab dem 2. und 3. Grad.

Orale homöopathische Therapie

- **Heftige, brennende Schmerzen** nach Verbrennung, die **durch Wärme gebessert** werden. Hier hat Margeret Tyler zwei Mittel beschrieben – *Arsenicum album* und *Ledum palustre*.
- Werden die Verbrennungen **von Strahlentherapie verursacht**, dann rücken Mittel wie *Calcarea fluorica, Phosphorus, Radium bromatum* und *X-ray* in den Vordergrund.
- Es gibt auch viele Rubriken im Kapitel ‚Gemüt', auf die wir zur Auswahl des Simillimum zurückgreifen können, z.B. , Delirium – Verbrennungen, bei' ‚Bewusstlosigkeit – Verbrennungen, bei' und ‚Erregung –Verbrennung, nach'.
- In meiner Praxis haben sich folgende **Konstitutionsmittel** bewährt: *Causticum, Fluoridum acidum, Calcarea fluorica, Sulphuricum acidum* und *Picricum acidum*.
- Bei den **Schüsslersalzen** ist *Kalium muriaticum* ein wichtiges Mittel für **Verbrennungen ersten Grades**,

bei denen eine **Blasenbildung mit weißlichem oder gräulichem Exsudat** vorliegt. Kommt es bei der Verbrennung zur **Eiterbildung** ist *Calcarea sulphurica* ein gutes Mittel.

- Wenn man sich beim **Anzünden einer Zigarette oder eines Streichholzes den Finger verbrennt und diesen sofort in kaltes Wasser taucht,** ist *Apis mellifica* C6 das geeignete Mittel; sollte der **betroffene Körperteil aber extrem rot und heiß** werden, hat sich *Belladonna* C6 in meiner Praxis bewährt.
- In Fällen von **Verbrennungen zweiten Grades**, in denen sich **Bläschen** bilden, sich ein **intensiver Juckreiz** entwickelt und der Patient **ruhelos** und **durstig** wird, ist *Rhus toxicodendron* ein wichtiges Mittel. Ein weiteres, sehr hilfreiches Mittel ist *Cantharis vesicatoria.* Der Unterschied zwischen den beiden Mitteln besteht darin, dass *Cantharis vesicatoria* einen **intensiven, brennenden Durst** und **große Bläschen** hat, während die Bläschen bei *Rhus toxicodendron* **winzig** sind und der **Durst nicht ganz so groß** ist.
- **Verbrennungen 3. Grades** werden von **schwerem Schock** und **Flüssigkeitsverlust** begleitet. Hier bewähren sich Mittel wie *Arsenicum album.* In Fällen, bei denen die Verbrennungen zur **Blutvergiftung** führt, sollten Mittel wie *Echinacea angustifolia* in Betracht gezogen werden.

Anbei sind die Mittel nochmal in Kurzform zusammengefasst.

Wichtige homöopathische Mittel bei Verbrennungen

Apis mellifica	→ Verbrennungen an den Fingern beim Entzünden eines Streichholzes oder einer Zigarette, das Eintauchen in kaltes Wasser hilft.
Arsenicum album	→ Der Patient klagt über heftige, brennende Schmerzen, die aber durch warme Anwendungen gebessert werden. Der Patient ist ruhelos und ängstlich. Verbrennungen dritten Grades, begleitet von schwerem Schock und Flüssigkeitsverlust.
Belladonna	→ Körperteile, die nach einer Verbrennung extrem rot oder heiß werden.
Calcium flouratum, Radium bromatum, X-ray	→ Verbrennungen, die speziell auf Strahlentherapie zurückzuführen sind.
Calcium sulphuricum	→ Gutes Mittel, wenn es nach Verbrennungen zu Eiterbildung kommt.

Calendula officinalis	→	Wichtiges Mittel, weil es die Bildung von Granulationsgewebe fördert und so die Entstehung eines entstellenden Keloids verhindert. Unterstützt die Abheilung von Narben mit möglichst wenig Eiterbildung
Cantharis vesicatoria	→	Ein weiteres hilfreiches Mittel, es bilden sich jedoch große Bläschen und der Patient hat brennenden, sehr intensiven Durst. Entzündung der Augen nach Verbrennung.
Carbolicum acidum, Causticum	→	Beide Arzneien sind wichtig für Patienten, denen es seit der letzten Verbrennung nie mehr richtig gut ging.
Echinacea angustifolia	→	Starke Verbrennungen, die zu Blutvergiftungen führen.
Hamamelis virginiana	→	Verbrennungen von Zunge und Lippe
Hypericum perforatum	→	Seltener drohend septischer Zustand mit Eiterbildung. Die feinen Nervenfasern sind in Mitleidenschaft gezogen und verursachen intensive, fast unerträgliche Schmerzen, die aber durch kalte Anwendungen gebessert werden.
Kalium muriaticum als Schüßlersalz	→	Ein wichtiges Mittel bei Verbrennungen ersten Grades, es entstehen Blasen mit weißlichem oder bläulichem Exsudat.
Ledum palustre	→	Ein weiteres gutes Mittel bei Verbrennungen ersten Grades.
Phosphorus	→	Verbrennungen, die auf Strahlen zurückzuführen sind.
Rhus toxicodendron	→	Wichtiges Mittel bei Verbrennungen zweiten Grades, es bilden sich kleine Bläschen, dazu kommt intensiver Juckreiz. Der Patient ist ruhelos und durstig.

Repertorium

- **Verbrennung, allgemein:** agar, alum, ant-c, **ARS,** calc., **CANTH,** carb-ac, *Carb-v, Caust,* cycl, euph, kreos, lach, mag-c, plb, *Rhus-t*, ruta, *Sec,* stram.
- **Bewusstlosigkeit, Verbrennung bei:** *Calen.*
- **Augen:** Entzündung,Verbrennungen durch: **CANTH.**
- **Mund:** Verbrennung von Zunge und Lippen: ham.

6.3 Hauterkrankungen nach Lichteinwirkung

Dieses Kapitel befasst sich mit Hauterkrankungen, die auf eine gesteigerte Empfindlichkeit gegen ultraviolette Strahlung (UVB und UVA) und, in manchen Fällen, gegen normale Sonneneinwirkung zurückzuführen sind. Zu diesen Hauterkrankungen zählt der Sonnenbrand, durch Sonneneinstrahlung bedingtes Erythem, Blasen- und Narbenbildung, Sommersprossen sowie juckende, pustulöse, ekzematöse und urtikaria-ähnliche Hautausschläge.

A. Dermatitis solaris

Die Hautrötung des Sonnenbrands (Dermatitis solaris) ist eine gesunde Reaktion auf eine Sonneneinstrahlung mit erhöhter UVB-Einwirkung (besonders in der Zeit zwischen 10.00 und 14.00 Uhr). Auf die Rötung folgt eine Empfindlichkeit der Haut, in schweren Fällen bilden sich Blasen, die zusammenlaufen können. Das Gesicht und die Extremitäten sind am häufigsten betroffen. In manchen Fällen findet man Schüttelfrost, Fieber, Übelkeit, Tachykardie und niedrigen Blutdruck. Etwa eine Woche nach dem Sonnenbrand schält sich die Haut an der betroffenen Stelle ab.

Vorbeugung und Behandlung
Vermeiden Sie direkte Sonneneinstrahlung besonders in der Zeit, in der die UVB-Strahlung besonders stark ist. Sonnenhüte und lockere, langärmelige Baumwollkleidung sind empfehlenswert. Eine geeignete Sonnencreme mit einem hohen Sonnenschutzfaktor (SPF) – 15 und höher ist empfehlenswert – sollte 20 Minuten vor jedem Sonnenbad aufgetragen werden.

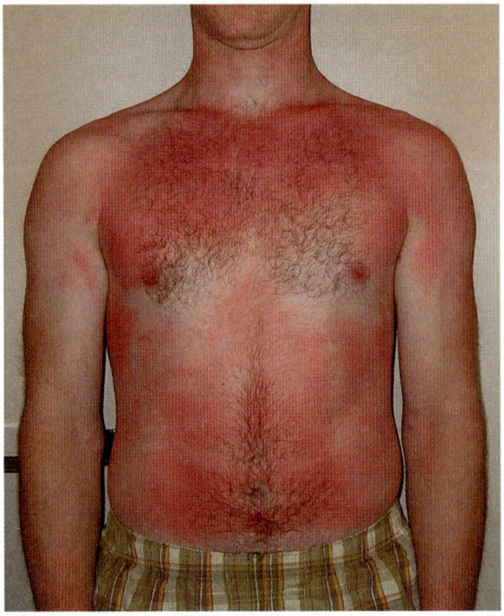

Abb. 14: Dermatitis solaris

B. Sommersprossen

Synonym
Ephelides.

Ätiologie
Es besteht eine genetische Veranlagung, Sommersprossen treten vorwiegend bei blonden und rothaarigen Menschen auf.

Klinisches Erscheinungsbild
Die kleinen, braunen Maculae sind flächenweise auf den lichtexponierten Hautpartien des Gesichts, Nackens, der Schultern und Handrücken zu finden. Wegen der erhöhten Sonneneinstrah-

lung sind sie während der Sommermonate am deutlichsten zu erkennen, in den Wintermonaten geht die Färbung der Haut oft zurück. Bei den meisten Menschen treten die Sommersprossen erstmals um das 6. Lebensjahr auf.

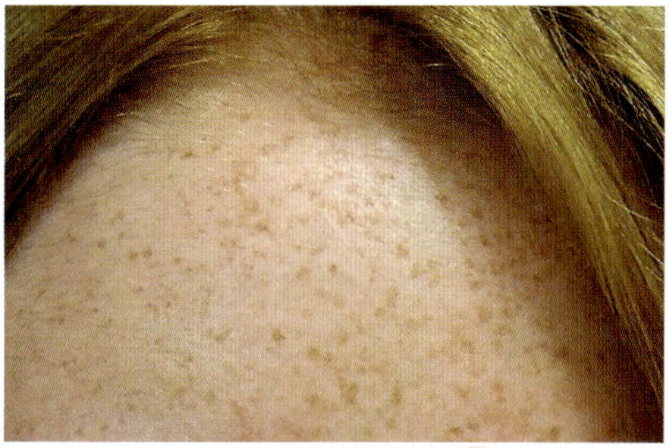

Abb. 15: Sommersprossen

Histopathologie

Die Produktion von Melaninpigmenten ist bei einer durchschnittlichen Anzahl von Melanozyten erhöht.

C. Phototoxische Dermatitis

Synonym

Phototoxische Kontaktdermatitis, Phototoxizität

Bei der Photosensibilisierung wird die Haut durch Substanzen wie Medikamente (z.B. Retinoide, Tetrazykline und Sulfonamide) oder Pflanzeninhaltsstoffe (z. B. Furanocumarine bei der Wiesengräserdermatitis) empfindlicher für Sonnenstrahlung. Die Lichtreizschwelle ist herabgesetzt. Dadurch kommt es nach Sonnenexposition innerhalb von Minuten oder Stunden zu einer Hautrötung (Sonnenbrand) oder gar Blasenbildung. Eine Photosensibilisierung tritt bei ausreichender Substanz- und Sonnenexposition bei allen Menschen auf. Es liegt keine allergische Reaktion zugrunde, deshalb wird es auch „phototoxische Reaktion" genannt. Ausbreitung und Streuung bleiben auf den Bereich der Sonneneinwirkung begrenzt.

Einige dieser Substanzen können allerdings phototoxische und auch photoallergische Reaktionen verursachen.

D. Photoallergische Dermatitis

Photoallergische Reaktionen sind seltener als phototoxische Reaktionen. Es sind allergische Hautreaktionen nach vorhergehender Einlagerung photosensibilisierender chemischer Substanzen in die Haut.

Eine photoallergische Kontaktdermatitis ist eine allergische Reaktion vom so genannten Spättyp (Typ IV). Die Hautveränderung beginnt erst nach 24 Stunden und mehr nach der Lichtexposition. Sie beginnt an den Stellen, die der Sonne exponiert waren, breitet sich dann aber in benachbarte Hautpartien aus und kann auch in entfernte Hautregionen „streuen". Dadurch lässt sich die photoallergische von der phototoxischen Dermatitis unterscheiden. Die Hautveränderungen gleichen denen einer üblichen allergischen ekzematösen Kontaktdermatitis: Rötung, Knötchen, Bläschen; in der Rückbildungsphase Schuppung.

Die photoallergische Reaktion ist auch von der viel häufigeren und eher harmlosen polymorphen Lichtdermatose („Sonnenallergie") abzugrenzen.

E. Polymorphe Lichtdermatose

Die polymorphe Lichtdermatose (PLD), auch „Sonnenallergie“ genannt, ist keine „echte“ Allergie. Ca. 20% der Bevölkerung leiden unter den Symptomen der PLD. Die Symptome können je nach Person sehr unterschiedlich sein. Dem einen machen mehr die langwelligen UV-A-Strahlen zu schaffen, dem anderen die kurzwelligen UV-B-Strahlen. Bei ein und demselben Patienten sind die Symptome der PLD aber gleich.

Typischerweise bilden sich an lichtexponierten Hautpartien juckende, papulöse Ausschläge, die innerhalb von 1–4 Tagen nach Sonneneinstrahlung auftreten und bis zu einer Woche andauern können. Junge Frauen sind besonders häufig betroffen. In manchen Fällen (besonders bei älteren Menschen) können papulovesikuläre, ekzematöse, erythematöse oder plaque-ähnliche Läsionen auftreten. Zu den betroffenen Stellen gehören das Gesicht, das Dekolleté, der Nacken, die Schultern und die oberen Extremitäten.

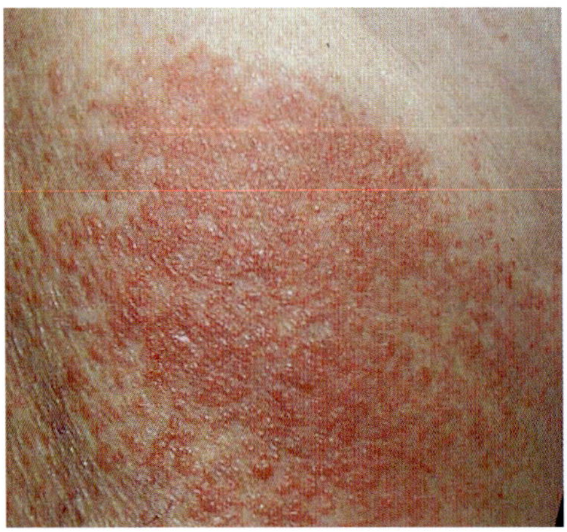

Abb. 16: Polymorphes Lichtexanthem

F. Lichturtikaria

Bei der Urticaria solaris handelt es sich um eine akute Reaktion der Haut auf (Sonnen-)Licht. Die Haut reagiert dabei typischerweise mit Quaddelbildung, Rötung und Juckreiz.

Diese Erkrankung tritt besonders bei Frauen im Alter zwischen 20 und 40 Jahren auf. Die typischen Quaddeln (Urtica) entwickeln sich innerhalb weniger Minuten nach Sonneneinstrahlung und klingen nach 1–2 Stunden wieder ab. Auslöser können dabei sowohl das sichtbare Sonnenlicht, als auch UV-A und UV-B-Strahlung sein.

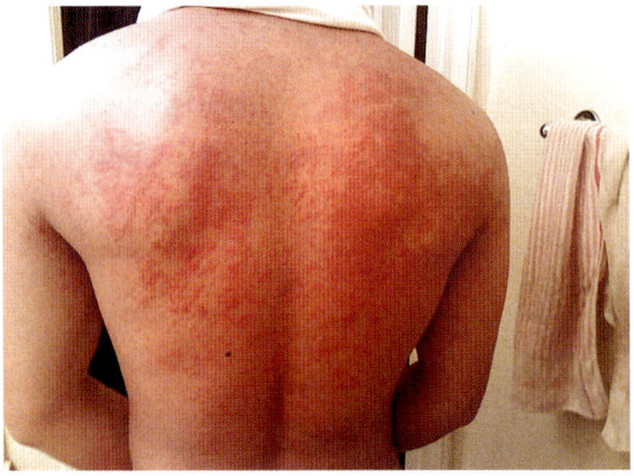

Abb. 17: Lichturtikaria

G. Aktinisches Retikuloid

Eine chronische aktinische Dermatitis ist eine meist stark juckende, therapieresistente, chronische, ekzematöse Erkrankung in lichtexponierten Arealen. Ein Subtyp ist das aktinische Retikuloid, das mit starker Lichenifikation einhergeht.

Es wird vermutet, dass eine photoallergische Dermatitis zu einer anhaltenden

Lichtreaktion mit Übergang in ein aktinisches Retikuloid führt.

Die Läsionen bestehen aus ödematösen, schuppigen und verdickten Stellen oder Plaques. Ausgeprägte Depigmentierung kann ebenfalls auftreten.

Ein striktes Meiden von UV-Strahlung ist notwendig.

H. Lichtempfindliche Dermatosen

Hier möchte ich einige Hauterkrankungen aufführen, bei denen eine Verschlimmerung durch Sonneneinstrahlung beobachtet werden kann. Einige davon sind genetische Krankheiten, bei denen eine Überempfindlichkeit gegenüber UV-Strahlen besteht – wie z.B. Xeroderma pigmentosum und das Cockayne-Syndrom. Bei anderen Erkrankungen liegt eine erworbene Lichtempfindlichkeit vor – dazu gehören Pemphigus foliaceus, Psoriasis, Erythema multiforme, Herpes simplex, Lupus erythematodes, Dermatomyositis, Darier-Krankheit, Albinismus, Piebaldismus, Vitiligo, Porphyrien und Pellagra.

I. Therapie zur Behandlung von Dermatitis solaris und Sonnenstich

Hier werden vor allem homöopathische Mittel berücksichtigt, die eine Verschlimmerung durch Sonnenlicht haben. Bei Störungen der Pigmentation als Folge von Sonneneinstrahlung sollte man immer *Tuberculinum bovinum* in Betracht ziehen.

Aconitum napellus → Trockene Haut ohne Schweißbildung. Die Haut kann sich bei Berührung sehr heiß oder sehr kalt anfühlen. Empfindung von Juckreiz, die durch die Einnahme von Stimulanzien besser wird.

Die drei charakteristischen Symptome, die die Verschreibung von Aconit rechtfertigen, sind 1. große Angst, 2. quälendes Fieber und 3. Ruhelosigkeit. Weitere Symptome sind ein heißer Kopf, rote und heiße Wangen, ausgeprägter Durst und brennend heiße Handinnenflächen. Der Patient fühlt sich besser durch frische Luft. Das Zufächeln von Luft bessert.

Amylenum nitrosum → Typische Symptome eines Sonnenstichs. Hitzewallungen und durchnässt von Schweiß.

Klopfende Empfindung im Kopf, das Blut schießt in den Kopf mit feurig rotem Gesicht. < Hitze, im geschlossenen Zimmer, > an der frischen Luft, Trinken von kaltem Wasser.

Antimonium crudum →

Im Großen und Ganzen sieht die Haut von *Antimonium crudum* ungesund aus. Sie ist von den unterschiedlichsten Hautausschlägen bedeckt. Jeder Aufenthalt in der Sonne führt bei der Person zu kleinen Hautausschlägen, die der Akne sehr ähnlich sind. Sie sind rot gefärbt und sehen aus wie Insektenstiche. Es besteht eine Empfindung von Juckreiz und die Haut fühlt sich durch Kratzen wund an.

Die Photodermatitis von *Antimonium crudum* kann auch durch unterdrückte Hautausschläge oder Geschwüre verursacht werden. Die Photodermatitis tritt in der Regel in Verbindung mit Beschwerden des Magens auf und der Patient neigt zu

1. Pickeln,
2. Bläschenbildung,
3. Mitessern und
4. Urtikaria usw.

Arnica montana →

Trockene, rote, ödematöse Haut. Rote Flecken auf den Extremitäten, als Folge von Sonneneinstrahlung. Es besteht ein intensives Stechen oder Jucken, das beim Kratzen jedes Mal an eine andere Stelle wandert. Der Patient neigt zu Akne oder Furunkeln, die gruppiert auftreten.

Belladonna →

Heiße, trockene, scharlachrote, geschmeidige und glänzende Haut. Kann von Fieber und Kopfschmerzen begleitet sein. Nach Sonneneinstrahlung können sich beim Patienten folgende Symptome entwickeln: klopfende, hämmernde Kopfschmerzen, < an den Schläfen, < durch Bewegung. Rötung der Bindehaut mit Photophobie. Der Mund ist heiß und trocken, mit großem Durst nach kaltem Wasser.

Cactus grandiflorus →

Nach dem Sonnenbad lästiges Jucken wie von einem Floh gebissen. Weitere begleitende Symptome sind ein drückender, dumpfer Schmerz im Kopf, das Gesicht ist gerötet und aufgedunsen.

Camphora officinalis → Nach der Sonneneinstrahlung wird die Haut trocken, heiß, wie Pergament. Kann auch nach Unterdrückung von Hautausschlägen auftreten. Typische Kopfsymptome entwickeln sich als Begleitsymptome der Dermatitis solaris.

Klopfende Schmerzen am Hinterkopf, der Kopf fühlt sich wie zusammengeknotet an. Die Ohrläppchen sind gerötet und fühlen sich bei Berührung heiß an. Empfindung von Kälte mit brennendem Durst.

Carbo vegetabilis → An verschiedenen Stellen der Haut brennende Empfindung mit Juckreiz. Durch Kratzen wird die Haut roh und wund. Weitere begleitende Symptome können sein:

- Kalter Schweiß auf der Stirn
- Der Kopf ist heiß, die Extremitäten kalt
- Drückende, schwere Kopfschmerzen < am Hinterkopf
- Das Gesicht ist kalt mit kaltem Schweiß
- Ranziges, geräuschvolles Aufstoßen mit viel Flatulenz
- Brennende Empfindung an verschiedenen Stellen

Gelsemium sempervirens → Extreme Rötung im Gesicht und im Nacken nach Sonneneinstrahlung. Die Haut ist heiß und trocken. Juckende Empfindung am ganzen Körper. Weitere Begleitsymptome sind:

- Dumpfe, schwere Schmerzen vom Hinterkopf bis über die Augen
- Das Blut schießt in den Kopf
- Schwere, herunterhängende Lider mit Doppeltsehen
- Das Gesicht ist dunkelrot, die Zunge schwer und taub
- Durstlosigkeit
- Kalte Hände und Füße
- Gastrische und nervöse Beschwerden

Glonoinum → Nach dem Aufenthalt in der Sonne entwickelt der Patient einen Juckreiz über den ganzen Körper, besonders aber auf den Extremitäten.

Weitere Begleitsymptome sind:

- Heftiges Pulsieren, Wallungen, das Blut schießt nach oben
- Die Augen stehen vor, sehen wild aus
- Gerötetes, heißes Gesicht
- Heftiges Herzklopfen mit reichlichem Schweiß, besonders auf dem Gesicht und der Brust

Ilex paraguaiensis → Man nimmt an, dass es zur Prophylaxe gegen Sonnenstich verschrieben werden kann.

Natrium carbonicum → Trockene, raue Haut, stellenweise rissig. Die Haut schwitzt leicht. Auf die Sonneneinwirkung folgt eine Empfindung von Jucken am ganzen Körper, wie von

Natrium carbonicum

Flöhen gebissen. Dermatitis solaris in Verbindung mit gastrischen und nervösen Beschwerden.

Weitere Begleitsymptome sind:

- Vertigo und Kopfschmerzen durch die geringste Sonneneinstrahlung
- Schwache Verdauung < durch den kleinsten Ausrutscher bei der Ernährung
- Schwache Knöchel

Opium → Absolute Trockenheit der Haut. Die Haut errötet durch Sonneneinstrahlung. Juckreiz, nach dem Kratzen bilden sich rote Flecken. Empfindung von Hitze am ganzen Körper mit heißem Schweiß.

Weitere Begleitsymptome sind:

- Stumpfe, benommene Zustände, innere Trockenheit
- Das Blut schießt in den Kopf, mit Klopfen in den Arterien
- Schlimme Folgen von unterdrückten Absonderungen
- Beschwerden durch Sonneneinwirkung

Veratrum album → Der Patient entwickelt nach dem Aufenthalt in der Sonne bläuliche Hautausschläge am ganzen Körper, besonders auf dem Gesicht und an den Händen. Die Haut fühlt sich bei Berührung kalt an.
Weitere Begleitsymptome sind:
- Schlimme Folgen von unterdrückten Exanthemen
- Empfindung eines Eisklumpens unter dem Scheitel
- Verlangen nach Eiswasser
- Heftiges Würgen mit schneidender Kolik
- Krämpfe in Extremitäten mit rapider Erschöpfung

Veratrum viride → Jucken an verschiedenen Körperstellen nach Sonneneinstrahlung. Brennende Empfindung nach dem Kratzen. Die Haut kann kalt und feucht sein oder bei Berührung heiß und brennend.
Weitere Begleitsymptome sind:
- Vertigo mit Übelkeit und plötzlicher Erschöpfung
- Die Augen sind blutunterlaufen
- Das Gesicht ist gerötet, livide und geschwollen.
- Großer Durst, aber trinkt wenig
- Atmung langsam und schwer

Chronische Folgen eines Sonnenstichs

Natrium carbonicum → siehe auch unter Behandlung von Dermatitis solaris.

Lachesis mutans → Intensiver Juckreiz, der fast zum Wahnsinn treibt, meist nachts, aber auch anfallsweise tagsüber. Wechselt oft zu einem heftigen, brennenden, stechenden Gefühl. Die Haut ist trocken und brennt. Manche Patienten neigen zu violett gefärbten, multiplen Schwellungen. Manchmal sind Purpura-Flecken zu erkennen. Weitere Begleitsymptome sind:
- Der Patient ist redselig, misstrauisch und eifersüchtig
- Empfindung von Hitze am Scheitel mit Hitzewallungen
- Neigt zu Blutungen an verschiedenen Körperstellen
- Die Symptome kommen im Schlaf, der Patient wacht davon auf; jederzeit tagsüber oder nachts
- Gefühl des Erstickens im Hals

Für schlimme Folgen von Sonnenbrand

Bufo rana → Blasen auf den Handinnenflächen und Fußsohlen. Die Blasen brechen auf und lassen eine rohe Oberfläche mit jauchigen Absonderungen zurück. Jucken und Brennen. Die Haut verliert stellenweise an Empfindungsvermögen.

Cantharis vesicatoria → Brennendes, verbrühtes Gefühl mit Wundheit und Brennen, besser durch kalte Anwendungen gefolgt von Entzündung, Bläschenbildung und Hautausschlägen mit mehligen Schuppen.

7

Pruritus

Einleitung

Diesen Sinnesreiz findet man nur auf der Haut und kann beschrieben werden als eine Empfindung, die ein starkes Verlangen nach Kratzen hervorruft. Pruritus ist ein Symptom und die Kratzer auf der Haut die sichtbaren Anzeichen dafür.

Ätiologie

Physische und physiologische Ursachen

- Scheuernde Kleidung, Wolle direkt auf der Haut, enge Kleidung.
- Hitze, Kälte, Trockenheit, hohe Luftfeuchtigkeit. Heiße und kalte Bäder können ebenfalls Juckreiz verursachen.
- Mangelnde Körperhygiene, Ansammlungen von Schmutz und Staub
- Scharfes, gut gewürzte Speisen und Alkohol können Hautrötungen verursachen.

Pruritische Dermatosen

- Winterpruritus
- Parasiten: Krätze, Pedikulose, Insektenstiche, Flöhe, Wanzen, Mücken usw.
- Ringwurm
- Dermatitis und Ekzem
- Urtikaria und Angioödem
- Lichen planus
- Neurodermitis – lokal begrenzt oder großflächig
- Prurigo simplex, nodularis, atopisch
- Juckende Psoriasis
- Mycosis fungoides
- Erythrodermie
- Miliaria
- Dermatitis herpetiformis
- Lokale Stasis, Schamberg-Krankheit

Systemische Erkrankungen, die auch ohne äußere Anzeichen Juckreiz verursachen können

- Erkrankungen der Leber, Hepatitis C (mit oder ohne Ikterus).
- Niereninsuffizienz (urämischer Pruritus)
- Über- und Unterfunktion der Schilddrüse
- Eisenmangelanämie
- Parasiten der Verdauungsorgane – Würmer, Trichuriasis, Onchozerkose
- Polyzythaemia vera
- Bösartiges Lymphom (bes. Hodgkin-Krankheit), Leukämie, Myelom, innere Malignität, Krebserkrankungen
- Multiple Sklerose
- Neurologische und psychische Erkrankungen (Anorexia nervosa)
- Diabetes, Myxödem
- Drogen – Morphium, Kokain, Barbiturate
- Demenz
- Schwangerschaft und orale Verhütungsmittel
- Innere Malignität

Psychogene Ursachen

- Neurasthenie
- Neurodermitis
- Akarophobie
- Prurigo

Klinisches Erscheinungsbild

Pruritus ist ein durchaus lästiges Symptom, welches im Alltag sehr hinderlich sein und zu sozialen Problemen führen kann.

Die Intensität eines durch einen bestimmten Stimulus ausgelösten Juckreizes ist von Mensch zu Mensch ganz unterschiedlich und abhängig vom Gemütszustand der betroffenen Person und der individuellen Empfindlichkeit der Haut. Verwahrloste Menschen zum Beispiel sind meist völlig unempfindlich gegenüber Insektenstichen, Menschen in einer morbiden Gemütsverfassung fangen allein schon bei dem Gedanken an zu kratzen.

Wegen ihrer gemeinsamen embryonalen Entwicklung sind die Haut und das Nervensystem eng miteinander verbunden. Aus diesem Grund kann emotionaler Stress einen Juckreiz auslösen und/oder bei vielen Hautkrankheiten zu Komplikationen führen. Beim Pruritus ist dieser Mechanismus besonders ausgeprägt.

Viele alltägliche Stimuli können einen Juckreiz auslösen, z.B. leichte Berührung, Temperaturwechsel und emotionaler Stress. Chemische, mechanische, thermische und elektrische Reize können ebenfalls einen Pruritus verursachen.

Folgen des Juckreizes

Lokal

- Kratzspuren
- Stumpfes Haar
- Abschürfungen
- Abgeriebene Fingernägel
- Möglicherweise sekundäre Pyodermie
- Bildung von Ekzemen/Geschwüren
- Lichenifikation
- Pigmentierungsstörungen

Allgemein

- Beeinträchtigung der körperlichen und sozialen Aktivitäten
- Reizbarkeit
- Schlaflosigkeit
- Erschöpfung und Auszehrung

Behandlung

- Beseitigung der Ursache/des Auslösers
- Beseitigung von begünstigenden Faktoren. Der Patient sollte angemessen gekleidet sein und plötzliche Temperaturumschwünge vermeiden. Eine einfache, ausgewogene Ernährung und lauwarme Bäder sind zu empfehlen. Auf den übermäßigen Verzehr von Tee, Kaffee und Alkohol sollte verzichtet werden. Ein regelmäßiger Stuhlgang ist ebenfalls wichtig.
- Psychologische Unterstützung.

Eine genaue Beschreibung der unterschiedlichen Dermatosen, bei denen der Juckreiz eine maßgebliche Rolle spielt, finden Sie in den entsprechenden Kapiteln. An dieser Stelle möchte ich mich den Erkrankungen widmen, die in keine bestimmte Kategorie fallen.

A. Exsikkationsekzem

Andere Bezeichnungen für diese Erkrankung sind Austrocknungsekzem, Asteatose, Ekzema craquelé, seniles Ekzem.

Das Exsikkationsekzem tritt vor allem bei älteren Menschen in der kalten Jahreszeit auf. Charakteristisch ist ein Pruritus am ganzen Körper, der in der Regel an den Armen und Schienbeinen etwas heftiger ist. Die Haut ist trocken und überall – mit Ausnahme des Gesichts, der Kopfhaut, den Leisten und den Achselhöhlen – von feinen Schuppen bedeckt. Die Schienbeine sind besonders anfällig, dort können sich ekzematöse Stellen mit feinen Rissen bilden, die aussehen wie Risse auf altem Porzellan (Ekzema craquelé).

Der Juckreiz tritt meist beim Entkleiden auf. Ein Aufenthalt im Kalten ist in der Regel der auslösende Faktor, obwohl der Juckreiz auch durch trockene Haut, einen schlechten Gesundheitszustand, stark alkalische Seifen, sehr kalte oder sehr heiße Bäder und wollene Kleidung verursacht werden kann. Häufiges und langes Baden mit viel Badezusatz in den Wintermonaten bleibt die Hauptursache für diese Dermatose. Besonders betroffen sind ältere Menschen, deren Haut sich nach einem Bad nicht mehr ausreichend regenerieren kann. Eine niedrige Luftfeuchtigkeit und überhitzte Räume sind ebenfalls begünstigende Faktoren.

Behandlung

Die auslösenden und begünstigenden Faktoren müssen beseitigt werden. Dafür ist eine entsprechende Aufklärungsarbeit mit dem Patienten von Vorteil. Auf Seife sollte außer in den Achselhöhlen und den Genitalien verzichtet und die Haut direkt nach dem Baden gründlich eingecremt werden. Der Patient sollte auf angemessene Kleidung und einen guten Gesundheitzustand achten.

Behandlung

- Massagen mit Olivenöl, Nivea oder einem Fett auf tierischer Basis (Ghee, Butter). Olivenöl und Calendulalotion im Verhältnis 1:6 gemischt.
- Den Kontakt mit auslösenden Faktoren minimieren.

B. Pruritus ani

Das Afterjucken kann alleine oder in Verbindung mit Pruritus vulvae/scrotum auftreten. Beschränkt sich meist auf den Intimbereich.

Der Pruritus ani ist eine recht häufige Erkrankung, die in den meisten Fällen als einfacher Juckreiz mit feuchter Haut im Analbereich beginnt. Früher oder später kommen dann die für einen Pruritus typischen Begleiterscheinungen hinzu, z.B. Exkoriationen, Pyodermie, Lichenifikation und ekzematöse Veränderungen, die zu Komplikationen führen können.

Das Afterjucken äußert sich meist durch einen anfallartigen, heftigen Juckreiz, bei dem sich der Patient blutig kratzt. Fissuren und eine weiße, feuchte Epidermis sind typisch für mykotischen Pruritus ani.

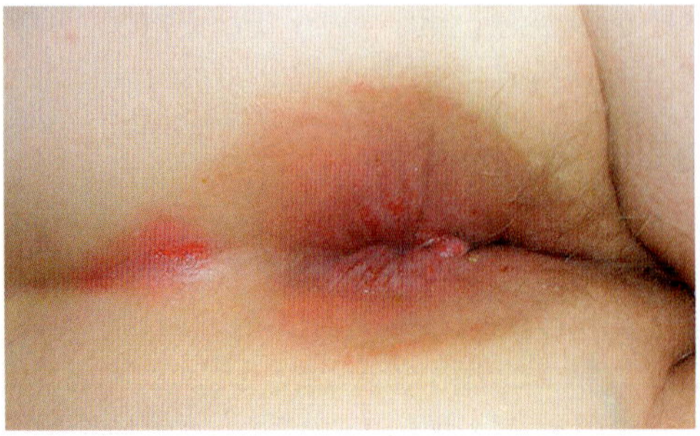

Abb. 18: Pruritus ani

Ätiologie

Lokal

- Bandwürmer
- Fissuren, Hämorrhoiden, Polypen, Fisteln
- Feuchter Anus aufgrund mangelnder oder übertriebener Hygiene
- Chronische Obstipation oder Diarrhö
- Scharf gewürzte Speisen
- Abführmittel

Anatomische Faktoren

- Das Austreten von rektalem Schleim auf die Haut des Perineum

Hautkrankheiten

- Tinea, Candidose, Intertrigo
- Kondylomatose, Condyloma acuminatum
- Seborrhoisches Ekzem
- Psoriasis, Ekzem
- Pedikulose
- Lichen sclerosus et atrophicus
- Kontaktdermatosen, Toilettenpapier, Enemas etc.

Systemisch

- Diabetes
- Antibiotika und andere Arzneimittel
- Achlorhydrie
- Retikulose
- Demenz

Diagnose

Der Patient sollte sich einer gründlichen Untersuchung unterziehen, um die Ursache zu eruieren. Andere Hauterkrankungen und deren Ausbreitung müssen ausgeschlossen werden. Kommen diese als Ursache nicht infrage, muss der Verdauungstrakt mit Anamnese, Stuhlprobe, Abstrich und Proctoskopie untersucht werden. Erst wenn alle ätiologischen Faktoren ausgeschlossen werden können, kann man davon ausgehen, dass dem Analjucken eine psychogenische Ursache zugrunde liegt.

Behandlung

- Psychologische Unterstützung
- Unabhängig von der Ursache des Juckreizes ist eine gründliche Körperhygiene absolut notwendig. Nach jedem Stuhlgang sollte der Anus gründlich mit Toilettenpapier gereinigt werden. Wenn möglich anschließend mit Wasser und einer milden Seife waschen. Hilfreich sind auch feuchte Toilettentücher.
- Die Ursachen müssen beseitigt werden – die Ernährung sollte einfach, leicht und ausgewogen sein. Alle schwerverdaulichen Nahrungsmittel, Chillies, Gewürze, Curries und Alkohol sollten gemieden werden. Nach dem Bad empfiehlt es sich, den Anus mit einem Körperöl einzumassieren.
- Die betroffene Stelle sollte sauber, trocken und kühl gehalten werden. Unterwäsche aus Baumwolle ist empfehlenswert.

C. Pruritus scroti und Juckreiz am Penis

Der Hodensack eines erwachsenen Mannes ist Dermatophyten gegenüber relativ unempfindlich, dafür aber eine typische Stelle für eine lokal begrenzte entzündliche Hautreaktion. Jugendliche und Männer mittleren Alters sind besonders häufig betroffen.

Die Erkrankung kann eine ausgeprägte Lichenifikation der Haut zur Folge haben, die über mehrere Jahre bestehen kann.

Ätiologie

Juckreiz am Penis

- Glykosurie
- Herpes progenitalis
- Pedikulose, Skabies
- Kontaktdermatitis durch Kondome und andere Verhütungsmittel
- Irritationen durch vaginale Absonderungen
- Prostataerkrankungen
- Neurodermitis
- Übertragung des Juckreizes von benachbarten Stellen, auch durch Hauterkrankungen

Pruritus scroti

- Skabies, Pedikulose
- Kontaktdermatitis durch Kondome und andere Verhütungsmittel
- Exzessives Schwitzen
- Intertrigo in der Hautfalte zwischen Penis und Skrotum
- Reiben der Unterwäsche oder Stützbandagen
- Tinea cruris
- Mangelerscheinungen
- Breitbandantibiotika
- Neurodermitis
- Übertragung des Juckreizes von benachbarten Stellen, auch durch Hauterkrankkungen wie Talgdrüsenzysten.

Behandlung

Der Behandlungsansatz ist der gleiche wie bei Pruritus vulvae und Pruritus ani.

D. Pruritus vulvae

Das weibliche Pendant zum Pruritus scroti und ebenfalls weit verbreitet. Die Mechanismen des Juckreizes sind ähnlich.

Der Juckreiz kann sich auf die Haut der Vulva beschränken oder die Scheidenwände und die Mündung der Urethra mit einbeziehen. Exkoriationen, Lichenifikation, Ekzeme und Pyodermie sind mögliche Komplikationen. Weitverbreitet bei Frauen zwischen 30–40 Jahren. Mädchen und junge Frauen sind seltener betroffen.

Ätiologie

Kutane Erkrankungen im Bereich der Vagina

- Skabies
- Pedikulose
- Tinea
- Kontaktdermatitis durch Verhütungsmittel, Vaginalduschen, Pessarien, Damenbinden, Toilettenpapier und Medikamente zur lokalen Behandlung.
- Lichen planus
- Psoriasis
- Herpes progenitalis
- Intertrigo, infektiöses Ekzem, seborrhoische Dermatitis

- Lichen sclerosus et atrophicus, Leukoplakie
- Senile Vulvitis und Krauroris vulvae
- Filariose – Elephantiasis, Schistosomiasis
- Lymphogranuloma venereum führen zu Esthiomenen
- Fox-Fordyce-Krankheit

Lokale Ursachen in den Geschlechtsorganen und den Harnwegen

- Vaginale Absonderungen – bei Infektionen durch Candida oder Trichomonas
- Zystitis, Vaginitis und entzündliche Veränderungen der Zervix
- Saurer Urin und Inkontinenz
- Harnsteine
- Schwangerschaft und Blutstau im Becken

Übertragung von benachbarten Bereichen

- Anus – Bandwürmer und Pruritus ani (verschiedene Ursachen)
- Oberschenkel – Tinea, Intertrigo etc.

Systemische Krankheiten

- Diabetes
- Hautausschläge durch Medikamente, besonders Antibiotika
- Achlorhydrie
- Demenz
- Erkrankungen der Leber
- Malignität
- Retikulose

Psychogene Faktoren

- Neurodermitis durch sexuelle Frustration, sexuelle Perversionen, Schuldgefühle, Angst vor sexuell übertragenen Krankheiten

Diagnose

Die Patientin sollte sich einer kompletten Untersuchung des Genitalbereiches, der Harnwege und des Anus unterziehen.

Routineuntersuchungen wie Urinanalysen (pH-Wert, Zucker), Stuhluntersuchungen (Würmer) und vaginale Abstriche sollten durchgeführt werden. Obwohl psychische und emotionale Faktoren besonders beim chronischen Pruritus vulvae (primär und sekundär) eine große Rolle spielen, müssen organische Störungen in jedem Fall ausgeschlossen werden. Um psychische Störungen adäquat behandeln zu können, sollte in diesen Fällen ein Psychoanalytiker oder Sozialpädagoge hinzugezogen werden.

Prognose

Pruritus vulvae kann sehr lästig sein, für manche Frauen kann es sich zu einem sehr hartnäckigen Problem entwickeln.

Behandlung

Siehe auch Behandlung von Pruritus ani und Behandlung von Pruritus allgemein.

- Psychologische Unterstützung, besonders was das Krebsrisiko und sexuell übertragene Krankheiten betrifft.
- Die betroffene Stelle sollte sauber und trocken, aber gleitfähig gehalten werden

E. Pruritus in der Schwangerschaft

Zusätzlich zu den bereits beschriebenen Formen des Pruritus gibt es eine kleine Gruppe von pruritischen Dermatosen mit Papelbildung und Urticae, die zwar nicht ausschließlich, aber vorwiegend in der Schwangerschaft auftreten. Diese Dermatosen bilden sich meist nach der Geburt spontan zurück und treten erst bei einer erneuten Schwangerschaft wieder auf.

Insgesamt gibt es neun verschiedene Formen des Pruritus der Schwangerschaft. Vier davon möchte ich an dieser Stelle erwähnen, weil die Mechanismen hinter diesen Erkrankungen gut erforscht sind (Herpes gestationis, Pruritus gravidarum, auto-immune Progesteron abhängige Dermatitis gravidarum) oder wegen ihres einzigartigen klinischen Erscheinungsbildes (Impetigo herpetiformis) interessant sind.

F. Therapie bei Pruritus

Einige wichtige Hinweise

- Beim Pruritus vulvae empfiehlt es sich, die betroffene Stelle vier, fünfmal täglich mit verdünnter Mentha piperita Urtinktur zu waschen.
- Beim senilen Pruritus sollte man immer *Baryta aceticum* und *Fagopyrum esculentum* in Erwägung ziehen.
- Ein wichtiges Mittel zur Behandlung von Juckreiz wegen Niereninsuffizienz ist Hippuricum acidum.
- Bei Herpes progenitalis des Typ I, empfiehlt sich eine Potenzierung des Erregers. Am besten eignet sich eine C30 Potenz.

Wichtige homöopathische Mittel bei Pruritus

Aethusa cynapium → Pickel auf der Vulva – Jucken < Wärme, oder wenn der Patient warm wird.

Aloe socotrina → Jucken und Brennen im Anus hält vom Schlafen ab. Jucken an der Vorhaut und an den Beinen. Jucken an der Mündung der Harnröhre; Pruritus vaginae; Jucken an den Lidern, dem Anus, Skrotum und den Schultern.
Raue Haut am ganzen Körper.

Alumina → Unerträglicher Juckreiz am ganzen Körper, besonders beim Erwärmen im Bett, kratzt sich, bis die Haut blutet, danach schmerzt die Haut.
Juckende Hämorrhoiden mit brennenden Exkoriationen und großer Empfindlichkeit.
Jucken, Klopfen und Stechen in der Vagina.

Ambra grisea → Wollüstiges Jucken am Skrotum. Heftiges Jucken in der Schamgegend, muss die Stellen reiben, Schwellung der Schamlippen.
Pruritus vulvae in der Schwangerschaft.

Ammonium carbonicum → Heftiger Juckreiz, nach dem Kratzen bilden sich brennende Blasen, Jucken und Stechen auf der Haut halten ihn wach, obwohl es durch Kratzen gebessert wird. Jucken und Brennen am Anus, Jucken an den Genitalien.

Antimonium crudum → Juckreiz, fühlt sich wund an, wie durch Kratzen. Jucken des Penis, an der Glans. Beißen, Jucken, wie von Salz auf der linken Seite des Skrotums.

Antimonium tartaricum → Heftiges Jucken in der Schamgegend, Pusteln auf den äußeren Geschlechtsteilen.

Argentum metallicum → Unerträgliches Jucken, wie von Ameisenlaufen, auf dem Kopf und am Körper, ändert sich nicht durch Kratzen. Die Haut auch nur zu bewegen, wird fast unerträglich. Pruritus scroti.

Argentum nitricum → Brennender Juckreiz hauptsächlich auf den Schenkeln und in den Achselhöhlen, beim Warmwerden im Bett; die Haut ist braun, gespannt und hart.

Arsenicum album → Juckreiz mit Brennen oder ein Hautausschlag, der eine wässrige Flüssigkeit (wie Schweiß) absondert, in Verbindung mit großer konstitutioneller Schwäche. Chronische Fälle; seniler Pruritus bei erschöpften Konstitutionen, < durch kalte Anwendungen, > durch Wärme. Juckreiz an den Genitalien.

Caladium seguinum → Pruritus vulvae in der Schwangerschaft und nach Fehlgeburt. Pruritus vaginae führt zur Onanie mit schleimigen Absonderungen und Pickeln im Bereich der Geschlechtsteile. Heftiges Jucken an den äußeren Genitalien zwingt sie trotz Bestrafung zum Kratzen und beeinträchtigt sie körperlich und psychisch.

Heftiger Juckreiz am Skrotum, < nachts, trocken und schuppig. Heftiger, wundfressender Juckreiz, Brennen, muss die Stelle berühren, aber kann dort nicht kratzen; keine Schwellung, aber große Hitze, im Gesicht besteht die ausgeprägte Empfindung, als ob eine Fliege darüber krabbeln würde, > durch kaltes Wasser.

Calcium carbonicum	→ Jucken und Stechen in der Vulva – innerlich und äußerlich < gegen Abend oder nach dem Zubettgehen; im Bett heftiges Jucken an verschiedenen Körperteilen; heftige Irritation im Bereich der Brust, des Rückens, des Nackens und der Schultern, an den Waden, gefolgt von einem rötlich gefärbten Ausschlag, < nachts.
Cantharis vesicatoria	→ Pruritus vulvae, besonders durch Masturbation, intensiver Juckreiz. Pruritus mit starkem sexuellem Verlangen, während des Orgasmus. Juckreiz wechselt den Ort; wie von Flöhen.
Causticum	→ Juckreiz am ganzen Körper an verschiedenen Stellen, an der Nasenspitze und den Nasenflügeln, im Gesicht, am Skrotum, am Rücken, an den Armen, den Fußsohlen, dem hinteren Bereich der Füße, hält vom Schlafen ab. Juckreiz an der Mündung der Harnröhre, am Skrotum, an der Haut des Penis.
Chelidonium majus	→ Jucken der Haut, Ameisenlaufen und Jucken am Rektum und am Perineum. Kleben und Jucken am Anus; Jucken und Ameisenlaufen am Skrotum und an der Glans.
Coffea cruda	→ Wollüstiges Jucken, möchte kratzen, aber die Stellen sind zu empfindlich, der geringste Juckreiz hält vom Schlafen ab.
Collinsonia canadensis	→ Pruritus vulvae mit Hämorrhoiden, hartnäckige Obstipation bei Dysmenorrhö oder in der Schwangerschaft, < im Liegen, die betroffenen Stellen sind geschwollen und ausgestülpt, das Jucken ist unerträglich, macht sie fast wahnsinnig, < beim Baden in kaltem Wasser.
Conium maculatum	→ Heftiges Jucken in der Schamgegend und sogar in der Vagina, Tag und Nacht < direkt nach der Menstruation; wandernder Juckreiz am ganzen Körper, wie von Flöhen.

Croton tiglium → Häufiges wundfressendes Jucken an der Glans und am Skrotum, < beim Laufen. Intensiver Juckreiz an den weiblichen Genitalien, < nachts, > durch ganz sanftes Kratzen. Hautausschläge am Körper, jucken stark, kann kein starkes Kratzen ertragen, aber ein leichtes Reiben genügt, um den Juckreiz zu lindern.

Cuprum aceticum und Cuprum arsenicosum → Die Haut ist empfindlich gegen Berührung durch Kleidungsstücke. Juckreiz besonders an den Armen und Beinen, < abends beim Entkleiden und im Bett, etwas Erleichterung nur durch grobes Reiben.
Der Schlaf ist gestört und nicht erfrischend. Pruritus ani; das Skrotum ist immer feucht.

Dolichos pruriens → Unerträglicher Juckreiz am ganzen Körper bei schwangeren Frauen, < nachts, hält vom Schlafen ab und < durch Kratzen; kein sichtbarer Hautausschlag. Obstipation und Gelbsucht. Juckreiz ohne Hautausschlag, zuerst an den Füßen, rückt jeden Winter etwas höher, nach 7 Jahren am Unterleib angekommen.

Euphorbium officinarum → Jucken am Venushügel. Brennen, Jucken an verschiedenen Stellen löst Kratzen aus.

Ferrum metallicum → Pruritus recti, er kann nachts nicht schlafen; Würmer kriechen nachts aus dem Anus heraus.

Fluoricum acidum → Jucken am und im Anus, am Perineum.

Graphites → Pruritus ani; mit Feuchtigkeit und neigt dazu, kleine Bläschen zu bilden. Jucken in der Vulva < direkt vor der Menstruation (Con. nach der Menstruation), besonders bei Personen, die zur Fettleibigkeit neigen. Anhaltender Juckreiz < nachts, vor dem Kratzen gibt es keine sichtbaren Veränderungen auf der Haut, das Kratzen verursacht Knötchen und lange Striemen.

Hamamelis virginiana → Jucken am Anus, der sich wund anfühlt, wie roh; Pruritus der weiblichen Genitalien; Wundheit und Brennen an kleinen Stellen, nicht sehr berührungsempfindlich.

Helonias dioica
→ Exzessiver Pruritus vulvae. Die Vulva ist aufgedunsen, heiß und rot und juckt furchtbar; die Schamlippen sind geschwollen und mit weißen Ablagerungen wie geronnene Milch belegt, wie bei Aphthen.
Schlecht riechende Leukorrhoe, die leicht in einen blutigen Ausfluss übergeht.

Hepar sulphuris
→ Juckreiz am Penis und Vorhautbändchen. Brennender Juckreiz der Vulva, kleine Pickel im Bereich des Geschwürs, mit Leukorrhoe.
Brennender Juckreiz am Körper, mit weißen Bläschen nach dem Kratzen. Ungesunde Haut; selbst kleine Verletzungen eitern.

Hydrastis canadensis
→ Pruritus vulvae mit reichlich Leukorrhoe und sexueller Erregung.

Ignatia amara
→ Juckreiz auf der Haut mit einer fein stechenden Qualität, wie von Flöhen gebissen und von einem Ort zum anderen wechselnd; Juckreiz > sanftes Kratzen, < an der frischen Luft heiß werden.

Iodium
→ Papeln, die schnell konfluieren oder bei denen sich die Haut um die Papeln herum bräunlich verfärbt und schuppig ist. Unwiderstehliches nächtliches Jucken, das einem zum Kratzen zwingt und dadurch zu Schlaflosigkeit, ausgemergeltem Aussehen und zu Verdauungsstörungen führt.

Kalium carbonicum
→ Wilder Juckreiz im Bereich des Venushügels. Brennender, juckender Herpes. Nach dem Kratzen feucht (*Kali-br.*).

Kreosotum
→ Juckreiz gegen Abend, so heftig, dass es einen fast zum Wahnsinn treibt; Wundheit und Brennen zwischen Labia und Vulva, übelriechende Absonderungen.

Lachesis mutans
→ Jucken am Anus < nach dem Schlaf. Brennender Juckreiz am ganzen Körper mit gelben oder violetten Blasen.

Lac caninum → Leichte Exkoriation und Jucken der äußeren Labiae, fühlt sich zeitweise an, als würde es durch etwas Lebendiges darin (in der Labia) verursacht, das herumkrabbelt und fürchterlich juckt; die gleiche Empfindung gibt es auf den Schultern und im Nacken, manchmal auch an den Händen, < gegen Abend, < wenn erwärmt.

Ledum palustre → Heftiges Jucken auf der dorsalen Oberfläche der Knöchel und der Füße, besonders nachts < nach dem Kratzen; juckender Ausschlag am Handgelenk, alles wird < durch Bettwärme.

Lilium tigrinum → Pruritus am ausgeprägtesten nach der Menstruation (*Con.*); wollüstiges Jucken in der Vagina mit Völle in manchen Teilen; Stechen im Bereich des linken Eileiters.

Lycopodium clavatum → Juckreiz tagsüber (*Nat-m.*), beißender Juckreiz beim Aufwärmen am Tag; juckende Ausschläge am Anus, schmerzhaft bei Berührung; Jucken an der Innenseite der Glans.

Magnesium muriaticum → Jucken an den Genitalien und dem Skrotum, dehnt sich bis zum Anus aus, Ameisenlaufen am ganzen Körper, < im Sitzen, > körperliche Betätigung und Bewegung.

Mercurius solubilis → Feuchter Ausschlag mit Rhagaden an der Hand, wie durch Jucken, < nachts; durch Bettwärme; Herpes zoster mit Juckreiz und einer Neigung zum Eitern.

Mezereum → Hartnäckige Fälle mit unerträglichem nächtlichem Jucken/Brennen, besonders an Stellen, an denen sich wenige Fettablagerungen befinden, < abends und durch Wärme; allgemeine Kälte und Zucken der subkutanen Muskeln; brennende Empfindung, die nach dem Kratzen die Stelle wechselt.

Muriaticum acidum → Juckreiz am Skrotum, der nicht durch Kratzen gelindert wird; die Organe sind schwach, der Penis schlaff.

Natrium muriaticum → Juckreiz tagsüber (*Lyc.*); Jucken, Wundheit und Feuchtigkeit zwischen Skrotum und Oberschenkel, Eiter auf der Glans, der aussieht wie Smegma; Jucken und kribbelnde Empfindung auf der Corona glandis; Leukorrhoe verursacht Juckreiz bei gelber Gesichtsfarbe; Jucken der äußeren weiblichen Genitalien, mit Haarausfall; Pruritus, aber kein Ausschlag (*Dolichos pruriens*) nach heftiger körperlicher Betätigung.

Natrium sulphuricum → Juckreiz < beim Entkleiden, zwischen Skrotum und dem rechten Oberschenkel, kleine verkrustete Stellen, Juckreiz besser durch Kratzen, auch auf der Stirn, der Kopfhaut, im Nacken, auf der Brust, Sykose.

Nitricum acidum → Vorgeschichte von Syphilis oder Psora, die Haut im Bereich des Anus ist trocken und rissig und neigt dazu, nach dem Kratzen zu bluten; Fissuren; die Haare an den Genitalien fallen aus; Jucken, Schwellung und Brennen der Vulva und Vagina; Juckreiz an den Schienbeinen, blutet beim Kratzen, es bilden sich kleine verkrustete Stellen; die Haut ist dunkel und schmutzig.

Oleander → Pruritus beim Entkleiden (*Nat-s.*); nach dem Stuhlgang Jucken und Brennen im Rektum und am Anus; die Haut ist überall empfindlich, selbst das Reiben der Kleidung macht sie wund, roh und schmerzhaft.

Opium → Die Rötung und das Jucken der Haut ist am ganzen Körper sehr lästig, feines Stechen, in den seltensten Fällen berührungsempfindlich.

Petroleum → Juckender, feuchter Herpes am Skrotum, zwischen Skrotum und Oberschenkel, am Perineum, Wundheit und Feuchtigkeit an den weiblichen Genitalien, ohne heftiges Jucken; juckender Herpes, gefolgt von Geschwüren.

Platinum metallicum → Wilder Juckreiz im Uterus, Pruritus vulvae, wollüstiges Prickeln mit Angst und Herzklopfen (*Coff.*); Empfindung von Wundheit; Prickeln; Brennen; Jucken; der Patient neigt dazu, sich an verschiedenen Körperstellen zu kratzen.

Psorinum	→ Pruritus als Folge von Amenorrhoe, bei TBC; während der Schwangerschaft; Pickel, die im Bereich der Brustwarzen heftig jucken und aus denen eine Flüssigkeit austritt; Jucken zwischen den Fingern; Hitze und Jucken der Fußsohlen; der Körper juckt unerträglich, < im Bett und durch Wärme; kratzt sich blutig, was Erleichterung bringt.
Pulsatilla pratensis	→ Jucken und Brennen auf der Innenseite und seitlich oben auf der Glans; Jucken < nachts, durch Teigwaren und Schweinefleisch, < durch verzögerte Menstruation, > durch kaltes Wasser; Pruritus senilis.
Rhododendron chrysanthemum	→ Jucken und Schwitzen am Skrotum, Wundheit zwischen Skrotum und Oberschenkel.
Rumex crispus	→ Juckreiz < durch Kälte, > durch Wärme; mehr Ameisenlaufen als Brennen, hauptsächlich < beim Entkleiden, < bei jedem Aufenthalt an der frischen Luft, < Aufdecken. Intensiver Juckreiz besonders an den unteren Extremitäten.
Silicea terra	→ Prurigo formicans, nachts juckende Empfindung, als liefen Ameisen über die Haut; juckende, feuchte Stellen an den Genitalien, meist am Skrotum, Schweiß am Skrotum; Jucken in der Schamgegend; Jucken an den Fußsohlen, das zur Verzweiflung treibt.
Staphysagria	→ Pruritus genitalium bei frisch verheirateten Ehepaaren, mit häufigem Harndrang; wollüstiges Jucken am Skrotum; stechende, juckende Vulva.
Tarantula hispanica	→ Intensives Jucken der Vulva und Vagina, < nachts, mit Trockenheit und Hitze der betroffenen Stellen.
Teucrium marum verum	→ Kann wegen des intensiven Juckreizes am Anus nicht schlafen, infolgedessen wirft er sich die ganze Nacht hin und her.

Zincum metallicum → Kribbeln der Haut am ganzen Körper, < nur durch Reiben; häufiger, heftiger Juckreiz, wie von Flöhen gebissen, besonders am Rücken und Unterleib, < nachts; exzessiver Juckreiz während der Menstruation, der zur Masturbation mit zappeligen unteren Extremitäten führt (Canth. –Masturbation); Juckreiz in den Gelenkbeugen; plötzliches Jucken hier und da, nachts im Bett, wird durch Kontakt ausgelöst.

Repertorium

Bitte schlagen Sie auch im Repertoriumteil des Kapitels „Dermatitis und Ekzeme" und unter den entsprechenden Krankheiten nach, bei denen der Pruritus eine maßgebliche Rolle spielt.

8

Dermatitis und Ekzeme

Definition

Ein Ekzem ist eine Hauterkrankung, die sich in einer nicht-infektiösen Entzündungsreaktion der Haut äußert. Synonym wird häufig der weiter gefasste Begriff „Dermatitis" verwendet, welcher allerdings auch Hautentzündungen umfasst, die nicht zu den Ekzemen zählen.

Ekzeme sind entzündliche Veränderungen der Epidermis und der oberflächlichen Schicht der Dermis, die durch eine Reihe von externen und internen Faktoren verursacht werden können, und die zu Hautrötung, Bläschenbildung, Nässen, Krustenbildung, und Schuppung führen können.

Ätiologie und Inzidenz

Das Ekzem mit den typischen disseminierenden Läsionen, die sich rapide vom ursprünglichen Herd ausbreiten, ist wohl die Dermatose, die einem Arzt am häufigsten in der Praxis begegnet.

Das „atopische Ekzem" ist vor allem bei Säuglingen und kleinen Kindern weit verbreitet, wobei die Läsionen besonders an den Händen und am Mund zu finden sind. Diese Form des Ekzems trifft man nur selten bei älteren Patienen an.

Andere ekzematöse Läsionen, die man häufig bei Kindern vorfindet, sind Lichen striatus, Dyshidrose, seborrhoisches Ekzem und Windeldermatitis. Die Dyshidrose findet man bei älteren Menschen nur selten.

Das nummuläre Ekzem tritt besonders häufig bei älteren Männern auf und vor allem während der Wintermonate. Die Asteatose an den Beinen ist ebenfalls vorwiegend in dieser Altergruppe zu finden.

In den höheren Altersgruppen tritt auch die Kontaktdermatitis weitaus seltener auf.

Klassifikation

Hauterkrankungen, die unter dem Begriff „Ekzem" zusammengefasst werden, können, je nach Krankheitsursache, in zwei Gruppen aufgeteilt werden. Die erste Gruppe umfasst die „exogenen Ekzeme", für die es klar definierte externe Auslöser gibt und bei denen eine genetische Veranlagung nur eine untergeordnete Rolle spielt. Der zweiten Gruppe gehören die „endogenen Ekzeme" an, bei denen das Ekzem nicht durch einen externen Reiz verursacht wird, sondern auf konstitutionelle oder genetische Faktoren zurückzuführen ist.

Der Großteil der ekzematösen Erkrankungen lässt sich diesen beiden Gruppen zuordnen. In manchen Fällen spielen jedoch interne und externe Faktoren eine Rolle.

Beispiele für die beiden Hauptgruppen sind wie folgt:

Exogenes Ekzem
- Kontaktekzem
- Infektiöses Ekzem

Endogenes Ekzem
- Atopisches Ekzem
- Seborrhoische Dermatitis
- Ekzema nummulare
- Dyshidrose
- Ekzema varicosum
- Lichen simplex chronicus circumscriptus

A. Kontaktekzem

Einleitung
Als Kontaktekzem beschreibt man die entzündliche Hautreaktion auf einen allergenen oder schädlichen Reiz, der beim Patienten einen starken Juckreiz und allgemeines Unwohlsein hervorrufen kann. Sie ist eine der häufigsten Hauterkrankungen bei Fabrikarbeitern.

Ätiologie und Inzidenz
Alle Altersgruppen, obwohl Erwachsene am häufigsten betroffen sind. Die allergische Form des Kontaktekzems findet man vor allem bei älteren Menschen, denen öfter lokale Medikamente verordnet werden, und bei Säuglingen und Kleinkindern, die noch Windeln tragen.

Klinisches Erscheinungsbild
Die Symptombilder der verschiedenen Formen des Kontaktekzems sind sich sehr ähnlich, obwohl beim eigentlichen entzündlichen Prozess in akute, subakute und chronische Phasen unterschieden werden kann.

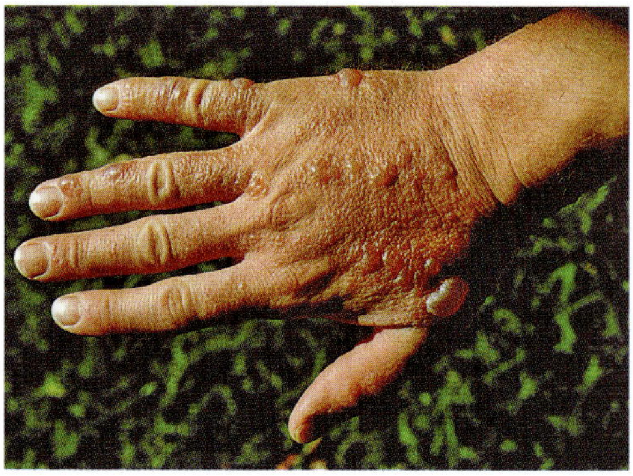

Abb. 19: Kontaktekzem

- Beim „akuten" Kontaktekzem bilden sich auf der hell geröteten und ödematösen Haut Bläschen oder Blasen, die mit einer klaren Flüssigkeit gefüllt sind. Die Läsionen brechen auf, es kommt zum Exsudat mit Absonderung einer klaren Flüssigkeit und anschließender Krustenbildung.
- Das „subakute" Kontaktekzem zeichnet sich durch weniger ödematöse Veränderungen, Krustenbildung und Papeln auf der Haut aus.
- Beim „chronischen" Kontaktekzem sind die ödematösen Veränderungen minimal, im Vordergrund stehen ausgeprägte Schuppenbildung, Lichenifikation (Verdickung der Haut mit deutlicher Zeichnung), Fissurenbildung und Hyperpigmentation.

Die Differenzierung der verschiedenen Formen des Kontaktekzems erfolgt in der Regel anhand der Vorgeschichte, der Lokalisation und der auslösenden Faktoren.

Allergisches Kontaktekzem

Beim akuten allergischen Kontaktekzem entwickeln sich innerhalb von 1–4 Tagen nach Kontakt zum Allergen Läsionen mit intensivem Juckreiz, Erythem und Schwellung. Die Reaktion tritt meist lokal auf, d.h. die Läsionen entstehen dort, wo es zum direkten Hautkontakt mit dem Allergen kam. In chronischen Fällen wird die Haut trocken, schuppig und dick. Später kommen Lichenifikation und Fissuren dazu.

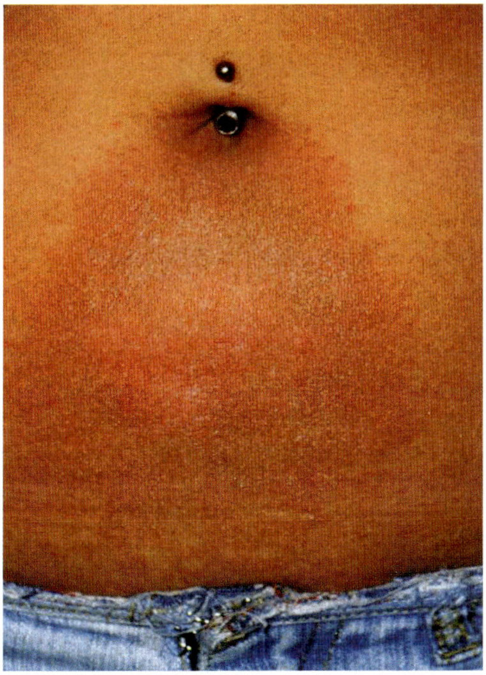

Abb. 20: Kontaktekzem bei Allergie auf Nickelsulfat

Toxisches Kontaktekzem

Bei Kontaktekzemen durch schwache Reizstoffe ist in der Regel ein andauernder oder wiederholter Kontakt nötig, bevor der entzündliche Prozess sichtbar wird. In Fällen, bei denen starke Reizstoffe wie Säuren oder Laugen involviert sind, reagiert die Haut sofort, die Läsionen sind thermischen Verbrennungen sehr ähnlich. In der Regel kommt es zur Hautrötung mit Stechen, Brennen und Aufplatzen der Haut, die von einer Empfindung von Trockenheit und Spannen begleitet werden.

Obwohl die Beschaffenheit und Konzentration der Chemikalie sowie die Dauer der Einwirkung auf die Haut von größter Bedeutung für die Behandlung einer solchen Dermatitis sind, können mechanische, klimatische, thermische und konstitutionelle Faktoren ebenfalls eine modifizierende und/oder begünstigende Rolle spielen.

Die meist verbreiteten Formen des Kontaktekzems sind:

- Kumulativ-subtoxisches Kontaktekzem mit Hautschädigung durch andauernden und wiederholten Kontakt mit Seifen, Reinigungsmitteln, Wasser und/oder bestimmten Gemüsesorten (Chillies, Knoblauch etc.). Besonders an den Händen inklusive Finger und deren Zwischenräume. Geeignete vorbeugende Maßnahmen sollten getroffen werden (Handschuhe), um direkten Kontakt mit dem Reizstoff zu vermeiden. Hausfrauen sind mitunter am häufigsten betroffen.
- Windeldermatitis bei Säuglingen und Kleinkindern, die nicht atmungs-

aktive Höschenwindeln tragen. Das Material verschließt die Poren, der Ammoniakgehalt des Urins reizt die so vorbelastete Haut zusätzlich. Es kommt zur lokalen Hautschädigung, oft mit sekundärer Besiedlung durch Pilze oder Bakterien. Betroffen sind vor allem die Oberschenkel, Gesäß und Genitalien. Vorbeugend sollte auf Plastikwindeln verzichtet werden und der Heilungsprozess durch gute Luftzirkulation (den Säugling auch mal ohne Windeln strampeln lassen) unterstützt werden.

B. Photodermatose

Photodermatosen (Lichtdermatosen) sind abnorme Hautreaktionen, die durch Licht ausgelöst werden. Zu den häufigsten Erkrankungen gehören die sogenannte „Sonnenallergie" (polymorphe Lichtdermatose), die Photosensibilisierung und die Photoallergie. Für weitere Information siehe Kapitel 6.3 „Hauterkrankungen nach Lichteinwirkung" S. 79.

C. Mikrobielles Ekzem

Synonym
Dysregulativ-mikrobielles Ekzem.

Definition und Einleitung
Ekzematöse Veränderungen aufgrund einer Sensibilisierung gegenüber Mikroorganismen wie Bakterien und Viren bzw. deren Ausscheidungsprodukte. Ein mikrobielles Ekzem heilt meist spontan ab, sobald der betreffende Erreger beseitigt wird.

Ein gutes Beispiel sind die ekzematösen Stellen, die sich um Molluscum contagiosum-Läsionen herum bilden können. Die typischen Papeln bilden Herde, an denen nach ein paar Tagen ein Ekzem entsteht, selbst dann, wenn die Papeln nicht durch Kratzen oder andere Irritationen aufgebrochen wurden. Das Ekzem verschwindet in der Regel, sobald die Dellwarzen abgeheilt sind. Mikrobielle ekzematöse Stellen sind auch oft im Bereich infizierter Wunden zu beobachten.

Klinisches Erscheinungsbild
Das dysregulativ-mikrobielles Ekzem ist durch scharf begrenzte, münzförmige Krankheitsherde charakterisiert, die teils nässen und krustig bedeckt sind. Das Ekzem ist chronisch und neigt zur Superinfektion.

D. Atopisches Ekzem

Synonym
Neurodermitis, atopische Dermatitis und endogenes Ekzem

Definition
Das atopische Ekzem ist eine entzündliche und chronische Hauterkrankung, die typischerweise mit einem roten, schuppenden, manchmal auch nässenden Ekzem und starkem Juckreiz einhergeht. Die Erkrankung verläuft schubweise und hat ein individuelles, vom Lebensalter abhängiges Erscheinungsbild.

Inzidenz
5–20 % der Kinder und 2 % der Erwachsenen sind in den Industriestaaten betroffen. In Deutschland erkranken bis zur Einschulung 8–16 % aller Kinder am atopischen Ekzem. Oft werden die Symptome mit dem Älterwerden geringer.

Ätiologie

Die vollständige Ätiologie dieser Erkrankung ist noch nicht bekannt. Das atopische Ekzem wird bedingt durch eine Störung der zellvermittelten Immunität, besonders durch ein Ungleichgewicht der Zytokine, welches zur Störung der Neutrophilen- und Monozytenchemotaxis führt.

Es gibt ebenfalls eine stark genetische Komponente und man hat beobachtet, dass das atopische Ekzem besonders häufig bei Patienten mit einer familiären Vorbelastung auftritt.

Klinisches Erscheinungsbild

Für gewöhnlich sind es die Eltern, die ihr Kind im Alter zwischen 2–6 Monaten wegen eines hartnäckigen Hautausschlags in der Klinik vorstellen. Der Hautausschlag verschwindet immer mal wieder, aber scheint nie vollständig geheilt.

Häufig beginnt die Erkrankung mit dem „Milchschorf" (am behaarten Kopf des Säuglings mit starkem Juckreiz). Der Säugling hat von Geburt an eine trockene Haut, mit starkem Juckreiz und Rötung. Erytheme, Papeln und Papulovesikel gehören ebenfalls zum Erscheinungsbild. Fieber oder andere Allgemeinsymptome gehören nicht dazu.

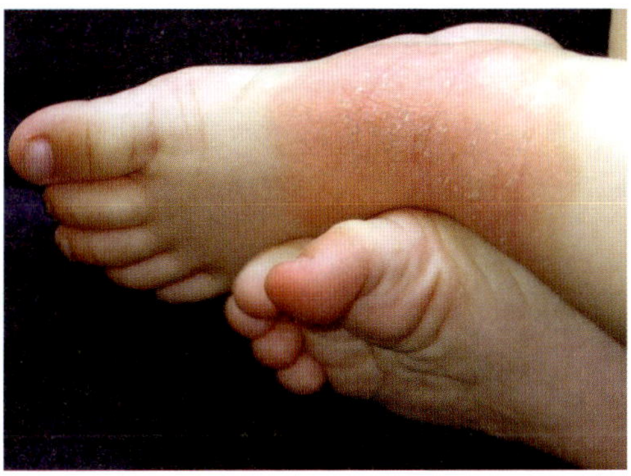

Abb. 21: Atopisches Ekzem beim Kleinkind

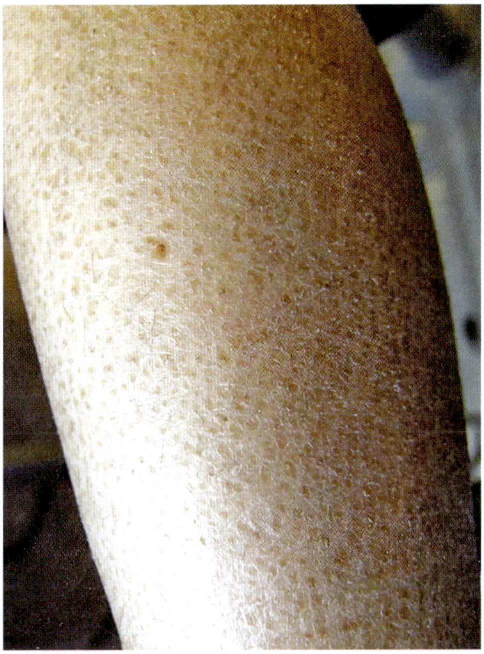

Abb. 22: Ichthiöse Haut bei Neurodermitis

Das klinische Erscheinungsbild der Patienten hängt davon ab, in welchem Stadium sich die Krankheit befindet:

- Die „akute Phase" kann sich als Erosionen mit serösem Exsudat oder als Erythem mit Papeln und Bläschen präsentieren.
- Die „subakute Phase" ist geprägt durch Abschuppung, Exkoriation der Papeln oder Erythem mit Plaquebildung.
- Das „chronische Ekzem" ist an der trockenen Haut zu erkennen, mit Krustenbildung, Lichenifikation, Pigmentveränderungen (verstärkte oder verminderte Pigmentierung) und Exkoriation der Papeln und Knötchen.

- Aufgekratzte Läsionen können zu Sekundärinfektionen führen. Infizierte Läsionen erkennt man an der typischen gelben Kruste oder der erythematösen Hautveränderung im Bereich der betroffenen Stelle.
- In manchen Fällen sind die Nägel ebenfalls betroffen, was an den typischen Tüpfelnägeln oder Längsrillen zu erkennen ist.

Lokalisation

- Bei Säuglingen und Kleinkindern: Die pruritischen, papulovesikulären, nässenden, atopischen und symmetrischen Läsionen befallen vorwiegend die Wangen, die Stirn, die Kopfhaut, den Rumpf, die Hände, Gelenkbeugen und die Streckseiten. Der Windelbereich ist in der Regel nicht betroffen. In Fällen mit starkem Kopfhautbefall kann es zum Haarausfall kommen.
- Bei Kindern: Die juckenden, lichenifizierten Läsionen treten symmetrisch auf, vor allem in den Ellenbogengruben, den Kniekehlen, den Seiten des Halses, den Handgelenken und den Knöcheln. In seltenen Fällen breitet sich der Hautausschlag über den ganzen Körper aus.
- Bei Erwachsenen: Die lichenifizierten Läsionen treten vorwiegend an den Beugen der Arme, Beine und des Nackens auf, sowie im Gesicht, am Dekollete, den Brustwarzen und an den Genitalien.

Weitere Symptome, die in Verbindung mit einem atopischen Ekzem auftreten können, sind:

- Asthma und allergische Rhinitis, wovon etwa 40–50% der Patienten betroffen sind. Diese Krankheiten treten in der Regel später auf als das atopische Ekzem. Bei Asthma und Ekzem findet man meistens eine gewisse Fluktuation, d.h. sie treten abwechselnd auf oder auch unabhängig voneinander, was bei beiden auf eine allergische Ursache schließen lässt.
- Bei den meisten atopischen Erkrankungen fällt die trockene Haut des Patienten auf, oft in Verbindung mit Ichthyosis vulgaris (Furchen auf den Handflächen und Fußsohlen vermehrt und vertieft, fischartige Schuppen oder follikuläre Erhebungen besonders auf den unteren Extremitäten) oder Keratosis pilaris (asymmetrische, derbe Papeln an den Follikeln, besonders an den Streckseiten der Oberarme und Oberschenkel, sowie am Gesäß).
- Bei Erwachsenen und Jugendlichen kann eine Dermatitis an Händen und Füßen der einzige Hinweis auf eine atopische Erkrankung sein. Die Dermatitis tritt häufig in Verbindung mit Fissuren auf den Handinnenflächen, Fußsohlen und Fingern auf.
- Weitere begleitende Symptome sind erythematöse Veränderungen der Gesichtshaut, periorale Blässe, Infraorbitalfalte, tiefe Furchen auf der Handinnenfläche, Pityriasis alba (hypopigmentierte Stellen im Gesicht und auf den Schultern) und Alopecia areata und pilaris.
- Wegen der erhöhten IgE-Produktion als Reaktion auf natürliche Antigene, kommt es bei atopischen Patienten häufiger zu anaphylaktischen Reaktionen auf Medikamente.

Diagnose

Die Diagnose wird anhand der Anamnese und der körperlichen Untersuchung gestellt.

Behandlung

Bei der Behandlung eines atopischen Ekzems spielt die Prophylaxe eine wesentliche Rolle. Die Aufgabe des Arztes ist es dabei, die korrekte Diagnose zu stellen, den Patienten über die richtige Pflege der Haut aufzuklären und akute Exazerbationen und Komplikationen adäquat zu behandeln.

Bei der Aufklärungsarbeit des Patienten und dessen Familie (wichtig ist dies vor allem bei Kindern) stehen die auslösenden Faktoren und die Vermeidung derselben im Vordergrund.

- Der Patient sollte so wenig wie möglich baden, das Bad selbst so kurz wie möglich sein. Zum Baden und Duschen sollte lauwarmes Wasser verwendet werden und nur die Achselhöhlen, Leistengegend und Füße mit einer milden Seife gewaschen werden. Im Winter empfiehlt es sich, den Badetag öfter zu wechseln.
- Besonders in den Wintermonaten sollte die Haut nach dem Baden ausgiebig mit einer geeigneten Lotion eingecremt werden.
- Kosmetika, Deodorants, Putzmittel und andere hautschädigende Substanzen sollten vermieden oder so sparsam wie möglich verwendet werden.
- Vermeiden Sie Hautkontakt mit Reizstoffen wie Wolle und Parfum. Baumwollkleidung eignet sich am besten, um unnötiges Schwitzen zu verhindern.
- Die Luftfeuchtigkeit im Wohnbereich sollte angemessen sein.
- Erwachsene sollten Stress so weit wie möglich vermeiden.

Komplikationen

- Juckreiz und Kratzen führen zu Rissen in der Haut und macht sie anfällig für eine sekundäre Besiedlung durch Bakterien (Staphylokokken oder Streptokokken). Symptome sind Fieber, erythematöse Veränderungen mit Krustenbildung im Bereich der Läsionen.

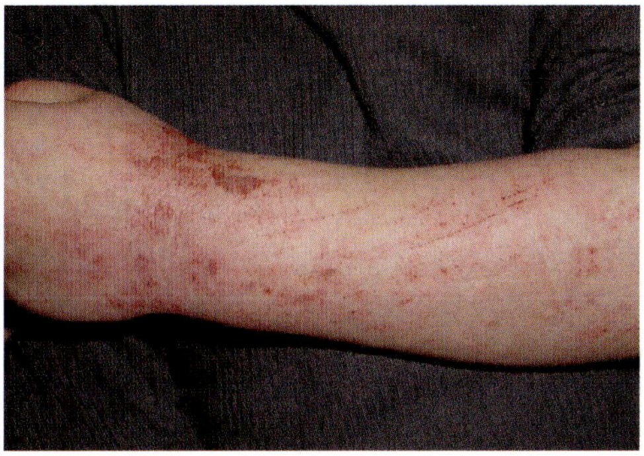

Abb. 23: Exkoriationen bei atopischem Ekzem

- Akute generalisierte Infektionen durch Herpes simplex (Ekzema herpeticum) und vaccinia (Ekzema vaccinatum) kommen besonders bei atopischen Patienten vor. Zum Krankheitsbild gehören hohes Fieber mit ausgedehnter, multipler, stellenweiser Papel- oder Papulovesikelbildung.
- Molluscum contagiosum ist ebenfalls weit verbreitet.
- Krankheiten wie AIDS können ein atopisches Ekzem komplizieren oder zum Rezidiv führen.
- Auge: Irritationen der Bindehaut, Keratokonjunktivitis, Dennie-Morgan-Falte (Infraorbitalfalte), Keratokonus, Netzhautablösung und bilateraler Katarakt (besonders bei Personen zwischen 15–25 Jahren).
- Exfoliative Dermatitis: Ein Ekzem kann der eigentliche Grund dieser diffusen, warmen, erythematösen

Dermatitis sein, die sich über den ganzen Körper ausbreitet. Eine stationäre Behandlung ist in der Regel erforderlich.

- Kartilaginäre Pseudozysten an der externen Ohrmuschel und der Ellenbogenspitze, sowie prätibiale Bursitis sind bei Kindern mit atopischem Ekzem ebenfalls weit verbreitet.
- Die lokale Behandlung der Hautfalten und des Gesichts mit fluoridierten Kortikosteroiden kann zur Atrophie oder Striae führen.
- Großflächige Behandlung mit lokalen Steroiden kann zur systemischen Absorption führen, besonders, wenn Medikamente mit luftdichten Verbänden aufgetragen werden.

Prognose

Viel Geduld und die Vermeidung von Risikofaktoren sind für die Behandlung dieser Krankheit nötig. In den meisten Fällen lässt sich im Laufe der Kindheit eine spontane Verbesserung beobachten, obwohl es dann in der Pubertät vereinzelt wieder zu Rückfällen kommen kann. Bei Patienten mit ausgeprägter familiärer atopischer Vorbelastung ist die Prognose jedoch schlecht. Die Persönlichkeiten des Kindes und seiner Eltern, sowie die häusliche Umgebung und andere Umweltfaktoren sind wichtige Hinweise, um die Prognose des jeweiligen Falles beurteilen zu können.

Bei 30–50% der Patienten mit atopischem Ekzem im Kindesalter entwickelt sich in späteren Jahren Astma oder Heuschnupfen. Bei atopischen Dermatosen im Erwachsenenalter dagegen entwickelt sich meist eine chronische Dermatitis der Hände oder Füße, der Augenlider oder ein Lichen simplex chronicus.

E. Seborrhoisches Ekzem

Synonym

Seborrhoische Dermatitis, Morbus Unna.

Definition

Das seborrhoische Ekzem weist eine ausgeprägte Morphologie auf (rote, scharf begrenzte, papulosquamöse Läsionen, die von fettigen Schuppen bedeckt sind). Die typischen Körperpartien, an denen das seborrhoische Ekzem auftritt, sind dicht besiedelt mit Talgdrüsen, besonders die Kopfhaut, das Gesicht und das Dekollete.

Die so genannten „Schuppen" (Pityriasis capitis) sind sichtbare Abschuppungen der Kopfhaut und können als Vorläufer oder eine milde Version des seborrhoischen Ekzems betrachtet werden. Diese Schuppen können im Laufe der Zeit zu geröteter, gereizter, sehr stark abschuppender Kopfhaut führen und sich so zu einer echten seborrhoischen Dermatitis entwickeln.

Ätiologie

Der ubiquitäre Hefepilz Malassezia furfur (Pityrosporum ovale), der auch die gesunde Haut besiedelt, ist an der Ausprägung des seborrhoischen Ekzems maßgeblich beteiligt. Man geht davon aus, dass die Hautausschläge eine Reaktion auf Stoffwechselprodukte des Hefepilzes sind.

Inzidenz

Die Erkrankung kommt oft bei Säuglingen unter drei Monaten vor; bei Erwachsenen besonders zwischen dem 20. und dem 40. Lebensjahr. Betroffen sind ca. 1-5% der Gesamtbevölkerung, Männer häufiger als Frauen. Frauen erkranken bevorzugt in der Menopause.

Immer häufiger sind auch Patienten in den frühen Stadien einer HIV-Infektion betroffen, was wahrscheinlich auf die geschwächte Immunfunktion und der damit verbundenen Infektanfälligkeit dieser Patienten zurückzuführen ist.

Klinisches Erscheinungsbild

Die Symptome konzentrieren sich hauptsächlich auf die talgdrüsenreichen Hautpartien wie Kopfhaut, Gesicht, Brust, sowie die Gelenkbeugen. In seltenen Fällen ist der ganze Körper betroffen. Die Läsionen sind matt oder gelblich rot gefärbt und mit fettigen Schuppen bedeckt. Der Juckreiz ist nur minimal. In der Regel sind die Läsionen chronisch oder rezidivierend.

Kopfhaut

Die gelblichen Schuppen sind meist das erste Anzeichen eines seborrhoischen Ekzems. Mit der Zeit wird eine perifollikuläre Rötung mit verstärkter Schuppenbildung sichtbar, die sich ausbreitet und dabei scharf begrenzte Läsionen bildet. Diese Läsionen bestehen entweder einzeln oder fließen in sich zusammen.

Gesicht

Die medialen Seiten der Augenbrauen, Lider, der Glabella und der nasolabialen Falten sind besonders betroffen. Entzündung der Augenlider mit einer weißlichen Schuppenbildung ist ebenfalls häufig zu beobachten. In schwerwiegenden oder chronischen Fällen bilden sich gelbe Krusten und Geschwüre, die unter Narbenbildung abheilen. Die Follikel der Wimpern können dabei vollständig zerstört werden.

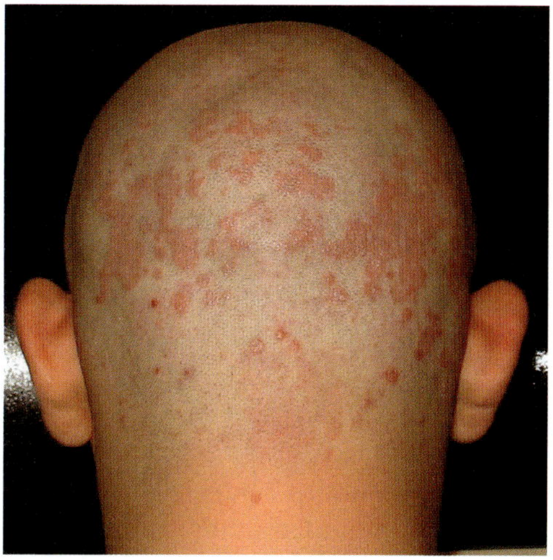

Abb. 24: Seborrhoisches Ekzem auf der Kopfhaut (Kopfgneis)

Rumpf

Das häufigste Erscheinungsbild des seborrhoischen Ekzems bei Männern sind die typischen blütenförmigen Läsionen auf der Brust und zwischen den Schulterblättern. Anfangs erscheint der Herd als kleine, rötlich braune follikuläre Papeln, die von fettigen Schuppen bedeckt sind. Dieser Herd breitet sich aus und fließt in einem typischen, runden Muster zusammen.

Ein weiteres typisches Verteilungsmuster ist der generalisierte, erythematöse, squamöse Ausschlag, der sich ähnlich wie Pityriasis rosea verhält, sich aber weitläufiger über Rumpf und Nacken bis zum Haaransatz ausbreitet.

Gelenkbeugen

Die Achselhöhlen, Leisten und das Dekollete sind am häufigsten betroffen, in manchen Fällen auch der Genitalbereich, der Anus und der Bereich des Nabels. Hier präsentiert sich die Dermatitis ähnlich wie ein Intertrigo mit diffusem, scharf begrenztem Erythem und fettigen Schuppen und verkrusteten Fissuren in den Falten.

An diesen Stellen kommt es in der Regel zu erhöhter Schweißbildung und, bei ausbleibender Behandlung, einer erhöhten Anfälligkeit gegenüber Sekundärinfektionen. In chronischen Fällen wird die Haut dick und erythematös.

Komplikationen

Erhöhte Anfälligkeit der seborrhoischen Haut gegenüber bakteriellen Infektionen und physikalischen und chemischen Verletzungen führt vermehrt zu Kontaktekzemen und anderen infektiösen Hauterkrankungen.

F. Nummuläres Ekzem

Synonym

Diskoides Ekzem.

Ätiologie und Inzidenz

Eine eindeutige Ursache für diese Erkrankung gibt es nicht. Da es häufig mit anderen Ekzemformen (atopisches Ekzem, allergisches Kontaktekzem, Stauungsekzem) zusammen auftritt, ist es nicht sicher, ob es sich um eine eigenes klinisches Krankheitsbild handelt. In vielen Fällen entsteht das nummuläre Ekzem nach einem physikalischen oder chemischen Trauma an der betroffenen Stelle. Ebenso häufig kann es an der Stelle einer alten Verletzung oder Narbe auftreten.

Personen mit trockener Haut sind häufiger betroffen, Kinder nur in sehr seltenen Fällen. Das nummuläre Ekzem wird auch mit Stress und erhöhtem Alkoholkonsum assoziiert.

Klinisches Erscheinungsbild

Die Läsion besteht aus dicht aneinander liegenden, dünnwandigen Bläschen oder Papulovesikeln, die sehr schnell konfluieren und das typische, ovale oder münzförmige Plaque bilden. Unter den und um die Bläschen herum ist die Haut erythematös. Besonders betroffen sind die Hände, Unterarme, Füße, Beine und der Rumpf.

Das nummuläre Ekzem kann akut auftreten (mit matten, roten, nässenden und verkrusteten Läsionen) oder sich als chronische Erkrankung präsentieren (weniger Bläschenbildung, dafür mehr trockene Hautschuppen und Hyperpigmentation). Der Juckreiz der akuten Form ist besonders stark und lästig.

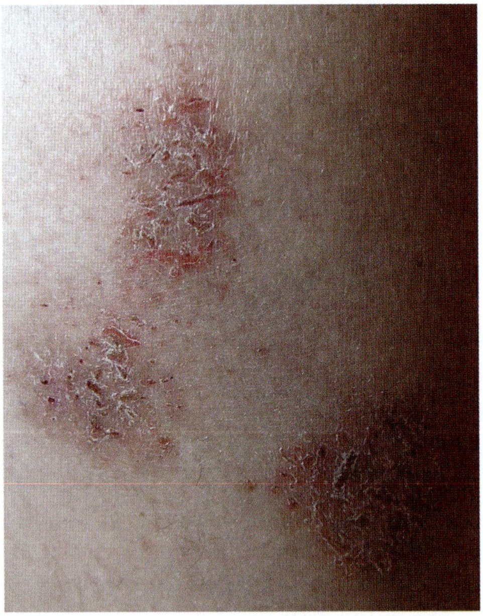

Abb. 25: Nummuläres Ekzem - Wade

In der Regel tritt die chronische Variante mit akuten Exazerbationen auf. In manchen Fällen ist sie rezidivierend mit akuten Phasen in den Wintermonaten.

Behandlung
Patienten sollten den Kontakt mit Reizstoffen und anderen auslösenden Faktoren vermeiden.

G. Dyshidrotisches Ekzem

Synonym
Dyshidrosis, Dyshidrose, Pompholyx.

Definition
Das dyshidrotische Ekzem äußert sich in Form von kleinen, fast immer juckenden Bläschen an den Fingerseitenflächen, Handflächen und Fußsohlen

Der Name hat historische Gründe. Entgegen früheren Annahmen besteht kein Zusammenhang zwischen diesen Hautveränderungen und der Funktion der Schweißdrüsen

Ätiologie
Studien konnten belegen, dass bei dieser Erkrankung eine starke genetische Veranlagung besteht. Stress spielt ebenfalls eine wesentliche Rolle, sowohl bei der Entstehung der Dermatose als auch im Sinne einer Folgeerscheinung des überaus belastenden Symptombildes.

Klinisches Erscheinungsbild
Tritt meist nach dem 40. Lebensjahr auf, selten bei Kindern unter 10 Jahren. Akute und plötzliche Bildung juckender, sagokornartiger, praller, tief sitzender und in der Regel symmetrisch angeordneter Bläschen. Keine Hautrötung, aber eine Empfindung von Hitze und Prickeln auf den Handinnenflächen vor der Bläschenbildung. Die Bläschen können konfluieren und als große Blasen erscheinen, besonders auf den Fußsohlen.

Die Ausschläge heilen meist spontan innerhalb weniger Wochen ab, obwohl es zur Exazerbation durch Kratzen kommen kann. Die Symptome sind während der Sommermonate in der Regel schlimmer.

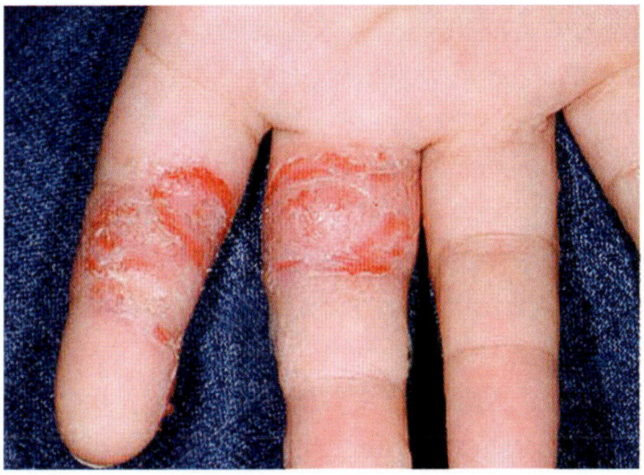

Abb. 26: Dyshidrotisches Ekzem

Komplikationen
Bei manchen Patienten kommt es durch Sekundärinfektionen mit Pustellbildung und Lymphangitis zu Komplikationen.

Im Falle von rezidivierenden Ausschlägen kann es zur Dystrophie der Nägel kommen mit unregelmäßigen horizontalen Rillen, Tüpfelnägeln, Verdickung und Verfärbungen.

H. Stauungsdermatitis

Synonym
Ekzema cruris (venosum). Stauungsdermatose.

Definition
Die Stauungsdermatitis tritt als Folge einer chronisch-venösen Insuffizienz auf, die sich vor allem auf die Blutzirkulation der Unterschenkel auswirkt. Auch als Spätfolge einer tiefen Venenthrombose.

Klinisches Erscheinungsbild

Frauen über 40 sind besonders häufig betroffen, wobei sich die ekzematösen Läsionen plötzlich oder schleichend entwickeln können. Vor allem auf den Unterschenkeln kommt es zur Erweiterung und Varikose der oberflächlichen Venen mit Juckreiz, Nässen, Ödem, Purpura, Pigmentation oder Hämosiderose und schlecht heilenden Unterschenkelgeschwüren (Ulcus cruris). Erweiterte Venolen mit violetten Papeln im Bereich des Fußrückens oder des Knöchels können ebenfalls zum Erscheinungsbild gehören.

Komplikationen

In vielen Fällen kommt es aufgrund von Infektionen und Reiben der betroffenen Stellen zum sekundären Kontaktekzem.

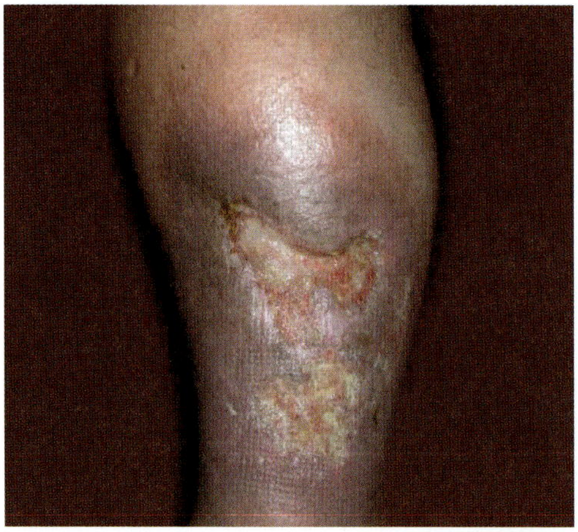

Abb. 27: Ulcus cruris als Komplikation der Stauungsdermatitis

Behandlung

Die Patientin sollte sich mehrere Stunden am Tag ausruhen und dabei die Beine hochlagern. Stützverbände und -strümpfe sind zu empfehlen und sollten regelmäßig getragen werden.

I. Lichen simplex chronicus circumscriptus

Synonym

Neurodermitis circumscripta, Lichen chronicus, Lichen vidal.

Definition

Unter dem Lichen simplex chronicus circumscriptus versteht man eine chronische Lichenifikation der Haut, die sich meist solitär manifestiert und stark juckt.

Inzidenz

Tritt vorwiegend bei Frauen nach der Pubertät auf. Die Patientinnen werden typischerweise als stabil, aber ängstlich beschrieben, deren individuelle Reaktion auf Stress durch ritualisierte Handlungen (z.B. Reiben) Erleichterung findet. Aggression und Feindseligkeit in Verbindung mit Ängsten, die durch emotionale Störungen verursacht werden, können Juckreiz auslösen.

Klinisches Erscheinungsbild

Diese Dermatose wird geprägt von einem Teufelskreis des Juckens und Kratzens. Der eigentliche Auslöser kann etwas ganz Triviales sein, wie zum Beispiel ein Insektenstich oder eine kleine Wunde oder Infektion. Dieser Auslöser verursacht dann ständiges Reiben und Kratzen bis zur Lichenifikation der Haut. Zur gleichen Zeit erhöht sich die Anfälligkeit für den Juckreiz und der Teufelskreis beginnt. Zum typischen Verhalten gehört das Reiben der Haut mit den Händen oder Fingerknöcheln und in extremen Fällen mit einem Gegenstand wie zum Beispiel einer Haarbürste oder einem Stift usw. Das Jucken findet häufig unbewusst statt und kann vom Patienten nicht kontrolliert werden. Manche Patienten geben sich jedoch frenetisch und lange anhaltenden Kratzanfällen hin, die enormen, unkontrollierbaren Schaden anrichten können.

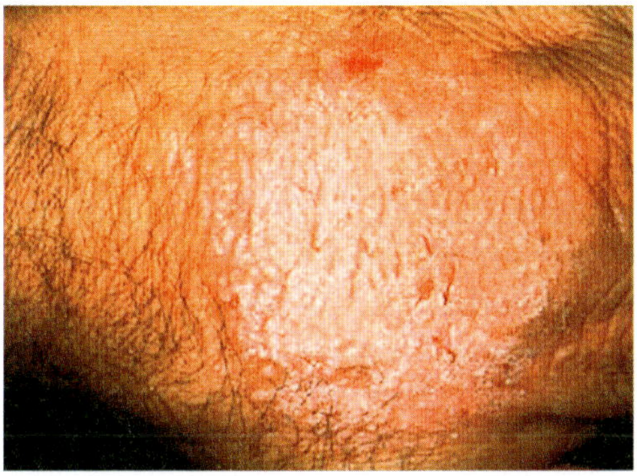

Abb. 28: Lichen simplex chronicus circumscriptus

Wiederholtes Reiben und anhaltender Druck auf der Haut führen zu den charakteristischen dicken, grob gekörnten Knötchen oder gut definierten Plaques, in manchen Fällen mit Abschuppung und Hyperpigmentation. Die betroffenen Hautpartien sind meist die, die für den Patienten gut zugänglich sind, besonders aber der Nacken und die Seiten des Halses, die Ellbogen, Arme, Oberschenkel, Beine und Knöchel. Diese Stellen können verschiedene Stadien der Neurodermitis aufzeigen, von den anfänglichen Papeln mit Exkoriation der Hautoberfläche bis zu den chronischen Stellen, die an den Plaques mit der typischen Veränderung der Pigmentierung zu erkennen sind.

Behandlung

Der Patient muss darüber aufgeklärt werden, dass er die betroffenen Hautpartien weder reiben noch kratzen darf, auch nicht unbeabsichtigt. Um den destruktiven Jucken-Kratzen-Jucken-Zyklus zu unterbrechen, sollte sich der Patient einer entsprechenden Verhaltenstherapie unterziehen.

J. Therapie bei Dermatitis und Ekzemen

Eine erfolgreiche Behandlung hängt weitgehend davon ab, die auslösenden Faktoren zu identifizieren und zu eliminieren. Es ist bedauerlich, dass potenzielle Allergene so frei zugänglich sind und in manchen Fällen unter Laien sogar als Allheilmittel gehandelt werden. Die Haut ist ein oberflächliches Organ im wahrsten Sinne des Wortes und deshalb besonders empfänglich für inadäquate Behandlungsmethoden.

Dermatitis und Ekzeme können in der Regel erfolgreich behandelt werden. Der Großteil der Ekzeme ist nicht infektiös, mit Ausnahme der infektiösen Formen und im Falle einer Sekundärinfektion mit Impetigo. Ekzeme hinterlassen auch keine Narben. Patienten brauchen in diesem Punkt viel Unterstützung und Aufklärung.

Man sollte auch beachten, dass die Epidermis zu den ektodermen Strukturen gehört und deshalb sehr langsam heilt. Geduld ist hier ein Schlüsselbegriff. Von energetischen Behandlungsmethoden sollte abgeraten werden. Ist der Patient erst einmal ausreichend aufgeklärt, arbeitet er meist bereitwillig mit.

Ein akutes Ekzem heilt bei guter Behandlung innerhalb von 1–4 Wochen ab. Ein chronisches Ekzem, bei dem bereits anatomische und funktionelle Veränderungen stattgefunden haben, braucht zum Abheilen mehr Zeit. Ein disseminiertes und generalisiertes Ekzem heilt nicht nur langsam, sondern wird von einem schlechten Gesundheitszustand begleitet. Ekzema infantum und das atopische Ekzem sind lästig und sehr unangenehm. Das Ekzema infantum bildet sich meist nach den ersten zwei Lebenjahren spontan zurück, ansonsten entwickelt es sich zum atopischen Ekzem, das bis zum 25. Lebensjahr oder darüber hinaus bestehen bleibt. Der Verlauf dieser Dermatosen ist geprägt sowohl durch spontane Remissionen als auch Exazerbationen. Extreme klimatische Schwankungen, psychogene Stressfaktoren und ein schlechter Gesundheitszustand tragen zur Verschlechterung einer Dermatitis oder eines Ekzems bei. Eine erfolgreiche Behandlung wird in den Tropen durch extreme Hitze, hohe Luftfeuchtigkeit und mangelhafte hygienische Lebensbedingungen erschwert.

Behandlung

- Der Patient und seine Angehörigen sollten so weit wie möglich über die Krankheit aufgeklärt werden und wissen, dass sie nicht infektiös ist, geheilt werden kann und keine Narben hinterlässt. In der Regel macht sich ein Patient viele Gedanken um seine Erkrankung, die Kosten der Behandlung und eventuelle Einkommensverluste, wenn er aus gesundheitlichen Gründen nicht arbeiten kann. Es ist wichtig, den Patienten in diesen Fragen zu unterstützen und sein Vertrauen und damit seine Kooperation für die Behandlung seiner Erkrankung zu gewinnen. Ein taktvoller Umgang am Krankenbett zahlt sich in jedem Fall aus.
- Prädisponierende, auslösende und verschlimmernde Faktoren sollten unbedingt vermieden werden. Bei einem Patienten können hier gleich mehrere Faktoren involviert sein. Sollte es nicht möglich sein, das Allergen zu meiden, sollte man eine Hyposensibilisierung in Erwägung ziehen. Der Patient sollte über die Ursachen aufgeklärt sein, um Rückfällen vorbeugen zu können. Eine ausgewogene Ernährung ist ebenfalls wichtig.
- Moderate Temperaturen und eine niedrige Luftfeuchtigkeit unterstützen die Genesung. Hitze, Schweiß, eine hohe Luftfeuchtigkeit, Staub und unhygienische Wohnverhältnisse wirken sich negativ auf den Heilungsprozess aus. Armut und Ignoranz sind vor allem in den extremen Klimazonen ernstzunehmende Faktoren. Für Patienten mit chronischem Ekzem ist ein Klimawechsel empfehlenswert.
- Der betroffene Körperteil sollte ruhig gelagert werden. Bettruhe ist bei Patienten mit generalisiertem Ekzem zu empfehlen, da dies den Heilungsprozess beschleunigt. Vor allem Patienten mit einem chronischen, hartnäckigen Ekzem profitieren von einer stationären Behandlung.
- Die Ernährung sollte einfach und ausgewogen sein. Patienten müssen darauf achten, ihren Konsum von Salz und Flüssigkeiten zu reduzieren. Eine „Sattvik-Diät" (vegetarisch ohne starke Gewürze, Tee, Kaffee und Alkohol) hilft vor allem in schwerwiegenden Fällen. Im Falle eines akuten

disseminierenden Ekzems sollte die Ernährung einige Tage lang auf leichte Kost umgestellt werden, um den Körper ausreichend zu entgiften. Im Falle eines allergischen Ekzems sollte eine Eliminationsdiät durchgeführt werden.

- Das trifft vor allem auf exogene Ekzeme zu, die mithilfe von Baumwollverbänden, Handschuhen oder Masken vor Allergenen geschützt werden können. Watte darf allerdings nicht verwendet werden, da sie Hitze speichert und zu einer Verschlimmerung des Ekzems beitragen kann.
- Patienten sollten angehalten werden, so wenig wie möglich zu kratzen. In hartnäckigen Fällen wie Ekzema infantum und atopischem Ekzem muss eventuell auf Schienen und Verbände zurückgegriffen werden, um Kratzen zu vermeiden.

Wichtige homöopathische Mittel bei Ekzemen

Antimonium crudum → Ist in vielen Punkten das Gegenteil von *Graphites.* Das Schwitzen, zum Beispiel, ist eins der Charateristika dieses Mittels. Das Ekzem ist in der Regel feucht und beginnt mit eitrigen Pusteln im Gesicht. Hat sich bei Impetigo im Kindesalter sehr bewährt.
Die Zunge ist in der Regel belegt, mit einem schlechten, flachen Geschmack am Morgen.
Chronische Verdauungsstörungen, der Patient ist sehr müde und faul.
Kann verhornte Schwielen haben, besonders an den Füßen; deformierte Fingernägel.

Arsenicum album → Der arsenische Hautausschlag ist für gewöhnlich trocken, nur in den seltensten Fällen feucht, und ist begleitet von einem starken Brennen der Haut. Der Juckreiz steht nicht im Vordergrund. Die Verschlimmerung kommt durch Kratzen und Kälte. Die Haut blutet leicht und ist mit Krusten bedeckt. Frische Luft und ausstrahlende Wärme (z.B. Ofen, Feuer) sind dem Patienten unangenehm.
Arsen scheint besonders wertvoll für degenerative Prozesse, wie man sie oft bei älteren Patienten und Fällen von diabetischem Ekzem beobachtet.

Barium carbonicum → *Barium carbonicum* ist oft indiziert bei Kindern, besonders geistig zurückgebliebenen Kindern, und älteren Menschen.

Berberis vulgaris → Nützlich in Fällen von Ekzem mit viel Harnsäure, oft in Verbindung mit Beschwerden der Gelenke und der Blase.

Calcium carbonicum → Spielt in der Dermatologie seit neuestem eine herausragende Rolle. In vielen Fällen von Ekzemen mit starkem Juckreiz hat es glänzende Resultate geliefert, dann wiederum hat es in Fällen versagt, die eigentlich auf das Mittel hätten ansprechen müssen. Vielleicht entsprachen die Patienten in diesen Fällen nicht dem *Calcium*-Konstitutionstypus, wie es bei den anderen der Fall war.
In meiner Praxis hat sich gezeigt, dass der *Calcium*-Konstitutionstypus, also dicke, phlegmatische, leicht schwitzende Patienten und Frauen, die zu früh und reichlich menstruieren, oft sehr gut auf *Calcium carbonicum* reagieren. Ein wichtiger Hinweis ist, dass, obwohl die Patienten das Benässen der Haut nicht

Calcium carbonicum → tolerieren, ein ausgeprägtes Verlangen nach Wasser vorhanden ist. Kalte, feuchte Füße passen dabei gut ins Bild. Wärme bessert. *Calcium* wirkt oft gut bei Ekzema infantum.
Ich versuche in der Regel herauszufinden, ob meine Patienten im Kindesalter an Ekzemen oder Milchschorf litten, ein wichtiges Indiz bei jungen Mädchen mit lokalen Ekzemen an den Händen, die auf keine andere Therapie ansprechen. *Calcium carbonicum* hilft hier in der Regel gut. *Natrium muriaticum* dürfen wir an dieser Stelle auch nicht vergessen, da es in diesen Fällen ebenfalls häufig indiziert ist.

Croton tiglium → Besonders angezeigt bei Ekzemen am Skrotum mit fürchterlichem Juckreiz.

Graphites → *Graphites* hat sich als ausgezeichnetes Mittel für Ekzeme bewährt. Der Schwerpunkt bei diesem Mittel liegt bei den chronischen Fällen, man braucht aber viel Geduld, bevor die Wirkung des Mittels zu erkennen ist. Es passt am besten bei langsamen, korpulenten, trägen und gefräßigen Patienten. Bei Frauen ist die Mens verzögert und schwach. Es scheint merkwürdig, dass diese Menschen nicht schwitzen, die Frauen aber haben viel „fliegende Hitze".

Ekzeme hinter den Ohren und am Hinterkopf, oft feucht mit harten, gelben Krusten – ganz charakteristisch für dieses Mittel. Schwielen an den Händen und Füßen lassen den Therapeuten an *Graphites* denken. Die Verschlimmerung aller Symptome am Abend ist oft sehr ausgeprägt.

Lycopodium clavatum → Ein sehr wertvolles Mittel bei Ekzemen. Starker Juckreiz, blutet beim Kratzen; Verdauungsstörungen. Bulimie, bei der das Verlangen nach wenigen Bissen gestillt ist. Flatulenz, die nicht durch das Abgehen von Gasen erleichtert wird. Ich erwähne diese Symptome, weil sie das genaue Gegenteil von *Carbo vegetabilis* sind und *Carbo vegetabilis* ebenfalls sehr erfolgreich zur Behandlung von chronischem Ulcus cruris bei älteren Patienten eingesetzt werden kann. In vielen Fällen empfiehlt es sich, abwechselnd mit *Calcium fluoratum* zu behandeln.

Nitricum acidum → Passend für Juckreiz und Ekzem, Rhagaden und feuchte (Krankheits-)Zustände.

Petroleum → Chronisches Ekzem im Herbst und Winter mit rissiger Haut, die schlecht heilt.

Sepia officinalis → *Sepia* ist das herausragende Mittel für Ekzeme während oder gegen Ende des Klimakteriums in Verbindung mit kleinen, sehr stark juckenden Bläschen an den Fingern, die durch Wasser verschlimmert werden. Natürlich müssen auch andere *Sepia*-Symptome vorhanden sein. Treten die Symptome im Sommer auf, solllte man sicher sein, dass es sich nicht um eine Fußpilzinfektion handelt. In solchen Fällen sollte man auf eine antiparasitische Behandlung zurückgreifen und ein Konstitutionsmittel verabreichen, z.B. *Calcium* oder *Silicea*.

Silicea terra → Ein Konstitutionsmittel, mit dem man es in vielen Fällen immer wieder versuchen sollte.

Thuja occidentalis → *Thuja* kann zur Behandlung von seborrhoischem Ekzem des Gesichts eingesetzt werden, vor allem dann, wenn der Patient fettige Haare hat. Das trifft meist auf Frauen zu, bei denen der Thuja-Konstitutionstypus deutlich ausgeprägt ist.

All diese Mittel sind besonders nützlich:

- ***bei chronischen Fällen, die durch eine Stoffwechselstörung entstehen***
- ***wenn sie vom Konstitutionstypus her indiziert sind***

Für ein akutes Ekzem mit Hautrötung, Schwellung und Bläschenbildung sollten die folgenden Mittel in Betracht gezogen werden:

Apis mellifica → Ödeme der Haut, stechende Schmerzen, kein Durst.

Belladonna → Wenn die Haut stark spannt und heiß ist; bei Infektionskrankheiten und Verdauungsstörungen.

Cantharis vesicatoria → Bei einem akuten Cantharis-Ekzem treten vorher oder direkt danach Blasenbeschwerden auf.

Rhus toxicodendron → Akute Blasen auf der Haut, starker Juckreiz und Brennen. Oftmals nach Erkältungen und bei Wetterumschwüngen.

Man sollte auch eine Behandlung mit *Ameisensäure* in Erwägung ziehen (oral oder vorzugsweise hypodermisch bzw. intravenös in den mittleren wässrigen Potenzen).

Homöopathische Mittel bei chronischem Ekzem

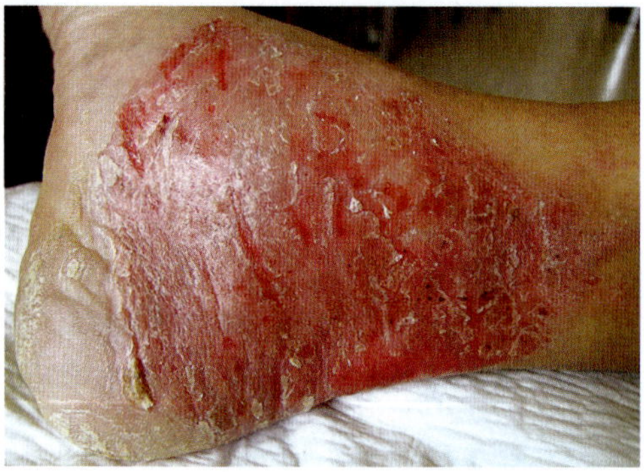

Abb. 29: Chronisches Fußekzem

Aethiops antimonalis → Passt typischerweise auf Personen mit einer skrofulösen oder syphilitischen Diathese, die leicht zur Eiterbildung neigen. Charakteristisch für die Läsionen ist die Bildung von dicken Krusten mit Eiter unter den Absonderungen, die extrem scharf sind. Ekzeme nach Quecksilbermissbrauch.

Aethusa cynapium → Ekzeme bei Kindern, vor allem während des Zahnens. Typischerweise sind die Hautpartien im Bereich der Gelenke betroffen, mit Juckreiz und brennender Empfindung, > lokale Hitzeanwendungen. Die Haut ist kalt und bedeckt von kaltem, klammem Schweiß. Lymphdrüsen schwellen wie Perlenstränge an. Der Ausschlag juckt, sobald er Hitze ausgesetzt wird.

Alnus rubra → Ekzeme, vor allem an den Fingern, typischerweise mit Krusten und Pusteln mit unangenehmem Geruch, in Verbindung mit Verdauungsstörungen. Ekzeme, die zur Geschwürbildung neigen, entzündet aussehendes Ekzem in Verbindung mit vergrößerten Drüsen.

Alumina → Kopfhaut, Nägel. Die Ausschläge sind feucht, schuppig und schorfig mit einer nagenden, juckenden Empfindung. Kratzen führt zu Bluten, < abends, < an jedem zweiten Tag, < Bettwärme, < bei Voll- und Neumond, < durch Kartoffelessen, > an der frischen Luft. Trockene Haut, sogar bei heißem Wetter. Die Haut fühlt sich an, als sei Eiweiß darauf getrocknet. Ekzeme, die periodisch auftreten, vor allem im Winter.

Ammonium carbonicum → Gelenkbeugen der Extremitäten, Exkoriation zwischen den Oberschenkeln, oberhalb der Genitalien und an den Armen. Ekzeme bei Personen mit einer skrofulösen Diathese, die eine Abneigung gegen das Waschen haben. < nasse Anwendungen. Heftiges Jucken nach dem Kratzen, brennende Blasen entstehen. Abschilferung der Haut an den Handinnenflächen.

Ammonium muriaticum → Hände, Handgelenke, Schultern, Fingerspitzen. Ekzeme in Verbindung mit Abschilferung der Haut, mit einer feinen, braunen Exfoliation. Juckreiz > mit kaltem Wasser benetzen, abends; blutet leicht bei Berührung und Reibung. Das Ekzem ist < während der Menstruation. Personen, die korpulent und gefräßig sind, mit schlaffen Muskeln und zu häufigen Verdauungsbeschwerden, wie z. B. Erbrechen und Durchfall, neigen. Die Hautausschläge bluten beim Kratzen. Die Hautsymptome wechseln sich mit Asthma ab.

Anacardium occidentale → Finger, Lider, Gesicht, Skrotum, Oberkörper, im Bereich des Halses. Bläschen entwickeln sich schnell zu Pusteln. Multiple Bläschen, die später konfluieren und eine gelbe, transparente Flüssigkeit absondern, die sich verhärtet und eine Kruste bildet. Die Absonderungen sind scharf und wundfressend. Der Hautausschlag breitet sich in der Regel von links nach rechts aus. Juckreiz < Kratzen. Ekzeme bei Menschen, die die neurotische Persönlichkeit nervöser, hysterischer Frauen besitzen.

Anthrakokali → Hände, Schienbein, Schultern, Fußrücken, Skrotum. Fast papulöser Hautausschlag, der zur Bläschenbildung neigt. Juckreiz < nachts, verschwindet tagsüber. Hautausschläge, die sich bessern, sobald der Vollmond erscheint. Die Haut neigt zur Riss- und Geschwürbildung. Personen mit einer biliösen Affektion und intensivem Durst.

Antimonium crudum → Gesicht, Genitalien, Extremitäten, Nacken, Oberkörper, Rücken. Ekzeme bei Personen, die sehr gefräßig sind und häufig Magenbeschwerden haben. Eiternder, gelber, verkrusteter Hautausschlag, der bei Berührung schmerzt und sich leicht ablösen lässt; grüner, seröser Eiter sickert darunter hervor. Die dicke, harte, gelbe Kruste reizt die umliegenden Partien und juckt heftig, < durch Umschläge, Baden, Arbeiten im Wasser, Alkohol und Sonne.

Antimonium tartaricum → Impetiginöses Ekzem, Bläschen, die von einem roten Hof umgeben sind, mit Juckreiz hauptsächlich über der Nase, im Nacken, an den Schultern und hinter den Ohren; die Hautausschläge hinterlassen eine bläulich rote Stelle. Indiziert bei Personen, bei denen Beschwerden durch Impfungen auftreten.

Apis mellifica → Die Hautausschläge stechen und brennen wie Bienenstiche, sind berührungsempfindlich, hauptsächlich an umschriebenen Stellen, die über den ganzen Körper verteilt sein können und Jucken und Ruhelosigkeit verursachen. < durch Hitze, < durch Entblößen. Die Haut ist trocken und heiß im Wechsel mit Schweißausbrüchen. Ekzeme als Folge von unterdrückten Hautausschlägen.

Arsenicum album

→ Kopfhaut, Gesicht, Extremitäten, Genitalien, Haaransatz. Die Hautausschläge sind trocken und schuppig, oder mit Bläschen, und haben faule und scharfe Absonderungen. Empfindung von Jucken und Brennen, < nachts, < durch kalte Luft, Kratzen, > warme Anwendungen.

Arsenicum iodatum

→ Bart. Ekzeme bei Personen mit einer tuberkulösen, skrofulösen oder syphilitischen Diathese. Kleine Bläschen, die aufbrechen und eine scharfe Flüssigkeit absondern und sehr stark jucken und brennen. < nachts, kalte Anwendungen. < durch Waschen.

Asterias rubens

→ Ekzeme auf den Oberschenkeln, Beinen, Knöcheln und am Spann. Bläschen brechen auf und bilden kleine Geschwüre, die sich oberflächlich ausbreiten. Typischerweise sind Personen mit einer kanzerösen, skrofulösen oder sykotischen Diathese betroffen. Das Ekzem ist in der Regel linksseitig.

Barium carbonicum

→ Feuchter, vesikulärer Ausschlag, der eine dicke Kruste bildet, mit Jucken und Brennen, verursacht Haarausfall; die Haut ist feucht und wund. Ekzeme bei korpulenten, minderwüchsigen Kindern mit geschwollenen Lymphdrüsen und vergrößerten Tonsillen, die sich leicht erkälten.

Berberis aquifolium

→ Kopfhaut, breitet sich über das Gesicht und den Nacken aus. Trockenes Ekzem bei Personen mit chronischen katarrhalischen Affektionen. Jucken der Kopfhaut gefolgt von starker Schuppenbildung.

Berberis vulgaris

→ Anus und Hände. Ekzeme bei Personen mit arthritischen Beschwerden und Beschwerden der Harnwege, einschließlich der Nieren. Hautausschläge, die braune Flecken hinterlassen.
Starker Juckreiz und Brennen. < durch Kratzen, > durch kalte Anwendungen. Begrenzte Pigmentierung als Folge von ekzematösen Hautausschlägen.

Borax veneta

→ Finger, Zehen und Nägel. Empfindung von Jucken und Stechen. Die Haut sieht trocken, runzelig und welk aus. Die Ekzeme neigen selbst bei der leichtesten Reibung zur Geschwürbildung.

Bovista lycoperdon → Handrücken (Bäckerekzem), Mund, Nasenlöcher, Ellenbeugen und Kniekehlen. Wenn die Haut durch wiederholtes Waschen gereizt wird. Ausschläge feucht und vesikulär mit dicken Krusten oder Schorf, unter denen Eiter sitzt.
Der Juckreiz wird nicht durch Kratzen gebessert, < durch Wärme. Die Haut fühlt sich schlaff an. Stumpfe Gegenstände hinterlassen tiefe Abdrücke auf der Haut.

Bromum → Bedeckt die gesamte Kopfhaut, wie Schorf, mit schmutzig aussehenden, übel riechenden Absonderungen. Die Kopfhaut ist berührungsempfindlich. Reichliche feuchte Ausschläge in den Achselhöhlen und am Perineum.

Caladium seguinum → Brennendes, vesikuläres Ekzem auf dem Oberkörper, am Unterarm und an der Vulva. Das Ekzem wechselt sich mit Asthma ab. Der Schweiß ist so süß, dass er Fliegen anzieht.

Calcium carbonicum → (Ekzem) am Hinterkopf, breitet sich von dort über das Gesicht aus. Nacken, um den Nabel herum, in den Gelenkbeugen der Extremitäten, Kopfhaut. Großer, dicker, gelber Schorf mit dickem, mildem Eiter unter der Kruste; der Juckreiz ist nicht sehr stark, dennoch neigt der Patient dazu, beim Aufwachen die Kopfhaut blutig zu kratzen. Hautausschläge < durch Wasser. Ausschläge in Verbindung mit kalten Füßen, als steckten sie in feuchten Socken, kreidiger Stuhl; die Haut neigt zur Geschwürbildung.

Calcium sulphuricum → Auf der Kopfhaut und an den Extremitäten bildet sich grünlicher, bräunlicher oder gelblicher Schorf. Starker Juckreiz gefolgt von Kratzen und Bluten, < durch warme Anwendungen, > durch kalte Anwendungen. Die Haut ist ungesund und neigt zu Abszessen und Karbunkeln. Die Absonderungen sind gelb, dick und klumpig.

Cantharis vesicatoria

→ Kopfhaut, Genitalien, Extremitäten. Fängt an einer kleinen Stelle an und breitet sich von da großflächig aus, mit wässrigen Absonderungen unter der Kopfhaut. Starkes Brennen mit Juckreiz, < durch Wärme, > durch kalte Anwendungen. Ist typischerweise rechtsseitig. In Verbindung mit Beschwerden der Harnwege.

Causticum

→ Nacken, im Bereich der Brustwarzen und des Mundes. Juckreiz < nachts, abends, an der frischen Luft, es bildet sich eine dicke Kruste, die zur Geschwürbildung neigt. > durch Hitze, Bettwärme. Indiziert in Fällen, bei denen Hautausschläge durch lokale Applikationen von Sulfur oder Merkur unterdrückt werden.

Chelidonium majus

→ Knöchel und Füße. Chronisches Ekzem mit charakteristischer Bläschenbildung, Pusteln und Schorf und exzessivem Juckreiz, > durch Essen. Die Lippen und die Haut oberhalb der Nase sind ebenfalls betroffen, wo sich schmerzhafte Bläschen und Pusteln bilden, die später verkrusten. Ist meist rechtsseitig und indiziert bei Personen, die ebenfalls unter biliösen Affektionen und Lungenkrankheiten leiden.

Chrysarobium

→ Ohren, Augen, Beine und Oberschenkel. Trockene, schuppige Ausschläge mit Schorf und eitrigen Bläschen mit faul riechenden Absonderungen, die verkrusten, zur Konfluierung neigen und dann den Anschein erwecken, eine einzige, großflächige Kruste bedecke den gesamten Bereich.

Cicuta virosa

→ Kopfhaut, Kinn, Oberlippe. Weißlicher Schorf mit nässenden, eitrigen Hautausschlägen, die später konfluieren und zu einer harten, gelben Kruste austrockenen, die wie getrockneter Honig aussieht. Bei diesem Ekzem gibt es absolut keinen Juckreiz. Die Unterdrückung des Ekzems führt zu Gehirnerkrankungen.

Clematis erecta → Hinterkopf, Nacken, Gesicht, Unterschenkel. Heftiger Juckreiz mit reichlicher Abschilferung, Bläschen und Pusteln. Ätzen die Haut in sehr kurzer Zeit und entwickeln sich schließlich zu flachen, fressenden Geschwüren mit dicken Krusten. Hauttausschläge sind bei zunehmendem Mond feucht, bei abnehmendem Mond trocken. < durch Waschen mit kaltem Wasser. Das Ekzem entsteht nach einer unterdrückten Gonorrhoe mit vergrößerten Drüsen.

Comocladia dentata → Extremitäten, im Bereich der Augen. Überall auf der Haut sind Rötungen mit multiplen Pusteln zu finden. Ekzeme, die periodisch wieder auftreten. Juckreiz < durch Wärme, < nachts, > durch Kratzen, > an der frischen Luft.

Conium maculatum → Gesicht, Arme, Venushügel. Feuchte Bläschen mit bläulichen, klebrigen Absonderungen, die harte Krusten bilden. Juckreiz < durch Kratzen. Ekzeme, die bei älteren Menschen nach Überhitzung entstehen.

Copaiva officinalis → Kleine Bläschen, Juckreiz, Stechen mit heftiger Entzündung an den betroffenen Stellen. Abtragung des Epitheliums.

Croton tiglium → Gesicht, Genitalien, Lider, Fußsohlen, Schläfen, Scheitel. Kleine Bläschen, Pusteln und Blasen, die in Gruppen auftreten und auch platzen können. Heftiger Juckreiz, Brennen < nach dem Essen, < nachts, > durch sanftes Reiben, > nach dem Schlafen.

Curare → Gesicht und hinter den Ohren, bei skrofulösen Kindern. Kleine Bläschen am Skrotum mit serösen Exsudationen, die eine squamöse Kruste bilden, mit starkem Juckreiz, < abends und nachts.

Dulcamara → Kopfhaut, Wangen, Stirn, Kinn, Extremitäten. Juckende Bläschen, die zum Eitern übergehen und von einer dicken, braunen oder gelblichen Kruste bedeckt werden. Die Absonderungen vergröbern die Haut, was zum Haarausfall führt. Juckreiz gefolgt von Kratzen und Bluten. Der Juckreiz nimmt ab, sobald sich die Kruste bildet, bleibt aber berührungsempfindlich und blutet nach dem Kratzen. Das Ekzem wird in der Regel vor der Menstruation schlimmer.

Euphorbia lathyris → Beginnt im Gesicht und breitet sich von dort über den ganzen Körper aus. Charakteristische juckende und brennende Empfindung. Wenn das Ekzem aufgekratzt wird, bilden sich tiefe, ausgefranste Geschwüre. < durch Berührung, kalte Luft, > durch das Auftragen von mildem Öl.

Graphites → Hautfalten, Scheitel, Kopfhaut, Ohren, Extremitäten, im Bereich des Anus. Ekzem – feucht und schorfig, bildet eine schmutzige Kruste, die nässt, mit faulen, scharfen Absonderungen; lässt das Haar zusammenkleben und führt zu tiefen Rhagaden mit Geschwürbildung. Beim Kratzen bluten die Ausschläge leicht. Die Haut ist extrem trocken und schwitzt nicht. Ekzeme bei korpulenten, blonden Frauen mit spärlicher Menstruation, < durch Hitze, > durch Kälte.

Hepar sulphuris → Kopfhaut, Genitalien, Hautfalte zwischen Skrotum und Oberschenkel. Der Hautausschlag ist faul und feucht und neigt zur Geschwürbildung; sie (die Geschwüre) sind wund und sehr berührungsempfindlich. Heftiger Juckreiz morgens beim Aufstehen. Dünne, scharfe, übelriechende Absonderungen vom Ekzem. Ekzeme bei Personen mit kalten Handinnenflächen und Fußsohlen.

Hydrastis canadensis → Am Haaransatz der Stirn. < aus der Kälte in ein warmes Zimmer kommen, nässt nach dem Waschen; Juckreiz bei Wärme; Kopfhaut und Gesicht sind mit einer dicken Kruste bedeckt, die beim Entfernen rote, wunde Stellen erkennen lässt. Ekzeme bei Personen, die reichlich schwitzen und zu ungesunder Haut neigen.

Juglans cinerea → Untere Extremitäten, Kreuzbein und Hände. Juckreiz in Verbindung mit Brennen und Rötung. Ekzema simplex auf dem Oberkörper mit Jucken und Stechen bei Erhitzung, vor allem bei übermäßiger körperlicher Anstrengung. Ekzeme in Verbindung mit Verdauungsstörungen, Reizung der Bronchien und skrofulösen Schwellungen. Juckreiz auf den Armen > durch Kratzen.

Juglans regia → Hinter den Ohren bei Kindern. Vesikuläre Hautausschläge mit Juckreiz in Verbindung mit brennenden Bläschen, die bevorzugt auf rissiger Haut auftreten. Grünliche Absonderungen, die das Bettlaken steif werden lassen; große, mit Blut gefüllte Beulen auf den Schultern und im Bereich der Leber, die sehr schmerzhaft sind. Juckreiz bei unruhigem Schlaf mit Träumen und Erektionen.

Kalium arsenicosum → Trockene, schuppige Ekzeme, die bevorzugt in den Ellenbeugen und den Kniekehlen auftreten. Starker Juckreiz < durch Wärme, < beim Laufen, < beim Entkleiden. Ekzeme bei Personen mit malignen Erkrankungen.

Kalium bichromicum → Beginnt und breitet sich auf den Ohren aus mit einer grünlichen Kruste, aus der eine dicke, weißliche Substanz sickert. Die Hautausschläge neigen zur Geschwürbildung. Ekzeme bei Personen mit unterdrücktem Katarrh. Ekzem, Magenbeschwerden und Rheumatismus wechseln sich ab. Empfindung von Jucken < durch Hitze und heißes Wetter.

Kalium bromatum → Oberkörper, Schultern, Beine. Feuchter Hautausschlag, der später zu Pusteln übergeht und sich letztendlich abschuppt.

Kalium carbonicum → Auf dem Unterleib und um die Brustwarzen herum. Empfindung wie vom Brennen eines Senfpflasters auf dem Ekzem. Die Ausschläge sind zuerst trocken, werden aber durch Kratzen feucht.

Kalium muriaticum → Ekzeme nach Impfung mit nässender, entzündeter Haut. Weißliche, opake, schleimeitrige Absonderungen. Ekzeme durch unterdrückte Magen- und Menstruationsbeschwerden.

Kalium sulphuricum → Reichliche Abschilferung; Abschuppung des Epitheliums, so dass die unteren Strukturen frei liegen, feucht und klebrig. Die Absonderungen sind gelb und klebrig. Heftiger Juckreiz und brennende Empfindung > Benetzen mit sehr heißem Wasser.

Lappa → Kopf und Gesicht. Feuchte Hautausschläge, aus denen faule Absonderungen nässen. Bildung einer gräulichen, weißen Kruste, die das Haar an dieser Stelle zerstört. Neigt zu Beulen auf der Haut.

Ledum palustre → Chronischer Alkoholismus. Trockene Ekzeme mit einer Empfindung, als ob Läuse über die Haut krabbelten. Die Ausschläge beschränken sich auf die bedeckten Körperstellen. Empfindung von Juckreiz < durch Hitze, nachts, durch Bewegung.

Lycopodium clavatum → Beginnt am Hinterkopf und an den Händen. Dicke Krusten, die leicht bluten und eine faule Feuchtigkeit abgeben. Heftiger Juckreiz < 16.00 – 20.00 Uhr, durch Erhitzen, < durch Umschläge. > durch kalte Luft, durch Aufdecken der betroffenen Teile. Ekzeme in Verbindung mit Erkrankungen der Harnwege, des Magens und der Leber. Neigt zu Blutblasen und Abszessen.

Manganum aceticum → Chronisches Ekzem mit Amenorrhoe, < während der Menstruation und der Menopause, durch Schwitzen. Juckreiz > durch Kratzen. Jucken auf den Handinnenflächen, mit roten Punkten, die Lippen sind wund. Rhagaden mit Wundheit in den Gelenkbeugen. Tiefe Risse in den Ellenbeugen etc. Brennen an kleinen, roten Stellen auf dem Oberkörper, den Armen, Händen und Füßen, in Begleitung von Rheumatismus.

Mercurius solubilis → Feuchte Ekzeme. Die Hautausschläge sind feucht mit faulen, dicken und gelblichen Absonderungen oder Krusten auf der Kopfhaut. Vesikuläre und pustuläre Ausschläge, die einen unregelmäßigen Rand haben. Der Juckreiz ist schlimmer durch Bettwärme mit Schmerzen durch Kratzen und einer Neigung zum Bluten. Exzessive Gerüche. Zäher Schweiß, schlimmer nachts. Die Beschwerden verschlimmern sich nachts und in der Ruhe. Alles wird von einer großen Müdigkeit und Erschöpfung begleitet.

Mercurius dulcis → Ekzeme über den ganzen Körper – die Ausschläge bestehen aus runden, kupferfarbenen Flecken mit trockenen Papeln in der Mitte. Entzündung mit plastischen Exsudaten. Die Haut ist schlaff und schlecht genährt mit geschwollenen Drüsen.

Mezereum → Auf Hautpartien, die wenig Fettgewebe haben. Unerträglicher Juckreiz, der den Patienten dazu zwingt, sich zu kratzen und seine Position zu ändern. Bläschen, die mit serösen Exsudaten gefüllt sind, vor allem auf der Nase und dem Rücken. Juckreiz < im Bett, bei Berührung, Brennen und Stellungswechsel nach dem Kratzen.

Schorf wie Fischschuppen auf dem Rücken, dem Oberkörper, den Oberschenkeln und der Kopfhaut. Die Borken sind dick, lamellenartig, wie Rypia, bluten unter der Kruste, sehen aus wie Kreide und breiten sich bis zu den Augenbrauen aus. Nacken und Hals. Honigartige Kruste oberhalb des Mundes und den Wangen, schlimmer beim Entkleiden. Die Ausschläge werden geschwürig und bilden dicke Borken, unter denen eine eitrige Substanz hervorsickert. Ausgeprägter Durst und eine skrofulöse Diathese.

Muriaticum acidum → Ekzeme auf dem Handrücken und dem Gesicht. Papuläre und vesikuläre Ausschläge mit heftigem Juckreiz. Blutblasen, die bei Berührung stechen. Geschwüre, schmerzhaft, tief, faulig, mit Borken bedeckt, auf den Unterschenkeln, mit Brennen an den Rändern. < bei feuchtem Wetter, vor Mitternacht. Ausgeprägte Ruhelosigkeit, der Patient wechselt häufig die Lage, wird aber schnell schwach und sehr erschöpft.

Natrium arsenicosum → Squamöse Ausschläge, dünn und weiß, wenn man sie ablöst, hinterlassen sie eine leicht gerötete Haut; falls Schuppen zurückbleiben, fangen sie an zu jucken. Schlimmer in der Wärme und durch körperliche Anstrengung.

Natrium carbonicum → Ekzema solaris. Schwitzt leicht. Große Schwäche durch Sommerhitze. Die Haut ist trocken, rau und rissig mit Juckreiz, als wären Flöhe am ganzen Körper. Fingerspitzen, Fingerknöchel und Zehen, Handrücken. Die Fußsohlen sind roh und wund mit stellenweisen, in Kreisen angeordneten, vesikulären Ausschlägen. < in der Sommerhitze, Sonne, durch geistige Anstrengung, den kleinsten Luftzug.

Natrium muriaticum → Am Haaransatz der Kopfhaut; in Hautfalten, an den Fingerknöcheln, hinter den Ohren, am Mund und auf den Lidern. Personen mit fettiger/trockener, grober, ungesunder Haut, die immer < am Meer. Ekzeme bei Personen, die tendenziell zu viel Salz zu sich nehmen; rotes, rohes, entzündetes Ekzem. Das Ekzem gibt eine wundfressende Flüssigkeit ab, besonders um 10.00 Uhr morgens, bei Wärme und während körperlicher Anstrengung. Die Absonderungen lassen nach, wenn der Patient sich hinlegt.

Natrium sulphuricum → Feuchtes Ekzem, das viel nässt. Die Sekrete sind eher wässrig als klebrig. Vesikuläres Ekzem mit dünnen, wässrigen Absonderungen, die aus steifen, geschwollenen Fingern herausquellen. Die Handinnenflächen sind roh und wund und mit feinen Blasen bedeckt. Juckreiz < beim Entkleiden.

Nitricum acidum → Anus, Scheitel, Schläfen, Genitalien, Gehörgang. Ekzeme am Anus mit lange anhaltenden Schmerzen nach dem Stuhlgang. Die Hautausschläge bluten leicht beim Kratzen mit Splitterschmerzen. Passt gut bei Personen mit einer Veranlagung zu Gicht und zu Personen mit einem starken Verlangen nach Süßigkeiten.

Oleander → Sehr empfindliche Haut mit Ausschlägen, die heftig jucken, bluten und nässen. Der Patient schwitzt nicht. Vesikuläre Ausschläge auf der Kopfhaut bei Kindern. Feuchte, schuppige und juckende Ausschläge am Hinterkopf und hinter den Ohren. Juckreiz wie von Läusen. Die Symptome bessern sich zuerst durch Kratzen, werden anschließend jedoch schlimmer.

Petroleum → Hinterkopf, Skrotum, Perineum, Oberschenkel, Handrücken, Zehenzwischenräume. Entzündete Haut heilt schlecht ab. Die Hautsymptome sind immer schlimmer im Winter. Gelbgrüne dicke Borken auf Gesicht und Hals, reichliche und abschilfernde Absonderungen. Schmerzen an den entblößten Stellen wie von leichten Verbrennungen. Juckreiz, feuchte, wunde Stellen oder Risse auf der Haut. < bei Berührung, Kontakt mit der Kleidung, durch Kratzen. < durch Baden, kalte Luft, vor und während eines Gewitters, durch Bettwärme.

Beschwerden durch unterdrückte Hautausschläge. < nachts (vor allem die Ausschläge und der Juckreiz am Skrotum). Große Empfindlichkeit der Hautoberfläche. Fürchterliche Irritation am ganzen Körper, besonders stark auf der Vagina, am Anus und auf dem Perineum, hält vom Schlafen ab.

Phytolacca decandra → Die Haut ist eingesunken, heiß und trocken; blasse, papulöse und pustulöse Läsionen. Erythematöse Flecken, unregelmäßig, leicht erhöht, blassrot, die sich zu dunkelroten oder violetten Flecken entwickeln. Juckreiz < Kratzen, zu wund, um jegliches Kratzen zuzulassen. < durch feuchtes Wetter, nachts, > durch Wärme, trockenes Wetter. Wehtun, Wundheit, Ruhelosigkeit und Erschöpfung sind die ausgeprägten Begleitsymptome in Zusammenhang mit Erkrankungen der Drüsen.

Pilocarpus microphyllus → Trockenes Ekzem. Hartnäckige Trockenheit der Haut. Exzessives Schwitzen an allen Körperteilen. Einseitiges Schwitzen. Hat eine stark anregende Wirkung auf das Drüsengewebe.

Plumbum metallicum → (Die Haut ist) rau, trocken, schuppig und fühlt sich trocken und kühl an. Seröse Infiltrationen mit einer aufgedunsen aussehenden, gelben oder bläulich blassen Haut. Die Haut ist runzelig und vertrocknet und spannt über den Knochen. Der Patient ist empfindlich gegen frische Luft und gegen Berührung, besonders an den Armen und Lidern.

Primula obconica → Feuchtes Ekzem im Gesicht. Papuläre Ausschläge am Kinn. Papuläre und abschilfernde Ausschläge an den Armen, Handgelenken, Unterarmen und Händen. Hautausschläge zwischen den Fingern, violette Flecken auf den Handrücken. Kleine Papeln auf leicht erhöhtem Untergrund. Rissige Haut über den Gelenken und Fingern. Hautsymptome werden von Fiebersymptomen begleitet. Großer Juckreiz, schlimmer nachts, rot und geschwollen wie ein Erysipel.

Psorinum → Ekzematöse Hautausschläge nach heftiger körperlicher Verausgabung, begleitet von einem Gefühl der Anspannung und der Schwellung. Hinter den Ohren, auf der Kopfhaut, in den Ellenbeugen und in den Achselhöhlen; begleitet von Abszessen der Knochen; feuchter Ausschlag im Gesicht. Wunde, rote, nässende Borken im Bereich der Ohren. Unerträglicher Juckreiz und Ekzem mit übelriechenden Absonderungen hinter den Ohren. Hautausschläge – kleine Bläschen, die sich nach kurzer Zeit mit gelber Lymphflüssigkeit füllen, wundschmerzend bei Berührung.

Verkrustete Ausschläge überall auf der schmutzig aussehenden Haut. < bei kaltem Wetter, Wetterveränderungen bei heißem Sonnenschein, durch Kälte, fürchtet den leisesten Luftzug oder das kleinste bisschen kalte Luft. > durch Hitze, warme Kleidung, im Sommer. Passend für psorische Konstitutionstypen, die zu Erkrankungen der Drüsen und der Haut in Verbindung mit Durchfall neigen.

Ranunculus bulbosus → Vesikuläre und pustuläre Hautausschläge mit Verdickung der Haut, es bilden sich harte Schuppen wie Honig. Der vesikuläre Ausschlag im Gesicht sieht aus wie von einer Verbrennung, brennt als wäre die Haut verbrüht, im Anschluss an die Bläschen bilden sich Borken und danach wieder Bläschen, begleitet von Brennen und Jucken. Grober Juckreiz im Bereich des Daumenballens. Ameisenlaufen auf den Fingern, < an der frischen Luft, atmosphärische Veränderungen, nasses, stürmisches Wetter, kalte Luft.

Rhus toxicodendron → Genitalien. Feine vesikuläre, verkrustete, ekzematöse Hautausschläge. Brennende ekzematöse Ausschläge, die zur Schuppenbildung neigen. Juckreiz schlimmer an behaarten Stellen. Feuchte Ausschläge auf dem Kopf, die mit kleinen gelben Bläschen mit rotem Hof beginnen, und dicke, verhornte Krusten und Borken bilden, die das Haar zerstören. < Wetterwechsel, nasses Wetter, im Winter.

Rhus venenata → Vesikuläre Ausschläge mit starkem Juckreiz, > Benetzen mit heißem Wasser, < nachts. Trockene Hautausschläge auf dem Handrücken im Winter, die im Frühjahr wieder verschwinden.

Ruta graveolens → Handinnenflächen, Hände und Füße mit unerträglichem Juckreiz. Juckreiz < nach dem Verzehr von Fleisch.

Sarsaparilla officinalis → Ausgezehrte, vertrocknete Haut, die in Falten liegt. Die Haut unter dem Ausschlag ist entzündet, die Krusten trennen sich, wenn an der frischen Luft, und die benachbarte Haut wird rissig. < im Sommer, Frühling, Missbrauch von Quecksilber, abends im Bett, morgens beim Aufstehen.

Sepia officinalis → Gesicht, Scheitel, Hinterkopf, Gelenkbeugen. Während der Schwangerschaft und Stillzeit. Juckende Bläschen und Pusteln mit Wundheit der Haut. Die Hautausschläge sind trocken oder feucht und die Absonderungen reichlich übelriechend, flüssiger Eiter, der im trockenen Zustand rissig wird und sich abschält. Juckende Bläschen und Pusteln mit Wundheit der Haut. Der Juckreiz wird durch Kratzen zum Brennen. < an der frischen Luft. > im warmen Zimmer.

Silicea terra → Hinter den Ohren, am Skrotum, an den Händen, auf der Kopfhaut und im Nacken. Juckende, brennende, übelriechende Ausschläge, die zu eitrigen Schuppen übergehen. Die Haut ist kälteempfindlich, > durch warmes Einpacken. Ungesunde Haut, jede Verletzung eitert. Schmerzhafte, pustuläre Hautausschläge, die zu Geschwüren auf der Stirn, dem Hinterkopf, dem Sternum und der Wirbelsäule führen. Juckreiz am ganzen Körper, wie Ameisenlaufen oder schießend < nachts.

Repertorium

aeth, alum, alum-p, alum-sil, alumn, am-c, am-m, anac, ant-c, arg-n, ars, ars-i, ars-s-f, ars-s-r, astac, aur, aur-ar, aur-m, aur-s, bar-m, bell, berb-a, borx, bov, brom, bry, calad, calc, calc-s, calc-sil, canth, carb-ac, carb-v, carbn-s, carc, caust, cere-b, chin, cic, clem, cod, com, cop, crot-t, cur, cycl, dulc, fago, ferr-s, fl-ac, graph, hep, hydr, iodof, iris, jug-c, jug-r, kali-ar, kali-bi, kali-c, kali-chl, kali-m, kali-s, kali-sil, kreos, lach, lappa, led, lith-c, lyc, med, merc, merc-c, merc-i-r, mez, napthin, nat-m, nat-p, nat-s, nit-ac, olnd, osm, petr, ph-ac, phos, phyt, pip-m, pix, prim-o, prim-r, psor, pyrog, rad-br, ran-b, rhus-d, rhus-t, rhus-v, polyg-xyz, sanic, sars, sep, sil, skook, solid, staph, sul-i, sulph, tarent, tell, thuj, thyr, tub, vac, vinc, viol-t, zinc, xero, x-ray.

- **Absonderungen,**
  - wundfressend: ars, clem, graph, merc-iod, nat-m, sulph.
  - honigfarben: nat-p.
  - gelb, scharf, nässt unter der Kruste hervor: staph.
  - gelb, schleimig, manchmal klebrig oder wässrig: kali-s.
- **abwechselnd,** inneren Affektionen, mit: graph.
- **akute Form:** acon, anac, bell, canth, chin-s, crot-t, mez, rhus-t, sep, vac.
- **Anämie, mit:** calc-p.
- **Anstrengung,** nach jeder starken körperlichen, begleitet von einer Empfindung von Spannung und Schwellung der Finger, der Handrücken, des Genicks und im Bereich der Ohren: psor.
- **Betrunkenen, bei:** led.
- **Bläschen,** kleine, im Bereich der Gelenke, jucken, trocknen schnell aus und kommen oft wieder: phos.
  - Bläschen, kleine, kleiner und flacher als bei einem merkurialen Ekzem: cop.
- **blutet leicht** und ist mit dicken Krusten bedeckt, unter denen sich eine faule Absonderung befindet: lyc.
- **Borken,** kleine, dünne, weiße, auf der Hautoberfläche: merc.
- **borkig:** kreos.
  - borkig, sondert eine wundfressende Flüssigkeit ab, die das Haar zerstört, schlimmer am Haaransatz: nat-m.
- **Brennen:** ars, canth, merc, rhus-t, sulph.
  - Brennen, schlimmer durch Berührung, Reiben, abends und in der Nacht: merc.
  - brennt bei Berührung: canth.
  - stechend, fein: merc.
- **cremig,** Sekretion: nat-p.
- **Entzündung,** frühes Stadium: canth.
- **Exkoriation:** ars, canth, clem, graph, hep, merc, nat-m, rhus, sulph.
- **Exsudat,** trocknet zu harten, zitronenfarbenen Schuppen aus: cic.
- **Faulig:** ars, graph, hep, lappa, lyc, merc, psor, rhus, sep, sil, staph, sulph, vinc.
- **feucht:** brom, calc, clem, dulc, graph, hep, kali-br, kali-m, lyc, merc.
  - juckt fürchterlich, schlimmer durch Waschen in kaltem Wasser, durch Bettwärme und durch nasse Umschläge: clem.
  - manchmal trocken, bildet gelbe Krusten: merc, mez, nat-m, phyt, rhus, sep, sil, staph, sulph, vinc.
  - nässend, aus entzündeter Haut: kali-m.
  - reichlich nässend, Absonderungen eher wässrig als zäh: nat-s.
  - wund nach dem Kratzen: petr.
- **Fieber, mit:** acon, bell, dulc, petr, phos.

- **figuriert:** ars, calc, clem, con, dulc, graph, lyc, merc, thuja, sulph.
  - Ausbreitung, neigt zur: merc.
  - Magenbeschwerden, mit: iri.
  - Quecksilber, nach dem Missbrauch von, bei psorischen Konstitutionen: clem.
- **gelbe Krusten** und entzündete Stellen drum herum nach dem Kratzen: merc.
- **Geschwür,** großes, umgeben von kleineren, manche heilen, andere sind bereits verheilt: phos.
- **Gesichtsfarbe,** fahl: lac-d.
- **Harnwege,** mit Beschwerden der Leber, des Magens und der: lyc.
- **heftig und hartnäckig,** an den Körperstellen, die schwitzen und giftigen Dämpfen ausgesetzt sind: merc-c.
- **Hypertrophie,** der Haut, dunkelrote, wundfressende Flüssigkeit, trocknet zu einer dicken Kruste: calc.
- **impetiginös:** ant-c, ant-t, anthraco, carb-v, con, dulc, graph, hep, jug-c, kali-bi, mez, oleand, petr, rhus, sars, sulph, ust.
- **Impfung** nach, mit Juckreiz: mez, rhus-t.
  - bei zwei Kindern durch Impfen geheilt: vario.
  - durch schlechten Impfstoff: kali-m.
- **Intertrigo:** petr.
- **Juckreiz:** ars, calc, canth, caust, crot-t, dulc, hep, merc, mez, phyt, psor, rhus, sep, sil, staph, sulph, vinc.
  - nachts: iris.
  - ohne: cic.
  - schuppig, einzeln oder in Gruppen, sieht aus wie Herpes: syph.
  - wenn sie warm wird: kali-ar.
- **Katarrh,** mit postgonorrhoischem: kali-m.
- **Kindern, bei (infantilum):** alum, am-c, ant-c, ant-t, ars, bar-c, bell, brom, calc, calc-p, caust, crot-t, cur, dulc, graph, hep, jac-c, lyc, mez, nat-m, nit-ac, oleand, petr, psor, rhus-t, sars, sil, sulph
  - trocken: calc-s, dulc, frax, viol-t.
- **Kopfschmerzen,** Unterdrückung, verursacht durch: mez.
- **Kratzen,** je mehr sie kratzen müssen, desto größer das Verlangen zu kratzen: rhus-t.
  - Kratzen an einer Stelle lindert den Juckreiz, der dann an einer anderen Stelle wieder anfängt: staph.
- **Krusten,** dick, nässend, übelriechend: rhus-t.
  - Krusten, dicke: staph, tell.
- **Meer,** schlimmer am, und beim Reisen, zu viel Salz: nat-m.
- **merkurial:** acon, bell, dig, cinch, hep, nit-ac, sulph.
- **Morgen,** schlimmer am, juckt, brennt: hep.
- **nässend,** nach Erkältung, schlimmer im warmen Zimmer, nachdem er an der kalten Luft war, juckt wenn warm, schlimmer durch Waschen: hydros.
- **Pickel,** bilden Schuppen: carb-s.
- **Pigmentierung,** an klar umschriebenen Stellen, folgt nach: berb.
- **Prickeln:** rhus-t.
  - wenn sie warm wird: kali-ar.
- **pustulär** (Impetigo): ang, arg-n, calc, calc-p, carb-ac, carb-s, caust, cic, con, crot-t, jug, kali-bi, kali-i, merc, mez, nat-m, rhus-t, sil, sulph.
  - chronisch: cinnb.
- **rechtsseitig,** hauptsächlich: caust.
- **rezidivierend:** com.
- **rohe Flüssigkeit,** zerstört das Haar: nat-m.
- **Rötung:** acon, alum, anac, apis, bell, bov, calc, canth, carb-v, crot-t, dulc, lyc, mez, rhus-t, sulph.
  - mit kleinen Blasen, starker Juckreiz: anac.
- **Salz,** durch zu viel Salz essen: nat-m.
- Schilddrüse, Personen mit Vergrößerung der: aethi-a, ars-i, calc, calc-i, calc-p, caust, cist, crot-t, hep, merc-c, rumx, sep, sil, tub.
- **Schuppen,** dick, hart, unter denen Eiter herauskommt, wenn gedrückt: mez.
  - dick, wie Honigwaben: hep.

- **Skabies:** anthroc, dulc, lyc, sulph.
- **skrofulös:** dulc, tell.
- **Skrofulose,** tiefsitzende: iod.
- **Solaris:** acon, arum-m, bell, camph, canth, clem, hyos, nat-c, mur-ac.
- **Sonneneinwirkung,** durch: mur-ac.
- **Squamosus,** bei skrofulöser Konjunktivitis: kali-bi.
- **trocken:** ars, bar-c, calc, canth, fl-ac, kali-c, lyc, sep, sil, sulph.
  - chronisch, reizend, gelegentliche Verschlimmerung mit Ausbruch von deutlichen Bläschen: kali-ar.
  - trocken, zuerst, wird durch Kratzen feucht: kali-c.
  - verkrustet: calc-p.
- **Übersäuerung, mit:** nat-p, vinc, zinc.
- **Unterdrückung:** cupr-act, kali-s.
  - am Kopf agg.: mez.
  - Epilepsie, bei: kali-m.
  - Impfungen, nach: amm-c.
  - Unterdrückung oder Störungen im Uterus, durch: kali-m.
- **Urin,** unterdrückter, agg.: solid.
- **Verdauungsbeschwerden,** mit: lyc.
- **Verdickung** der Haut und harte, verhornte Schuppen: ran-b.
- **Waschen** agg.: ars-i.
- **wässrige Bläschen:** canth.
- **weiße Absonderungen:** kali-m.
- **Winter,** jeden, seit mehreren Jahren: merc.
  - zwölf Jahren, seit: phos.

Lokalisation

- **Kopf:** agar, ant-t, ars, astac, ars-i, ars-s-f, arum-t, bad, berb, bar-m, berb-a, brom, calc, calc-ar, calc-p, calc-s, calc-sil, carb-s, caust, cic, cocc, clem, dulc, fl-ac, graph, hep, hydr, iris, kali-ar, kali-bi, kali-m, kali-s, kali-sil, kreos, lyc, meli, merc, mez, nat-m, nat-p, nat-s, olnd, petr, phyt, psor, rhus-t, sars, sel, sep, sil, staph, sul-i, sulph, tell, tub, ust, viol-t, vinc, viol-o.
  - Haaransatz: hydr, kali-sil.
  - Hinterkopf, am, von einem Ohr zum anderen: kali-sil, nat-m, nit-ac, petr, sulph.
  - Hinterkopf: caust, lyc, petr, sil, staph, sulph, tell.
  - Schläfen, an den: alum.
  - Stirn: hydr, nit-ac, sulph.
- **Augen, im Bereich der:** bry, kali-sil, sep.
  - Augenbrauen, Ekzem der: kali-sil.
  - Lidern, auf den: bry, clem, rhus-t, graph, hep, sep, tell, thuj, tub.
  - Lidränder: bac.
- **Ohren:** ars, arund, bov, calc, chrysar, graph, hep, jug-r, kali-bi, kali-s, psor, kali-m, mez, lyc, olnd, petr, psor, rhus-t, sanic, scrophul, sep, staph, sulph, tell, tub.
  - Gehörgang: borx, graph, kreos, nit-ac, petr, psor.
  - Ohren, hinter den, Ekzem: aur-m, calc, graph, lyc, olnd, psor, scroph-n, stront-n, sulph, tell, tub.
  - Ohren, im Bereich der: ars, bov, chrysar, clem, crot-t, graph, hep, kali-m, mez, olnd, petr, psor, rhus-t, sanic, scroph-n, tell.
- **Gesicht:** alum, ambr, anac, ars, alum-p, ars-i, bar-c, bar-s, borx, bell, bry, calc, calc-s, carb-an, carb-v, caust, cic, clem, con, corn, crot-t, cur, cycl, calc-ar, calc-sil, dulc, ferr-i, fl-ac, graph, hep, hyper, iris, kali-ar, kali-sil, kreos, lach, led, lyc, lac-d, lec, merc, merc-i-r, mez, mur-ac, merc-pr-r, nat-m, nat-s, petr, phos, ph-ac, psor, ran-b, rhus-t, sars, sep, sil, staph, sulph, sulph-ac, sulph-i, syph, vinc, viol-t.
  - Bart, im: ars-i.
  - Bluten: alum, ars, dulc, hep, lyc, merc, petr, psor, sep, sulph.
  - Brennen: cic, viol-t.
  - Honig, wie getrockneter: ant-c, cic, mez.
  - Kindern, bei: dulc.
  - Kinn: borx, cic, graph, kali-sil, merc-i-r, phos, rhus-t, sep.
  - Ohr, ausgehend vom: ars.
  - Stirn: nat-p.

- **Lippen:** kali-sil.
- **Haaransatz:** sulph.
  - feucht: graph, kali-sil, lyc, petr, psor, rhus-t.
- **Mund,** im Bereich des: ant-c, mez, mur-ac, nat-m.
  - Mundwinkel, im Bereich der: graph, hep, lyc, rhus-t, sil.
- **Nase:** ant-c, caust, cist, kali-sil, rhus-t, sep, sulph.
  - Fissuren am rechten Nasenflügel: thuj.
  - Hinterkopf, ausgehend vom: lyc, sil.
  - stillenden Mütter, bei: sep.
  - Waschen, agg.: ars-i.
- **Abdomen und Rektum:**
  - Anus, am: nit-ac.
  - Epigastrium: ars.
  - Nabel, im Bereich des: scroph-n, sulph.
  - Perineum: petr.
  - Rektum und Anus: nat-m, nit-ac, berb.
- **Genitalien, männliche:** arg-n, ars, chel, graph, hep, lyc, nat-m, nit-c, petr, rhus-t, sep, sulph, thuj.
  - Rötung: chel.
  - Skrotum, am: calc, crot-t, graph, nat-m, petr.
- **Genitalien, weibliche:** caust, dulc, petr, borx, rhus-t.
  - Vulva, Schamlippen: rhus-t.
- **Nacken und Hals:** anac, aur-i, caust, lyc, petr, sep, sil, sulph, psor.
  - **Brust:** anac, ars, aur-i, calc, calc-s, carb-v, cycl, graph, hep, kali-s, petr, psor, staph, sulph.
  - Achselhöhlen: carb-an, hep, jug-r, lyc, merc, nat-m, petr, psor, sep.
  - Brüste: anac, caust, dulc.
  - Brustwarzen: graph, sars, sulph.
- **Rücken:** arn, merc, sil.
- **Halswirbelsäule:** anac, aur-i, lyc, psor, sil.
- **Extremitäten:** arn, ars, ars-i, kali-br, merc, psor, graph, tarent.
- **Gelenke:** led, phos.
- **Gelenkbeugen:** aeth, am-c, caust, graph, hep, kali-ar, manc, nat-m, psor, sep, sulph.
  - Ellbogen: brom.
  - Ellenbeuge: cupr, graph, kali-ar, mez, psor.
  - Obere Extremität: canth, graph, hell, merc, mez, phos, psor, sil.
  - Schulter: petr.
- **Unterarm:** aur-i, graph, merc, mez, sil, thuj.
- **Handgelenk:** jug-c, mez, psor.
- **Hand:** anag, ars, bar-c, berb, borx, bov, calc, canth, clem, graph, hep, hyper, jug-c, kreos, lyc, maland, merc, mez, nit-ac, petr, plb, phos, rhus-v, sabal, sanic, sel, sep, sil, still.
  - Handrücken: graph, jug-c, kreos, merc, mez, nat-c, phos, sep.
  - Schwellung, der Hand, mit: psor.
- **Finger:** borx, calc, kreos, lyc, sil, staph.
  - Nägel, Ausfallen der, begleitet von: borx.
  - Schmerzhaft: arn.
- **Beine:** anil, apis, arn, ars, bov, chel, jug-r, kali-br, merc, petr, psor, rhus-t.
- **Oberschenkel:** graph, petr, rhus-t.
  - zwischen den: nat-m, petr.
- **Knie:** anil, arn, rhus-t.
  - Kniekehle: graph.
- **Unterschenkel:** apis, ars, carb-v, graph, kali-br, lach, led, lyc, merc, nat-m, petr, rhus-t, sars, sulph.
  - Knöchel: nat-p, psor.
  - Wade: graph.
- **Fußrücken:** merc, psor.
- **Zehen,** Ekzem der, Nägel, Ausfallen der, begleitet von: borx.

Fallbeispiele

Fall 1

Hier handelt es sich um einen 25-jährigen Mann, der wechselweise unter einem Ekzem und Asthma litt. Im Alter von 7 Jahren hatte sich bei dem Patienten ein Ekzem entwickelt, welches mit verschiedenen Salben und Cremes unterdrückt worden war. Daraufhin war er einige Jahre beschwerdefrei, wurde dann aber wegen einer akuten Lungenentzündung mit Fieber und heftigem Husten stationär aufgenommen und mit Antibiotika behandelt.

Eines Tages wachte er um Mitternacht mit Husten und Atemnot auf. Die Ärzte diagnostizierten Asthma, der Patient wurde allopathisch behandelt. Einige Zeit später verschwanden seine asthmatischen Beschwerden und an deren Stelle kam sein Ekzem zurück.

Sein Hausarzt verschrieb eine Salbe, worauf das Ekzem verschwand, das Asthma aber wieder akut wurde. Zu diesem Zeitpunkt hatte der Patient die Nase gestrichen voll und war der Verzweiflung nahe, als er zu mir in Behandlung kam.

Nach einer detaillierten Anamnese lagen folgende charakteristischen Symptome vor:

- Das Asthma des Patienten wurde nachts schlimmer, mit einem Höhepunkt um Mitternacht herum, dann hielten die Anfälle bis zum Morgen an. Er hatte krampfartige Schmerzen in der Brust, mit rasselndem Schleim. Während eines Asthmaanfalls konnte er nicht schlafen und musste am offenen Fenster sitzen. Frische Luft besserte seinen Zustand.
- Sein Ekzem juckte heftig. Der Juckreiz wurde nur durch Kratzen gebessert, gefolgt von einem brennenden Gefühl. Die Hautausschläge und der Juckreiz wurden durch Hitze schlimmer.
- Er war ein „heißer" Patient mit einem starken Verlangen nach frischer Luft. Selbst an kalten Wintertagen trug er nur dünne Kleidung. Im Schlaf deckte er sich nicht zu.
- Er hatte einen leichten Schlaf und wachte selbst bei leisen Geräuschen auf.
- Er trank viel Wasser, im Vergleich dazu war sein Appetit klein.
- Er hatte ein starkes Verlangen nach Süßigkeiten.
- Seine Mutter hatte ein Ekzem, seine Schwester Asthma und sein Vater Gicht.

Behandlung

Nach der Repertorisierung des Falles bekam er zwei Monate lang *Sulphur C30.*

Dem Patienten ging es allmählich besser, jedoch verschlechterten sich die Beschwerden nach zwei Monaten wieder und er bekam *Sulphur C200.*

Drei Monate lag nahm er diese Potenz ein und seine Beschwerden besserten sich nach und nach, die Häufigkeit und Intensität der Asthmaanfälle und des Ekzems nahmen ab.

Nach weiteren drei Monaten kam der Heilungsprozess ins Stocken und der Patient bekam zwei Monate lang *Sulphur C1000.* Anschließend war der Patient über zwei Monate hinweg völlig beschwerdefrei und kam nicht mehr zu den vereinbarten Terminen.

Zwei Monate nach der letzten Einnahme von *Sulphur C1000* hatte er erneut einen Asthmaanfall, allerdings mit mildem Verlauf. *Sulphur C1000* wurde für weitere 4 Monate gegeben. Danach bat ich den Patienten, sich wieder zu melden, sobald er wieder Beschwerden verspürte.

Nach einem halben Jahr kam der Patient wieder mit Juckreiz in die Klinik. Der Juckreiz war leicht, ohne ekzematösen Ausschlag und trat an unterschiedlichen Körperstellen auf. Seit 7 Tagen hatte er außerdem nachts (um Mitternacht) leichte Atemnot.

Wir repertorisierten die Symptome noch einmal mit folgendem Ergebnis – während seiner Atemnot hatte er immer noch ein Verlangen nach frischer Luft, allerdings nur noch in den Sommermonaten. Zu dieser Zeit war es Juli (Regenzeit) und der Patient fühlte sich am offenen Fenster nicht wohl. Bei starkem Wind musste er die Fenster schließen. Während seines ersten Behandlungszyklus hatte das Schwitzen bei ihm keine große Bedeutung. Diesmal schwitzte er vor allem nachts reichlich am Kopf.

Folgende Symptome deuteten auf *Calcium carbonicum* hin:

- Verlangen nach frischer Luft, die belebt, stärkt und erfrischt.
- Abneigung gegen kalte Luft; empfindlich gegen kalte, feuchte Luft.
- Reichlicher Kopfschweiß im Schlaf.

Calcium carb. ist komplementär zu *Sulphur,* wir verordneten *Calcium-carb.* und baten den Patienten in 15 Tagen wiederzukommen. Bei seinem nächsten Termin konnte der Patient keine Veränderung feststellen, also gaben wir ihm *Calcium carb. C10 000,* wieder 15 Tage lang.

Der Patient kam überglücklich zurück. Er fühlte sich viel besser und hatte überhaupt keine Beschwerden mehr.

Das Mittel wurde noch 3 Monate lang 1 x im Monat wiederholt und bis dato ist der Patient beschwerdefrei geblieben.

Fall 2

Ein 9-jähriges Mädchen litt seit ihrem zweiten Lebensjahr an einem ekzematösen Hautausschlag in beiden Kniekehlen. Sie war bereits mehrmals wegen des Ekzems behandelt worden, jeweils ohne Erfolg. In der Tat war das Ekzem in den Kniekehlen unterdrückt worden, um anschließend auf das Abdomen des Kindes zu wandern. Die Mutter brachte das Kind in meine Sprechstunde und erzählte mir, dass der Hautausschlag besser werde, wenn sie mit dem Mädchen ans Meer fuhren. Ich verabreichte dem Kind *Medorrhinum C200* und bat die Mutter nach einem Monat wiederzukommen.

Am nächsten Termin berichteten die Eltern des Mädchens, dass sich die Größe und Anzahl der Läsionen verringert habe. Ich gab dem Kind ein Placebo und innerhalb von 2–3 Monaten heilte das Ekzem vollständig ab. Wir begleiteten das Mädchen fast ein Jahr lang, sie blieb weiterhin stabil.

Fall 3

Dieser Patient hatte seit 10 Jahren ein nässendes Ekzem zwischen den Fingern, mit vereinzelten ekzematösen Stellen an anderen Körperstellen und einem heftigen Juckreiz. Dr. Nash verordnete dem Patienten 4 Gaben *Parotidinum C200*, jeweils im Abstand von 4 Tagen einzunehmen. Nach 3 Wochen war der Patient vollständig geheilt.

Fall 4

Hier handelt es sich um einen Patienten mit Ekzemen an den Handgelenken, am Ellenbogen, in den Achselhöhlen, hinter den Ohren und auf dem Kopf. Außerdem hatte er mehrere Abszesse an den Knochen. Nichts konnte Abhilfe schaffen, die Ausschläge kamen immer und immer wieder. Der Patient beklagte sich über einen heftigen Juckreiz, der ihn vom Schlafen abhielt und ihn dazu veranlasste, sich ständig zu kratzen.

Der Patient bekam eine Einzelgabe *Psorinum C10 000.*

Anfangs beschwerte sich der Patient, dass die ekzematösen Stellen größer geworden seien, dann begann das Ekzem abzuklingen. Nach zwei Wochen konnte man eine eindeutige Besserung erkennen, nach einem Monat war der Patient vollkommen beschwerdefrei.

Fall 5

In diesem Fall behandelte ich eine Patientin, die seit 25 Jahren unter einem hartnäckigen Ekzem litt. Das Ekzem wurde unzählige Male mit den unterschiedlichsten Therapien, inklusive Lichttherapie, behandelt, jedoch ohne Erfolg. Die Läsionen befanden sich vor allem in den Ellenbeugen, den Kniekehlen, auf den Oberschenkeln, den Händen (Fingerknöchel) und zwischen den Zehen. Die Haut über den Läsionen war hyperpigmentiert, trocken, hart und rissig mit sporadischen, wässrig-klebrigen Absonderungen. Das Ekzem und besonders der Juckreiz wurden im Winter schlimmer und besserten sich durch warme oder heiße Anwendungen. Aus diesem Grund nahm die Patientin häufig warme Bäder. Sie war depressiv und machte sich generell viele Sorgen. Wegen ihrer langen Krankheit war sie extrem angespannt und kam wegen des Juckreizes auch mental nicht zur Ruhe. Außerdem hatte ihr Gedächtnis während der letzten Monate stark nachgelassen.

Sie war wegen eines Leistenbruchs, eines Katarakts und wegen einer Fraktur des rechten Handgelenks operiert worden. Drei Jahre zuvor hatte sie einen Herpes ophthalmicus gehabt.

Die Patientin bekam eine Einzelgabe *Sepia C200* und sollte zwei Wochen später wiederkommen. Nach zwei Wochen hatte sich das Ekzem gebessert und die Hyperpigmentation war weniger geworden. Wir verschrieben ein Placebo und baten die Patientin einen Monat später zum Folgetermin. Zu diesem Zeitpunkt waren die Intensität und die Anzahl der Läsionen stark zurückgegangen und der Juckreiz hatte sich wesentlich gebessert. Wir gaben ihr wieder ein Placebo.

Nach 4 Monaten kam die Patientin in die Sprechstunde und berichtete, dass sich das Ekzem in den Gelenkbeugen sehr gebessert hätte, die Ausschläge an den Händen und Füßen aber schlimmer geworden seien und immer noch ein wenig nässten. Sie bekam eine Einzelgabe *Sepia C200.*

Einen Monat später war das Ekzem vollständig abgeheilt, alle Läsionen waren verschwunden. Die rauen und hyperpigmentierten Stellen waren ebenfalls nicht mehr da und die Patientin machte einen viel zufriedeneren Eindruck als bei der ersten Ordination.

Fall 6

Ein Säugling wurde wegen eines generalisierten Ekzems am ganzen Körper zu mir in die Klinik gebracht. Das Mädchen hatte dieses Ekzem, seit sie 10 Tage alt war, und wurde mit vielen unterschiedlichen Salben behandelt, die alle das Ekzem an einer Stelle unterdrückten, so dass es an einer anderen Stelle wieder auftauchte. Das Mädchen war sehr dick und pummelig, hatte noch keine Zähne, konnte nicht krabbeln und litt an Obstipation. Sie war äußerst anfällig für Erkältungen und schwitzte am Kopf.

Ich begann die Behandlung mit *Calcium carb. C1000* und gab ihr das gleiche Mittel in immer höheren Potenzen bis zur *C50 000.* In weniger als vier Monaten war das Kind geheilt. Das Ekzem verschwand, das Mädchen begann zu zahnen und hatte keine Erkältungen mehr.

Fall 7

Dieser 19-jährige Patient litt seit 5 Jahren an einem Ekzem mit heftigem Juckreiz, der nachts schlimmer wurde, besonders beim Zubettgehen. Während ich den Patienten untersuchte, stellte ich fest, dass die Übergänge zwischen Haut und Schleimhäuten gerötet waren. Der junge Mann hatte außerdem einen äußerst unangenehmen Körpergeruch.

Ich verordnete zwei Gaben *Sulphur C200,* nach Dr. Kent, die er im Abstand von 14 Tagen einnehmen sollte. Als der Patient einen Monat später wiederkam, war sein Ekzem vollständig abgeheilt.

Fall 8

Hier handelt es sich um ein 6-jähriges Mädchen, das seit 2 Jahren von einem atopischen Ekzem geplagt wurde. Es war ein generalisiertes Ekzem, das sich über den ganzen Körper ausgebreitet hatte und besonders um den Mund herum sehr auffällig war. Die Hautausschläge waren pustulös und von einem rötlichen Erythem umgeben. Einige Stellen hatten begonnen zu ulzerieren und sonderten eine dünne, wässrige Flüssigkeit ab. Der Juckreiz war so heftig, dass das Kind sich sogar dann noch kratzte, wenn es schon heftig blutete. Der Juckreiz wurde schlimmer nachts, durch Hitze und während der Regenzeit.

In der Familie gab es eine auffällige Vorbelastung von Pleuritis mit Erguss und ich gab ihr *Bacillinum C200.* Das Mittel bewirkte bei dem Ekzem des Mädchens nichts, aber ihr chronischer, trockener Husten verschwand.

Wegen des heftigen Juckreizes, der das Kind dazu veranlasste, sich blutig zu kratzen, verordnete ich anschließend *Arum triphyllum C30.*

Fall 9

Erfolgreiche Behandlung eines Ekzems mit Struma (Dr. Truman Coates).

Vor ein paar Jahren führte mich ein Fall von hartnäckigem Ekzem bei einer Frau mittleren Alters in die benachbarte Stadt. Ich hatte meine Doktorwürde der „alten Schule" im Jahre 1888 erlangt und war voller Tatendrang, neugierig, wissbegierig, aber dennoch bereit, meine Grenzen zu kennen. Die Beschwerden dieser Frau waren sehr hartnäckig und ihre Haut wurde vor allem bei der Arbeit in der prallen Sonne an den unbedeckten Stellen – Gesicht, Hände und Unterarme – äußerst rot, dick und juckte heftig.

Nachdem ich ohne Erfolg mehrere Behandlungen ausprobiert hatte und auch meine geschätzten Kollegen nicht weiterhelfen konnten, wandte ich mich Hilfe suchend an die Lehre Hahnemanns. Man empfahl mir, der Frau *Skookum Chuck Aqua* zu geben, 4 Tabletten, 3 x täglich eingenommen. Zu meiner Überraschung und mit großer Dankbarkeit stellte ich fest, dass das Ekzem innerhalb von 14 Tagen abheilte und die Frau keine weiteren Beschwerden mehr hatte. Leider suchte ich in unseren (schulmedizinischen) Apotheken vergeblich nach einer vergleichbaren Arznei.

Vor einem Jahr suchte eine 75-jährige Dame meinen Rat. Fast ihr ganzes Leben lang litt sie unter Schmerzen über der rechten Augenbraue, die sich bis zur Schläfe hin ausbreiteten. Drei Jahre zuvor konnte ich bei ihr mit einer passenden Brille einen Sehfehler korrigieren, der ihren Schmerzen große Erleichterung brachte. Jetzt gab ich ihr *Mag-p.* einige Wochen lang in eher unregelmäßigen Abständen. Das Mittel linderte die Schmerzen nur zum Teil, aber zu unserer beider Freude war ein normalerweise gut sichtbarer Kropf auf der rechten Seite voll und ganz verschwunden. Ich begann natürlich sofort zu recherchieren und wurde in Dr. Vondergoltzs „Biochemical Manual" fündig, der *Mag-p.* für die Behandlung von Struma empfiehlt. Bis heute ist der Kropf nicht zurückgekehrt.

Ich könnte an dieser Stelle noch viele andere Beispiele aufführen, besonders was die Behandlung von Schnupfen und Adenoiden bei Kindern im Alter von 8 bis 17 Jahren betrifft, aber für einen unerfahrenen Therapeuten wie mich soll das folgende Beispiel genügen.

Eine 27-jährige Frau litt seit 4 Wochen an einem trockenen, papulösen und heftig juckenden Ekzem am Nacken, der oberen Brust und am Handgelenk. Sechs Wochen, bevor das Ekzem auftrat, litt die Patientin an Schlaflosigkeit, sie hatte stundenlang wach gelegen. Nach einer Gabe *Coffea C200* verschwand das Ekzem innerhalb einer Woche, die Schlaflosigkeit hatte sich schon in der folgenden Nacht verflüchtigt. Ganz bewusst hatte ich der Patientin nur gesagt, ich gebe ihr ein Mittel gegen das Ekzem. Die Schlaflosigkeit hatte ich nicht erwähnt.

In der Homöopathie ist es üblich, dem Patienten nicht das volle Wirkungsspektrum des jeweiligen Mittels zu erklären. So kann man die Wirkung des Mittels in Ruhe beobachten und vermeidet unbeabsichtigte Suggestionen.

Fall 10

Ein 20 Monate alter Junge entwickelte im Juni 1965 ein Ekzem, welches lokal mit Hydrocortison behandelt wurde. Im September 1965 kam das Ekzem, diesmal auf der linken Wange, zurück und wurde ähnlich behandelt. Im November 1965 hatte sich das Ekzem über beide Wangen, das Abdomen, den Rücken und über Arme und Beine ausgebreitet. Das Ekzem wurde Tag und Nacht von einem heftigen Juckreiz begleitet. Das Gesicht des Jungen war geschwollen und wurde durch Kratzen feucht.

Der Junge konnte es nicht ertragen, wenn sein Gesicht bedeckt wurde. Das Kind hatte ein starkes Verlangen nach unverdaulichen Dingen wie Bleistifte, Kreide und Erde. Der Stuhl war hart und war gelegentlich blutig. Risse am Anus.

Familiengeschichte

Schwester – Psoriasis; Mutter – Alopecia areata; Tante mütterlicherseits – Asthma; Vater – Urtikaria; Großvater – Diabetes. Es gab viele Allergien in der Familie.

Folgende Mittel wurden verordnet: *Graphites C30, Acidum nitricum C200, Kalium sulphuricum, Lachesis, Sepia, Rhus-tox, Rathania, Pulsatilla.* Schließlich wurde der Fall mit *Arum triphyllum C200* nach Dr. Nash gelöst.

Fall 11

Ein 72-jähriger Patient beklagte sich über ein hartnäckiges Ekzem, das sich von seinen Füßen bis zu den Genitalien, über seinen Rumpf, zu den Augenlidern und der Kopfhaut ausgebreitet hatte und ihn seit 40 Jahren plagte. Er hatte vergeblich versucht, den Ausschlag mit Salben zu kurieren. Nach 20 Jahren oberflächlicher, lokaler Behandlung begann das Ekzem abzuheilen. Dafür wurde er ständig krank, hatte häufig Bronchitis, die zu guter Letzt in Asthma überging. Außerdem hatte der Mann einen lauten, spasmodischen Husten, der manchmal locker und manchmal trocken war. Der Husten störte den Patienten im Schlaf und nach 5 Uhr morgens konnte er nicht mehr schlafen. Bei der Untersuchung konnte ich ein lautes Giemen in der Brust hören.

Seit einiger Zeit litt er außerdem unter einem fortschreitenden Rheumatismus in den Schultern, den Händen und den Beinen. Der Winter war für ihn besonders schlimm, er hatte regelmäßig mindestens 2 Hexenschüsse in den Wintermonaten, von der Bronchitis und den asthmatischen Beschwerden ganz zu schweigen. Er hatte mehrere Knoten in den Fingergelenken beider Hände. Die Zehennägel waren stark verdickt und seine Sehnenreflexe ungenügend.

Seit 2 Jahren hatte er nun ein Pityriasis-ähnliches Erythem auf der Kopfhaut, ein trockenes Ekzem auf den Augenlidern und Konjunktivitis. Die Haut des Patienten war am ganzen Körper sehr trocken und besonders an den Beinen mit kleinen, weißen Schuppen bedeckt.

Sein Abdomen war im Bereich der Leber und des Solarplexus berührungsempfindlich. Er hatte eine leichte Hepatomegalie mit Magenptose. Der Patient hatte nur wenig Appetit und litt unter Obstipation.

Nach einer detaillierten Anamnese gab ich dem Mann *Sulphur C30*, einen Monat lang eine Gabe 1 x wöchentlich. Der Patient kam wieder und berichtete, dass er besser schlafen könne, weil sein Husten verschwunden sei, und er besser atmen könne. Das Treppensteigen bereitete ihm nicht mehr so große Schwierigkeiten und er hatte seinen Appetit wieder. Außerdem hatte er jetzt 2–3-mal täglich Stuhlgang, der Stuhl hatte eine normale Konsistenz. Er klagte jedoch darüber, dass seine rheumatischen Beschwerden schlimmer geworden seien. Ich verordnete ein Placebo und bat den Patienten in einem Monat wiederzukommen.

Nach einem Monat war er lebhafter und wacher im Geist geworden. Der Juckreiz und das Erythem auf der Kopfhaut waren verschwunden und der schuppige Ausschlag an den Augenlidern heilte ab. Die rheumatischen Schmerzen in den Händen und Füßen hatten allerdings zugenommen. Das neue charakteristische Symptom war eine Verschlimmerung des Ekzems durch Schwitzen.

„Herr Doktor, es ist merkwürdig, aber das Schwitzen und das Ekzem, das ich vor 20 Jahren hatte, sind wiedergekommen. An meinen Genitalien, meinen Händen und Füßen. Dieses Mittel, das Sie mir gegeben haben, will ich nicht noch einmal nehmen." Ich erklärte meinem Patienten die homöopathischen Heilungsregeln und warnte ihn davor, den Ausschlag mit Salben zu unterdrücken.

Die Heilungsregeln lauten wie folgt:

- Von oben nach unten (Besserung am Kopf, die unteren Gliedmaßen sind schlimmer geworden).
- Von innen nach außen (Besserung des Hustens, des Asthmas, der Verdauung mit Verschlimmerung an den unteren Extremitäten).
- Die Symptome treten in umgekehrter Reihenfolge wieder auf (das alte Ekzem und das Schwitzen kommen wieder).

Natürlich gab ich meinem Patienten einen Placebo.

Der nächste Termin war am 2. April. Der Patient berichtete mir, dass sich sein Gesundheitszustand rapide gebessert habe, bis er vor kurzem verreiste und sich in dieser Zeit schlecht ernährte. Dieser Ausrutscher führte dazu, dass sich alle Hautsymptome wieder massiv verschlechterten. Auch die rheumatischen Beschwerden des Patienten waren viel besser, aber nicht ganz verschwunden. Ich verordnete eine Gabe *Sulphur C200* (Sulphur C30 hatte er über einen Zeitraum von 10 Wochen hinweg eingenommen), anschließend Placebo.

Am 6. Juli kam der Patient in meine Klinik, um mir zu danken. Er ist jetzt beschwerdefrei und möchte, dass ich ihm dies bestätige.

9

Virale Dermatosen

Einleitung

Mit einer Größe von 18–300 nm im Durchmesser (= ein Millionstel eines Millimeters) sind die Viren die kleinsten Krankheitserreger überhaupt. Ein Virusteilchen, auch Virion genannt, besteht aus einem Strang Nukleinsäure, entweder RNA oder DNA, eingehüllt in eine Proteinhülle, das Kapsid. Die genetische Information allein reicht aus, um Proteine zu entschlüsseln, die an der Produktion der Schutzhülle und an der Reproduktion der Viren beteiligt sind. Für die entsprechende Übersetzung dieser Informationen benötigt das Virus jedoch die Ribosomen einer Wirtszelle.

9.1 Herpes

Unter dem Begriff „Herpes" fasst man Dermatosen zusammen, zu deren Symptombild gruppen- oder traubenförmig angeordnete Bläschen auf entzündlichem Hautgewebe gehören. Die Gruppe der Herpesviren besteht aus relativ großen DNA-Viren. Die Replikation derselben findet intranuklear statt und bildet jene typischen, intranuklearen Inklusionen, die in den Kulturen dann sichtbar werden.

Vier wichtige Herpesviren-Typen:

- Herpes simplex Typ 1 (HSV 1) im Kopfbereich und Typ 2 (HSV 2) im Genitalbereich
- Varizella-Zoster-Virus (VZV), der zu Windpocken und bei Reaktivierung zur Gürtelrose führt.
- Zytomegalie-Virus (ZMV)
- Epstein-Barr-Virus (EBV), Erreger der Mononucleosis infectiosa (Pfeiffersches Drüsenfieber oder „kissing disease").

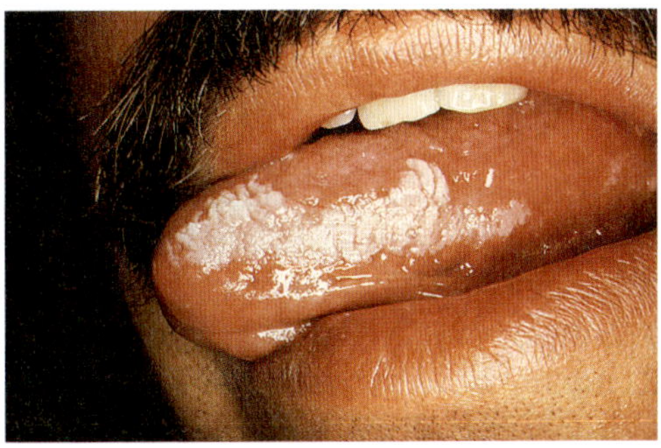

Abb. 30: Leukoplakie durch Epstein-Barr-Virus

An dieser Stelle sei erwähnt, dass bei einer Herpesinfektion selbst nach vollständiger Abheilung der Primärinfektion der Erreger latent im Körper verbleibt. Latente Infektionen bleiben lebenslang bestehen, können jederzeit, besonders bei eingeschränkter Immunitätslage, reaktiviert werden und eine akute Rezidivinfektion mit Schädigung der Zellen hervorrufen.

A. Herpes simplex

Ätiologie

Wird vom Herpes-simplex-Virus verursacht und gehört zu den häufigsten Infektionskrankheiten weltweit.

Es gibt zwei dominante Antigen -Typen:

- Typ 1 - Erreger des Herpes labialis und facialis.
- Typ 2 - Erreger des Herpes genitalis.

Eine Ansteckung findet über direkten Kontakt oder Tröpfchenübertragung durch infizierte Körperausscheidungen statt. Infektionen sind besonders häufig in asymptomatischen Shedding-Phasen.

Folgende Faktoren können ein Rezidiv bewirken:

- Ein Trauma (im Sinne einer Verletzung) begünstigt die Übertragung des Virus auf vollständig keratinisierte Haut.
- **Stress:** psychische Belastungen, Fieber, insbesondere Malaria, Pneumonie, Meningitis etc.
- Systemische Krankheiten und Schwäche
- **Immunschwäche:** Immundefekte (angeboren oder erworben z.B. durch Krankheit oder Medikamente) erhöhen die Anfälligkeit für Herpesinfektionen und können einen schweren oder atypischen Krankheitsverlauf begünstigen.

Das Herpesvirus ist ubiquitär und vor allem in den gemäßigten Klimazonen und während der kalten Jahreszeit weit verbreitet.

Der Verdacht besteht, dass eine HSV-2-Infektion der Zervix das Risiko einer Krebserkrankung erhöht.

Klinisches Erscheinungsbild

Primärinfektion

Die Primärinfektion verläuft in 99% aller Fälle ohne Symptome. Bei einer Erstinfektion mit akuten Symptomen ist der Krankheitsverlauf meist schwerer als bei den darauffolgenden Rezidiven. Die Primärinfektion eines Herpes genitalis verläuft häufiger symptomatisch als die des Herpes labialis.

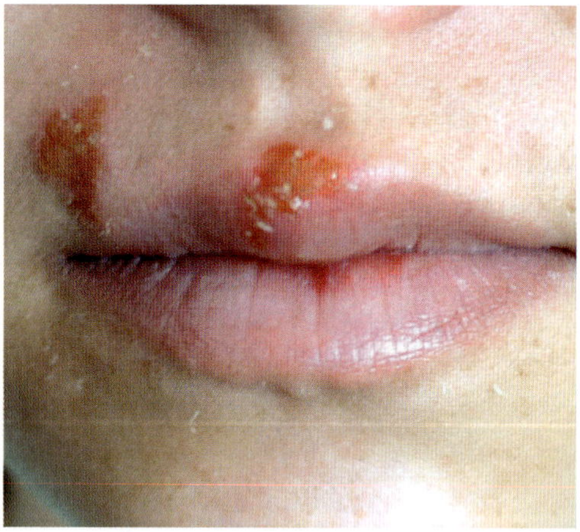

Abb. 31: Herpes labialis

Die Herpesinfektion beginnt in der Regel mit Brennen oder Juckreiz. Kälte- und Sonneneinwirkung gehören zu den bekanntesten auslösenden Faktoren. Gruppen von stecknadelgroßen, oberflächlichen Bläschen entwickeln sich rapide auf erythematösem Grund. Die gefüllten Bläschen werden bald opak. Sie können aufbrechen und verkrusten oder austrocknen und schwach rote Flecken hinterlassen. Begleitende Allgemeinsymptome sind in der Regel unbedeutend. Nach 7–14 Tagen ist die Herpesinfektion meist abgeheilt. Außer bei Sekundärinfektionen heilen die Läsionen meist ohne Narbenbildung ab. Gelegentlich kommt es zur Hyper- oder Depigmentierung.

Gingivostomatitis herpetica

Die Mundfäule (Stomatitis aphthosa, Stomatitis herpetica oder genauer Gingivostomatitis herpetica) ist die häufigste Erstinfektion mit HSV1, meist bei Kindern im Alter von 1–5 Jahren. Nach einer Inkubationszeit von ca. 5 Tagen entwickelt sich eine Stomatitis mit (hohem) Fieber, schlechtem Allgemeinbefinden, Ruhelosigkeit und exzessivem Speichelfluss. Trinken und Nahrungsaufnahme sind sehr schmerzhaft, der Atem schlecht. Das Zahnfleisch ist geschwollen, entzündet und blutet leicht. Bläschen, die aussehen wie weiße Plaques, sind auf der Zunge, dem Rachen, dem Gaumen und der Mundschleimhaut sichtbar. Die Plaques entwickeln sich zu Geschwüren mit einer gelben Pseudomembran. Die lokalen Lymphknoten sind geschwollen und empfindlich. Das Fieber geht nach 3–5 Tagen zurück und die Infektion ist in der Regel nach zwei Wochen vollständig abgeheilt.

Differentialdiagnose mit Streptokokken, Diphterie, Candida, Aphthen, sowie mit Coxsackie-Virusinfektionen einschließlich Herpangina, Behcet-Krankheit und Stevens-Johnson-Syndrom.

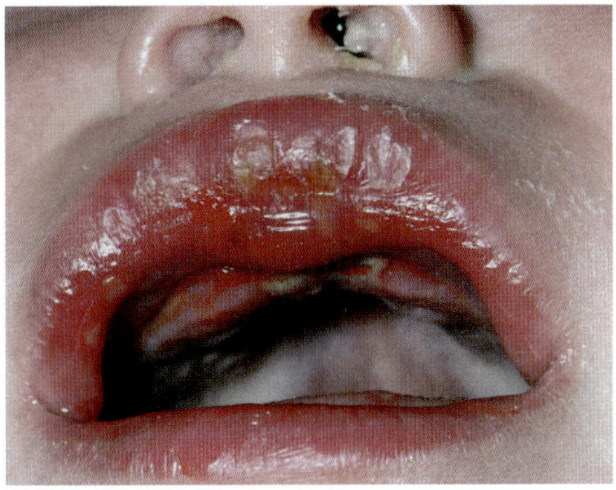

Abb. 32: Gingivostomatitis herpetica mit großem Ulcus am Gaumen bei einem Säugling

Herpes genitalis

Hierbei handelt es sich um Herpes-simplex-Läsionen im Genitalbereich, die oft sexuell übertragen werden. Bei den männlichen Genitalien befinden sich die Läsionen auf der Glans penis, der Vorhaut oder dem Penis selbst. Bei Frauen sind die Schamlippen, die Scheidenwand und die Zervix betroffen.

Ulzerationen auf dem Penis durch eine Herpesinfektion gehören zu den häufigsten Geschwüren im Genitalbereich. Die Geschwüre, denen ein allgemeines Krankheitsgefühl vorausgeht, sind bevorzugt auf der Glans, der Vorhaut und dem Penis zu finden. Sie sind wund und schmerzhaft und bleiben ohne Behandlung 2–3 Wochen bestehen. Bei homosexuellen Männern befinden sich die Prädilektionsstellen vorwiegend im perianalen Bereich und erstrecken sich bis in das Rektum. Bei HIV-positiven Patienten können diese Geschwüre chronisch werden.

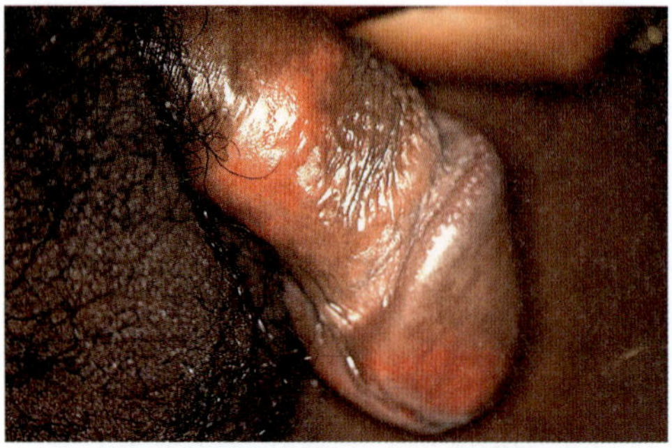

Abb. 33: Herpes genitalis

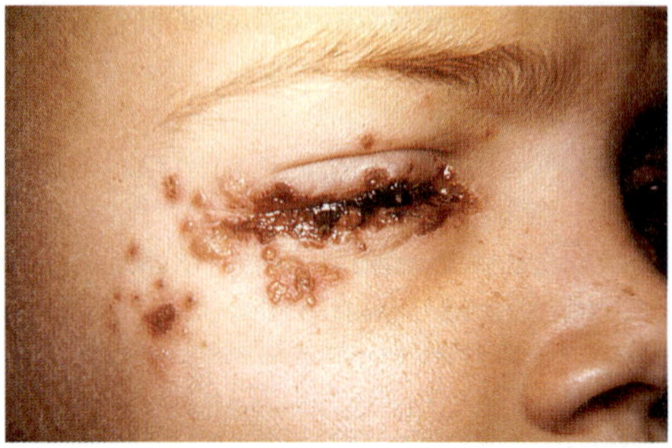

Abb. 34: Herpes simplex, Keratokonjunktivitis

Bei Frauen können ähnliche Läsionen auf den externen Genitalien und auf den Schleimhäuten der Schamlippen, der Vagina und der Zervix auftreten. Schmerzen und Dysurie sind häufige Begleiterscheinungen. Eine Infektion der Zervix kann sich außerdem zu einer schweren ulzerativen Zervizitis entwickeln.

Ein Herpesausschlag an den Genitalien ist schmerzhaft und kann Allgemeinsymptome verursachen. Die Ausschläge platzen bald auf und führen zu Erosionen, die zum Teil kreisförmig angeordnet sind. Die häufigsten begünstigenden Faktoren sind Phimose, mangelnde Körperhygiene, vaginaler Ausfluss und sexuelle Neurose. Rezidivierender Herpes genitalis kann in wenigen Fällen eine Syphiliphobie auslösen.

Keratokonjunktivitis

Der Herpes-simplex-Virus verursacht eine schwere und häufig eitrige Konjunktivitis mit Trübung und oberflächlicher Ulzeration der Kornea. Die Lider sind stark geschwollen und die umliegende Haut kann mit Bläschen befallen sein. Die präaurikularen Lymphknoten sind geschwollen und empfindlich.

Herpes-simplex-Inokulation

5–7 Tage nach der direkten Inokulation des Virus in eine Hautabschürfung, oder auch in die intakte Haut, entwickeln sich verhärtete Papeln, große Blasen oder unregelmäßig verteilte Bläschen. Die lokalen Lymphknoten sind geschwollen, Fieber und Allgemeinsymptome bleiben jedoch relativ mild. Beim herpetischen Panaritium dringt der Erreger in die Fingerspitzen ein und verursacht dort schmerzhafte, tiefe Bläschen, die zu einem wabenähnlichen Muster zusammenfließen oder eine einzige große Blase bilden. Dieser Zustand wird leicht mit eitrigen Infektionen verwechselt. Herpes-Symptome auf der Gesichtshaut eines erwachsenen Mannes können irreführend sein, da sie einer Follikulitis sehr ähnlich sein können. Die nachfolgenden Satellitenbläschen geben jedoch sehr bald den Hinweis zur korrekten Diagnose.

Komplikationen

Zu den häufigsten Komplikationen gehören Ekzema herpeticum, Pharyngitis, Kopfschmerzen und Meningismus, Wurzelneuritis (kann bei Frauen mit einer Erstinfektion im analen/genitalen Bereich und bei homosexuellen Männern mit Erstinfektion im perianalen Bereich auftreten), Parästhesie im Bereich des Sakrum, Harnverhalten, Impotenz bei Männern, Verstopfung sowie disseminierte oder systemische Infektionen bei immungeschwächten Patienten und Neugeborenen, die nicht durch die Antikörper der Mutter geschützt sind.

Rezidivierende Infektionen

Manche Patienten bleiben nach der Primärinfektion völlig symptomfrei, ganz gleich ob die Erstinfektion akut symptomatisch oder klinisch unauffällig verlief. In 30–50% der Fälle mit Herpes labialis kommt es zu Rezidiven. Die Zahl erhöht sich auf 95% bei Infektionen mit HSV2.

Rezidivierende Herpes-simplex-Infektionen treten in der Regel an der gleichen Stelle auf – meist an den Lippen oder an den Genitalien.

Rezidive werden durch kleine Verletzungen und andere Infektionen (auch fiebrige Zustände), aber auch durch unbedeutende Infektionen der oberen Luftwege ohne Fieber ausgelöst. Weitere auslösende Faktoren sind UV-Strahlung, Trigeminusneuralgien und vor allem intrakranielle Eingriffe im Rahmen einer Herpesbehandlung, sowie andere neurologische und zahnärztliche Operationen. Bei Frauen können Rezidivinfektionen gehäuft vor der Menstruation auftreten. Emotionaler Stress wird ebenfalls häufig als auslösender Faktor aufgeführt, was wahrscheinlich auf die negativen Auswirkungen von Stress auf das Immunsystem zurückzuführen ist. In vielen Fällen ist jedoch kein eindeutiger Auslöser zu erkennen.

Rezidivinfektionen lassen sich von Primärinfektionen anhand der kleineren Bläschen, der traubenähnlichen, engen Verteilung der Läsionen und der fehlenden Allgemeinsymptome unterscheiden.

Prognose

Nach einer vereinzelten Herpesinfektion ist die Prognose in der Regel gut, d.h. die Läsionen heilen problemlos ohne Narbenbildung ab. Bei rezidivierenden Herpesinfektionen ist die Behandlung sehr unbefriedigend, vor allem bei Herpes genitalis kann die Erkrankung für den Patienten zu einer großen Belastung werden.

B. Herpes zoster und Varizellen

Synonyme

Herpes zoster oder Gürtelrose; Windpocken

Die Gürtelrose und die Windpocken werden beide vom gleichen Virus, nämlich dem Varicella-Zoster-Virus (VZV) verursacht. Bei einer Varizelleninfektion (Windpocken) handelt es sich um eine Primärinfektion mit Virämie. Das Virus persistiert anschließend in den Gliazellen der (meist sensorischen) Spinalganglien. Die Gürtelrose (Herpes zoster) ist das Resultat einer Reaktivierung des latenten Virus.

Ätiologie

Ein Herpes zoster tritt nur selten im Kindesalter auf, die Häufigkeit nimmt mit fortschreitendem Alter zu. Männer und Frauen sind gleichermaßen betroffen. Zosterpatienten sind ansteckend, hauptsächlich durch die infizierten Hautläsionen und zu einem gewissen Grad auch über die Nasenschleimhäute. Bei Kontakt mit dem Varicella-Zoster-Virus können auch Erwachsene an Windpocken (Varicellae adultorum) erkranken, sofern sie als Kinder nicht erkrankt waren.

Klinisches Erscheinungsbild

Windpocken

Die Inkubationszeit beträgt im Durchschnitt 14–17 Tage (in manchen Fällen 9–23 Tage). Nach den ersten beiden Tagen mit Fieber und einem allgemeinen Krankheitsgefühl – bei Kindern oft nur mäßig oder gar nicht vorhanden – erscheint das schubweise auftretende, flüchtige, skarlatiniforme oder morbilliforme Erythem mit Papeln, die sich rasch zu straff gefüllten, klaren und solitär auftretenden Bläschen entwickeln. Innerhalb weniger Stunden werden die Bläschen trübe, es bildet sich ein roter Hof. Nach 2–4 Tagen bilden sich Krusten, die abblättern und eine flache, pinkfarbene Vertiefung hinterlassen. Solange keine Sekundärinfektion besteht, heilt die Läsion ohne Narbenbildung ab. Die Bläschen erscheinen schubweise über 2–4 Tage verteilt. Diese sind am zahlreichsten auf dem Oberkörper und weniger ausgeprägt im Gesicht, auf der Kopfhaut und den Extremitäten vertreten. Die Verteilung ist zentripetal, auf den Extremitäten ist der Ausschlag auf den Oberarmen und den Oberschenkeln besonders intensiv. Ein besonderes Merkmal ist das gleichzeitige Vorhandensein verschiedener Entwicklungsstufen. Die Anzahl der Läsionen variiert stark von einigen wenigen bis hin zu großflächigen Effloreszenzen. Die Verbreitung der Läsionen kann durch bereits bestehende, entzündliche Veränderungen der Haut beeinflusst werden, d.h. an geschädigten Hautpartien sind die Läsionen besonders dicht angesiedelt. An diesen Stellen befinden sich Bläschen i.d.R. auf der gleichen Entwicklungsstufe, die meist klein und nur gelegentlich bullös sind. Nur in Ausnahmefällen findet man bei einem normalen Erscheinungsbild große, vernabelte oder pockenähnliche Effloreszenzen. Häufig Bläschenbildung auf den Mundschleimhäuten, besonders dem Gaumen und gelegentlich auf anderen Schleimhäuten einschließlich der Bindehaut. Läsionen auf der analen Schleimhaut können zu schmerzhaften Geschwüren führen.

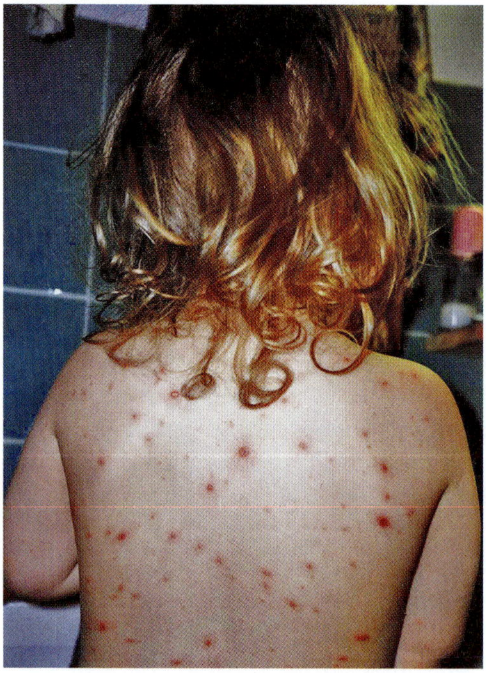

Abb. 35: Varizellen - Windpocken

Höhe und Dauer des Fiebers variieren stark und entsprechen den dermatologischen Veränderungen. Das Fieber ist oft mäßig, kann aber auch über 4–5 Tage hinweg 40–41 °C betragen. Allgemeinsymptome treten meist proportional zum Fieber auf. Bei manchen Patienten ist der Juckreiz besonders lästig. Eine hämorrhagische Varizelleninfektion, bei der es zu großflächigen Ausschlägen mit blutigen Bläschen, hohem Fieber und schweren Allgemeinsymptomen kommt, ist bei gesunden Patienten nur selten anzutreffen. Diese VZV-Infektion tritt meist in den Tropen auf, wo Unterernährung eine große Rolle spielt. In den gemäßigten Klimazonen sind vorwiegend immungeschwächte Patienten betroffen.

Herpes zoster

Prädilektionsstellen sind der Oberkörper (Interkostalnerven), der Nacken (Zervikalnerven) und das Gesicht (Trigeminus).

Starke, scharf begrenzte, an derselben Stelle lokalisierte, aber gelegentlich auch diffuse Schmerzen sind die ersten Anzeichen eines Herpes zoster. Begleitend können Fieber, Kopfschmerzen und allgemeines Krankheitsgefühl auftreten. Lokale Empfindlichkeit mit Hyperästhesie der Haut ist meist unilateral auf ein Dermatom beschränkt.

Die Zeit zwischen den ersten Symptomen und dem Erscheinen des Erythems beträgt bei Zoster des Trigeminusnervs im Durchschnitt 1,4 Tage und bei Zoster intercostalis 3,2 Tage. In manchen Fällen tritt der Ausschlag plötzlich und ohne Prodromi auf. Eng zusammenliegende, rote Papeln, die sich bald zu einem vesikulär-pustulösen Exanthem entwickeln, treten bandförmig (zusammenhängend oder unterbrochen) im Bereich eines einzelnen, gelegentlich zweier und sehr selten mehrerer Dermatome auf. Die Schleimhäute des betroffenen Dermatoms können ebenfalls befallen sein. Einige Tage lang bilden sich immer wieder neue Bläschen und gegen Ende dieser Phase brechen die Läsionen auf oder trocknen unter Krustenbildung aus. Nach ca. einer Woche löst sich die Kruste und lässt eine vorübergehende Pigmentierung und leichte Narbenbildung erkennen. Bei Sekundärinfektionen und Geschwürbildung ist letztere stärker ausgeprägt. Die lokalen Lymphknoten sind angeschwollen und empfindlich. Mit dem Abklingen des Ausschlags gehen auch die Schmerzen und die Allgemeinsymptome zurück. Bei Kindern und jungen Erwachsenen heilt die Krankheit in unkomplizierten Fällen innerhalb 2–3 Wochen vollständig ab, bei Erwachsenen dauert der Genesungsprozess etwa 3–4 Wochen.

Als „Zoster sine eruptione" wird ein Krankheitsverlauf mit Schmerzen, aber ohne Hautausschlag bezeichnet. Ist der erste Trigeminusast, und damit auch die Augen, in Mitleidenschaft gezogen, spricht man von Zoster ophthalmicus.

Abweichende Verlaufsformen sind abhängig davon, welche Dermatome betroffen sind, wie stark sie involviert sind und wie weit die entzündlichen Veränderungen in die dorsale Wurzel und die vorderen Hornzellen vorgedrungen sind. Eine Beteiligung der inneren Organe kann Unterleibsschmerzen, Pleuralgie oder vorübergehende elektrokardiographische Veränderungen mit oder ohne präkordiale Schmerzen verursachen.

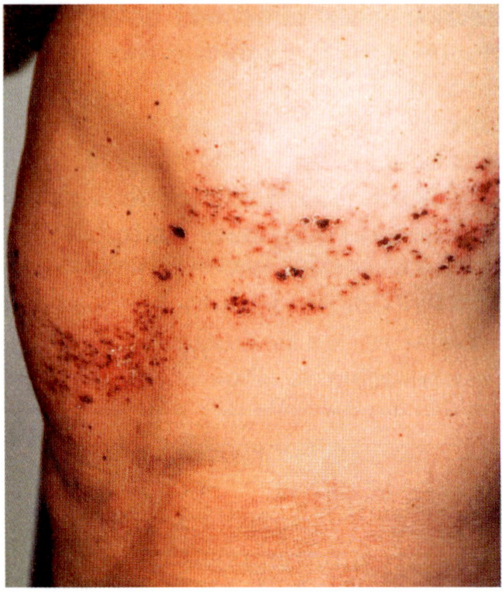

Abb. 36: Thorakaler Herpes zoster

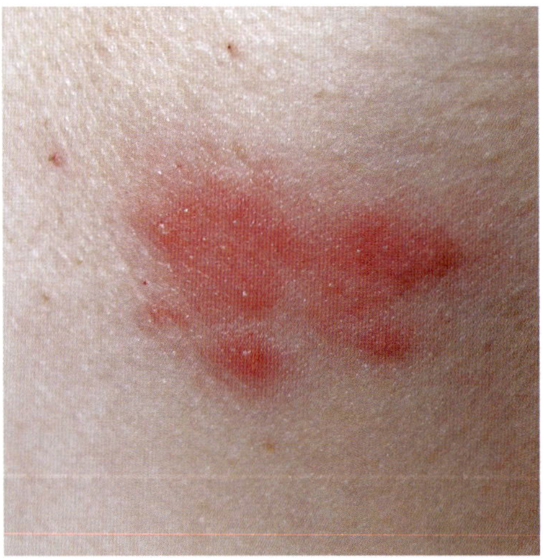

Abb. 37: Herpes zoster Nahaufnahme mit Bläschen

Komplikationen bei Varizellen

- Komplikationen sind bei gesunden Kindern selten und bei Neugeborenen und Erwachsenen ungewöhnlich. Bei immungeschwächten Patienten sind sie allerdings recht häufig. Selbst relativ kurze Behandlungszyklen mit oral verabreichten Kortikosteroiden können bei Kindern und Erwachsenen eine schwere und potenziell tödliche Form der Windpocken begünstigen.
- In weniger als einem pro 1000 Fälle tritt bei anderweitig gesunden Patienten eine Enzephalitis auf, die in 80% der Fälle wieder vollständig abheilt. Andere neurologische Komplikationen sind sehr selten. Zu den weiteren wichtigen systemischen Komplikationen gehören die Varizellenpneumonie und Hepatitis.
- In gemäßigten Klimazonen sind Sekundärinfektionen nur selten von Bedeutung, in den Tropen können diese jedoch einen sehr schweren Verlauf nehmen und durch eine mögliche Septikämie kompliziert werden.
- Sekundärinfektionen können ein kutanes Gangrän (Varicella gangraenosa oder Purpura fulminans) begünstigen, aber nur selten liegt ein extensives lokales Gangrän ohne bakterielle Beteiligung vor. Varicella gangraenosa tritt gelegentlich auch bei einer milden Varizelleninfektion auf.
- In manchen Fällen kann sich bei einer gutartigen Varizelleninfektion am zehnten Tag eine Thrombopenie entwickeln, die nach 3–4 Monaten wieder spontan abklingt.
- Es gibt Berichte von Rhabdomyolyse in Verbindung mit Varizelleninfektionen.
- Fälle von viraler Arthritis in Verbindung mit Varizellen wurden beobachtet, bakterielle Arthritis kann ebenfalls auftreten.
- Auch das Reye-Syndrom wurde mit Varizellen in Verbindung gebracht.

- Es gibt ebenfalls Berichte über das Stevens-Johnson-Syndrom als Folgeerkrankung nach einer Varizelleninfektion.

Komplikationen bei Herpes zoster

Motorische Beteiligung

Tritt häufiger bei älteren Patienten und solchen mit malignen Erkrankungen auf und bevorzugt bei Beteiligung der Hirnnerven (im Vergleich zur thorakalen Beteiligung). Die motorische Schwäche tritt mehrere Tage oder Wochen nach der ursprünglichen Infektion auf, in wenigen Fällen auch vor oder während des akuten Verlaufs.

Zoster des Trigeminusastes

In zwei Dritteln der Fälle wird das Auge im Sinne eines Zoster ophthalmicus in Mitleidenschaft gezogen, vor allem dann, wenn Bläschen auf der Seite der Nase auf eine Beteiligung des Nasociliaris (engl. Hutchinson's sign) hinweisen. Zu den okularen Komplikationen gehören Uveitis, Keratitis, Konjunktivitis, Ödem der Konjunktiva (Chemose), Lähmungen der okularen Muskulatur, Proptosis, Skleritis (akut oder um 2–3 Monate verzögert), Gefäßverschluss in der Retina und Geschwürbildung, Vernarbung und sogar Nekrose des Lides. Eine Beteiligung des Ciliarganglion kann zum Argyll-Robertson-Zeichen (reflektorische Pupillenstarre) führen. Bläschenbildung auf der Uvula und den Tonsillen kann auf eine Beteiligung des maxillären Teils des Trigeminusastes deuten. Ist der mandibulare Ast beteiligt, erscheinen die Bläschen auf dem vorderen Bereich der Zunge und der Mundschleimhaut. Bei einer Zosterinfektion im Bereich des Kiefers sind Zahnschmerzen meist das herausragende Symptom.

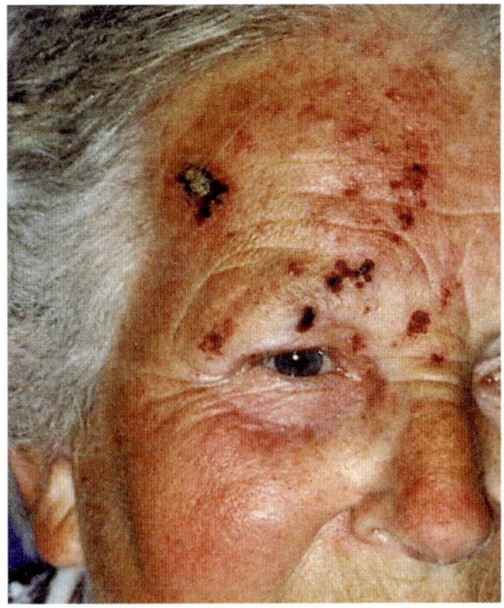

Abb. 38: Herpes zoster 1.Trigeminusast, verschorft

Herpes zoster oticus

Der N. facialis, der hauptsächlich motorische Funktionen erfüllt, besitzt rudimentäre sensorische Fasern, die das äußere Ohr (einschließlich Ohrmuschel und Gehörgang), die Fossa tonsillaris und den daneben liegenden weichen Gaumen versorgt. Werden diese sensorischen Fasern von einem klassischen Zoster befallen, führt dies zu einem Bläschenausschlag und zu Schmerzen in dem betreffenden Dermatom (ganz oder teilweise), obwohl die Haut in manchen Fällen nur minimal beteiligt ist und sich die Symptome auf den äußeren Gehörgang beschränken. Zu welchem Ausmaß auch andere neurale Strukturen infiziert sind, ist umstritten. Die üblichen Symptome können durch die Anschwellung der infizierten sensorischen Fasern, die durch den Canalis facialis und den Meatus acusticus internus führen und so auf die benachbarten neuralen Strukturen drücken, erklärt werden. Der Druck auf die motorischen Fasern des N. facialis verursacht eine Fazialisparese, welche die klassische Trias des Ramsay-Hunt-Syndroms – Ohrenschmerzen, Bläschenbildung und Gesichtslähmung – komplettiert.

Kompression des N. vestibulocochlearis kann zu sensorineuralem Gehörverlust, Schwindel und Vertigo führen. Eine Beteiligung des N. intermedius oder des Ganglion geniculatum würden die Geschmacksempfindung des vorderen Drittels der Zunge sowie die Lakrimation beeinträchtigen.

Postzosterische Neuralgie

Die häufigste und hartnäckigste Folgeerkrankung eines Zosters ist die postzosterische Neuralgie. So werden in der Regel neuralgische Schmerzen bezeichnet, die länger als einen Monat oder 3 Monate nach einem akuten Infekt persistieren oder wieder erscheinen. Das ist bei ca. 30% der Patienten über 40 der Fall und besonders dann, wenn der Trigeminusast beteiligt war. In der Regel findet man zwei verschiedene Schmerztypen vor: ein kontinuierliches Brennen mit Hyperästhesie oder ein spasmodischer, schießender Schmerz, wobei eine juckende „kribbelnde" Parästhesie ebenfalls gelegentlich beobachtet werden kann.

Allodynie, also Schmerzen, die durch normalerweise harmlose Stimuli verursacht werden, ist in über 90% der Fälle postzosterischer Neuralgie das am meisten ausgeprägte Symptom. Die Schwere der Neuralgie reicht von einer unangenehmen Empfindung bis hin zur ernsthaften neuralgischen Störung.

Weitere Komplikationen

- Es gibt Berichte über Sarkoid und andere Granulome als Folgeerscheinung von schlecht heilenden Zosterausschlägen.
- Bakterielle Infektionen auf der geschädigten Haut.
- Enzephalitis oder Meningoenzephalitis. Häufiger bei älteren Patienten und Patienten mit geschwächtem Immunsystem, ebenso in Verbindung mit disseminiertem Zoster.
- Akutes-Retinanekrose-Syndrom. Diese seltene Komplikation kann auf eine Zosterinfektion des N. ophthalmicus oder eines anderen nicht verwandten Dermatoms folgen.
- Guillain-Barré-Syndrom und Transverse Myelitis wurden ebenfalls beobachtet.

C. Therapie bei Herpes

Da es sich bei Herpes um eine Virusinfektion handelt, muss es dem tuberkulinischen Miasma zugeordnet werden. Wenn man jedoch das Entstehungsmuster von Herpesinfekten betrachtet, werden die multi-miasmatischen Aspekte dieser Krankheit deutlich:

- Brennende Empfindung vor Ausbruch des Ausschlags – psorisches Stadium
- Bläschenbildung – sykotisches Stadium
- Übergang der Bläschen zu Pusteln – tuberkuläres Stadium
- Aufplatzen der Pusteln und Bildung von dicken Borken mit Geschwüren – syphilitisches Stadium

Für den Homöopathen ist es äußerst wichtig, in seinen anamnestischen Aufzeichnungen festzuhalten, in welchem

Stadium sich der Patient am Anfang der Behandlung, also bei der ersten Ordination, befand.

Es ist bekannt, dass Herpes mit vielen systemischen Krankheiten vergesellschaftet ist:

- Fieber – Malaria, Pneumonie, Meningitis.
- Verletzungen.
- Psychischer Stress ist der häufigste Auslöser einer Herpesinfektion.

Auf Anzeichen extremer Kälteeinwirkung und mangelnder Hygiene sollte ebenfalls in der Anamnese geachtet werden. Im Falle eines Herpes genitalis müssen andere Krankheiten infolge sexueller Ausschweifungen ausgeschlossen werden. Patienten sollten über eine angemessene Intimpflege aufgeklärt werden.

Die homöopathische Behandlung einer rezidivierenden Herpesinfektion stellt ein besonders hartnäckiges Problem dar. Die allgemeine Widerstandsfähigkeit des Patienten sollte mit der Gabe des geeigneten Konstitutionsmittels, wenn möglich einer Nosode, gesteigert werden. Auslösende und begünstigende Faktoren wie chronische Rhinitis, Phimose, Erschöpfung, Angstzustände oder Stress usw. sollten beseitigt werden.

Ermutigende Ergebnisse konnte ich mit potenzierter RNA und DNA für rezidivierende Herpesinfekte erzielen. Dem Leser empfehle ich, vor der Verschreibung dieser Mittel die Prüfungen von Dr. Maurice Jenaer im Detail zu studieren.

In Fällen von Herpes zoster sollte man auf die seltene Komplikation der Meningoenzephalitis achten. Mittel wie z.B. DNA und *Variolinum* sollten bei Fällen von postzosterischen Neuralgien in Betracht gezogen werden.

Der Weg zum geeigneten Mittel verläuft wie folgt:

- Lokalisation
- Empfindung, z.B. Brennen, Stechen, Schneiden.
- Beschaffenheit des Hautausschlags – Bläschen, Pusteln und Krusten.
- Beschaffenheit der Absonderungen.
- Modalitäten der Temperatur und der Zeit.
- Biographie des Patienten und die Familiengeschichte, um die zugrunde liegende Ursache ermitteln zu können.
- Die Persönlichkeit des Patienten, d.h. die allgemeinen und die Gemütssymptome.

Bei postherpetischer Neuralgie hat sich in meiner Praxis das Mittel Chironex fleckeri (ch-fl) bewährt. Lokale Anwendungen von Plantago major Urtinktur haben sich ebenfalls als nützlich erwiesen. Einige der schlimmsten Fälle postherpetischer Neuralgie mit dem Leitsymptom „stechende Schmerzen besser durch Druck" wurden so erfolgreich behandelt. Herpes-Ausschläge in Verbindung mit Magenbeschwerden, konnte ich in meiner Praxis vor allem bei Herpes zoster erfolgreich mit *Iris versicolor* behandeln.

Eine Lösung aus *Calendula officinalis* und Wasser, im Verhältnis 1:2 gemischt, sollte lokal auf den Ausschlag aufgetragen werden, um die Reizung der Haut zu lindern und sekundäre bakterielle Infektionen zu verhindern.

Bei postherpetischen Neuralgien sollte die betroffene Stelle zur Schmerzlinderung lokal mit Hypericum perforatum Urtinktur behandelt werden.

Wichtige homöopathische Mittel bei Herpes

Aethiops mineralis → Herpes nach Missbrauch von Quecksilber. Besonders geeignet für Personen mit skrofulöser und syphilitischer Diathese, die leicht zur Eiterbildung neigen.

Agaricus muscarius → Herpetische Hautausschläge mit den charakteristischen Symptomen Brennen, Juckreiz und geröteten Schwellungen.
Die brennenden Schmerzen werden immer dann schlimmer, wenn der Patient kalter Luft oder kalten Anwendungen ausgesetzt ist.

Alnus rubra → Chronischer Herpes. Die Finger sind mit Krusten bildenden Pusteln bedeckt. Hautausschläge wechseln sich mit Erkrankungen der Schleimhäute ab.

Arsenicum album → Lippen, Gesicht, interkostale Zwischenräume, Nacken oder Oberkörper. Die Ausschläge konfluieren mit einer intensiven brennenden Empfindung in den Blasen.
< nachts, kalte oder frische Luft, nach Mitternacht.
> Wärme. In Verbindung mit dem Herpes verspürt der Patient großen Durst und ist schnell erschöpft.

Apis mellifica → Gürtelrose im Gesicht, besonders auf der linken Gesichtshälfte. Die Haut ist rot oder pink mit heftigen brennenden Schmerzen. Ausgeprägte Schwellung des Gesichts, besonders im Bereich der Augen.
> kalte Anwendungen.

Borax veneta → Herpes auf den Wangen, im Bereich des Kinns und der Gesäßbacken. Winzige Bläschen, die beim Aufbrechen eine heiße, wundfressende, wässrige Flüssigkeit absondern.
Die brennende Empfindung ist < im warmen Zimmer und > kalte Luft, Fächer/Ventilator. Nach dem Herpes-Ausschlag wird die Haut faltig und welk.

Bovista lycoperdon → Harte, linsengroße Ausschläge auf dem Brustkorb und an den Füßen. Die Bläschen sind feucht wie kleine rote Pickel. Die Absonderungen des Ausschlags sind klebrig und wässrig und bilden dicke Krusten oder Borken mit Eiter darunter. Juckende und brennende Empfindung < beim Warmwerden, nach dem Kratzen, heißes Wetter, Vollmond, durch Waschen.

Calcium carbonicum → Herpes mit brennenden und ruckenden Schmerzen, < Kälte, nachts. Herpes mit dicken, wundfressenden Borken, unter denen sich gelber Eiter befindet. Unterdrückter Herpes führt zu Erkrankungen des zentralen Nervensystems.

Capsicum annuum → Gesicht, Stirn, Brüste. Fein stechende, brennende Schmerzen, als ob Cayennepfeffer auf die betroffene Stelle gestreut wäre, schlimmer durch Kratzen, Aufdecken und Lagewechsel. Intensiver Juckreiz auf der Kopfhaut wie von Ungeziefer, der große Ruhelosigkeit auslöst und durch Kratzen schlimmer wird.

Carbo vegetabilis → Feuchte Herpesausschläge im Gesicht, am Kinn, im Bereich der Lippen und des Mundes, auf den Knien. Flüchtiger Juckreiz beim Warmwerden im Bett. Kratzen verursacht Brennen. Juckreiz < nach dem Verzehr von Schweinefleisch oder Butter. Neigt zu heißem Schweiß.

Carboneum oxygenisatum → Bläschenbildung entlang der Nervenbahnen in Verbindung mit Empfindungslosigkeit.

Carboneum sulphuratum → Chronischer Herpes. Linker Handrücken. Herpes phlyctenoides mit Bläschen auf rotem und geschwollenem Grund. Die Bläschen enthalten eine trübe, gelbliche Flüssigkeit, die entweder zu dicken Schuppen formiert oder als wundfressende Absonderung heftigen Juckreiz auslöst, der an der frischen Lust besser wird < nach dem Baden, < bei warmem feuchtem Wetter.

Causticum → Schultern, Nacken, im Bereich der Brustwarzen, des Kinns, des Gesichts und der Vorhaut. Juckende, brennende Schmerzen, die an der frischen Luft und bei klarem, schönem Wetter schlimmer werden und sich bei feuchtem Wetter und durch Laufen bessern.

Chrysarobium → Blasenartige Läsionen, die mit einer übelriechenden Absonderung einhergehen und Krusten bilden. Die Läsionen neigen dazu ineinander zu verschmelzen und geben den Anschein einer einzelnen, großen Borke. Oberschenkel, Beine, Ohren und die Haut im Bereich der Augen und Ohren.

Cistus canadensis → Gesicht, Ohren und an verschiedenen Körperstellen. Der Patient empfindet einen Juckreiz, als liefen Ameisen durch den ganzen Körper, schlimmer nachts. Herpes auf einem merkurial-syphilitischen Untergrund, zoster-ähnliche Ausschläge auf dem Rücken.

Clematis erecta → Herpetische Ausschläge, die bei zunehmendem Mond feucht und bei abnehmendem Mond trocken sind. Herpetische Ausschläge nach einer unterdrückten Gonorrhö. Chronischer, konstitutionell veranlagter Herpes. Schuppiger Herpes mit einer gelben, fressenden, wässrigen Absonderung. Die Bläschen neigen dazu aufzuplatzen und Geschwüre zu bilden. Ein Nagen und heftiges Jucken auf der Haut, das durch Kratzen nicht gebessert wird und sich durch Waschen mit kaltem Wasser, nachts durch Bettwärme und durch nasse Umschläge verschlimmert.

Comocladia dentata → Gesicht, Arme und Beine mit quälendem Juckreiz und Brennen, besser an der frischen Luft, durch Kratzen und schlimmer durch Wärme, Berührung, nachts.

Conium maculatum → Herpes, der plötzlich als kleiner Fleck beginnt und sich anschließend über den ganzen Arm ausbreitet. Die Haut ist rot, geschwollen, wellig und aus offenen Stellen tritt Lymphflüssigkeit oder Blut aus. Dort bilden sich Krusten, unter denen die Exsudation weiterhin besteht. Die herpetischen Ausschläge können an unterschiedlichen Körperstellen zu handtellergroßen Schuppen führen. Der Juckreiz ist intensiv und besonders abends besteht ein unwiderstehliches Verlangen zu jucken.

Passt zu Personen mit skrofulöser und kanzeröser Diathese mit Verhärtung der Drüsen. Der Patient klagt über Stechen wie von Flohbissen, aber jeweils nur von einem einzigen Stich.

Croton tiglium → Der Herpes wechselt sich mit sommerlichem Durchfall ab. Vesikulärer und pustulöser Herpes mit Hautrötung, Brennen und Stechen, das nach dem Essen und durch Berührung schlimmer wird, > sanftes Reiben. Die Bläschen konfluieren und bilden große braune Borken. Juckreiz gefolgt von einem schmerzhaften Brennen, das durch sehr sanftes Kratzen gebessert wird.

Dolichos pruriens → Arme, Beine, Achselhöhlen. Die Ausschläge in den Achselhöhlen breiten sich nach vorne zum Sternum und nach hinten zur Wirbelsäule aus. Vom linken Schulterblatt zur Brust und zum Zahnfleisch. Jucken, Brennen < Kratzen und nachts, hält vom Schlafen ab. > kaltes Baden bei postherpetischer Neuralgie.

Dulcamara → Hände, Arme, Gesicht, Genitalien. Personen, die empfindlich gegen die kalte Jahreszeit sind, und Personen mit rheumatischer Diathese. Feuchter, eitriger Herpes mit rotem Brustwarzenhof, der beim Kratzen blutet. Die Ausschläge treten in Verbindung mit fauligem Schweiß auf. Herpes mit Vergrößerung der Drüsen. Juckreiz und reißende Schmerzen, die schlimmer werden durch Anwendungen mit kaltem Wasser, nachts, feuchtes kaltes Wetter, um den Zeitpunkt der Menstruation herum und sich durch Bewegung bessern.

Eucalyptus globulus → Herpetische Ausschläge in Verbindung mit Vergrößerung der Drüsen, später entwickeln sich faule, schmerzlose Geschwüre.

Graphites → Gelenke, hinter den Ohren, Lenden, Nacken. Herpes bei übergewichtigen Frauen mit verzögerter und spärlicher Menstruation. Herpes, der während des Klimakteriums auftritt. Große Blasen vom Nabel bis zur Wirbelsäule, vorwiegend linksseitig. Große Blasen, die aufbrechen und eine wässrige, klebrige Flüssigkeit absondern. Juckreiz, als ob etwas Fremdes aus der Haut austräte. Ringförmiger Herpes, fühlt sich bei Berührung hart an und ist runzelig. Juckreiz < nachts, während und nach der Menstruation, > Einwickeln, > frische Luft.

Hepar sulphuris → Gesicht, Hände, Genitalien, Ellen- und Kniebeugen. Herpes als Folge von Quecksilbermissbrauch. Herpes zoster, der sich von der Wirbelsäule nach vorne erstreckt, vorwiegend auf der linken Seite. Der Ausschlag selbst verursacht akute neuralgische Schmerzen, die nachts schlimmer werden. Bläschen auf entzündetem Grund in Verbindung mit Schmerzen wie von einem Splitter, heftigem Juckreiz und Kratzen.

Ausgeprägte Verschlimmerung nachts, durch Kälte und Berührung. Der Patient fühlt sich bei feuchtem Wetter und durch warmes Einpacken besser. Herpes circinatus. Besonders geeignet für Personen mit saurem Körpergeruch.

Iris versicolor → Herpes zoster in Verbindung mit gastrischen Störungen. Rechtsseitig, vor allem am Abdomen. Juckender Schmerz < nachts. Heftiges Brennen während einer akuten Herpesinfektion und lebenslange Neuralgie.

Kalium bichromicum → Herpes als Folge von Kälteeinwirkung. Herpes mit Atemwegserkrankungen. Zuerst tritt ein heftiger, großflächiger Juckreiz auf, danach Pustelbildung, die sich hauptsächlich auf die Extremitäten beschränkt. Die Borken brennen, < Entkleiden, > kaltes Wetter.

Kalium carbonicum → Gesicht. Bei Personen mit trockener, empfindlicher Haut, bei denen brennende, stechende Schmerzen wie von einem Senfpflaster in Verbindung mit dem Juckreiz auftreten, der durch Kratzen gebessert wird. Der Ausschlag ist anfangs trocken, gibt aber nach dem Kratzen Feuchtigkeit ab. Der Juckreiz verschlimmert sich bei kaltem Wetter und bessert sich beim Warmwerden. Besonders geeignet für Personen mit tuberkulöser Diathese, bei denen im Kindesalter Ausschläge unterdrückt wurden.

Kalmia latifolia → Postherpetische Neuralgie. Die Schmerzen wandern schnell, schießen entlang des Verlaufs der Nervenbahnen nach außen. Die Haut ist steif und trocken. Geeignet für Personen mit rheumatischer Diathese. Ort – häufig rechtsseitig. Gesicht, Schultern, Rumpf, breitet sich auf den betroffenen Extremitäten nach unten aus.

Kreosotum → Dorsale und palmare Oberflächen der Hände, Finger, Gelenke, auf den Ohren, den Ellbogen, Fingergelenkknöchel und Fußknöchel. Der Herpes ist feucht und juckt heftig. Der Juckreiz ist < abends und an der frischen Luft, so dass es den Patienten fast zum Wahnsinn treibt. > Wärme.

Lachesis mutans → Der Ausschlag besteht aus großen Bläschen, die zuerst gelblich, dann dunkel gefärbt sind und sehr stark schmerzen. Tiefrote oder purpurne Ausschläge, die nach dem Abheilen eine purpurne Narbe hinterlassen. Die Ausschläge treten jedes Jahr im Frühjahr und im Herbst auf und verschlimmern sich durch Säuren. Alter, rötlicher Herpes mit dickem Schorf im Bereich des Schnurrbartes. Die Bläschen brechen später auf und hinterlassen eine aufgeschürfte Oberfläche, die bei Berührung brennt.

Herpes im Gesicht, der nach Unterdrückung wieder auftaucht. Herpes zoster nach äußerlicher Anwendung von Rhus tox., der sich durch blutende, in Gruppen angeordnete Pusteln im Bereich der Wirbelsäule auszeichnet, die sich bis zur Medioaxillarlinie ausbreiten. Ort – beginnt unter dem linken Schulterblatt und breitet sich bis zur Flanke aus. < Hitze, nachts, stört den Schlaf.

Ledum palustre → Gesicht und Stirn. Heftig juckender, trockener Herpes. < abends, vor Mitternacht, frische Luft. > kalte Anwendungen, Ruhe. Geeignet für Personen mit rheumatischer Diathese, denen es an innerer Wärme mangelt, die aber äußere Hitze nicht vertragen können.

Lithium carbonicum → Herpes an den Händen. Raue, harte, trockene Haut mit viel Juckreiz und Brennen.

Lycopodium clavatum → Nacken, Achselhöhlen, Arme, Oberschenkel, Schienbein, Waden. Schuppiger, kleieförmiger Herpes mit gelbem Grund bei Personen mit ungesunder, feuchter Haut. Unempfindlicher, gelbbrauner, runzeliger Herpes oder feuchter, eitriger Herpes von tiefen Rhagaden durchzogen, mit heftigem Juckreiz wie von Läusen. Juckreiz < Druck, Berührung, Verzehr von Kohl, Austern, Verzehr von Wein. > Entkleiden. Herpes in Verbindung mit Erkrankungen der Harnwege, des Magens oder der Leber.

Magnesium carbonicum → Brustkorb, Waden, im Bereich des Mundes. Juckende Bläschen auf den Händen und den Fingern. Heftiger Juckreiz am ganzen Körper > Kratzen. Empfindung von Ameisenlaufen nachts.

Manganum → Unterarm. Lanzinierende Schmerzen < Berührung, >Liegen auf einem Federbett. Juckreiz < durch Schwitzen, > Kratzen.

Mercurius solubilis → Rechtsseitig. Rechter Unterarm, Handgelenk und Hand. Rechtsseitiger Herpes prepucialis, der sich über das Abdomen erstreckt. Juckreiz, der sich durch Kratzen zum Brennen entwickelt, und schießende Schmerzen < nachts, Bettwärme, Liegen auf der schmerzhaften Seite, > kaltes, feuchtes Wetter und frische Luft.

Herpetische Ausschläge, die von kleinen Pickeln umgeben sind. Herpes mit einer Neigung zur Eiterbildung, besonders bei Personen mit reichlichem Schweiß und Magenbeschwerden. Wundfressende oder sich ausbreitende Bläschen mit Brennen des Ausschlags bei Berührung. Große feuchte Borken an den Rändern.

Mezereum → Folgt dem Verlauf der interkostalen oder supraorbitalen Nerven mit heftiger Neuralgie. Juckreiz, der sich nach dem Kratzen zum Brennen entwickelt. Neuralgische Schmerzen treten plötzlich auf und verschwinden wieder, lassen den betroffenen Körperteil taub zurück. Postherpetische Neuralgie und Brennen mit großer Kälte des Körpers. Der Herpes neigt zur Geschwürbildung und bildet dicke Borken, unter denen Eiter hervortritt. Das Entfernen dieser Borken verursacht große Schmerzen und verzögert den Heilungsprozess.

Unerträglicher Juckreiz, < warmes Bad, Bettwärme, nachts. Der Juckreiz wechselt beim Kratzen die Stelle. > lokale Hitze. Kälte nach dem Kratzen. Kaltes Gefühl, als würde kalte Luft ins Auge geblasen. Herpes nach unterdrückten Ausschlägen, Impfungen und Quecksilbermissbrauch. Weitere Orte – im Bereich der Lippen und dem Zahnfleisch, breitet sich über die gesamte rechte Gesichtshälfte aus.

Natrium carbonicum → Herpes circinatus, Herpes iris. Eitriger, sich ausbreitender Herpes auf den Außenseiten der Hände, im Bereich der Nase und des Mundes; auf den Fingerspitzen. Herpes mit gelben Ringen. Bläschen mit schießenden Schmerzen und Juckreiz > sanftes Reiben.

Natrium muriaticum → Die Haut um den Mund herum; auf den Armen und Augen, Brust, Nacken, Genitalien, Ellenbeugen und Kniekehlen, Fingergelenkknochen. Herpes labialis während Fieber. Herpes circinatus mit brennenden Stellen. Nagende, juckende, schießende Schmerzen, die < durch Hitze, Sonne, am Meer, < zu viel Salz essen. > frische Luft, während des Schwitzens.

Natrium sulphuricum → Herpes in Verbindung mit biliösen Beschwerden. Bläschen mit einer wässrigen gelben Flüssigkeit (und) mit juckenden vesikukären Ausschlägen im Bereich des Mundes und des Kinns. Juckreiz und Anschwellen der Finger bei Bäckern. < Entkleiden, feuchte Häuser und Keller, < Verzehr von Pflanzen und Früchten, die in der Nähe von Wasser wachsen.

Nitricum acidum → Schnurrbart, zwischen den Fingern, auf den Nasenflügeln, auf den Außenseiten der Oberschenkel. Juckreiz < Entkleiden, Wetterumschwung, Kontakt, frische Luft. Postherpetische Neuralgie mit stechenden Schmerzen wie von einem Splitter. Aussehen der Haut – trocken, rissig und gefurcht mit schwarzen Verfärbungen.

Petroleum → Nacken, Brustkorb, Skrotum, Innenseite der Oberschenkel, Perineum, Knie und Knöchel. Herpes zoster, bei dem nicht der harte Druck von außen schmerzhaft ist, sondern die leichte Berührung, das Auftragen eines Hemdes ist unerträglich. Juckender Herpes gefolgt von Krusten, Rissen und Geschwüren. Der Patient kratzt sich, bis die Haut blutet und kalt wird. < kalte Luft, Schwitzen > Wärme, warme Luft.

Psorinum → Gelenkbeugen, besonders Ellenbeugen und Kniekehlen. Herpetische Ausschläge nach Unterdrückung von Juckreiz. Unerträglicher Juckreiz < beim Warmwerden vor Mitternacht und frische Luft.

Prunus spinosa → Gürtelrose mit Spannungsgefühl und stechenden Schmerzen. Herpes zoster in Verbindung mit Angina pectoris. Ort: Brust und Rumpf. Gesicht und Augenhöhle, besonders auf der rechten Seite.

Ranunculus bulbosus → Linksseitig, besonders auf Brust und Flanke. Entlang der Nervenbahnen des supraorbitalen oder intercostalen Nervs, Finger und Handinnenflächen. Scharfe, stechende Schmerzen, die schlimmer werden durch Berührung, Bewegung, Temperaturwechsel und durch das Betreten eines kalten Raumes schlimmer werden, > warme Anwendungen.

Die Bläschen sind mit einer dünnen, scharfen Flüssigkeit gefüllt und gruppenweise angeordnet. Herpes bei Alkoholikern. Herpes zoster; bläuliche Bläschen, dunkelblau, in Gruppen oder entlang der Nervenbahnen angeordnet mit brennenden, schießenden Schmerzen und harten, verhornten Schorf bildend.

Rhus toxicodendron → Linkes Schulterblatt, rechte Gesichtshälfte, behaarte Stellen. Juckende, brennende neuralgische Schmerzen. Ruhelosigkeit mit Schmerzen und Juckreiz. Der Juckreiz wechselt sich ab mit Schmerzen in der Brust und ruhrartigen Stühlen. < Schwitzen, nachts, nach Mitternacht, < im Winter. > Wärme, warm baden, ständig in Bewegung sein.

Sarsaparilla officinalis → Genitalien, Oberlippe, Hände, linkes Bein, Waden. Herpes nach heißem Wetter und Impfungen. Herpetische Geschwüre, die sich ringförmig ausbreiten, keine Krusten bilden, mit rotem, granuliertem Grund und weißen Rändern. Die Läsion sondert eine rote seröse Flüssigkeit ab.

Sepia officinalis → Herpes circinatus an isolierten Stellen auf dem Oberkörper. Lippen, Mund, Nase, auf dem Nacken, hinter den Ohren, in den Ellenbeugen und Kniekehlen. Die Läsionen sind ziemlich schmerzhaft und halten oft vom Schlafen ab. Periodische Ausbrüche von Herpes zoster. Trockene, schuppige Abschilferungen nach dem Austrocknen der Bläschen.

Unerträglicher Juckreiz, der sich durch Kratzen zum Brennen entwickelt. Der Juckreiz ist schlimmer während der Menstruation, in der Schwangerschaft

Sepia officinalis

und während der Stillzeit, < kaltes Wetter, Menstruation. Besonders geeignet für Frauen mit gelber Gesichtsfarbe und Beschwerden der Gebärmutter.

Silicea terra

→ Trockener Herpes am Kinn. Ausschläge neigen zum Eitern.

Staphysagria

→ Gelenkbeugen, Hände, Oberschenkel und Beine. Trockener, verkrusteter Herpes bei Patienten, deren Haut leicht eitert. Frostiges, kribbelndes Gefühl in den betroffenen Körperteilen, < Reiben, Kontakt. Juckreiz > Kratzen, kommt aber an einer anderen Stelle wieder. Juckreiz in Verbindung mit einem Kribbeln wie von Insekten.

Sulphur

→ Herpes miliaris, phlyctenoides, circinatus und Herpes der squamösen Zellen. Trockener, schuppiger Herpes im Nacken und an den Knöcheln. Feuchter Herpes mit kleinen, weißen, gruppenförmig angeordneten Bläschen, die das ganze Gesicht mit Borken bedecken, vor allem oberhalb der Nase und um die Augen herum. Brennender Schmerz nach dem Kratzen. Dem Patienten geht es immer nach dem Waschen, Baden und beim Aufwärmen im Bett schlechter. Herpes nach unterdrückten Ausschlägen. Ort: die Flanke des Abdomens, sich nach vorne und nach hinten kreisförmig ausbreitend.

Thuja occidentalis

→ Herpes am ganzen Körper mit heftigem Jucken und Brennen. Ausschläge nur an bedeckten Stellen, die beim Kratzen heftig brennen und < kaltes Wasser, abends, nachts, Bettwärme. > sanftes Reiben. Geeignet für Personen mit einer hydrogenoiden oder lymphatischen Konstitution. Herpes nach Impfungen. Rote Pickel, die konfluieren und große Blasen bilden. Sehr empfindlich gegenüber der leichtesten Berührung. Ort – Gesicht, Brust, Gesäß. Linksseitige Gürtelrose, Brust, Arme und Abdomen.

Tellurium metallicum

→ Herpes circinatus in sich überschneidenden Ringen. Winzige juckende Bläschen auf den unteren Gliedmaßen oder an isolierten Stellen auf dem Skrotum oder Perineum. Juckreiz und Stechen wie von Wanzen. < nachts, kühle Luft, Schwitzen. Die Bläschen sind mit einer wässrigen, wundfressenden Flüssigkeit gefüllt, die nach Fischbrühe riecht.

Variolinum → Herpes zoster mit einer Empfindung von Wanzen, die unter der Haut kriechen. Neuralgie, die bleibt, wenn der Herpes verschwunden ist. Ein ausgezeichnetes Mittel für postherpetische Neuralgie. Gürtelrose mit pustulösen Ausschlägen.

Xerophyllum → Kniekehlen. Bläschenbildung und Juckreiz in Verbindung mit Stechen und Brennen.

Zincum metallicum → Rücken und Hände mit brennenden Schmerzen. Herpes mit Ameisenlaufen und Kribbeln, das sich anfühlt, als sei es zwischen Haut und Fleisch. Trockener Herpes am ganzen Körper mit herpetischen Geschwüren. Neuralgie nach Herpes zoster mit Brennen, Rucken und Jucken, < abends, > Berührung.

Repertorium

acet-ac, acon, aeth, agar, ail, alum, alum-p, alum-sil, am-c, ambr, anac, anan, anthraco, apis, ars, ars-i, ars-s-f, aster, aur, aur-ar, aur-i, aur-s, bar-c, bar-m, bar-s, bell, berb, berb-a, borx, bov, bry, bufo, cadm-s, calad, calc, calc-f, calc-i, calc-s, calc-sil, caps, carb-an, carb-v, carbn-s, caust. chel, chrys-ac, cic, cist, clem, cocc, coloc, com, con, crot-h, crot-t, cupr, cycl, dol, dulc, equis-a, ery-m, gink-b, graph, grat, hell, hep, hydrog, hyos, ictod, iod, iris, jug-c, jug-r, kali-ar, kali-bi, kali-c, kali-chl, kali-i, kali-m, kali-n, kali-p, kali-s, kalm, kreos, lac-c, lac-d, lach, led, lyc, mag-c, mag-m, manc, mang, merc, mez, mosch, mur-ac, nat-ar, nat-c, nat-m, nat-p, nat-s, nit-ac, nux-v, olnd, par, petr, ph-ac, phos, plb, psor, puls, ran-b, ran-s, rhus-t, rhus-v, rob, rumx, ruta, sabad, sarr sars, sep, sil, sol-o, spig, spong, squil, stann, staph, sul-ac, sul-i, sulph, tarax, tell, teucr, thuj, ulm-c, valer, vario, viol-t, zinc, zinc-p.

- **abwechselnd** mit Atemwegsbeschwerden und ruhrartigen Stühlen: rhus-t.
- **rechtsseitig:** iris.
- **alt, flechtenartig, Juckreiz** wenn die Mens erscheint: carb-v.
- **aufschürfend:** caps, clem, grat, nat-m.
  – schlimmer abends und an der frischen Luft, besser durch Wärme: kreos.
  – Fieber, bei: carb-v, nat-m, rhus-t.
  – Exsudat: sil.
  – sondert scharfe, eitrige Flüssigkeit ab: clem.
  – Exsudate bei Lupus: kali-bi.
  – sondert eine klebrige Masse ab: graph.
- **aufgesprungen:** alum, aur, bry, cadm, cadm-s, calc, cycl, graph, hep, kali-c, kreos, lach, lyc, mag-c, mang, merc, nat-c, nat-m, nit-ac, petr, puls, rhus-t, ruta, sars, sep, sil, sulph, viol-t, zinc.
- **Bartflechte:** nat-ar, nat-s.
- **beißend,** juckend: psor.
- **Bluten:** anac, aeth, dulc, lyc.
- **borkig:** sulph.
  – bildet handtellergroße Borken: con.

- **braun,** dick rot, Rand: dulc.
- **Brennen:** agar, alum, alum-p, ambr, am-c, anac, ars, aur, aur-i, bar-c, bell, borx, bry, calad, calc, caps, carb-an, carb-v, caust, cic, clem, cocc, con, dulc, hell, hep, kali-c, kali-n, kali-sil, kreos, lach, led, lyc, mang, merc, mez, nat-c, nat-m, olnd, par, petr, ph-ac, phos, plb, psor, puls, ran-b, rhus-t, sabad, sars, sep, sil, spig, spong, squil, staph, stram, sulph, teucr, thuj, verat, viol-t, zinc.
  - Übermäßig: mosch.
- **chronisch:** agn, anthraci, clem.
  - konstitutionell: clem.
- **Drüsen** bedeckt, mit: dulc, graph.
  - Schwellung der Drüsen, mit: dulc.
- **feucht:** alum, am-c, anan, ars, bar-c, bell, borx, bry, cact, cadm, calc, carb-an, carb-v, caust, cic, cist, clem, con, dulc, graph, grat, hell, hep, kali-c, kreos, lach, led, lyc, merc, mez, nat-c, nat-m, nit-ac, olnd, petr, ph-ac, phos, psor, ran-b, rhus-t, ruta, sep, sil, squil, staph, sulph, sulph-ac, tarax, tell, thuj, viol-t.
  - feucht mit großen Schuppen an den Rändern: merc.
  - feucht rot: clem.
- **Flecken, rote,** nach dem Kratzen: ip.
- **fressend:** alum, alum-p, am-c, bar-c, calc, carb-v, caust, chel, clem, con, graph, hell, hep, kali-c, kali-sil, lach, lyc, mag-c, mang, merc, mur-ac, nit-ac, nux-v, olnd, par, petr, ph-ac, phos, plb, rhus-t, sep, sil, squill, staph, tarax, viol-t.
- **grau:** ars.
- **Hitze,** schlimmer durch, die Brennen verursacht: con.
- **impetiginös:** ars, bapt, cinch, merc, psor, rhus-t.
- **Juckreiz:** agar, alum, alum-p, alum-sil, ambr, am-c, anac, ant-t, ars, aur-i, bar-c, bell, borx, bry, calad, calc, calc-sil, caps, carb-an, carb-s, carb-v, caust, chel, cic, clem, cocc, con, cupr, dulc, elaps, graph, guare, hep, jug-r, kali-ar, kali-c, kali-i, kali-sil, kreos, lach, led, lyc, mag-c, mag-m, mang, merc, mez, nat-c, nat-m, nit-ac, nux-v, olnd, par, petr, ph-ac, phos, plb, puls, ran-b, ran-s, rhus-t, sabad, sars, sep, sil, spig, spong, squil, stann, staph, sulph, tarax, thuj, valer, verat, viol-t, zinc.
  - alt, zum Zeitpunkt der Mens: carb-v.
  - Bettwärme und nach dem Waschen: clem.
  - Brennen nach dem Kratzen: lac-d.
  - Brennen: ars, psor.
  - hält bis spät vom Schlafen ab: staph.
  - Kniekehlen, in den: ars.
  - Mens, vor der: carb-v.
  - Schmerzen: nit-ac.
  - verkrustet: thuj.
- **kaltes Wasser** agg.: clem, dulc, sulph.
- **Kleie** wie: psor.
- **kleieartig:** calc, dulc, merc-s, mur-ac, phos.
- **Körper,** am ganzen: dulc, psor, ran-b.
- **kreisförmig:** anac, anag, ars-s-f, bar-c, calc, chlor, chrys-ac, clem, dulc, equis-a, eup-per, graph, hell, hep, iod, mag-c, nat-c, nat-m, phos, phyt, sep, spong, sulph, tell, thuj, tub.
  - Frühjahr, immer im: sep.
  - pustulös: hippoz.
  - Rücken, auf dem: all-s.
  - Stellen, an einzelnen: tell.
  - Stellen, an isolierten: sep.
  - unterdrückt: ars.
- **mehlig:** am-c, ars, aur, borx, bry, calc, cocc, culx, dulc, graph, kreos, led, lyc, merc, mur-ac, phos, sep, sil, sulph, thuj, verat.
- **Mens,** während der: gink-b, petr.
- **merkurial:** aur, mosch, nit-ac.
- **Neuralgie,** postherpetische: kalm.
- **Obstipation,** mit: carb-ac.
- **Phlyctenoides:** acon, ars, borx, calc, canth, carb-s, clem, merc, phos, ran-s, rhus, sarr, sol, sulph, tell.
  - blassrot: dulc.
  - Phlyctenoides auf dem Handrücken: carb-s.
  - Stechen: nit-ac.
- **Pickel oder Pusteln,** umrandet von, breiten sich durch Zusammenschmelzen aus: hep.
- **rissig:** cadm-s.

- **rot:** am-c, ars, bry, cic, clem, dulc, kreos, lach, led, lyc, mag-c, mag-s, merc, olnd, petr, ph-ac, staph, tax, tell.
- **ruckend,** mit Schmerzen: calc, caust, cupr, lyc, puls, rhus-t, sep, sil, staph.
  - Jucken und Brennen, mit: rhus-t.
  - Mehlstaub mit, feucht: psor.
- **rund,** schuppig, klein: dulc.
- **schuppig:** agar, anac, anan, ars, aur, bell, borx, cact, cadm, calc, cic, clem, con, cupr, dulc, graph, hep, hyos, kali-c, kreos, lach, led, lyss, mag-c.
  - Gelenke, Herpes: dulc, kreos, staph.
- **Stellen:** ant-c, caust, con, crot-h, graph, hyos, lyc, merc, mur-ac, nat-c, nat-m, nit-ac, petr, phos, sabad, sars, sep, sil, sulph, zinc.
  - braune: sep.
- **traubenförmig:** dulc.
- **trocken:** alum, alum-sil, anac, ars, bar-c, bov, bry, cact, calc, calc-sil, carb-v, caust, clem, cocc, cupr, dol, dulc, fl-ac, graph, hep, hyos, kali-i, kreos, led, lyc, mang, mag-c, med, merc, nat-c, nat-m, nit-ac, par, petr, phos, ph-ac, psor, rhus-t, sars, sep, sil, stann, staph, sulph, teucr, thuj, valer, verat, viol-t, zinc.
  - besonders in den Kniebeugen: psor.
  - heftiger Juckreiz, brennt an der frischen Luft: led.
  - Körper, am ganzen: zinc.
  - mit Borken auf den Gelenken: staph.
  - mit weißen Schuppen und hinter den Ohren: marr-vg.
  - schuppig, ohne Jucken: cact.
- **verkrustet:** alum, alum-p, ambr, am-c, anac, ars, aur, aur-m, bar-c, bell, bov, bufo, calc, cal-sil, caps, carb-an, carb-v, cic, clem, con, cupr, dulc, graph, hell, hep, kali-c, kali-sil, kreos, lach, led, lyc, mag-c, merc, mez, mur-ac, nat-m, nit-ac, nux-v, olnd, par, petr, ph-ac, phos, plb, puls, ran-b, rhus-t, sars, sep, sil, squil, staph, sulph, thuja, verat, viol-t, zinc.
  - dicke Krusten: clem, lyc, sulph.
  - juckend: guaj, rhus-t

Lokalisation

- **Auge:**
  - Herpes zoster opthalmicus: ars, canth, crot-t, graph, merc, puls, ran-b, rhus-t.
  - Augen, um die: alum, bry, caust, con, kreos, lach, olnd, spong, sulph.
  - Kornea: graph, hep, ign, ran-b.
  - Lider: bry, com, graph, kreos, psor, rhus-t, sep, sulph, tarent, tub.
- **Ohr:** am-m, caust, cist, graph, kreos, mag-m, olnd, phos, ptel, sep, teucr.
  - um die Ohren herum: olnd.
  - hinter den Ohren: am-m, bufo, caust, cist, con, graph, mag-m, mez, sep, teucr.
  - borkig: kali-i.
  - vor dem Ohr: olnd.
  - Ohrläppchen, auf den: caust, cist, sep, teucr.
  - Gehörgang: merc.
- **Gesicht:** agar, alum, am-c, am-m, anac, anan, androc, arn, ars, bar-c, bar-s, bell, bry, bufo, calc, calc-f, calc-s, calc-sil, caps, carb-an, carb-v, carbn-s, caust, chel, cic, coloc, con, crot-t, dulc, elaps, gink-b, graph, hep, kali-ar, kali-bi, kali-c, kali-i, kali-s, kali-sil, kreos, lach, led, lyc, merc, nat-ar, nat-c, nat-m, nat-s, nicc, nit-ac, petr, ph-ac, phos, psor, rhus-t, sabad, sarr, sep, sil, spong, sulph, tarent, thuja.
  - Brennen und Jucken: mez.
  - Circinarus: anag, bar-c, calc, cinnb, clem, dulc, graph, hell, kali-chl, lith-c, lyc, med, nat-c, nat-m, phos, sep, sulph, tarent, tell, tub.
  - Gesichtsneuralgie, mit: kalm.
  - Husten, mit krampfhaftem: am.
  - Kinn: am-c, borx, carb-v, chel, dulc, nat-m, nux-v, ph-ac, sars, sil.
  - Lippen, um die herum: agar, anac, ars, asc-t, borx, calc-f, canth, carb-v, caust, chel, choc, conv, crot-t, dulc, graph, hep, hyos, ip, kali-p, lac-c, lach, med, nat-ar, nat-c, nat-m, nicc,

par, petr, ph-ac, rhus-t, sars, sep, sil, spong, sulph, tub, urt-u.
- Oberlippe: agar, carc, gink-b, sars.
- rechts, schmerzhaft: med.
- oberhalb: phos.
- mehlig: ars, bry, cic, kreos, lyc, merc, nit-ac, sulph, thuj.
- Mund, um den herum: am-c, anac, ars, borx, cic, con, hep, kreos, mag-c, med, nat-c, nat-m, par, petr, phos, rhus-t, sep, sulph.
- Mundwinkel: carb-v, choc, lyc, med, ph-ac, phos, sep, sulph.
- unterhalb: calc-f, nat-m.
- Zunge, auf der: nat-m, zinc.
- schorfig: anac, anan, calc, graph, kreos, led, lyc, phos, rhus-t, sep, sulph.
- Stirn: bad, bar-c, borx, caps, dulc, tarent.
- Wangen: alum, am-c, ambr, anac, ant-t, borx, carbn-s, caust, chel, con, dulc, graph, hep, kali-i, kreos, lach, merc, nat-m, nicc, ph-ac, sars, sil, spong, staph, stront-c, thuj.

- **Nase:** Aeth, aloe, aur, calc, carc, chel, conv, gink-b, graph, led, lyc, nat-c, nat-m, nit-ac, ph-ac, phys, rhus-t, sep, sil, spig, sulph.
- juckend: nit-ac.
- Mens, während, zu Beginn der: gink-b.
- Nasenflügel: nit-ac.
- Nasenlöcher: phys.
- Nasenspitze: aeth.
- quer über die Nase: sep, sulph.
- Sattel, wie ein: sulph.
- Schnurrbart: agar, calc, lach, nat-m, nit-ac, sil.

- **Brust:** ars, graph, hep, lyc, mag-c, petr, staph, syph.
- Zona: dol, graph, lach, mez, rhus-t, staph, thuj.

- **Rücken:** all-s, ars, lach, lyc, nat-c, sep, zinc.
- Zoster: cist, lach, merc, rhus-t.
- feucht: carb-an, caust, nat-m, sep.
- Hals, im Bereich des: ars, carb-an, caust, clem, con, graph, hyos, kali-n, lac-d, lyc, nat-m, petr, psor, sep, sulph.
- Jucken: caust.

- **Extremitäten:** alum, borx, caust, com, con, cupr, dulc, graph, led, lyc, manc, mang, merc, mur-ac, nat-m, nicc, nux-v, petr, psor, sars, sec, sep, staph, thuj, zinc.
- obere Gliedmaßen: alum, borx, bov, calc, caust, con, cupr, dol, dulc, graph, kali-c, kreos, lyc, mag-s, manc, mang, merc, nat-c, nat-m, nux-v, phos, psor, sars, sec, sep, sil.
- Gelenken, auf den: calc, merc.
- kleieartig: merc, phos.
- verkrustet: con, thuj.

- **Schulter:** kali-ar.
- **Oberarm:** kali-c, mang, nat-m, sulph.
- **Ellbogen:** borx, cact, cupr, hep, kreos, phos, psor, sep, staph, thuj.
- **Unterarm:** alum, con, mag-s, mang, merc, nat-m, sulph.
- **Handgelenk:** ip, merc, psor.
- **Hand:** borx, bov, calc, cist, con, dulc, graph, kreos, merc, mez, nat-c, nat-m, ran-b, sars, sep, staph, verat, zinc.
- Fingern, zwischen den: ambr, graph, merc, nit-ac.
- Handinnenfläche: aur, kreos, psor, ran-b, sep.
- Handrücken: carbn-s, graph, lyc, nat-c, petr, sep, thuj.
- Zeigerfinger und Daumen, zwischen: ambr.

- **Finger:** ambr, caust, cist, graph, kreos, merc, nit-a, psor, ran-b, thuj, zinc.
- **Beine:** alum, borx, caust, clem, com, graph, kali-c, lach, led, lyco, merc, mur-ac, nat-m, nicc, petr, sars, sep, sil, staph, tell, zinc.
- **Gesäßbacken:** borx, caust, kreos, nat-c, nicc.
- **Hüfte:** nat-c, nicc, sep.
- **Oberschenkel:** clem, graph, kali-c, lyc, merc, mur-ac, nat-c, nat-m, nit-ac, petr, sars, sep, staph, zinc.

- **Knie:** ars, carb-v, dulc, graph, kreos, merc, nat-c, nat-m, petr, phos, psor, sulph.
  - Kniekehle: ars, calc, con, graph, kreos, led, nat-c, nat-m, petr, phos, psor, sulph.
- **Unterschenkel:** ars, calc, calc-p, com, graph, kali-c, lach, lyc, lyss, mag-c, merc, nat-m, petr, sars, sep, staph, zinc.
- **Wade:** cycl, lyc, sars.
- **Knöchel:** cact, cycl, kreos, nat-c, nat-m, petr, sulph.
- **Fuß:** alum, mez, nat-m, petr, sulph.
- **Zehen:** alum.
  - Zehen, zwischen den: alum, graph.

Fallbeispiele

Fall 1

In diesem Fall kam die Patientin zu mir und beschwerte sich über einen „üblen Hautausschlag" am Kreuzbein, der sich über die Gesäßfalte bis zu den Schamlippen ausbreitete. Während der Untersuchung stellte sich heraus, dass es sich bei dem so genannten „Ausschlag" um eine pustulöse Herpesinfektion handelte. Der Juckreiz war groß und die Schmerzen so heftig, dass die Patientin dadurch gelegentlich ohnmächtig wurde. Sie konnte nicht auf dem Rücken liegen. Anhand ihrer Krankengeschichte konnten wir feststellen, dass sie mindestens 3–4-mal geimpft worden war. Aufgrund der Symptome gab ich ihr *Variolinum C200* und bat sie eine Woche später zu einem neuen Termin in die Klinik.

Beim nächsten Termin fühlte sie sich bereits viel wohler und Intensität und Umfang des Ausschlags hatten abgenommen. Die Patientin berichtete, dass sie bereits 3 Tage nach Einnahme der ersten Gabe ohne Schmerzen auf dem Rücken liegen konnte. Sie war sehr dankbar, aber auch überrascht. Ich untersuchte sie noch einmal und fand einige wenige trockene Pusteln, sie waren borkig, jedoch ohne entzündliche Veränderungen oder Schmerzen. Ich gab ihr keine weiteren homöopathischen Mittel, sondern wartete ab. Innerhalb von 4 Wochen ging es ihr viel besser, es bildeten sich weder neue Pusteln noch frische Borken.

Der große Homöopath Dr. Burnett schrieb viel über die Wirksamkeit von *Variolinum* (hergestellt aus sterilisierten und potenzierten Pockenerregern) bei der Behandlung von Herpes. Er ist der Ansicht, dass das Mittel einen Herpesausschlag und die darauffolgenden neuralgischen Schmerzen erfolgreich behandeln kann.

Fall 2

Bei diesem Fall handelt es sich um eine ältere Dame mit einer chronischen Herpesinfektion, die aus entzündeten, äußerst empfindlichen und geschwürigen Läsionen auf beiden Brüsten bestand. Nach einigen wenigen Gaben *Ranunculus bulbosus C30* ging es ihr sehr viel besser.

Fall 3

Eine Patientin kam mit Herpes genitalis im Bereich der Schamlippen zu mir, der seit mehreren Jahren regelmäßig alle 2–3 Monate auftrat. Sie war eine schlanke Frau mit dunklem Teint und hatte bereits 2 Fehlgeburten, jeweils im dritten Monat der Schwangerschaften. Außerdem litt sie unter einem rezidivierenden, weißlich gelben vaginalen Ausfluss mit starkem Juckreiz im Genitalbereich. Das besondere Merkmal des Herpesausschlags war die regelmäßige Verschlimmerung vor und nach der Mens. Ihre Menarche hatte die Frau mit 19 Jahren, ihr Zyklus war unregelmäßig mit Regelblutungen im Abstand von 2–3 Monaten. Sie machte sich große Sorgen, weil sie keine Schwangerschaft austragen konnte und befürchtete außerdem, dass der Herpes im Falle einer Schwangerschaft schlimmer werden würde. Sie war reizbar, oft depressiv und vermied Kommunikation jeglicher Art, insbesondere Unterhaltungen. Sie hatte ein großes Verlangen nach sauer eingemachten Speisen, Zitronen und Sauerkraut. Aufgrund dieser Symptome verschrieb ich zwei Gaben *Sepia C200.*

Zwei Wochen später sah ich die Patientin wieder und sie berichtete, dass sie nach der ersten Gabe eine Monatsblutung hatte. Zu dieser Zeit hatte sie auch einen Herpesausschlag, der aber nicht so heftig war wie sonst. Ich gab ihr ein Placebo und bat sie, in zwei Monaten wiederzukommen.

Zwei Monate später hatte sich der Herpesausschlag stark gebessert und der eitrige Scheidenfluss war verschwunden. Während dieser Zeit hatte sie außerdem zwei regelmäßige Monatsblutungen gehabt.

Sepia ist bekannt für seine tief greifende Wirkung. Schon Farrington schrieb, dass eine Dysfunktion des vasomotorischen Systems zu einer erhöhten Anfälligkeit der Haut für Reize im Allgemeinen und Herpesausschlägen insbesondere führen kann. *Sepia* ist ein spezifisches Mittel hierfür. *Sepia* ist ein bewährtes Mittel für Herpesausschläge auf dem Abdomen, den Genitalien und auf den Lippen. In vielen Fällen finden wir den charakteristischen Gemütszustand von *Sepia* – Gleichgültigkeit gegenüber geliebten Personen, Reizbarkeit und Traurigkeit mit Angstzuständen gegen Abend. Das Mittel eignet sich besonders für zierliche Frauen mit feinporiger Haut, oft mit dunklem Haar und einer ausgesprochenen Empfindlichkeit gegen alle Eindrücke. Der Teint ist meist blass mit dunklen Ringen unter den Augen.

Fall 4

Hier ein weiteres Beispiel eines chronischen, rezidivierenden Herpes genitalis, diesmal bei einem jungen Mädchen. Der regelmäßig alle 2–3 Monate auftretende Herpesausschlag wurde begleitet von Fieber und Schüttelfrost. Die Patientin hatte viel Kummer wegen ihres Freundes und seiner Familie, die sie misshandelten. Sie hatte ein ausgeprägtes Verlangen nach salzigen und pikanten Speisen.

Ich verschrieb *Natrium mur. C200*, zweimal im Monat über zwei Monate hinweg einzunehmen. Nach der zweiten Gabe besserte sich der Ausschlag merklich, danach war die Patientin fast ein Jahr lang beschwerdefrei.

Natrium muriaticum ist ein bewährtes Mittel für Herpesausschläge, die durch Stress oder psychische Belastungen verursacht werden. Die Läsionen sind besonders ausgeprägt auf den Lippen und den Genitalien (siehe *Sepia*). Farrington schreibt, dass *Natrium mur.* spezifisch ist für Herpes genitalis begleitet von Schüttelfrost (Verschlimmerung um 10 Uhr morgens) und Fieber.

Natrium mur. eignet sich zur Behandlung von Herpes bei Frauen und Männern, *Sepia* dagegen ist vorwiegend bei Frauen indiziert.

Fall 5

Hier handelt es sich um einen 43-jährigen Mann mit rezidivierendem (alle 2–3 Monate) Herpes genitalis auf der Glans penis. Der Mann war sehr verschlossen und ich konnte keine charakteristischen Symptome eruieren, außer, dass er leicht schwitzte, der Schweiß unangenehm roch und er gegen Hitze und Kälte empfindlich war. Ich verordnete *Mercurius vivus C1000*, eine Gabe 1x wöchentlich.

Der Patient kam nach einem Monat wieder und bekam ein Placebo verschrieben. Die Anzahl und Größe der Läsionen waren zurückgegangen. Drei Monate nach der letzten Gabe brachen zwei kleine Ausschläge auf der Glans penis aus, die nach einer weiteren, einmaligen Gabe des Mittels verschwanden. Seitdem ist der Patient beschwerdefrei.

Mercurius vivus eignet sich besonders für Herpesinfektionen bei Männern. Wichtige Gemütssymptome in diesen Fällen sind Gedächtnisschwäche und ein Gefühl, als ob er „den Verstand verliere". *Das Mittel Mercurius habe ich meinem persönlichen Repertorium als eines der „verschlossenen, geheimniskrämerischen" Mittel hinzugefügt.* Zu den allgemeinen Symptomen gehören die Tendenz zum reichlichen Schwitzen und die Empfindlichkeit gegen Hitze und Kälte.

Fall 6

Ein Patient kam in meine Praxis mit Herpes genitalis am Penis, der ihn schon seit 10 Jahren plagte und während der Sommermonate besonders schlimm war. Er klagte über einen brennenden Schmerz in der Harnröhre beim Urinieren. Als Teil seiner Krankengeschichte zeigte sich ein Hang zum sexuellen Exhibitionismus. Begleitend zu seinen körperlichen Symptomen machte er sich große Gedanken um seine Gesundheit, wodurch er an Schlaflosigkeit litt.

In der Familiengeschichte war der Bluthochdruck väterlicherseits auffällig.

Allgemeinsymptome und Lebensumstände

Der Patient hatte einen sehr schlechten Appetit, obwohl er Hunger nur schlecht tolerieren konnte. Er fühlte sich mit leerem Magen sehr schwach und schwindelig.

Er hatte eine Vorliebe für Hühnchenfleisch, Obst, Eiskrem, Milch und Süßigkeiten. Im Schlaf lag er immer auf der rechten Seite. In Bezug auf seine Sexualität war auffällig, dass er täglich masturbierte.

Der Patient wurde in Bihar geboren und verbrachte seine Kindheit dort. Nach seinem Studium zog er wegen einer Anstellung nach Mumbai.

Er ist jähzornig und neigt zu Wutausbrüchen, wenn ihm jemand widerspricht oder unfreundlich zu ihm ist. Während seiner Wutausbrüche schreit er und wirft mit Dingen um sich oder er zieht sich in Stille zurück. War er schuld an dem Eklat, entschuldigt er sich, ansonsten wartet er darauf, dass der andere auf ihn zugeht.

Er hat Angst, im Dunkeln allein zu sein. Er ist eigensinnig und dominant. Er ist sehr sentimental und weint bei emotionalen Szenen im Fernsehen oder im Kino. Er weint leicht, wenn er seine

Familie vermisst. Er lässt sich gerne trösten. In der Vergangenheit litt er unter einer enttäuschten Liebe. Zu dieser Zeit stand er psychisch unter Stress und ging zu Prostituierten.

Folgende Rubriken wurden bei der Repertorisierung des Falles berücksichtigt:

- Furcht allein zu sein, Dunkelheit, in der
- Zorn, Widerspruch, durch
- Gewissensangst
- Raserei, Tobsucht, Wut
- Beschwerden durch enttäuschte Liebe
- Masturbation, Neigung zur
- Schlaf, Lage, rechten Seite, auf der
- Verlangen Hühnchen
- Verlangen Eiskrem
- Verlangen Obst

Behandlung
Aufgrund dieser Symptome bekam er *Phosphorus C1000*, eine Gabe alle 15 Tage.

Fallverlauf
Nach zwei Monaten hatte sich sein Hautausschlag um 60% gebessert. Später bekam der Patient *Phosphorus C100000*, das den Fall abschließend löste.

9.2 Masern

Synonym
Morbilli.

Ätiologie
Zu Beginn einer Maserninfektion repliziert sich das Virus in den oberen Luftwegen, bevor es sich im gesamten Körper disseminiert.

Während des Prodromalstadiums findet man eine Hyperplasie der Lymphknoten und eine Vielzahl an multinukleären Riesenzellen oder Synzytia mit bis zu 100 Nuklei. In unkomplizierten Fällen verschwinden diese mit dem Ausbruch des Exanthems. Das Vorexanthem ist wahrscheinlich eine Folgeerscheinung einer Virämie, bei der sich die Antigene und das Virus in den Kapillaren festsetzen. Die Zellen der Koplik-Flecken enthalten ebenfalls virale Nukleokapside. Der auffällige makuläre Ausschlag am 4. Tag ist als zellvermittelte Immunreaktion auf dieses Material zu verstehen. Ist diese Immunreaktion gestört, wie z.B. bei Leukämie, besonders in Verbindung mit zytotoxischen Medikamenten, wird das Exanthem unterdrückt. Anstatt dessen führt die progressive virale Replikation zu einer Riesenzellen-Pneumonie oder einer tödlichen Enzephalopathie. Kurz nach dem Ausbruch des Exanthems verursacht das Masernvirus eine vorübergehende Depression der T-zellvermittelten Immunreaktion, ein wichtiger Faktor der Masernerkrankung.

Klinisches Erscheinungsbild
Nach einer Inkubationszeit von ca. 10 Tagen beginnt das akute Prodromalstadium mit Fieber, Abgeschlagenheit und katarrhalischen Erscheinungen der oberen Luftwege. Die Konjunktivae sind betroffen, wobei es zur akuten Lichtempfindlichkeit kommen kann. Die Koplik-Flecken, bläulich weiße Flecken

mit einem hellroten Hof, erscheinen vom 2. Tag an auf der Mundschleimhaut, meist im Bereich der Prämolaren. Fieber, Katarrh und Husten nehmen über die nächsten 3–5 Tage zu. Am 4. Tag beginnt in der Regel das typische Exanthem auf der Stirn und hinter den Ohren und breitet sich danach über das Gesicht, den Oberkörper und die Extremitäten aus. Der Ausschlag beginnt als makuläres Exanthem, geht aber bald in purpurrote, follikulär betonte Effloreszenzen als klein- oder grobfleckiges, disseminiertes oder konfluierendes Exanthem über. Vom 6. bis zum 10. Tag klingt das Exanthem ab und hinterlässt bräunlich gefärbte Flecken mit feiner Abschuppung der Haut. In schweren Fällen blutet die Haut. Im akuten Stadium einer Maserninfektion kann sich ein extensiver, bullöser Ausschlag bilden. In manchen Fällen kann dieser Ausschlag einem Stevens-Johnson-Syndrom gleichen, in anderen sieht es eher wie eine Nekrolyse der Epidermis aus. Es ist natürlich möglich, dass in einigen Fällen bestimmte Medikamente für diese Veränderungen verantwortlich waren, bei vielen schien der Ausschlag direkt mit der Maserninfektion in Verbindung zu stehen. Gelegentlich spricht man hier fälschlicherweise von einem Masern-Pemphigoid.

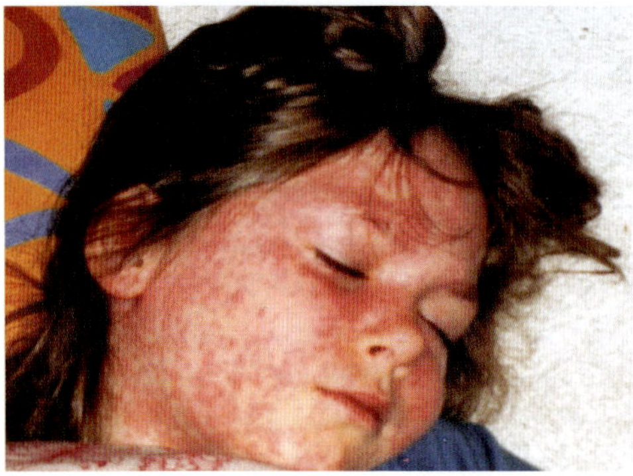

Abb. 39: Masern

Komplikation treten häufiger bei sehr kleinen Kindern, unterernährten oder chronisch kranken Patienten auf. Bronchopneumonie, Enteritis und Otitis media sind stark zurückgegangen. Die schwerste Komplikation bleibt die Enzephalitis.

A. Therapie

Die Masern sind eine Krankheit, die mir in meiner Praxis seit der Einführung der Masernimpfung in Indien unnötig große Sorgen bereitet, da nur 15–20% der Fälle dem klassischen Krankheitsverlauf folgen. Die meisten meiner Patienten kommen mit untypischen Symptomen in meine Praxis, die leicht als Salmonellenenteritis, Malaria, Grippe oder Streptokokkeninfektion diagnostiziert werden können. Nur eine gründliche Anamnese und sorgfältige körperliche Untersuchung können das Risiko einer Fehldiagnose minimieren.

Wenn Sie einen voll entwickelten Masernfall anschauen, dann entsprechen die Symptome fast genau dem Arzneimittelbild von *Pulsatilla*, bedenken Sie aber auch, dass nicht alle Patienten auf *Pulsatilla* ansprechen. Aus diesem Grund muss man den Fall minutiös studieren, um zwischen den verwandten Mitteln differenzieren zu können.

Die Auswahl der entsprechenden Mittel stützt sich immer auf die Gesamtheit der Symptome zum aktuellen Zeitpunkt. Da die meisten Patienten, sowohl Kinder als auch Erwachsene, Fieber oder Symptome eines Infekts der oberen Luftwege haben, sollte man die Kapitel über Fieber, Frost und Schweiß mitsamt allen

Begleitsymptomen gründlich recherchieren, vor allem die des Repertoriums von Boger-Bönninghausen.

In meiner Praxis verschreibe ich nur selten das Mittel *Morbillinum* und werde es an dieser Stelle weder für Studenten noch für erfahrene Homöopathen als Spezifikum oder Prophylaktikum für Masern empfehlen.

Ich habe wiederholt beobachtet, dass man nach dem Ausbruch des Exanthems das Mittel nicht wiederholen sollte, da dies zu Komplikationen führen kann.

Für Fälle, in denen sich kein Ausschlag entwickelt, entweder weil der Patient zu schwach ist oder eine Unterdrückung durch unangebrachte Behandlungen mit Antibiotika in der Vergangenheit vorliegt, haben sich in meiner Praxis Mittel wie *Bryonia alb., Camphora, Cuprum met., Sulphur* und *Zincum met.* bewährt.

Für Fälle von Enzephalitis oder subakute sklerosierende Panenzephalitis sind Mittel wie *Hoitzia coccinea* und *Rajana subsamarata* enorm hilfreich.

Einige extrem hartnäckige Fälle von Husten nach einer Maserninfektion konnten mit Mitteln wie *Euphrasia, Eupatorium per.* und *Sticta pulmonaria* erfolgreich behandelt werden. Für Asthmafälle nach Masern hat sich *Carbo veg.* als nützlich erwiesen.

Da Masern hauptsächlich dem tuberkulösen Miasma zuzuordnen sind, ist *Tuberculinum* ein wichtiges antimiasmatisches Mittel, um eine Masernbehandlung abzuschließen. Zu diesem Zweck kann man auch das angezeigte Konstitutionsmittel geben.

9.3 Warzen

Synonym

Verrucae.

Einleitung

Das HPV (Human Papilloma Virus) kann jede beliebige Stelle des Plattenepithels, verhornt (Haut) oder nicht verhornt (Schleimhaut), infizieren und damit eine Krankheit verursachen. Die klinischen Symptome, die in Verbindung mit diesen Krankheiten auftreten, können, grob betrachtet, in gemeine Warzen, Feigwarzen und Viruswarzen der (Mund)-Schleimhäute unterteilt werden.

Warzen sind in der Praxis häufig anzutreffen, besonders Kinder werden oft mit diesem Problem vorgestellt. Jeder beliebige Körperteil kann betroffen sein. In Ländern mit guter medizinischer Versorgung haben Überweisungen von Patienten mit Warzen an Dermatologen in den letzten vier Jahrzehnten stark zugenommen.

Inkubationszeit

Gemeine- und Dornwarzen: Der genaue Infektionszeitpunkt lässt sich in den wenigsten Fällen feststellen. Schätzungsweise erstreckt sich die Inkubationszeit von wenigen Wochen bis zu mehr als einem Jahr.

Feigwarzen: Die Inkubationszeit beträgt zwischen 3 Wochen und 8

Monaten, der Durchschnitt liegt bei 2,8 Monaten. Die latente Phase für eine perinatal erworbene HPV-Infektion kann bis zu 2 Jahre betragen und erst dann als Feigwarzen in Erscheinung treten.

Warzen im Bereich des Oropharynx: Lediglich 57% der Fälle von Schleimhautwarzen bei Kindern werden innerhalb der ersten 2 Lebensjahre diagnostiziert.

Ansteckungsgrad

Feigwarzen sind besonders im frühen Krankheitsstadium extrem ansteckend. So gut wie alle sexuellen Partner eines Patienten mit Feigwarzen werden infiziert. In Bezug auf gemeine und Dornwarzen sind keine zuverlässigen Informationen vorhanden, aber die Erfahrungswerte lassen vermuten, dass der Ansteckungsgrad hier weitaus geringer ist. Die Infektionsgefahr eines Kindes mit Warzen im Mund-Rachen-Bereich durch eine genitale HPV-Infektion der Mutter scheint relativ gering.

Übertragungswege

Warzen können durch direkten oder indirekten Kontakt übertragen werden. Eine beeinträchtigte Schutzfunktion des Epithels durch Traumen (auch leichte Abschürfungen), Mazeration oder beides erhöht die Anfälligkeit für eine Infektion durch das Virus erheblich. In der Regel geht man sogar davon aus, dass zumindest bei vollständig verhornter Haut eben diese Beeinträchtigung vorhanden sein muss, um eine Infektion zu ermöglichen, wie die folgenden Beispiele zeigen:

- Infektionen mit Dornwarzen sind in öffentlichen Bädern oder sanitären Anlagen besonders häufig, wo sich weiche Hornhaut von infizierten Personen abreiben und somit leichter auf die aufgeweichte Haut anderer Personen übertragen werden kann.
- Bei Personen, die an den Fingernägeln oder Nagelhäutchen kauen, kommt es häufig zu einer Infektion mit gemeinen Warzen, das gleiche gilt für Daumen lutschende Kinder. In beiden Fällen können sich die Warzen auch auf den Lippen und der benachbarten Haut ausbreiten.
- Warzen im Bereich des Bartes können durch Rasieren auf benachbarte Stellen übertragen werden.
- Personen, die von Berufs wegen mit frischem Fleisch, Fisch und Geflügel in Berührung kommen, leiden häufig unter Warzen an den Händen, deren Verbreitung durch Verletzungen der Haut und verlängertem Kontakt mit nassem Fleisch und Wasser begünstigt werden.
- Feigwarzen sind extrem ansteckend. Die dünnere Schleimhaut der Genitalien begünstigt in höherem Maße eine Infektion mit dem Virus als dickere, verhornte Haut, aber auch hier sei zu bemerken, dass Feigwarzen in der Regel bei beiden Geschlechtern am häufigsten an Stellen auftreten, an denen es während des Geschlechtsverkehrs zur größten Reibung kommt.

A. Gemeine Warzen (Verrucae vulgares)

Im Großteil der Fälle sind gemeine Warzen (außer Dornwarzen) auf eine Infektion mit dem HPV2 zurückzuführen. Sie haben in der Regel einen Durchmesser von 1 mm bis 1 cm und können, wenn sie konfluieren, eine beachtliche Masse darstellen. Typisch sind die festen Papeln mit einer rauen, verhornten Oberfläche.

Lokalisation

Häufig auf dem Handrücken und der dorsalen Oberfläche der Finger.

Alter

Kinder bis zum Alter von 12 Jahren. Einzelne Warzen können monate- oder jahrelang unverändert bestehen bleiben, es können aber auch innerhalb kurzer Zeit weitere Warzen auftreten. Neue Warzen können im Bereich von Hautverletzungen entstehen, allerdings ist dieses sogenannte Köbner-Phänomen hier weniger ausgeprägt als bei Dornwarzen. Multiple Warzen finden sich jedoch häufig an den Nagelbetten von Personen, die ihre Nägel kauen.

Gemeine Warzen sind in der Regel beschwerdefrei, können aber auf rissigen Handinnenflächen oder unter den Fingernägeln schmerzempfindlich sein. Warzen am Nagelhäutchen oder unter dem Nagel können das Wachstum des Nagels beeinträchtigen. Warzen auf den Augenlidern können mit einer Keratitis oder Konjunktivitis assoziiert sein.

Ca. 65% der Warzen bilden sich innerhalb von 2 Jahren spontan zurück, bei Jungen tendenziell etwas früher. Weder das Alter des Patienten noch die Anzahl der Warzen können den Verlauf beeinflussen. Die Regression gemeiner Warzen verläuft asymptomatisch und über den Zeitraum mehrerer Wochen, in der Regel ohne Schwarzfärbung der betroffenen Stelle. Maligne Veränderungen sind extrem selten.

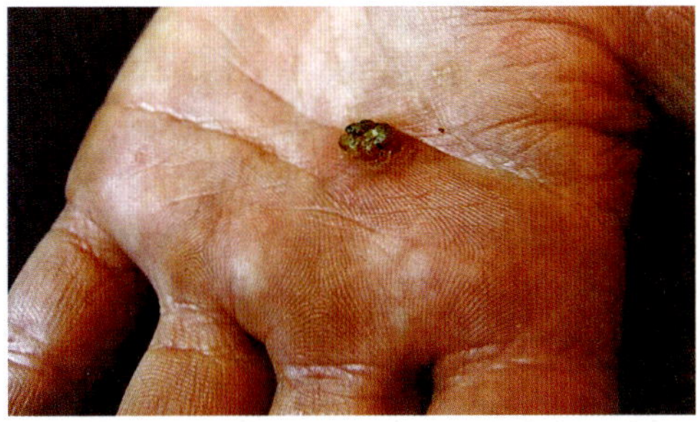

Abb. 40: Verruca vulgaris - Handfläche

B. Dornwarzen (Verrucae plantares)

Lokalisation

Wie der Name schon sagt, befinden sich die Dornwarzen auf den Fußsohlen. Ein Großteil der Dornwarzen befindet sich an Druckstellen, an der Ferse oder den Metatarsengelenken. Bei älteren Mädchen und Frauen treten sie vorwiegend am Fußballen und unter den Zehen auf. Gelegentlich findet man sie auch auf den Handinnenflächen.

Erscheinungsbild

Eine Dornwarze erscheint zuerst als kleine, glänzende „Hirsekorn"-Papel, aber bald entwickelt sich das typische Erscheinungsbild einer scharf definierten, runden Läsion mit einer rauen, hyperkeratotischen Oberfläche, die von einem Ring glatter, verhornter Haut umgeben ist. Hebt man die Oberfläche mit einem Skalpell an, wird eine abrupte Furche zwischen Warzengewebe und dem schützenden verhornten Ring deutlich, da sich die Ränder des Epithels der Fußsohlen nicht über die Warzen hinweg ziehen. Setzt man das Anheben der Warze fort, werden kleine blutende Stellen, die Spitzen der dermalen Papillen, sichtbar.

Mosaikwarzen werden so genannt, weil sie sich auf der Fußsohle in typischen, dicht beieinander wachsenden, polygonalen Warzen mit rauer Oberfläche präsentieren.

Schmerzen sind ein häufiges, aber sehr variables Symptom. Sie können heftig sein und den Patienten sehr beeinträchtigen, viele Warzen sind allerdings völlig schmerzlos und werden bei einer Routineuntersuchung entdeckt. Mosaikwarzen sind meist schmerzlos.

Die Lebenszeit einer Warze ist ebenfalls sehr unterschiedlich. Eine Regression ist häufiger bei Kindern als bei Erwachsenen zu beobachten, vor allem, wenn gleichzeitig eine Hyperhidrose oder andere orthopädische Beschwerden bestehen.

Die Anzahl der Warzen beeinflusst die Prognose nicht, Mosaikwarzen können allerdings sehr hartnäckig sein. Die Regression einer Warze kann in manchen Fällen von einer klinischen Entzündung begleitet sein, die Warze färbt sich durch das thrombotische Geschehen schwarz, bevor sie abfällt. In vielen Fällen trocknet die Warze jedoch einfach aus und fällt schließlich ab.

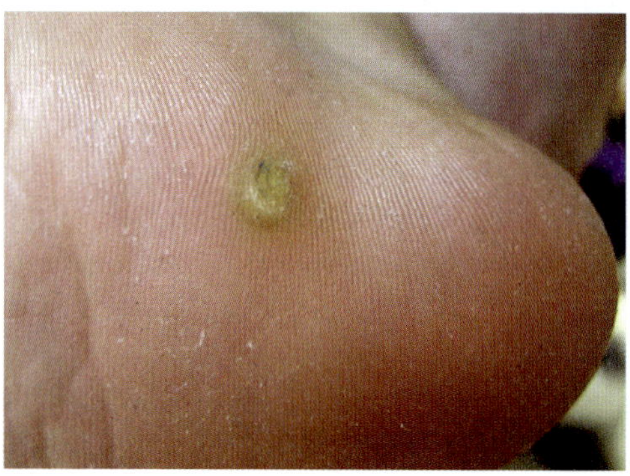

Abb. 41: Dornwarze

C. Flachwarzen (Verrucae planae juveniles)

Lokalisation

Das Gesicht, die Handrücken und die Schienbeine sind die Prädilektionsstellen für flache Warzen. Kinder sind am häufigsten betroffen.

Erscheinungsbild

Die Warzen sind geschmeidig, flach oder nur leicht hervorgehoben und in der Regel hautfarben oder gelbgrau gefärbt, gelegentlich auch pigmentiert. Sie sind rund oder polygonal geformt mit einem Durchmesser von 1 bis 5 mm oder mehr. Benachbarte Warzen können verschmelzen, besonders typisch sind linear angeordnete Warzen im Verlauf bestehender Kratzer.

Eine Rückbildung dieser Warzen kündigt sich meist durch entzündliche Veränderungen der Läsionen an, mit Juckreiz, Erythem und Schwellung, sodass bislang unbemerkte Warzen augenscheinlich werden. Ein depigmentierter Hof kann sich um die Läsionen herum bilden. Die Auflösung der Warzen ist in der Regel innerhalb eines Monats abgeschlossen.

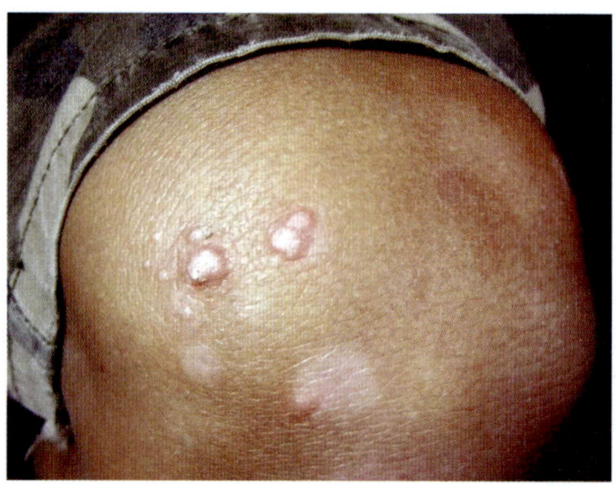

Abb. 42: Flachwarzen - Knie

D. Pinselwarzen (Verrucae filiformes) und Verrucae digitatae

Lokalisation

Vorwiegend auf Gesicht und Nacken von Männern zu beobachten, sind sie unregelmäßig und meist traubenförmig angeordnet. Verrucae digitatae siedeln sich bei beiden Geschlechtern auch auf der Kopfhaut an, wo sie oft mit Muttermalen verwechselt werden. Sie sind in der Regel gruppenförmig angeordnet. Einzelne Warzen auf den Gliedmaßen nehmen oft pinselförmige Konturen an.

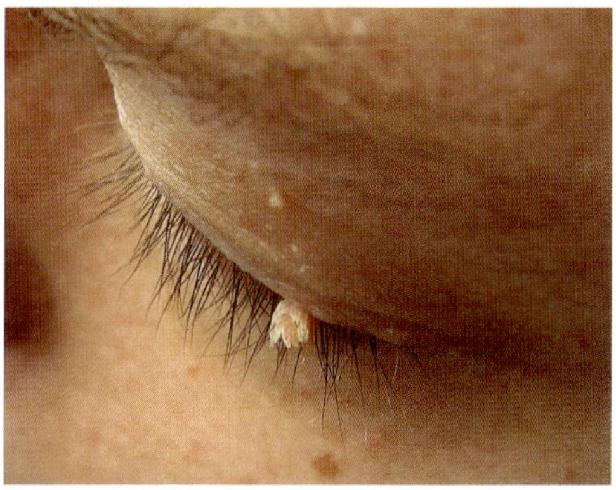

Abb. 43: Pinselwarze

Erscheinungsbild

Die Läsionen sind fleischfarben oder etwas dunkler, abgerundet oder als ovale Papeln oder Knötchen vorzufinden. Ihre Größe variiert von linsenförmig zu Erbsengröße (vielleicht auch etwas größer). Die Oberfläche der Warzen ist sehr markant und wer sie einmal gesehen hat, wird sie immer erkennen. Auf der Kopfhaut können die Warzen blumenkohlartige Konturen annehmen. Die Warzen jucken nicht, aber Warzen unter einem Finger- oder Zehennagel können schmerzhaft sein. Das Köbner-Phänomen tritt auf, wenn sich die Warzen in einem mit dem Virus infizierten Kratzer linear anordnen. Im Bereich des Bartes können sie pinselförmige Konturen annehmen: Pinselwarzen.

E. Feig- oder Feuchtwarzen (Condylomata acuminata)

Der Begriff Condyloma acuminatum (Condyloma = Knöchel, acuminatum = zugespitzt), pl. Condylomata acuminata, wurde ursprünglich eingeführt, um den Unterschied zwischen den wuchernden genito-analen Warzen und den flacheren syphilitischen Läsionen, den Condylomata lata, hervorzuheben. Vor allem in der amerikanischen Literatur hat sich dieser Begriff als Synonym für virale genito-anale Warzen durchgesetzt.

Neue Entwicklungen in unserem Verständnis der HPV-Krankheiten machen deutlich, dass dieser Begriff ganz unterschiedlich verwendet wird, nämlich 1. um ausschließlich die klassischen, wuchernden genito-analen Warzen zu beschreiben; 2. um alle, klinisch dem HPV zuzuordnenden, Krankheiten des genito-anal Bereiches zusammenzufassen, inklusive der flachen Warzen auf den externen Genitalien und den zervikalen „flachen Condyloma"; 3. alle klinischen, durch das HPV verursachten, Läsionen, die für gewöhnlich mit genitalen Warzen in Verbindung gebracht werden, inklusive Läsionen an Stellen außerhalb des genitalen Bereiches, z.B. dem Mund.

Lokalisation

Im Bereich des Frenulum praeputii, der Corona glandis und der Glans penis bei Männern und der hinteren Fourchette bei Frauen, wo beim

Geschlechtsverkehr die Reibung in der Regel am größten ist.

Erscheinungsbild

Die Warzen sind häufig asymptomatisch, können aber Unbehagen, Ausflüsse und Blutungen verursachen. Die typischen Feigwarzen sind weich, pink, mit länglichen Konturen und gelegentlich pinselförmig oder gestielt. Besonders auf feuchten Stellen entstehen meist multiple Läsionen, die sich während einer Schwangerschaft oder einer lokalen Infektion vermehrt ausbreiten. Auf der Haut der Vulva oder der perianalen Haut können sich große, übelriechende Massen bilden. Bei ca. zwei Drittel der genito-analen Warzen findet man dieses klassische „Acuminatum" (gelegentlich auch papillomatös oder hyperplastisch genannt).

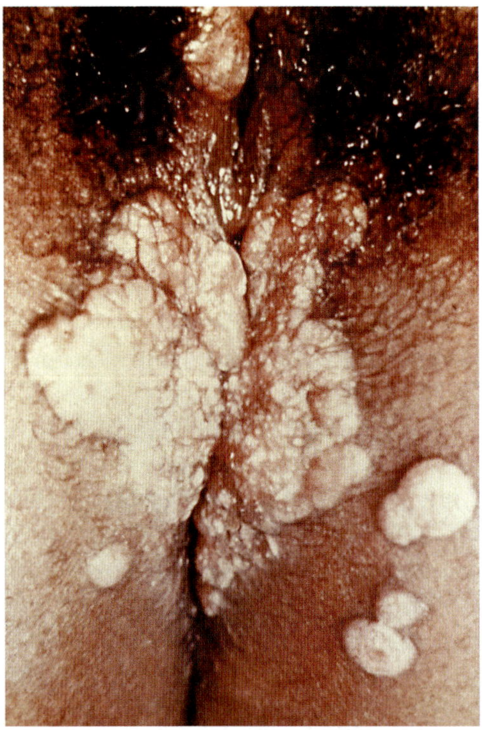

Abb. 44: Feig- o. Feuchtwarzen

Patienten mit genito-analen Warzen haben häufig auch andere Infektionen im genitalen Bereich, meist sind es geringfügige Infektionen wie zum Beispiel Candidiasis, Trichomoniasis oder eine unspezifische Infektion. Die Lebensdauer der genito-analen Warzen reicht von wenigen Wochen bis zu vielen Jahren. In 25% der Fälle kommt es innerhalb eines Zeitraums von 2 Monaten bis zu 23 Jahren zu Rezidiven.

F. Therapie bei Warzen

Warzen sind etwas sehr Merkwürdiges. Manche und besonders solche, die zahlreich auftreten, heilen relativ schnell wieder ab. Die meisten einzeln auftretenden Warzen sind jedoch gegen jede Behandlung resistent. Das wiederum ist ein wichtiges Symptom des sykotischen Miasmas.

Die folgenden Punkte sollten während einer Anamnese sorgfältig dokumentiert werden:

Ursache

Zum Beispiel:

- Nach Gonorrhö: *Thuja*
- Nach übermäßigem Verzehr von Salz: *Nitri spiritus dulcis.*
- Nach Quecksilbermissbrauch: *Sarsaparilla*
- Nach einem syphilitischen Infekt: *Aurum met.*
- Nach einer Verletzung: *Bellis perennis.*

Vorangegangene Behandlungen

Es ist enorm wichtig herauszufinden, ob der Patient bereits versucht hat, die Warze mit einer oder mehreren der folgenden Behandlungsmethoden zu entfernen:

- Essigsäure
- Kalilauge
- Fluorsäure
- Silbernitrat
- Agarbatti (indisches Räucherstäbchen)

Sollte eine Behandlung mit einer dieser Substanzen stattgefunden haben, sollte man wie folgt antidotieren:

- Für Beschwerden nach der Entfernung der Warzen: *Caust, Nit-ac, Thuj.*
- Bei einer Behandlung mit Essigsäure, Kalilauge oder Fluorsäure sollten vorzugsweise Hochpotenzen gegeben werden.
- Für böse Folgen von Silbernitrat: Nat-mur. in hohen Potenzen.
- Wenn Agarbatti verwendet wurde, können evtl. nachteilige Folgen mit *Carbolicum acidum* oder *Causticum* ausgeglichen werden.
- Sind die Warzen mit Elektroschock entfernt worden, sollte mit Mitteln wie *Carbolicum acidum*, *Causticum*, *Radium bromatum* und *X-ray* antidotiert werden.

Lokalisation

z.B.

- Gesicht
- Finger
- Handinnenflächen etc.

Charakteristische Merkmale

- Flach
- Fleischig
- Hart
- Verhornt
- Gestielt
- Geschmeidig etc.

Sind die Warzen mit einer oder mehreren der folgenden Faktoren vergesellschaftet:

- Mit oder ohne Entzündung.
- Mit oder ohne Juckreiz.
- Mit oder ohne Bluten.
- Mit oder ohne Eiterbildung.
- Mit oder ohne Geschwürbildung.
- Schmerzempfindlich oder schmerzlos.

Wichtige charakteristische Empfindungen

Folgende Punkte sollten Sie immer abfragen:

- Brennen.
- Pulsieren.
- Fein stechend.
- Stechend.

Die Empfindungen sind besonders bei einzeln auftretenden Warzen sehr wichtig.

Färbung der Warzen

Manchmal hilft uns die Färbung der Warzen, das richtige Mittel auf indirektem Wege zu finden:

- Rot: *Calc carb, Thuja.*
- Braun: *Sepia, Thuja.*
- Graubraun: *Conium.*

Aus den folgenden Gründen rate ich Ihnen ausdrücklich davon ab, bei Ihren Patienten eine lokale Behandlung der Warzen durchzuführen, weder mit Zitronensäure, homöopathischen Urtinkturen noch mit anderen Mitteln wie Salicylsäure oder Fluorsäure:

- Eine solche Behandlung verstößt gegen das homöopathische Prinzip.

- Die Rückfallquote ist sehr hoch.
- Da die Ursache im Inneren liegt, ist eine äußerliche Behandlung zwecklos.

Resümee

- Ich habe festgestellt, dass ein Großteil der Fälle, bei denen Konstitutionsmittel verschrieben wurden, erfolgreich geheilt werden konnte. Gelegentlich waren auch Mittel erfolgreich, die in ihren Prüfungen keine Warzen hervorbringen, die aber zu Beginn einer Behandlung unter Berücksichtigung der individuellen Konstitution gegeben wurden.
- Sollte die oben genannte Behandlungsmethode nicht zum Erfolg führen, muss man das Mittel unter Berücksichtigung der lokalen Symptome auswählen. Erst wenn auch diese Behandlung nicht anschlägt, sollte man auf empirische oder spezifische Mittel zurückgreifen.
- Es lohnt sich immer, einen Fall mindestens dreimal zu überarbeiten, bevor man diese spezifischen Mittel verschreibt.
- *Ficus carica*, *Calcium ovi testae* und *Calcium calcinatum* sind drei gute homöopathische Mittel, die sich in meiner Praxis bewährt haben.

Wichtige homöopathische Mittel bei Warzen

Aceticum acidum → Bei Berührung der Warze empfindet man sie als feucht. Die flachen Warzen findet man bei blassen, hageren, dünnen, anämischen, entkräfteten Personen mit schwachen, schlaffen Muskeln.
Die Haut fühlt sich bei Berührung trocken und heiß an. Übermäßig viel Schweiß auf der Haut.

Alumina → Warzen in Verbindung mit aufgesprungener, trockener Haut. Beim Warmwerden im Bett kommt ein unerträglicher Juckreiz. Die Hautsymptome verschlimmern sich im Winter und bei Voll- und Neumond.

Anacardium orientale → Warzen auf den Handinnenflächen. Der Anacardium-Patient gehört in der Regel zu den Neurasthenikern und hat nervöse Verdauungsbeschwerden, die durch Essen gebessert werden.
Beeinträchtigtes Gedächtnis, Depression und Reizbarkeit; verminderte sensorische Empfindung.

Antimonium crudum → Hand – hart, verhornt, weich oder geschmeidig mit fein stechenden Schmerzen. Ein Ring von Geschwüren umgibt die Warze. Warzen treten bei Personen auf, die Hautausschläge und Geschwüre unterdrücken und die tendenziell unter Druck- und Reibungsbeschwerden leiden. Besonders geeignet für Personen, die zur Fettleibigkeit neigen. Andere Stellen, an denen Warzen auftreten, sind Nacken und die Arme.

Argentum nitricum → Gaumen, in der Nähe der Arme. Bräunlich und fühlt sich bei Berührung hart an. Die Warzen bilden leicht Geschwüre. Patienten mit Symptomen der Psyche und des Verdauungstraktes, die zur Warzenbildung neigen.

Barium carbonicum → Hände, Finger. Kleine Warzen mit fein stechenden Schmerzen, durch Reibung schürfen sich die Warzen allmählich ab und beginnen zu nässen. Betrifft typischerweise Personen, die geistig und körperlich zurückgeblieben sind und tendenziell verhärtete und vergrößerte Drüsen haben. Es besteht eine starke Erkältungsneigung.

Belladonna → Entzündete Warzen mit brennenden Schmerzen. Sie sind heiß und bei Berührung schmerzhaft mit charakteristischen, klopfenden Schmerzen.

Bovista lycoperdon → Obere Gliedmaßen. Sie sind sehr schmerzhaft wegen der sie umgebenden Entzündung. Außerdem neigen sie leicht zum Eitern.

Calcium carbonicum → Gesicht, Nacken, obere Extremitäten, männliche Genitalien, Augenwinkel, Finger. Sie sind schwarz, fleischig, hart, verhornt, manchmal entzündet und schmerzhaft. Sie sind eingedrückt, rund oder werden hohl. Sie neigen zum Eitern und geben dabei einen Geruch von altem Käse ab. Ein Ring von Geschwüren umgibt die Warzen.

Die Haut ist bei Berührung eiskalt mit kaltem, reichlichem Schweiß. Warzen bei Patienten, die eine Geschichte von unterdrückten Ausschlägen und Schweißen haben. Warzen bei Personen mit skrofulöser Diathese und Entwicklungsstörungen der Knochen. Entspricht einem bestimmten körperlichen Konstitutionstypus, d.h. korpulent, schlaff, hellhäutig, schwitzend, kalt und feucht.

Causticum	→	Nase, Augenbrauen, Gesicht, Lippen, im Bereich der Nägel, Fingerspitzen, obere Gliedmaßen. Die Warzen sind groß, verhornt, breit, flach und hart, feucht und gestielt, klein und fleischig. Sie bluten leicht und neigen zum Eitern. Warzen nach Unterdrückung von Ausschlägen. Die Warzen können berührungsempfindlich sein.
Dulcamara	→	Gesicht, Hände, Finger, nahe bei den Nägeln. Die Warzen sind geschmeidig, hart, flach, fleischig und stehen in der Regel gruppiert. Schlimmer durch Waschen mit kaltem Wasser. Die Warzen können groß und gestielt sein.
Euphorbium officinarum	→	Die Warzen sind mit einem Erythem mit feinen, kleieartigen Abschilferungen bedeckt. Brennende Empfindungen in den Warzen.
Ferrum picricum	→	Multiple Warzen, besonders auf den Händen, in der Regel gestielt. Empfindung, als würden auf dem Daumen Warzen wachsen.
Fluoricum acidum	→	Hände und Finger. Die Warzen sind flach und hart und haben erhöhte, rote Flecken, die wie fleischige Warzen aussehen. Die Haut sieht trocken und harsch aus mit multiplen Rissen und juckt.
Graphites	→	Weibliche Genitalien, wie Blumenkohl. Die Warzen sondern ein klebriges Exsudat ab, welches nach altem Käse oder Heringsbrühe riecht. Die Haut sieht trocken, rau, und gereizt aus. Sie springt leicht auf und gibt eine klebrige Feuchtigkeit ab, die in den Hautfalten besonders schlimm ist. Warzen bei Personen, die zu Erysipelen neigen. Der Patient ist extrem kälteempfindlich. Verdauungsbeschwerden sind wichtige Begleitsymptome der Warzen.
Hepar sulphuris	→	Wirklich indiziert bei syphilitischen Warzen mit brennenden, wunden, stechenden und fein stechenden Schmerzen in den Warzen. Sie eitern leicht. Die Absonderungen riechen nach altem Käse. Die Warzen sind klein und bluten leicht.

Lachesis mutans → Hart, geschmeidig, kleine Warzen, von bläulicher, purpurner Haut umgeben. Die Warzen können klein erscheinen, neigen aber stark zu Blutungen.

Lycopodium clavatum → Zwei Typen:

1. Isolierte Warzen,
2. Gruppiert stehende Warzen.

Die Warzen befinden sich in der Regel auf dem Gesicht, der Zunge, den männlichen Genitalien, den oberen Gliedmaßen und den Fingern. Die Warzen stehen in Verbindung mit einem furchtbaren Juckreiz. Sie sind groß, zerklüftet, gefurcht, zersplittert und gestielt. Sie sondern Feuchtigkeit ab und haben einen herpetischen Hof mit Abschilferungen. Die Warzen bluten leicht.

Millefolium → Tendenz zu sykotischen Warzen, die leicht bluten.

Medorrhinum → Die Warzen sind klein und gestielt und sehen Pilzen/Pinseln ähnlich. Treten vorwiegend auf den Oberschenkeln und anderen Körperteilen auf. Sie geben einen übelriechenden Geruch ab. Die Haut fühlt sich bei Berührung kalt an. Besonders geeignet für Personen, deren Widerstandsfähigkeit aufgrund ihrer sykotischen Veranlagung geschwächt ist.

Natrium muriaticum → Handinnenflächen, Hände, Fingergelenkknöchel. Schneidende Schmerzen in den Warzen; die Haut sieht ölig, trocken, harsch, ungesund oder gelb aus. Warzen bei Personen, die versucht haben, die Warzen mit Silbernitrat zu entfernen.

Nitricum acidum → Weibliche Genitalien, Anus, Nackenbereich, Innenseite der Nase, äußerer Hals, Sternum, Augenlider, Augenwinkel. Entstehen in der Regel nach Missbrauch von Quecksilber. Die folgenden Merkmale sind charakteristisch – feucht, wie Blumenkohl, hart/weich, wie Rhagaden, groß, eingedrückt, entzündet, stechende Schmerzen < nachts, mit fauligen Absonderungen und bluten bei Berührung.

Nitri spiritus dulcis → Warzen nach dem exzessiven Genuss von Salz.

Phosphoricum acidum → Mund, männliche Genitalien. Sie fühlen sich bei Berührung heiß an, sind groß und sehen zerklüftet aus.

Psorinum → Augenwinkel, um den Mund herum, im Bereich der männlichen Genitalien. Empfindung von Jucken, < Bettwärme. Die Haut sieht schmutzig, rau, borkig und fettig aus. Bricht in den Falten auf.

Ranunculus bulbosus → Blumenkohlartige Warzen besonders an der Außenseite der distalen Phalanx des rechten Daumens.

Rhus toxicodendron → Finger, Hände, Oberlippe. Die Warzen sind verhornt, rau und knotig. Die verdickte Epidermis bildet eine harte Kruste, die sich abschält.

Sepia officinalis → Männliche Genitalien, Oberlippe, Finger, Gesicht. Die Warzen sind klein, flach, von harter Dunkelfärbung, manchmal bräunlich mit verhornten Wucherungen in der Mitte. Empfindung von Juckreiz. Die Haut sieht fleckig, wund, rau, hart oder rissig aus. Anhaltender Druck verursacht Verhärtungen und Warzen.

Silicea terra → Äußerer Hals, obere Gliedmaßen, Rücken, Unterarm. Die Warzen sind groß, fleischig, eiternd und bei Berührung schmerzhaft. Warzen bei Personen mit skrofulöser Diathese. Der Patient ist äußerst lärm-, schmerz- und kälteempfindlich.

Staphysagria → Anus, Zunge, männliche Genitalien. Die Warzen sind feucht, gestielt und äußerst berührungsempfindlich. Warzen nach Missbrauch von Quecksilber und nach unterdrückten Ausschlägen. Warzen bei syphilitischen Personen.

Sulphur → Gesicht, in der Nähe der Augenlider, auf der Oberlippe. Die Warzen sind mit einer dünnen Hautschicht bedeckt. Die Haut sieht trocken, rau, runzelig und schuppig aus. Die Warzen wechseln sich mit anderen Beschwerden ab. Unterdrückung der Warzen führt zu Asthma.

Thuja occidentalis → Rücken, Nackenbereich, obere Gliedmaßen, Gesicht, Nase, Augenbrauen, Augen, Augenlider, äußerer Hals. Die Warzen sehen breit, konisch, flach, gestielt und eingedrückt aus. Sie sind rötlich gefärbt und bluten leicht. Die Warzen neigen dazu, sich am Rand oder von der Oberfläche zu lösen.

Repertorium

acet-ac, alum, am-c, ambr, anac, anag, anac, anan-c, ant-c, ant-t, arg-nit, ars, ars-br, aur, aur-ar, aur-m, aur-m-n, bar-c, bell, benz-ac, bov, borx, bufo, calc, calc-cn, calc-o-t, calc-s, carb-an, carb-v, carc, castm, castor-eq, caust, chel, chr-o, chr-ac, cinnb, cupr, colch, cub, cund, cupre-l, dulc, euphr, euph, ferr, ferr-ma, ferr-p, ferr-pic, fic-c, fl-ac, graph, hep, kali-ar, kali-br, kali-c, kali-chl, kali-m, kali-perm, lac-c, lach, limx, lyc, mag-s, med, merc-c, merc-i-f, merc-i-r, mill, nat-c, nat-m, nat-p, nat-s, nit-ac, nit-s-d, ox-ac, pall, petr, ph-ac, phos, pic-ac, phyt, psor, puls, ran-b, rhus-t, ruta, sabin, sars, semp, sep, sil, spig, staph, sulph, syph, thuj, x-ray.

- **alt:** calc, caust, kali-c, nit-ac, rhus-t, sulph, thuj, rhod.
- **ausgefranst:** nat-c, ph-ac, rhus-t, thuj.
- **berührungsempfindlich:** caust, cupr, hep, nat-c, nat-m, staph, thuj.
- **blumenkohlartig,** an der Außenseite der distalen Phalanx des rechten Daumens: ran-b.
- **blutend:** ambr, caust, cinnb, hep, lyc, nat-c, nit-ac, ph-ac, phos, staph, rhus-t, thuj.
  - leicht, zerklüftet, groß: caust, nit-ac.
  - Waschen, durch: nit-ac.
- **braun:** sep, thuja.
- **breit:** caust, dulc.
  - trocken, feucht: acet-ac.
- **brennend:** am-c, ars, hep, lyc, petr, phos, rhus-t, sabin, sep, sulph, thuj.
- **dick:** dulc.
- **eingedrückt:** calc, euphr, lyc, nit-ac, ph-ac, rhus-t, sabin, sep, staph, thuj.
- **eingezogen:** con.
- **entzündet:** am-c, bell, bov, calc, calc-sil, caust, hep, lyc, nat-c, nit-ac, rhus-t, sars, sep, sil, staph, sulph, thuj.
- **Epidermis,** mit dünner: nit-ac.
- **Fächer,** in Form eines: thuj.
- **feucht:** nit-ac, thuj, caust, rhus-t, lyc, ph-ac, psor, staph.
  - juckend, flach, breit: thuj.
  - nässend: nit-ac
- **flach:** acet-ac, berb, caust, dulc, fl-ac, lach, merc-i-r, merc-i-f, ruta, sep, thuj.
  - geschmeidig, wund: ruta.
- **fleischig:** calc, carc, caust, dulc, sil, staph, thuj.
- **gefurcht:** thuj.
- **gekörnt:** arg-n, calc, nit-ac, staph, thuj.
- **geschmeidig:** ant-c, calc, dulc, ruta.
- **Geschwüre, Warzen werden** zu: calc, hell.
  - Geschwüren, Warzen umgeben mit einem Ring von: ant-c, ars, calc, nat-c, phos.
- **gestielt:** caust, nit-ac, dulc, lyc, med, nat-s, ph-ac, rhus-t, sabin, sil, staph, thuj.
- **groß:** caust, dulc, kali-c, nat-c, nit-ac, ph-ac, rhus-t, sep, sil, thuj.
- **hart:** ant-c, calc, calc-sil, caust, dulc, fl-ac, lach, ran-b, sep, sil, sulph, thuj
  - dunkle Farbe: sep.
  - eiternd, fleischig: sil.
  - geschmeidig, fleischig, auf dem Handrücken: dulc.
  - ölig: thuj.
  - weich: mag-s, dulc.
  - zerklüftet und gestielt, gibt Feuchtigkeit ab und blutet leicht: lyc.
  - zerklüftet: caust.
- **hohl,** wird: calc.
- **hornig:** ant-c, calc, caust, dulc, graph, nat-c, nit-ac, ran-b, rhus-t, sep, sulph, thuj.
  - breit: rhus-t.
- **isoliert:** lyc, thuj.
- **juckend:** carb-an, euphr, graph, kali-c, kali-n, nit-ac, phos, psor, sabin, sep, sulph, thuj.

- **kaltes Waschen agg.:** dulc.
- **klein:** bar-c, bar-s, berb, calc, carc, caust, dulc, ferr, ferr-p, hep, lach, nit-ac, rhus-t, sars, sep, sulph, thuj.
  – am ganzen Körper: caust.
  – gestielt, am ganzen Körper: caust.
  – viele: calc, sars.
- **klopfend:** calc-c, kali-c, lyc, petr, sep, sil, sulph.
- **konisch:** ant-t, nat-m.
- **lupoid:** ferr-pic.
- **Mädchen,** junge: sep, sulph, thuj.
- **nässend:** nit-ac.
- **ölig:** thuj.
- **pinselförmig:** med.
- **pulsierend:** calc, kali-c, lyc, petr, sep, sil, sulph.
- **Quecksilber,** nach Missbrauch von: aur, nit-ac, staph.
- **rau,** Streuwarzen: caust.
- **reißend:** am-c.
- **riecht nach altem Käse oder Heringsbrühe:** calc, graph, hep, thuj.
- **rissig,** ausgefranst mit einem kleieartigen Hof: lyc.
- **rot:** calc, nat-s, thuj.
- **rund:** calc.
- **Salz,** hat zu viel Salz verzehrt: caust.
- **schießend:** bov.
- **schmerzhaft:** am-c, ambr, bov, calc. calc-sil, caust, hep, kali-c, kali-s, kali-sil, lach, lyc, nat-c, nat-m, nit-ac, petr, phos, rhus-t, ruta, sabin, sep, sil, sulph, thuj.
  – hart, steif, glänzend: sil.
  – klebrig: nit-ac, staph, thuj.
  – wund schmerzend: ruta.
- **schwammig:** calc, lyc, nit-ac, staph, thuj.
- **schwarz:** calc, hecla.
- **skrofulös:** aur.
- **stechend, fein:** am-c, ant-c, bar-c, bar-s, calc, calc-sil, caust, graph, hep, kali-sil, lyc, nit-ac, rhus-t, sep, sil, staph, sulph, thuj.
- **stechend:** bov, hep, nit-ac.
- **sykotisch, syphilitisch:** nit-ac.
- **sykotisch:** alum, mill, nat-s.
- **syphilitisch:** aur, aur-ar, aur-m-n, aur-s, hep, merc, nit-ac, staph, thuj.
- **trocken:** fl-ac, sars, staph.
- **unterdrückt:** mang, merc, meny, nit-ac, staph, thuj.
- **Wachsen:** kali-c.
- **weich:** am-c, ant-c, calc, calen, carc, nit-ac, nat-s, sil, thuj.
- **wund:** nit-ac.
- **zerklüftet:** caust, nit-ac, lyc, ph-ac, rhus-t, sep, staph, thuj.
- **zylindrisch:** carc.

Lokalisation

- **allgemein, am ganzen Körper:** nat-s, sep.
- **Stirn:** castor-eq.
- **Auge:** arund, calc, cinn-b, merc, nit-ac, phos, staph, thuj.
  – Sklera: arund.
  – Augenbrauen: anan, caust, thuj.
  – Augenlider: caust, cinnb, nit-ac, sulph, thuj.
    – Bluten bei Berührung: nit-ac.
    – Unterlider, rechts, unteres: nit-ac.
  – Canthi: calc, nit-ac, psor.
  – Hornhaut: ars.
  – Iris: cinnb, merc, staph, thuj.
- **Ohr,** äußeren Ohren, an den: bufo
  – warzenartige Wucherung, entzündete und geschwürige hinter den Ohren: calc.
- **Nase:** caust, nit-ac, thuj.
  – innen in der Nase: nit-ac.
  – Nasenspitze: caust.
  – Fingerspitzen und Augenbrauen, und auf: caust.
- **Gesicht:** calc, caust, dulc, kali-c, lyc, nit-ac, sep, sulph, thuj.
  – Gaumen: arg-n.
  – Kinn: lyc, thuj.
  – Lippen: caust, kali-s, nit-ac, thuj.
  – Mund, um den: cund, psor.
  – Mund: ph-ac.
  – Zunge: aur, aur-m, aur-m-n, kali-s, lyc, mang, mang-act, staph.
- **Hals, innerer:** arg-n, merc-c, nit-ac, thuj.
- **Hals, äußerer:** nit-ac, psil, sil, thuj.

– Seiten, links: carc.
- **weich und geschmeidig, am Nacken, auf den Armen und Händen:** ant-c.
- **Abdomen, braune Warzen:** thuj.
- **Rektum:** Arg-n, aur, aur-m, aur-s, benz-ac, caust, cinnb, euphr, jac-c, kali-br, lyc, merc, merc-d, mill, nat-s, nit-ac, petr, phos, sabin, sep, staph, sulph, syph, thuj.
  – Berührung agg: euphr.
  – blumenkohlartig: sabin.
  – blutend, reichlich: mill.
  – empfindlich, extrem: staph.
  – flach: euphr, sulph, thuj.
  – juckend: euphr.
  – stechend: euphr, thuj.
  – wund: benz-ac, thuj.
- **Harnröhre, Wucherungen:** ter.
- **Pilzbefall:** calc, con, graph, lyc, thuj.
- **Genitalien, männliche, Kondylome:** alumn, apis, arg-n, aur, aur-m, aur-m-n, aur-s, calc, cinnb, euphr, fl-ac, hep, lyc, med, merc, merc-d, mill, nat-c, nit-ac, ph-ac, phos, psor, sabin, sars, sep, staph, thuj.
- **Anus, an Genitalien und an dem:** nit-ac.
  – bluten leicht: calc, cinnb, med, mill, nit-ac, sulph, thuj.
  – Käse, altem, riechen nach: calc, hep, sanic, thuj.
  – stinkend, bluten bei Berührung: cinnb, nit-ac, thuj.
- **Glans:** ant-t, aur, aur-m, aur-s, cinnb, kali-chl, kali-i, lac-c, lyc, med, nit-ac, ph-ac, psor, sabin, sep, staph, sulph, thuj.
  – heiß: ph-ac.
  – juckend: lyc, psor, sabin, staph, thuj.
- **Penis:** alumn, ant-t, apis, aur, aur-m, bell, calc, cinnb, euphr, hep, kali-i, lac-c, lyc, merc, merc-c, mill, nat-s, nit-ac, nux-v, ph-ac, psor, sabin, sanic, sep, staph, sulph, thuj.
  – blumenkohlartig: lac-c, nit-ac.
  – blutend: cinnb, nit-ac, sulph, thuj.
  – brennend: apis, cinnb, nit-ac, ph-ac, psor, sabin, thuj.
  – butternussförmiger, harter Auswuchs auf dem Rücken des Penis: sabin.
  – fächerförmig: cinnb, thuj.
  – Jucken, und: psor, sabin
  – juckend: psor, sabin.
  – nässend: aur-m, cinnb, lyc, nit-ac, psor, thuj.
  – übelriechend: nit-ac.
  – Wundheit: euphr, nit-ac, ph-ac, sabin, thuj.
- **Vorhaut:** aur, aur-m, aur-m-n, caust, cinnb, cub, lyc, med, merc, merc-c, nit-ac, ph-ac, psor, sabin, thuj.
  – Randes, Jucken und Brennen des: psor.
- **Frenulum:** cinnb.
- **Skrotum:** aur, aur-m, sil, thuj.
  – empfindlich: nit-ac, staph.
  – Schmerzen, klebrig: nit-ac.
  – weich: calc, sep.
- **Genitalien, weibliche,** Condylomata: arg-n, aur-m, calc, cinnb, euphr, lyc, med, merc, nat-s, nit-ac, phos, sabin, sars, staph, thuj.
- **blumenkohlartig:** kali-ar, nit-ac, phos.
- **Zervix:** calen, kali-ar.
  – gestielt: lyc.
  – juckend: euphr, lyc, sabin.
  – trocken: lyc.
  – weich und fleischig: nat-s.
- **Uterus:** calc, calen, cub, graph, kreos, merc, nit-ac, sec, tarent, thuj.
- **Vagina:** nit-ac, phos, staph, tarent, thuj.
  – bluten leicht: phos.
- **Kehlkopf:** arg-n, calc, hep, merc-c, nit-ac, thuj.
- **Stimmbänder:** arg-n.
- **Brust:** carc.
- **Mammae, auf den:** castor-eq.
- **Sternum, auf dem:** nit-ac.
- **Rücken:** bar-c, nit-ac, sil, thuj.
- **Nackens, im Bereich des:** ant-c, nit-ac, thuj.
- **Arme:** ars, bar-c, bov, calc, carb-an, caust, dulc, kali-c, lyc, merc, nat-c, nat-m, nat-s, nit-ac, petr, phos, rhus-t, sep, sil, sulph, thuj.
- **Ellenbeuge:** calc-f.
- **Unterarm:** sil.
- **Handgelenke:** ferr-ma.

- **Hände:** anac, ant-c, bar-c, berb, bov, bufo, calc, calc-sil, carb-an, caust, dulc, ferr, ferr-ma, ferr-pic, fl-ac, kali-c, kali-chl, kali-m, lach, lyc, mag-s, nit-ac, ph-ac, phos, psor, rhus-t, ruta, sep, sil, sulph, thuj.
  - flach: berb, dulc, lach, ruta, sep.
  - Gesicht, und Händen an: calc, carb-an, caust, dulc, kali-c.
  - groß: calc-sil, dulc.
  - Handrücken: thuj.
  - hornig: ant-c, caust, sep, thuj.
  - juckend: sep.
- **Fingerknöchel:** pall.
- **Handinnenflächen:** anac, berb, borx, dulc, nat-c, nat-m, ruta.
  - Druck, schmerzhaft bei: nat-m.
  - flach: dulc, nat-m, ruta.
- **Finger:** ambr, bar-c, berb, calc, carb-an, caust, dulc, ferr, fl-ac, lac-c, lach, lyc, nat-m, nit-ac, petr, psor, ran-b, rhus-t, sang, sars, sep, sulph, thuj.
- **Gelenke:** sars.
- **Fingerspitzen:** caust, dulc, nit-ac, thuj
  - Zeigefinger: caust, thuj.
    - hornig: caust.
  - Mittelfinger: berb, lach.
  - Ringfinger: nat-s.
  - kleiner Finger: lac-c.
- **Fingernägeln,** nahe den: caust, dulc, fl-ac, graph, lyc, sep.
- **Daumen:** berb, calc-sil, lach, mur-ac, ran-b, thuj.
- **Beine:** bar-c.
- **Gesäß:** con.
- **Oberschenkel:** med.
- **Knöchel:** ball.
- **Füße:** sulph.
- **Fußsohlen:** ant-c, calc, carc, con, lyc, nat-m, sep, sil, sulph.
  - hornig: ant-c.
- **Zehen:** spig.
  - empfindlich: nat-c.
  - wund: ambr, fl-ac, ruta.

Fallbeispiele

Fall 1

Ein 20-jähriger Student einer Handelsschule konsultierte mich wegen multipler Warzen auf den Handinnenflächen, Fingern und Füßen, die ihn seit 5 Jahren plagten. Wurden die Warzen unansehnlich oder schmerzhaft, ließ er sie kauterisieren.

Der junge Mann hatte folgende charakteristischen Symptome:

- Die Warzen waren flach, hart und berührungsempfindlich.
- Reichlicher Schweiß, selbst bei geringer Anstrengung.
- Er erkältet sich leicht.
- Er war ein gesprächiger und sehr unbekümmerter, leichtlebiger Mensch. Er interessierte sich nicht besonders für sein Studium, da er eigentlich Schreiner werden wollte und nur seinem Vater zuliebe auf die Handelsschule gegangen war. Er konnte sich nur schwer konzentrieren und hatte Probleme intellektuelle Fragestellungen zu verstehen und zu lösen.
- Sein Appetit war enorm.
- Körperlich war er eher schwach, er litt häufig unter Verdauungsbeschwerden, besonders nach dem Verzehr von Milchprodukten.

Behandlung

In der ersten Woche bekam er ein Placebo, während der Fall repertorisiert wurde. Dann verordnete ich *Natrium carb. C1000*, 3 Gaben verteilt auf 21 Tage. Da alle Warzen innerhalb von 14 Tagen verschwunden waren, nahm er nur zwei der drei verordneten Gaben ein. Der Patient war bis vor kurzem bei mir in Behandlung und hatte weiter keine Beschwerden.

Fall 2

Im März 1987 konsultierte mich ein 43-jähriger Mann wegen folgender Pathologien:

- Seit April 1985 Nierenstein in der linken Niere.
- Multiple Warzen im Bereich des Mundes, auf der Nase, am Daumen und an den Extremitäten.

Weitere charakteristische Merkmale waren:

- Verlangen nach Limetten.
- Unverträglichkeit von Milch.
- Übelkeit nach dem Essen. Gelegentliche Anfälle von bitterem oder saurem Erbrechen.
- Brennen beim Harnabgang, der Urin riecht stark.
- Psychisch belastete ihn seine Krankheit sehr. Er hatte Todesangst, dass er durch seine Krankheit sterben könnte. Er erschreckte leicht und ärgerte sich über Kleinigkeiten. Er hatte sporadische Wutanfälle mit Verzweiflung.
- Ausgeprägte Familiengeschichte mit Asthma, Diabetes mellitus und ischämische Herzkrankheit. Er hatte eine persönliche Krankengeschichte von Katarakt und Typhus.
- Intravenöse Pyelografien von Juni und November 1985 zeigten große, opake Kalkuli im oberen Bereich des linken Harnleiters.

Behandlung

Der Patient bekam *Nitricum acidum C30*, eine Woche lang 2x täglich 4 Globuli. Danach sollte er 15 Tage lang jeden dritten Tag *Nitricum acidum C200* einnehmen.

Fallverlauf

Der Patient meldete sich erst im Juni 1987, also zwei Monate später bei uns, weil er unter heftigen Kopfschmerzen litt. Als wir ihn nach seinen Warzen fragten, berichtete er zu unserer Überraschung, dass alle Warzen verschwunden waren und die Nierenkoliken ebenfalls.

Fall 3

Im Mai 1988 wurde ein 9-jähriger Junge in die Klinik gebracht. 4 Monate zuvor hatte sich an der mittleren Phalanx seines linken Zeigerfingers eine Warze gebildet. Der Junge war ein sehr guter Schüler, die Warze störte ihn und er musste ständig daran kratzen.

Bei der Repertorisierung des Falles wurden folgende charakteristischen Symptome berücksichtigt:

- Extreme Ruhelosigkeit.
- Eigensinnig – widersetzt sich jeder Autorität.
- Jähzornig – wird noch wütender, wenn man ihm widerspricht.
- Unordentlich und planlos in seiner Arbeitsweise.
- Verlangen nach kalter Milch, Eiskrem, Schokolade und Kartoffeln.
- Abneigung gegen Fleisch und stark gewürzte Speisen.
- Reichlicher Schweiß.
- Träumt von Gespenstern – ängstlich.
- Nächtliches Bettnässen.

Behandlung

Nach einer detaillierten Fallanalyse verordnete ich *Tuberculinum bovinum*

C10 000, 7 Tage lang eine Gabe an jedem zweiten Tag.

Fallverlauf

Beim zweiten Termin war eine leichte Besserung zu erkennen – die Warzen waren kleiner geworden. Ich verordnete wieder *Tuberculinum bov. C10 000*, diesmal 4 Wochen lang eine Gabe an jedem vierten Tag. Die Mutter des Patienten legte Wert darauf, die Warze so schnell wie möglich los zu werden, da die Familie bald nach Australien auswandern wollte. Um den Heilungsprozess zu beschleunigen, verordnete ich ein Spezifikum, nämlich *Lac-c. C200*, 2 Wochen lang 1x wöchentlich 4 Globuli. Ich wählte *Lac-c*, weil es im Kentschen Repertorium als einziges dreiwertiges Mittel in der Rubrik „Warzen an den Fingern" aufgeführt ist.

Fall 4

Diese Patientin wurde 18 Monate vor ihrem Termin in unserer Klinik wegen Gonorrhö mit Sulfonamiden behandelt. Die Infektion heilte daraufhin schnell und anscheinend sehr erfolgreich ab. Sie hatte keinen Ausfluss mehr, bemerkte allerdings seit einiger Zeit mehrere Warzen auf ihren Schamlippen, die sich immer mehr ausbreiteten. Sie hatte eine starke Verschlimmerung durch Tee und Kaffee, die bei ihr Magenbeschwerden verursachten, und hatte eine Vorliebe für Knoblauch, von dem sie immer eine extra Portion nahm. Ansonsten war sie, was ihre Ernährung betraf, eher wählerisch. Sie deckte sich grundsätzlich zu, um warm zu bleiben. Bei der Untersuchung stellte ich fest, dass es sich bei dieser Patientin um typische Feigwarzen handelte.

Behandlung

Sie bekam *Thuja C30* eine Woche lang, 4 Globuli 3x täglich.

Fallverlauf

Nach 14 Tagen hatten sich die Warzen nicht verändert. Daraufhin verordnete ich eine Gabe *Thuja C100 000* und innerhalb von 3 Monaten waren die Warzen komplett verschwunden und sind bis jetzt nicht mehr wiedergekehrt.

Thuja (Arbor vitae)

Der Wirkungsbereich dieses Mittels konzentriert sich auf die Haut, die Harnwege und die Genitalien. Dies entspricht der Hahnemann´schen Sykose, die sich vorwiegend durch warzenartige Wucherungen auf der Haut und den Schleimhäuten äußert.

Die Wirksamkeit von *Thuja* bei unterdrückter Gonorrhö und Impfschäden ist unübertroffen, es ist das Mittel *par exellence* für Vakzinose mit Allgemeinsymptomen. Zweifelsohne ist die Wirkung von *Thuja* in diesen Fällen schnell und spezifisch. Interessant wäre eine Versuchsreihe zur Wirksamkeit von homöopathischen Potenzen, bei der die Probanden wenige Wochen vor einer Impfung potenziertes *Thuja* einnehmen, um anschließend auszuwerten, bei wie vielen Probanden sich eine Resistenz gegen Kuhpocken entwickelt. Ich bin schon immer der Meinung, dass ein solcher Versuch äußerst aussagekräftig sein könnte.

Ein *Thuja*-Patient besitzt eine hydrogenoide Konstitution (wie *Nat-s.*), d.h. er reagiert empfindlich auf eine nasse oder feuchte Umgebung. Schmerzen verschlimmern sich bei feuchter Witterung und bessern sich bei trockenem Wetter (wie *Rhus-t.*).

Die Gemütssymptome von *Thuja* sind befremdlich, ungewöhnlich und merkwürdig, z.B. fühlt der Patient eine fremde Person neben sich, oder er fühlt etwas Lebendiges in seinem Bauch etc.

Die *Thuja*-Haut ist fettig wie bei *Nat-mur.* und *Psorinum*. Chronischer Katarrh der Augen, Nase und Ohren kommen bei *Thuja* ebenso vor wie Gerstenkörner oder Tumoren der Meibom-Drüsen, Polypen und chronische Absonderungen in den Ohren sowie Ulzerationen in der Nase und Beschwerden vergleichbar mit einer Ozeana. Zahnkaries entsteht direkt am Zahnfleisch und ähnelt einer Zahnfleischeiterung.

Das Mittel eignet sich zur Behandlung von Verdauungsbeschwerden bei Teetrinkern, der Verzehr von Zwiebeln verschlimmert. Beim Stuhlgang schlüpft der Stuhl zurück, wie bei *Silicea*, und dann sind da natürlich noch die Warzen am Anus.

Thuja wird oft empfohlen zur Behandlung von Geschlechtskrankheiten bei Männern, einschließlich Vergrößerung der Prostata und chronischer Epididymitis, beides kann als Folge einer Gonorrhö auftreten. Bei Frauen deckt *Thuja* viele Symptome chronischer Unterleibsentzündungen ab (nicht zwingend Gonorrhö), auch in dieser Beziehung werden Warzen an den Schamlippen und in der Scheide oft erwähnt. Natürlich wird auch die Kehlkopfpapillomatose von diesem Mittel abgedeckt.

Denken Sie auch an die eigentümliche Empfindung von *Thuja* „... die Beine fühlen sich an wie aus Glas oder Holz". Dies war das Leitsymptom für die Verordnung von *Thuja* bei Dr. Fergie Woods berühmtem „Brittle Man".

Thuja schwitzt nur an unbedeckten Stellen und nicht wie *China* oder *Pulsatilla* an bedeckten Körperteilen.

Die Hautsymptome wurden bereits als alle möglichen Flecken und braune Stellen beschrieben. Sogar Naevi gehören, nebst den typischen warzenartigen Wucherungen, zum Symptombild.

Bei *Thuja* ist die Verschlimmerung nachts (wie *Leuticum*), durch Bettwärme (wie *Sulphur*) und um 3 Uhr nachts und 15 Uhr nachmittags (wie *Kalium carb.*).

Fall 5

Bei diesem Fall handelt es sich um eine 46-jährige Frau mit Warzen an den Fußsohlen, die sie seit 20 Jahren immer wieder hatte. Sie behandelte die Warzen regelmäßig (Kauterisierung), aber in den letzten 6 Monaten waren die Warzen schlimmer geworden.

Die Warzen waren extrem schmerzhaft und empfindlich und bereiteten der Patientin beim Gehen große Schwierigkeiten. Sie hatte stechende Schmerzen und eine stechende Empfindung wie von Nadeln, schlimmer beim Hinlegen und beim Hoch- und Ausstrecken der Beine. Die Schmerzen besserten sich durch Hängenlassen des Beines. Ein Begleitsymptom der Warzen war eine chronisch rezidivierende Sinusitis.

Behandlung
Aufgrund der eigentümlichen Modalitäten bekam die Patientin 2 Gaben *Conium C200* und die Warzen waren innerhalb von 2 Wochen verschwunden. Obwohl *Conium* in keinem Repertorium in den entsprechenden Rubriken für Warzen oder Schwielen zu finden ist, war ich überzeugt, dass es in diesem Fall indiziert war.

Fall 6
Hier handelt es sich um ein 5-jähriges Mädchen mit Warzen auf der Zunge und der linken Rachenmandel. Die Warzen waren 3 Monate vorher erschienen. Sie waren weich, bluteten nicht und waren weder schmerzhaft noch empfindlich. Sie wuchsen beständig und waren auf der linken Seite der Zunge größer.

Weitere charakteristische Symptome des Falles waren:
- Seit seiner Geburt war das Mädchen anfällig für Erkältungen.
- Sie war eine „heiße" Patientin, die sich selbst im Winter aufdeckte und keine enge Kleidung am Hals ertragen konnte.

Behandlung
Ich verordnete *Lachesis C1000*, jedoch ohne Erfolg, die Warzen blieben unverändert.

Folgetermin
Beim nächsten Termin hatte sie eine ihrer Erkältungen mit dickem, Faden ziehendem Katarrh aus der Nase. Die Nase war verstopft und wurde durch kalte oder frische Luft gebessert.

Behandlung
Ich verordnete 4 Gaben *Kali-s. C6*.

Folgetermin
Innerhalb von 4–5 Tagen begannen die Warzen sich zurückzubilden. In dieser Zeit heilte der Schnupfen selbstverständlich ebenfalls ab.

Behandlung
Ich gab ihr weiterhin *Kali-s. C6*, 4x wöchentlich, und innerhalb von 2 Monaten waren auch die Warzen komplett verschwunden.

Fall 7
Während eines Auslandaufenthaltes behandelte ich einen 35-jährigen Patienten mit hellem Teint und blauen Augen. Der Mann hatte ein sanftes Wesen und arbeitete im familieneigenen Obstbaubetrieb.

Familiengeschichte
In seiner Familie gab es eine ausgeprägte Vorbelastung durch hohen Alkoholkonsum, ein Onkel und zwei seiner Schwestern waren bereits an Alkoholismus gestorben. Außerdem war eines seiner eigenen Kinder im Sommer zuvor im Alter von 2 Jahren an den Folgen eines Maramus gestorben. Seine Eltern lebten noch, beide litten jedoch einmal im Jahr an einem Erysipel.

Symptombild
Soweit der Patient zurückdenken konnte, hatte er eine etwa erbsengroße Warze auf der linken Wange, in der Nähe des Mundwinkels. Sie hatte ihn nie gestört, bis die Warze im vorangegangenen September begonnen hatte zu wuchern. Nach 2 Monaten war sie ca. 2,5 cm groß und war etwa so dick wie ein kleiner Finger. Die Warze war geschwürig und hatte begonnen, dünnen, scharfen und übelriechenden Eiter abzusondern. Der Patient machte sich

Sorgen, weil die Warze gelegentlich sehr heftig blutete. Erst als die Warze einmal besonders viel blutete, konsultierte er einen Arzt, der einen malignen Tumor diagnostizierte und dem Patienten riet, diesen sofort operativ entfernen zu lassen. Der Mann gab sich damit nicht zufrieden und suchte zwei weitere Ärzte auf, die ihm ebenfalls zu einer OP rieten. Danach kam er zu mir. Ich untersuchte die Warze gründlich und kam ebenfalls zu der Schlussfolgerung, dass die Wucherung bösartig war. Die Ulzeration hatte sich bereits bis zur Wange ausgebreitet, diese war stark angeschwollen, infiltriert und entzündet. Die benachbarten Gewebe um die Warze herum zogen sich dabei zusammen.

Behandlung

Aufgrund der folgenden Symptome verordnete ich *Arsenicum album C100000,* zwei Gaben innerhalb einer Woche: die Absonderungen waren dünn, wässrig und wundfressend, mit intensivem Brennen, nächtlicher Ruhelosigkeit und einer Verschlimmerung nach Mitternacht.

Behandlungsverlauf

Nach einer Woche hatten sich alle Symptome des Patienten gebessert. Die Absonderungen waren fast vollständig verschwunden, die Entzündung war abgeklungen und der Tumor hatte begonnen, sich von der Basis her zusammenzuziehen. Die nächtliche Ruhelosigkeit war ebenfalls besser. Am Ende der zweiten Woche war der Tumor so weit ausgetrocknet, dass die Haut an der Stelle wie eine Verbrennung aussah. Die Läsion hatte sich so weit zusammengezogen, dass sie sich während der Untersuchung durch eine leichte Berührung ablöste und danach leicht blutete. Ich gab ihm keine weitere Arznei und am Ende der dritten Woche war der Fall abgeschlossen. Das einzige, was ich an diesem Fall bedauerte war, dass die erfolgreiche Behandlung nicht durch eine Biopsie bestätigt wurde!

Fall 8

Eine Jugendliche kam mit riesigen Warzen an den Fingern beider Hände in meine Sprechstunde. Sie hatte die Warzen bereits seit über einem Jahr, fünf Warzen am rechten Zeigefinger und eine am rechten Mittelfinger. Am Zeigefinger der linken Hand befand sich ebenfalls eine kleine Warze. Sie beschwerte sich über Schmerzen in den Beinen und Kopfschmerzen nach der Schule, die sie mit Schmerztabletten behandelte. Sie war anfällig für Obstipation, diese war besonders schlimm, wenn sie verreiste. Seit ihrer frühen Kindheit hatte die Patientin immer wieder Würmer und ein halbes Jahr vor ihrem Termin bei mir hatte sie ein Ekzem am rechten Fuß. Aufgrund dieser Symptome und weiterer charakteristischer Merkmale gab ich ihr *Calcium phos. C10 000*, zwei Monate lang eine Gabe alle zwei Wochen.

Innerhalb von 4 Wochen fiel die Warze am rechten Zeigefinger ab, die restlichen waren kleiner geworden. Einen Monat später waren alle Warzen verschwunden und ihre anderen Beschwerden hatten sich ebenfalls gebessert. Selbst ihre Kopfschmerzen kamen nicht mehr so häufig.

Fall 9

Dieser Patient hatte seit zwei Jahren multiple Warzen am Kinn und am Nacken. Die Warzen waren weich, gestielt und fleischig. Sie waren außerdem sehr empfindlich geworden und bluteten beim Rasieren sehr leicht. Er hatte mehrmals versucht, die Warzen zu kauterisieren, mittlerweile wuchsen die Warzen jedoch immer schneller nach. Während der Anamnese stellte sich heraus, dass der Patient zwei Jahre zuvor geimpft worden war und die Warzen zu diesem Zeitpunkt verstärkt zu wachsen begannen.

Ich gab ihm *Thuja C200,* einmal im Monat eine Gabe. Innerhalb eines Monats waren die Warzen verschwunden.

Fall 10

Bei diesem Fall handelt es sich um einen 40-jährigen Mann, der ca. 30–35 schwarze Warzen im Gesicht und am Nacken hatte. Die Warzen waren weich und von unterschiedlicher Größe. Ein paar weitere, kleinere Warzen befanden sich an anderen Körperstellen. Die Warzen hatten sich in der relativ kurzen Zeitspanne von 4–6 Monaten entwickelt. Er hatte eine hochdotierte Stellung und war sogar in die USA gereist, um sich wegen seiner Warzen behandeln zu lassen. Keine der Behandlungen war erfolgreich, die Warzen kamen immer wieder. Selbst mehrere Versuche, die Warzen homöopathisch behandeln zu lassen, blieben ohne Erfolg.

Krankengeschichte

In der Krankengeschichte des Mannes fanden wir Skabies, Beulen, Blasen, Pilzinfektionen zwischen den Zehen und sporadische Impfungen.

Familiengeschichte

Der Vater starb früh, die Ursache ist nicht bekannt. Die Mutter ist gesund.

Der Mann war ein „heißer" Patient, kam leicht ins Schwitzen mit reichlichem, stinkendem Schweiß. Er war relativ klein und übergewichtig (1,55 m groß, ca. 82 kg schwer).

Es gab keine weiteren Symptome, außer dass er seine Haut häufig mit starken Kortisonsalben behandelte.

Behandlung

Ich gab ihm *Cortisonum C200*, 3 Wochen lang, eine Gabe 1x wöchentlich.

Fallverlauf

Nach drei Wochen hatte sich bei dem Patienten nicht viel geändert.

Der Mann sah aus wie ein *Calcium-carbonicum*-Typ, allerdings hatte er schon unzählig viele Medikamente bekommen, bevor er in meine Praxis kam. Also wollte ich ein neues Mittel ausprobieren und gab im wiederholt *Calcium calcinatum C30.*

Innerhalb von 15 Tagen hatten sich 50% der Warzen zurückgebildet, die restlichen waren kleiner geworden.

Ich verschrieb das gleiche Mittel noch einmal, diesmal in einer *C200*, alle 2 Wochen eine Gabe.

Nach 2 Monaten kam der Patient wieder und berichtete, dass alle Warzen verschwunden waren. Seine Arbeitskollegen waren angesichts dieser „Wunderheilung" enorm überrascht. Auch in anderen Fällen habe ich *Calcium calcinatum* erfolgreich verordnen können.

Fall 11

Hier handelt es sich um einen weiteren Fall von multiplen Warzen. Der

12-jährige Junge kam mit seiner Mutter in die Sprechstunde. Seit ungefähr einem halben Jahr hatte er ca. 20–25 Warzen an den Händen, seitlich an seinen Fingern und an den Beinen. Ein Großteil der Warzen war ziemlich groß, hart und mit zerfransten Rändern. Lediglich zwei bis drei Warzen waren weich.

Die Mutter war halb Inderin, halb Engländerin und eine Verfechterin der Schulmedizin. Sie hatte ihren Sohn bereits mit Silbernitrat (lokal aufgetragen) behandeln lassen und als Folge davon war die Haut des Jungen verätzt, die Warzen selbst waren jedoch unverändert geblieben. Ich bat die Mutter, die Warzen äußerlich nur mit warmem Wasser und Seife zu behandeln und ansonsten die wunderbare Wirkung des homöopathischen Mittels abzuwarten.

Trotz einer ausführlichen Anamnese konnte ich in diesem Fall keine charakteristischen Symptome eruieren. Auffällig war jedoch, dass der Junge in seinem Internat jedes Jahr gegen Pocken geimpft wurde. Außerdem hatte er Impfungen gegen Typhus, Cholera und kürzlich einen TB-Stempeltest erhalten. Da ich in meiner Praxis schon ähnliche Fälle von Impfschäden behandelt hatte, ging ich davon aus, dass die Warzen bei diesem Jungen ebenfalls auf die Impfungen zurückzuführen waren.

Behandlung

Ich verordnete eine Einzelgabe *Thuja C1000.*

Fallverlauf

Nach zwei Wochen war keine Veränderung zu erkennen. Eines Tages kam der Junge alleine in meine Sprechstunde und erzählte mir, dass die Warzen immer anfingen zu bluten, wenn er spielte oder wenn er sich am Bein verletzte. Er bat mich darum, die Blutungen zu stoppen. Das war ein wichtiger Hinweis für mich und ich gab ihm *Causticum C30*, 2 x täglich.

Innerhalb von 2 Wochen waren seine Warzen wie von Zauberhand verschwunden. Ich informierte den behandelnden Schulmediziner, der natürlich daran zweifelte, dass so viele Warzen innerhalb so kurzer Zeit ohne äußere Anwendungen und nur mit homöopathischen Mitteln behandelt werden könnten. Dieses Vorurteil spiegelt die Grundeinstellung einer ganzen Generation moderner Mediziner wieder.

Fall 12

Eines Tages wurde ein Kind mit großen, flachen Warzen auf der Zunge, an den Mundschleimhäuten der Wangen und an einigen anderen Stellen in die Kindersprechstunde gebracht. Das Kind war bereits mit *Thuja C30* behandelt worden, allerdings ohne Erfolg. Dann hatte es Keuchhusten und wurde konventionell behandelt. Die Warzen blieben unverändert und wurden daraufhin kauterisiert, kamen aber bald wieder.

Dr. Nash nahm ein paar winzige Globuli *Thuja C100 000* aus seiner Taschenapotheke und legte sie dem Kind auf die Zunge. Vier Wochen später waren alle Warzen verschwunden, nur eine kleine Wucherung war zurückgeblieben. Diese heilte nach einer Gabe *Thuja C10 000* (die höchste Potenz, die damals erhältlich war) ab.

Fall 13

Obwohl Warzen in der Regel nicht bösartig sind, können sie sehr unansehnlich werden und dem Patienten viel Kummer bereiten, vor allem wenn es sich um Warzen im Bereich der Augen, des Mundes und des Anus etc. handelt.

Dr. Burnett beschreibt den Fall eines Patienten im mittleren Alter, der schon lange unter Verdauungsbeschwerden, Schmerzen im Epigastrium und Stress litt. Außerdem hatte er ein unangenehmes Gefühl am Anus und bei der Untersuchung stellte sich heraus, dass der Anus des Patienten fast vollständig mit kleinen, ringförmig angeordneten Warzen umgeben war. Der Patient hatte bereits Gonorrhö gehabt und war mehrfach geimpft worden. Er bekam *Thuja C30* in größeren Abständen und wurde vollständig von seinen Verdauungsbeschwerden und seinen Warzen geheilt.

9.4 Dellwarze (Molluscum contagiosum)

Das Mulluscum contagiosum-Virus (MCV) ist der Erreger der charakteristischen Papeln auf der Haut und ist im Großen und Ganzen, wenn auch nicht ausschließlich, eine Erkrankung des Menschen.

Inzidenz

Das Virus ist weltweit verbreitet. Die Krankheit tritt relativ häufig auf, allerdings gibt es bezüglich der Inzidenz für die meisten Gebiete keine verlässlichen Informationen. Die Übertragung erfolgt durch Schmierinfektion im Kontakt mit infizierten Personen oder Gegenständen, dabei ist die Rolle einer bereits vorhandenen Hautverletzung nicht bekannt.

Die Erkrankung ist bei Kindern unter 12 Monaten selten, vermutlich bieten die durch die Mutter weitergegebene Immunität und eine lange Inkubationszeit einen wichtigen Schutz. Bei allen anderen Patienten ist der Infektionsgrad abhängig vom Kontakt mit infizierten Personen.

Dellwarzen treten verstärkt in den Sommermonaten auf, wobei das ganze Jahr über einzelne Fälle beobachtet werden können. Typische Übertragungsorte sind Turnhallen, Schwimmbäder, Schulen und Spielplätze.

Großflächige Infektionen können bei Patienten mit Sarkoidose, einer HIV-Infektion oder während einer immunosuppressiven Therapie beobachtet werden. Dies lässt vermuten, dass der Immunstatus eines Patienten ein wichtiger Faktor bei der Kontrolle und Behandlung dieser Infektion ist.

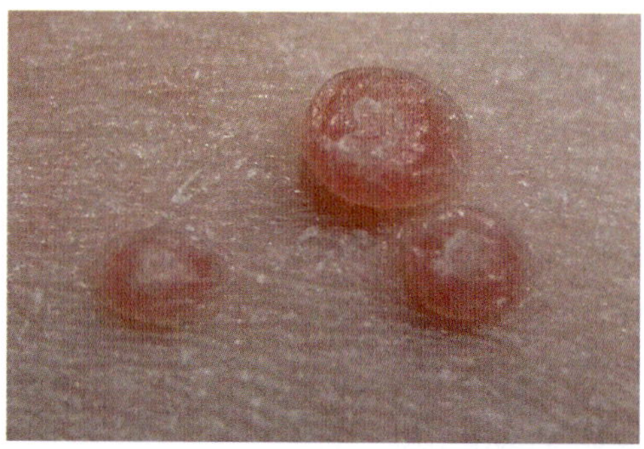

Abb. 45: Molluscum contagiosum Nahaufnahme

Klinisches Erscheinungsbild

Lokalisation

Das Verteilungsmuster der Warzen wird vom Infektionsmodus, von der Kleidung des Patienten und vom vorherrschenden Klima beeinflusst. In den gemäßigten Zonen treten die Läsionen meist am Nacken und am Rumpf auf, dabei sind die Achselhöhlen besonders häufig betroffen. Eine Ausnahme bildet eine sexuell übertragene Infektion, bei der in der Regel der genito-anale Bereich betroffen ist. Bei Kindern in tropischen Klimazonen befinden sich die Läsionen vorwiegend auf den Gliedmaßen.

Die Inkubationszeit beträgt ca. 14 Tage bis zu 6 Monate. Die Läsionen selbst bestehen aus glänzenden, perlweißen, halbkugelförmigen Papeln mit zentraler Eindellung. Ein Molluscum contagiosum sieht aus wie ein Bläschen. Auf Druck entleert sich eine käseartige Masse. Bei Läsionen mit weniger als 1 mm in Durchmesser sollte man eine Lupe als diagnostisches Hilfsmittel hinzuziehen.

Durch kontinuierliches Wachstum kann die Läsion innerhalb von 6–12 Wochen einen Durchmesser von 5–10 mm erreichen. Nur selten, und meist auch nur dann, wenn nur wenige oder vereinzelte Läsionen vorhanden sind, wird ein Molluscum deutlich größer. Plaques, die sich aus vielen kleinen Läsionen zusammensetzen („aguminata"), findet man nur selten. Die Läsionen breiten sich in der Regel aus und können sehr zahlreich werden. Als Folge eines Traumas, oder nach mehreren Monaten auch spontan, führen entzündliche Prozesse zur Vereiterung, Verkrustung und eventuell zur Auflösung der Läsionen.

Die Lebensdauer der einzelnen Läsionen und der Infektion ist sehr unterschiedlich. Sie beschränkt sich in den meisten Fällen auf 6–9 Monate, wobei manche Infektionen 3–4 Jahre persistieren können.

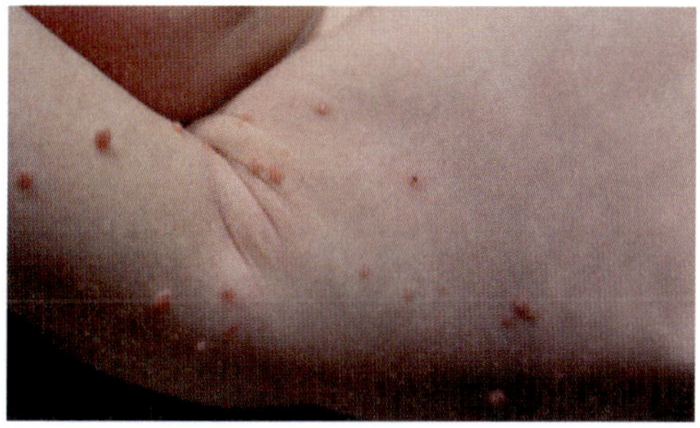

Abb. 46: Molluscum contagiosum in der Achsel eines Säuglings

A. Therapie

1. Lesen Sie unter „Warzen" nach.
2. Rufen Sie sich ins Gedächtnis, dass sich die Läsionen in vielen Fällen spontan und ohne Behandlung zurückbilden. Aus diesem Grund sollten therapeutische Erfolgsmeldungen sorgfältig geprüft werden.
3. Dellwarzen sind extrem ansteckend und betroffene Patienten sollten öffentliche Plätze wie Schwimmbäder, Spielplätze und Turnhallen weitgehend meiden.
4. Lokale Anwendungen mit Salicylsäure, Podophyllum etc. sollten unbedingt vermieden werden.

Ein Molluscum contagiosum deutet auf ein bestehendes tuberkulinisches Miasma hin. Aus diesem Grund sollten Mittel wie *Bacillinum* und *Tuberculinum* abwechselnd gegeben werden. Die sekundären Läsionen sind Windpocken sehr ähnlich und die Verschreibung von *Variolinum* und DNA empfiehlt sich bei hartnäckigen und chronischen Fällen.

Wichtige homöopathische Mittel

Einige nützliche Mittel für diese Erkrankung sind *Calc, Dulc, Nat-m, Sil, Sulph etc.* Für detaillierte therapeutische Informationen lesen Sie bitte unter „Warzen" nach.

10

Oberflächliche bakterielle Infektionen der Haut

Einleitung

Bakterielle Infektionen mit ihren ausgeprägten morphologischen Merkmalen sollten für den behandelnden Arzt immer ein Hinweis sein, dass eine potenziell heilbare und reversible Erkrankung vorliegt. Die augenscheinlichen, kutanen Symptome sind dabei entweder als Anzeichen eines generalisierten systemischen Prozesses oder eines isolierten oberflächlichen Geschehens zu bewerten.

Wichtig ist, dass pyogene, bakterielle Infektionen nicht immer primärer Natur sind, sondern oft auch sekundäre bakterielle Infektionen vorliegen, die im Gefolge einer anderen Grunderkrankung auftreten, die dann behandelt werden muss

Die gesunde menschliche Haut wird von zahlreichen Bakterien besiedelt, die auf der Hautoberfläche und den Haarfollikeln als harmlose Symbionten leben. Gelegentlich kann eine exzessive Vermehrung dieser Organismen zu leichten Erkrankungen von Haut und Hautanhangsgebilden führen. Aber auch Bakterien, die normalerweise nicht auf der gesunden Haut anzutreffen sind, können sich rapide auf der Haut vermehren und somit Krankheiten verursachen, was jedoch nur selten vorkommt. Weitaus häufiger kommen die unterschiedlichsten Bakterien mehr oder weniger zufällig mit der Haut in Kontakt, verweilen für kurze Zeit in kleiner Zahl, bevor sie wieder verschwinden, weil sie sich in dem relativ unwirtlichen Milieu nicht etablieren können.

Ist die Haut entzündet oder anderweitig verändert, ist es oft schwierig zu differenzieren, inwiefern der Organismus, der von der Hautoberfläche isoliert wurde, die vorliegende Pathologie verursacht oder zu dieser beiträgt. Bakteriologische Berichte müssen mit einer gewissen Vorsicht und immer unter Berücksichtigung des bekannten pathogenen Spektrums des isolierten Organismus interpretiert werden.

Auch die Anzahl der Organismen im Inokulum ist von grundlegender Bedeutung. Außerdem muss man innerhalb einer Spezies die Virulenz einzelner Stämme berücksichtigen.

In Hinblick auf die Widerstandsfähigkeit des Wirtes sollte man die drei folgenden Aspekte beachten:

- Die Beschaffenheit und der gesundheitliche Zustand der Hautoberfläche, inklusive Regenerationsverhalten und Produktion von Sekreten.
- Interaktion zwischen den Symbionten der gesunden Flora und den potenziellen Eindringlingen.
- Zelluläre und humorale Faktoren bezüglich der körperlichen Funktionen – hier werden die klassischen Immunfunktionen sowie unspezifische Mechanismen angesprochen.

Weiterhin können bakterielle Infektionen wie folgt unterteilt werden:

- Grampositive Organismen, z.B. Staphylokokken, Streptokokken, Bacillus anthracis, Listerien, Clistridium perfringens.
- Gramnegative Organismen, z.B. Meningokokken, Gonokokken, Treponema pallidum und Haemophilus ducreyi, Salmonellen, Brucellen.
- Rickettsien, Mycoplasmen, Chlamydien und Spirochäten etc.

Im folgenden Kapitel werden die bakteriellen Infektionen ausführlich besprochen.

Pyodermie

Unter dem Sammelbegriff Pyodermie wird eine Reihe von Grind- oder Eiterausschlägen zusammengefasst. In den Tropen ist die Pyodermie besonders während der Sommermonate und des Monsuns ein weit verbreitetes Problem.

Staphylococcus aureus und Streptococcus pyogenes sind die zwei wichtigsten pyogenen Erreger. Weitere Organismen, die mit den Pyodermien in Verbindung stehen, sind Bacillus proteus, Pseudomonaden und Escherichia coli.

Pyodermien lassen sich unter Berücksichtigung der lokalen Besonderheiten der Läsionen und der kausativen Organismen wie folgt klassifizieren:

- Epidermal: Impetigo pityroides, Streptokokken-Intertrigo. Impetigo contagiosa, pustuläre, bakterielle Infektionen. Granuloma pyogenicum, Pyoderma gangraenosum, infektiöse, ekzematoide Erkrankungen, Dermatitis, Otitis externa.
- Subepidermal: Erysipel
- Follikular: Folliculitis staphylogenes superficialis (Bockhart-Krankheit), Follikulitis, Furunkel, Karbunkel, Gerstenkorn, Blepharitis.
- Schweißdrüsen: Ekkrine Drüsen – Staphylodermia sudoripora suppurativa. Apokrine Drüsen – Hidradenitis suppurativa.
- Dermis: Phlegmone
- Subkutanes Fettgewebe: Panniculitis
- Blutgefäße: Arteritis, Kapillaritis, Vaskulitis und Phlebitis

10.1 Impetigo

Definition

Impetigo (Grindflechte) ist eine ansteckende, oberflächliche, eitrige Infektion der Haut. Die zwei wichtigsten bekannten klinischen Formen sind die kleinblasige und die großblasige Impetigo.

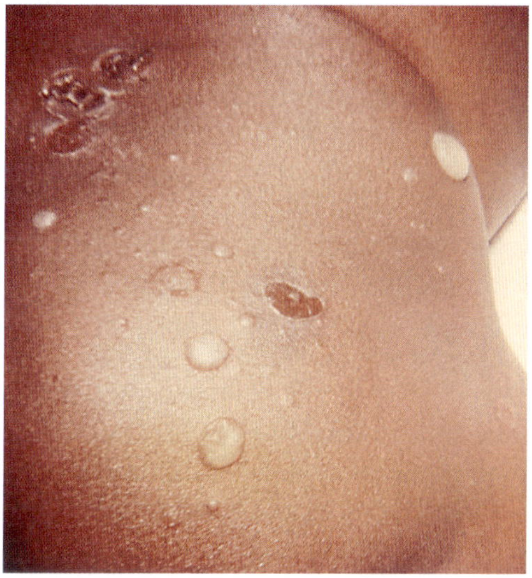

Abb. 47a: Impetigo contagiosa

Impetigo contagiosa

Ätiologie

Bei der großblasigen Form (bullöse Impetigo) ist überwiegend Staphylococcus aureus der Erreger, die kleinblasige Form wird meistens von Streptococcus pyogenes (Streptokokken der Gruppe A) verursacht. In letzterem Fall ist häufig Staphylococcus aureus als Mischinfektion involviert.

Inzidenz

Die Impetigo tritt weltweit relativ häufig auf und ist in den gemäßigten Zonen weit verbreitet. Infektionen erreichen ihren Höhepunkt meist in den späten Sommermonaten. Kleinkinder und junge Schulkinder sind vorwiegend betroffen, bei den Erwachsenen häufiger die Männer.

Beengte Wohnverhältnisse, mangelnde Hygiene und bestehende Hauterkrankungen gehören zu den prädisponierenden Faktoren.

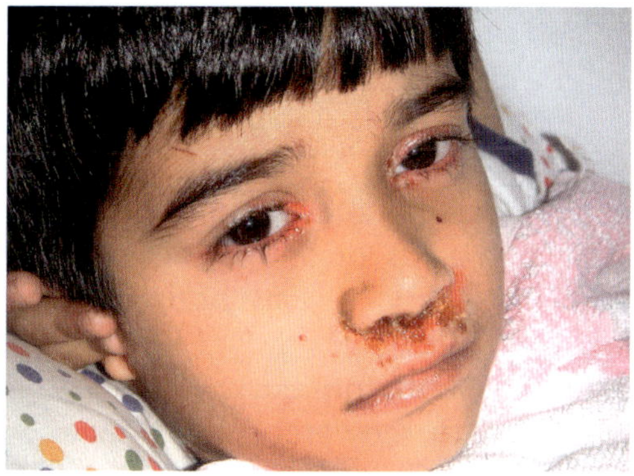

Abb. 47b: Impetigo contagiosa

Unter Impetiginisation versteht man die Entstehung einer sekundären Impetigo als Komplikation bestehender Krankheiten wie Krätze, Pedikulose, Ekzem, seborrhoische Dermatitis und Herpes simplex.

Übertragung der Infektion findet durch direkten oder indirekten (Handtücher, Taschentücher etc.) Kontakt mit Trägern der entsprechenden bakteriellen Erregern statt. Prädilektionsstellen sind exponierte Körperteile, besonders Gesicht und Kopfhaut, die Infektion kann aber durchaus auch andere Körperstellen betreffen.

Die Inkubationszeit beträgt 2–3 Tage.

Klinisches Erscheinungsbild

Bei der Impetigo contagiosa entstehen zuerst dünnwandige Bläschen auf erythematösem Grund. Das Bläschen bricht so schnell auf, dass es nur selten als solches erkannt wird. Das Exsudat trocknet zu einer gelblich braunen, honigfarbenen Kruste ab. Diese charakteristische Kruste ist das wichtigste diagnostische Merkmal einer Impetigo contagiosa. Die Kruste ist für gewöhnlich dicker und schmutziger als bei Streptokokkeninfektionen. Allmählich breitet sich die Läsion in unregelmäßiger Form zur Peripherie hin aus, ohne dass das Innere der Läsion abheilt.

Meist sind multiple Läsionen vorhanden, die dann verschmelzen können. Die Krusten trocknen aus und lösen sich ab, wobei sie ein Erythem hinterlassen, das ohne Narbenbildung mit der Zeit verblasst. In schweren Fällen kann es zur lokalen Lymphknotenschwellung mit Fieber und anderen Allgemeinsymptomen kommen.

Sollte zum Zeitpunkt der Infektion bereits eine Tinea capitis vorhanden sein, wird die Kopfhaut in der Regel besonders in Mitleidenschaft gezogen. Vor allem bei Kindern mit atopischem Ekzem oder Krätze können sich die Läsionen am ganzen Körper ausbreiten. Die Schleimhäute sind selten betroffen. Meistens heilen die Läsionen innerhalb von 2–3 Wochen spontan ab. Eine längere Verlaufsform findet man besonders bei Superinfektionen oder Ekzemen oder in heißen und feuchten Klimazonen. Bei stark pigmentierter Haut kann in manchen Fällen eine temporäre Hypo- bzw. Hyperpigmentation beobachtet werden.

Bullöse Impetigo

Ätiologie

Die bullöse Impetigo ist eine oberflächliche Infektion der Haut mit Staphylococcus aureus. Der Organismus kann durch eine aus der Blasenflüssigkeit gewonnene Kultur nachgewiesen werden.

In einigen Fällen wurden epidermolytische Toxine aus der Blasenflüssigkeit isoliert und als Ursache der typischen Blasenbildung betrachtet. Das Toxin wird häufig, aber nicht ausschließlich, von Staphylokokken der Phagengruppe II gebildet.

Inzidenz

Die bullöse Impetigo tritt vorwiegend sporadisch auf, kann sich aber gelegentlich in Familien und anderen Gruppen oder Institutionen endemisch ausbreiten. Tritt verstärkt in den Sommermonaten auf. Die bullöse Impetigo tritt dabei in allen Altersstufen auf. Man geht davon aus, dass die Infektion im Kindesalter besonders häufig vorkommt, allerdings ist die Dunkelziffer bei Erwachsenen wahrscheinlich hoch. Besonders häufig sind Neugeborene betroffen, daher die veraltete Bezeichnung Pemphigus neonatorum.

Klinisches Erscheinungsbild

Bei der bullösen Impetigo sind die Blasen wesentlich großer, in der Regel 1–2 cm im Durchmesser, können aber auch bedeutend größer werden. Sie brechen langsamer auf und können 2–3 Tage auf der Haut stehen. Der Blaseninhalt ist anfangs klar, später dann trübe. Nach dem Aufbrechen der Blasen bilden sich dünne, flache, bräunlich gefärbte Krusten. Durch das Abheilen des Blasenzentrums und die periphere Ausbreitung können kreisförmige Läsionen entstehen. Obwohl das Gesicht am häufigsten betroffen ist, können sich die Läsionen überall und zum Teil großflächig und unregelmäßig ausbreiten. Vor allem Stellen mit vorgeschädigter Haut, z.B. Miliaria und Insektenstiche, werden bevorzugt befallen. Die Mundschleimhaut kann ebenfalls in Mitleidenschaft gezogen werden. Häufig sind nur wenige Läsionen vorhanden und das klinische Bild variiert stark. Eine lokale Lymphknotenschwellung tritt nur selten auf.

10.2 Ekthyma

Bei geschwächten Personen gehen die Läsionen der Impetigo sehr tief. Es kommt zur epidermalen Nekrose mit flachen Geschwüren mit schmutzig brauner Kruste und darunter liegendem Eiter. Diese Erkrankung wird Ekthyma genannt.

Klinisches Erscheinungsbild

Initial entsteht dabei ein Bläschen oder eine Pustel auf gerötetem Grund, die rasch von einer harten Kruste bedeckt werden. Nach Entfernen der Kruste findet man darunter ein wie ausgestanzt wirkendes Ulkus mit erhabenen Rändern. Die Läsion heilt nach einigen Wochen unter Narbenbildung ab. Die Läsionen sind in der Regel nicht sehr zahlreich, können sich aber durch Autoinokulation über einen längeren Zeitraum hinweg ausbreiten. Das Gesäß, die Oberschenkel und Beine sind am häufigsten betroffen.

Streptokokken können eine Streptokokkengangrän verursachen und eine Infektion mit Fusospirochäten kann sich über das Zahnfleisch ausbreiten und zu einer ausgedehnten Nekrose der Lippen, des Mundes und der Nase führen (Nekrotisierend-ulzeröse Stomatitis).

10.3 Pyoderma gangraenosum

Bei dieser Autoimmunreaktion kommt es zur Nekrose der Haut in Verbindung mit Traumen, Infektionen durch Kokken, Colitis ulcerosa, Polyarthritis und Drogenabhängigkeit.

Charakteristische Merkmale sind Ulzeration, tiefe Nekrose, breite, blaurote und unterminierte Ränder, ein roter Hof und ein rapider Krankheitsverlauf.

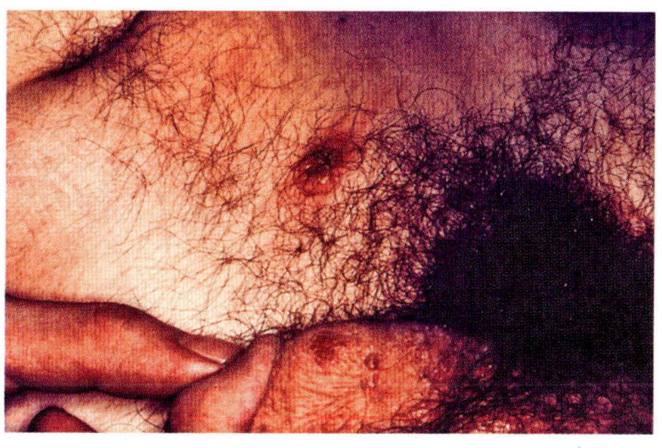

Abb. 48: Pyoderma gangraenosum

10.4 Impetigo neonatorum

Impetigo contagiosa bei Neugeborenen. Der Ausschlag ist extensiv und erstreckt sich über die Gliedmaßen, den Rumpf, das Gesicht und den Nacken. Die Handinnenflächen und die Fußsohlen sind in der Regel nicht betroffen. Die Blasen sind gespannt und enthalten eine klare Flüssigkeit; durch Aufplatzen der Blasen wird die Hautoberfläche wund mit darüberliegenden Hautfetzen. Krusten bilden sich nicht. Fieber, Auszehrung und Kollaps sind Anzeichen einer Toxämie. Der Erreger kann durch infizierte Genitalien und Brustwarzen sowie durch infiziertes Krankenhauspersonal (infizierte Wunden oder Mundschleimhäute) auf der Entbindungsstation übertragen werden. In den Entbindungskliniken war die Impetigo neonatorum wegen der hohen Ansteckungsrate und der hohen Mortalität eine allseits gefürchtete Erkrankung.

Pathologie

Bei der bullösen Impetigo bricht die Epidermis direkt unter der Stratum granulosum unter Bildung großer Blasen auf. Histologisch betrachtet ähnelt die Krankheit der nicht bullösen Impetigo, bei der die Blasenbildung jedoch wesentlich geringer und flüchtiger ausfällt.

Komplikationen

Komplikationen sind in Abwesenheit von systemischen Krankheiten oder Mangelernährung selten. Gelegentlich treten tiefere Infektionen wie Phlegmone in Verbindung mit Streptokokkenimpetigo auf. Eine Streptokokkenimpetigo ist die Hauptursache der akuten Glomerulonephritis (AGN) vom Poststreptokokkentyp. Die Latenzphase für eine Nephritis als Folge einer Streptokokkenpyodermie beträgt 18–21 Tage.

Scharlach, Urtikaria und Erythema multiforme können ebenfalls auf eine Streptokokkenimpetigo folgen.

Rheumatisches Fieber gehört hier nicht zu den Komplikationen.

Prognose

Die Erkrankung verläuft in der Regel über einen Zeitraum von 3–4 Wochen. In manchen Fällen und besonders dann, wenn Impetigo als Komplikation anderer Hauterkrankungen auftritt, kann sie sich über Monate hinziehen. Ein durchschnittlicher Fall kann innerhalb von 6–10 Tagen erfolgreich und ohne Narbenbildung behandelt werden. Als infektiöse Krankheit kann sie sowohl auf andere Körperteile als auch auf andere Personen übertragen werden.

A. Therapie bei Impetigo, Pyodermie

Hier dominiert das tuberkulinische Miasma. Die Tendenz zur Eiterbildung kann man in der homöopathischen Praxis häufig beobachten. Sowohl die Pyodermien als auch die Impetigo sind ausgezeichnete Beispiele hierfür, da sie bei unsachgemäßer Behandlung immer wieder als Rezidive auftauchen. Daher ist es besonders wichtig, die akuten, chronischen und Zwischenmittel besonders sorgfältig auszuwählen und zu verabreichen.

1. Nach einer detaillierten Anamnese sollten Sie den Status quo evaluieren:
   - War es der erste Ausbruch der Krankheit?
   - Liegen bei dem Patienten rezidivierende Ausbrüche vor?
   - Wurde die Erkrankung unterdrückt?
   - Kommt der Patient im frühen Stadium der Krankheit oder erst relativ spät?

Die oben genannten Faktoren helfen uns dabei, das richtige Mittel zu finden.

2. Man sollte immer daran denken, dass Patienten mit einer niedrigen Suszeptibilität (für ein bestimmtes Mittel) Läsionen entwickeln können, die zur Nekrose der Epidermis und zu oberflächlichen Ulzerationen führen können. Aus diesem Grund besteht die erste Pflicht eines Homöopathen darin, die Suszeptibilität des Patienten mithilfe des geeigneten Simillimums zu erhöhen und somit Erleichterung verschaffen zu können.
3. Beim Abheilen hinterlassen die Läsionen in der Regel permanente Narben. Um dies zu vermeiden, müssen entsprechende Vorkehrungen getroffen werden.
4. Da Streptokokken und Staphylokokken hier zu den wichtigsten Erregern gehören, sollte man Streptococcinum und *Staphylococcinum* in Erwägung ziehen. Ebenso empfehle ich allen Studenten, die Prüfungen isopathischer Medikamente wie z.B. Terramycin zu studieren, die in potenzierter Form hervorragende Ergebnisse bei der Behandlung von Impetigo liefern können.
5. Die betroffene Stelle muss trocken, sauber und bedeckt gehalten werden. Ist bei Kindern die Kopfhaut extensiv betroffen, sollte das Haar abrasiert werden.
6. Die Krusten werden mit einer Calendula/Wasser-Verdünnung (im Verhältnis 1:2 gemischt) warm abgewaschen.
7. Als infektiöse Krankheit kann sie auch auf andere Körperteile übertragen werden. Patienten, und vor allem Kinder, sollten darüber aufgeklärt werden, die Läsionen nicht zu kratzen.

Auswahl und Anwendung der homöopathischen Mittel

Allein durch eine genaue Beobachtung ergeben sich genügend klinisch wertvolle Hinweise.

- Lokalisation z.B. Gesicht: *Viol-t.*
- Art und Beschaffenheit der Kruste, z.B. hart, weich, rot, blutig, gelblich, grünlich.
- Absonderungen: dünn, dick, ekelerregend, blutig, gelblich, grünlich.
- Ist ein Juckreiz mit seinen charakteristischen Modalitäten vorhanden?
- Man sollte immer die Anwendung von Zwischenmitteln in Erwägung ziehen, z.B. Nosoden wie *Staphylococcinum, Sycotic Co, Tuberculinum* und *Variolinum,* oder auch seltene Mittel wie *Antimonium sulphuratum auratum, Anthrakokali, Calc-m, Narcissus pseudonarcissus* und *Solanum oleraceum* nicht vernachlässigen.

Schlagen Sie im Repertorium unter folgenden Rubriken nach:

- KOPF – HAUTAUSSCHLÄGE – Impetigo
- GESICHT – HAUTAUSSCHLÄGE – Ekzem – begleitet von – Impetigo
- GESICHT – HAUTAUSSCHLÄGE – Impetigo
- RÜCKEN – HAUTAUSSCHLÄGE – Impetigo
- EXTREMITÄTEN – Füße – Fußrücken-Impetigo
- HAUT – HAUTAUSSCHLÄGE – Impetigo

Das geeignete Mittel wird unter Berücksichtigung des konstitutionellen Erscheinungsbildes und der Gesamtheit der spezifischen Impetigosymptome ausgewählt.

Bei der Auswahl der richtigen Potenz orientiert man sich am Grad der Übereinstimmung der Symptome des Patienten mit der Materia Medica und am Krankheitsstadium.

Es gibt Berichte von Fällen, die nur mithilfe einer Nosode geheilt werden konnten. Oder ein Akutmittel wie *Viola-t.* konnte eine Impetigo dauerhaft heilen. In diesen Fällen lag ganz offensichtlich eine gute Übereinstimmung der Symptome vor. Es gibt keine kleinen oder großen, akuten oder chronischen Mittel in unserer Materia Medica. Jede ausführlich geprüfte Substanz kann sich, genau wie ein Polychrest, als ein sehr nützliches und hilfreiches Heilmittel entpuppen.

Wichtige und häufig indizierte homöopathische Mittel

Agnus castus → Impetigo in Verbindung mit Magenbeschwerden, vor allem an den Fingern mit charakteristischen Krusten und Pusteln. Impetigo, die leicht zur Ulzeration neigt, zornig aussehend, Impetigo in Verbindung mit Vergrößerung der Drüsen.

Alumina → Impetigo auf der Kopfhaut. Die Hautausschläge sind feucht, borkig und schorfig mit einer nagenden juckenden Empfindung. Bluten beim Kratzen leicht, < abends, < an abwechselnden Tagen, Bettwärme, bei Voll- und Neumond, Verzehr von Kartoffeln. > frische Luft (*Bar-c.*). Trockene Haut sogar bei heißem Wetter. Periodisch ausbrechende Impetigo, besonders im Winter, die Haut fühlt sich an, als sei Eiweiß auf ihr getrocknet.

Ammonium carbonicum → Impetigo in den Beugen der Gliedmaßen; Exkoriationen unterhalb der Oberschenkel und oberhalb der Genitalien < nasse Anwendungen. Heftiger Juckreiz, nach dem Kratzen, Brennen, Blasenbildung. Impetigo bei Personen mit skrofulöser Diathese und einer Abneigung gegen Waschen.

Antimonium crudum → Impetigo auf dem Gesicht, den Genitalien, den Extremitäten, dem Nacken, der Brust und dem Rücken. Impetigo bei Personen mit gierigen Essgewohnheiten und häufigen Verdauungsstörungen. Eiternde, gelbe, verkrustete Ausschläge, die bei Berührung schmerzhaft sind und sich leicht ablösen lassen – grüner, seröser Eiter quillt darunter hervor. Dicke, harte, gelbe Krusten, die die umliegenden Stellen reizen, heftiger Juckreiz, < Anlegen von Umschlägen, < Baden, Arbeiten in Wasser, Alkohol und in der Sonne.

Antimonium sulphuratum auratum → Impetiginöse Ausschläge, besonders an den Händen und Füßen. Charakteristische, pustuläre Läsionen begleitet von Juckreiz. Wie bei den anderen Antimoni hat es eine gestörte Verdauung, morgens einen käsigen Geschmack im Mund. Erkrankungen der Atemwege, wie z.B. chronische Bronchitis, können als Begleitbeschwerden auftreten.

Antimonium tartaricum → Impetigo im Bereich des Gesichtes, vor allem auf dem Nacken und den Schultern, oberhalb der Nase und hinter den Ohren, mit Jucken. Pustuläre, varioloidähnliche Ausschläge, die so groß wie Erbsen sein können, mit einem roten Hof, die später eine Kruste bilden und Narben hinterlassen. Die Ausschläge haben einen bläulich roten Fleck. Geeignet für Personen, die unter Beschwerden als Folge von Impfungen leiden.

Arsenicum album → Kopfhaut und Gesicht, Extremitäten, Genitalien, Haaransatz. Schwarze Pusteln gefüllt mit schwarzem Blut und fauligem Eiter. Schmerzhafte Empfindung wie von einer kutanen Ulzeration, < nachts, Kälte, Berührung, > Wärme. Ausschläge bluten beim Kratzen. Die Hautsymptome wechseln sich mit Asthma ab.

Arsenicum iodatum → Gesicht, besonders am Bart. Kleine Bläschen, die aufplatzen und eine scharfe Flüssigkeit abgeben mit heftigem Jucken und Brennen, schlimmer nachts, kalte Anwendungen. Kratzt sich blutig. Impetigo bei Personen mit tuberkulinischer, skrofulöser oder syphilitischer Diathese.

Arum triphyllum → Impetigo in den Mundwinkeln, auf dem Gesicht, den Fingern und den Zehen. Die Haut sieht wund, rot und blutig aus.

Barium carbonicum → Alte Menschen und Kinder, die übergewichtig und zwergwüchsig sind, mit geschwollenen Lymphdrüsen und vergrößerten Mandeln, die sich leicht erkälten. Feuchte vesikuläre Ausschläge, die dicke Krusten bilden, Jucken, Brennen, das Haar fällt deswegen aus; die Haut ist feucht und wund.

Calcium carbonicum → Beginnt am Hinterkopf und breitet sich von dort zum Gesicht aus. Auf dem Nacken, um den Nabel herum und in den Beugen der Gliedmaßen. Auf der Kopfhaut befinden sich dicke, große, gelbe Schuppen mit dickem, fadem Eiter unter der Kruste. Der Juckreiz ist nicht sehr intensiv, aber die Person kratzt sich beim Erwachen den Kopf blutig. < Wasser. Impetigo während der Zahnung. Impetigo in Verbindung mit kalten Füßen als steckten sie in feuchten Strümpfen. Schweiß auf der Stirn, kreidiger Stuhl. Die Haut neigt zur Geschwürbildung.

Calcium muriaticum → Kopfhaut, besonders bei Kindern. Impetigo in Verbindung mit vergrößerten Drüsen und Verdauungsbeschwerden.

Causticum → Im Nacken, um die Brustwarzen und um den Mund herum. Juckreiz < nachts, abends, frische Luft, mit dicken Krusten, die zur Geschwürbildung neigen. > Hitze, Bettwärme. Ausschläge werden durch lokale Anwendungen mit Quecksilber oder Sulfur unterdrückt.

Cicuta virosa → Impetigo sparsa. Kopfhaut, Kinn, Oberlippe und die bedeckten Stellen des Gesichts. Ausschläge, die dicke gelbe Krusten bilden, ähnlich wie Honigwaben, die abfallen und eine hellrote, geschmeidige Oberfläche hinterlassen. Überhaupt kein Juckreiz in Verbindung mit der Impetigo. Unterdrückung der Impetigo führt zu neurologischen Erkrankungen.

Conium maculatum → Impetigo auf dem Gesicht, den Armen, dem Venushügel; Seropurulente Ausschläge bei alten Menschen. Feuchte Bläschen mit bläulichen, klebrigen Absonderungen, die harte Krusten bilden. Juckreiz < nach dem Kratzen. Impetigo nach Überhitzung. Impetigo bei alten, schwachen Menschen mit skrofulöser Diathese.

Croton tiglium → Gesicht, Genitalien, Fußsohlen, Abdomen, Schläfen, Scheitel. Pustulöse Ausschläge auf entzündetem Grund mit Jucken und stechenden Schmerzen. Kleine Bläschen, die abheilen oder aufbrechen können. Heftiger Juckreiz und Brennen nach dem Essen < nachts, > sanftes Kratzen und nach dem Schlaf.

Clematis erecta → Hinterkopf, Stirn, Nacken, Nasenwurzel und Nasenflügel, Gesicht und Unterlippe. Berührungsempfindlich. Die Ausschläge jucken heftig mit reichlichen Abschilferungen, vesikulär und pustulös. Ätzt die Haut und verursacht schließlich flache, fressende Geschwüre mit dicken Krusten. Die Ausschläge verändern ihre charakteristischen Merkmale mit den Mondphasen, < im Bett, beim Waschen mit kaltem Wasser und gegen Morgen. Impetigo nach Unterdrückung von Gonnorrhö mit vergrößerten Drüsen.

Dulcamara → Kopfhaut, Stirn, Wangen, Kinn, Extremitäten. Juckende Bläschen, die eitern und mit einer dicken, braunen oder gelben Kruste bedeckt werden. Die Absonderungen fressen sich in die Haut und verursachen Haarausfall. Der Juckreiz nimmt nach der Krustenbildung ab, aber die Haut bleibt berührungsempfindlich und blutet durch Kratzen. Impetigo < vor der Mens.

Euphorbia lathyris → Die Impetigo beginnt auf dem Gesicht und breitet sich über den ganzen Körper aus. Die Ausschläge haben einen charakteristischen Juckreiz und eine brennende Empfindung, < Berührung, kalte Luft. > Anwendung mit Mandelöl. Durch Kratzen bilden sich an den Impetigostellen tiefe, zerfranste Geschwüre.

Graphites → Hautfalten, Scheitel, Kopfhaut, Ohren, Extremitäten, im Bereich des Anus. Borkige Ausschläge mit exzessivem Nässen um den Mund, den Schnurrbart oder die Nase herum; das Haar fällt aus. Faule, scharfe, klebrige Absonderungen; lässt das Haar zusammenkleben und führt zu tiefen ulzerierten Rhagaden. Die Ausschläge bluten beim Kratzen leicht. Die Haut ist trocken und kälteempfindlich. Ausschläge < Hitze, > Kälte. Impetigo bei korpulenten, blonden Frauen mit spärlicher Mens und nicht vorhandener Schweißbildung.

Gunpowder → Enthält Salpeter, Sulfur und Holzkohle. Hat deshalb Symptome, die denen von *Sulphur* und *Carbo-veg.* ähnlich sind. Man sollte an dieses Mittel denken, wenn Eiterung einsetzt, die Impetigo eine übelriechende Absonderung hat und es keine Anzeichen für eine Heilung gibt.

Hepar sulphuris → Impetigo nach chronischer Quecksilbervergiftung. Ort – Kopfhaut, Genitalien, Skrotumfalte, Oberschenkel. Faule, feuchte Ausschläge, die zur Geschwürbildung neigen. Sie sind sehr wund und berührungsempfindlich. Feuchte Schuppen und Pusteln auf dem Kopf, die eine faulige Substanz absondern; dünne, scharfe und übelriechende Absonderungen. Impetigo bei Personen mit kalten Handinnenflächen und Fußsohlen.

Iris versicolor → Impetigo capitis. Pustulöse Ausschläge in Verbindung mit Magenbeschwerden, Übelkeit und Erbrechen. Impetigo mit nächtlichem Juckreiz.

Juglans cinerea → Untere Extremitäten, Sakrum und Hände. Jucken und Stechen bei Erwärmung. Juckreiz mit Brennen. Impetigo in Verbindung mit Verdauungsbeschwerden, gereizten Bronchien und skrofulösen Schwellungen.

Kalium bichromicum → Der Ausschlag beginnt am Ohr und breitet sich über das Ohr aus. Grünliche Krusten aus denen eine weißliche, dicke Masse hervortritt. Ausschläge neigen zur Ulzeration. Empfindung von Juckreiz < Hitze und heißes Wetter. Impetigo, Magenbeschwerden und Rheumatismus wechseln sich ab. Impetigo bei Personen mit unterdrücktem Katarrh. Juckreiz, die Haut beginnt sich beim Kratzen zu schälen. Jucken, Brennen, Wundheit an den betroffenen Stellen. Symptome < nachts.

Kreosotum → Schmerzloser, pustulöser Ausschlag am ganzen Körper. Heftiger Juckreiz, feuchte oder schorfige Impetigo auf den Augenlidern, dem Gesicht, den Gelenken und den Handrücken. Klebrige Schmerzen. Die Gemütslage des Patienten ist traurig und weinerlich, < an der frischen Luft.

Lycopodium clavatum

→ Impetigo nach Quecksilbermissbrauch, Ausschlag auf dem Kopf, im Gesicht und auf den Händen. Juckende und eitrige Ausschläge, die dicke Krusten bilden, leicht bluten und eine faulige Feuchtigkeit abgeben. Heftiger Juckreiz < 16–20 Uhr, durch Überhitzung, durch Umschläge; > kalte Luft oder Aufdecken der betroffenen Stellen. Impetigo in Verbindung mit Beschwerden der Harnwege, der Leber und des Magens. Personen, die zu blutigen Furunkeln und Abszessen neigen.

Mercurius solubilis

→ Ein wichtiges Mittel bei Impetigo. Die Ausschläge sind feucht und faulig mit dicken gelben Absonderungen oder gelben Krusten. Feuchte Borken mit Abschürfungen der Kopfhaut und Haarverlust. Die Ausschläge haben unregelmäßige Ränder. Juckreiz < Bettwärme, Kratzen verursacht Schmerzen, neigt zum Bluten. Exzessiver, stinkender, klebriger Schweiß < nachts. Die Beschwerden nehmen beim Schwitzen und in der Ruhe zu. Ist auch mit großer Müdigkeit und Erschöpfung verbunden.

Mezereum

→ Impetigo auf magerem Hautgewebe ohne Fett. Unerträglicher Juckreiz, der Patient muss kratzen und wechselt seine Lage. Die Ausschläge sind feucht mit serösem Exsudat, besonders auf der Nase und dem Rücken. Tiefe Entzündung, gerötetes Gesicht. Ichor von aufgekratzten Stellen, die andere Stellen aufschürft. Juckreiz < im Bett, bei Berührung, Brennen und Lagewechsel nach dem Kratzen.

Schorf wie Fischschuppen auf dem Rücken, der Brust, den Oberschenkeln und der Kopfhaut. Die Borken sind dick, mit Lamellen wie von Rupia mit blutigen Absonderungen darunter. Sie sehen aus wie Kreide und breiten sich zu den Augenbrauen, zum Genick und dem Hals aus. Krusten oberhalb des Mundes und der Wangen, < beim Entkleiden. Sie ulzerieren und bilden dicke Borken, unter denen ein eitriges Exsudat hervortritt. Es bestehen ein ausgeprägter Durst und eine skrofulöse Diathese.

Natrium carbonicum → Schwitzt leicht. Die Haut ist trocken, rau, rissig und juckt, als wären Flöhe am ganzen Körper. Ausschläge an den Fingerspitzen, den Fingergelenkknöcheln und den Zehen. Stellenweise und kreisförmige vesikuläre Ausschläge. Impetigo auf dem Handrücken. Die Fußsohlen sind roh und wund, < im Sommer, Hitze, geistige Anstrengung, Wetterumschwung, Sonne und beim leisesten Luftzug. Große Erschöpfung durch Sommerhitze.

Natrium muriaticum → Haaransatz, Hautfalten, Fingergelenkknöchel, hinter den Ohren und dem Mund und die Augenlider bedeckend. Personen mit öliger, harscher und ungesunder Haut < am Meer, < übermäßiger Verzehr von Salz. Wunde, rote, entzündete Impetigo < 10–11 Uhr vormittags, Wärme, sportliche Betätigung.

Nitricum acidum → Anus, Scheitel, Schläfen, Genitalien, Gehörgang. Die Ausschläge bluten beim Kratzen leicht mit stechenden, splitterartigen Schmerzen. Impetigo an den Armen mit lang anhaltenden Schmerzen im Rektum nach dem Stuhlgang. Pustulöser Ausschlag im Gesicht mit großen, roten Rändern und schweren Schuppen. Geeignet für Personen, die zur Gicht neigen, und für Personen, die ein Verlangen nach Süßem haben.

Rhus toxicodendron → Vesikuläre, verkrustete, impetiginöse Ausschläge, verstärkt an den Genitalien, kleine Pusteln auf schwarzem Grund; grünlicher Eiter mit Juckreiz nachts. Der Juckreiz ist an den behaarten Stellen schlimmer. Feuchte Ausschläge mit dicken Schuppen im Gesicht und auf dem Kopf, die zum Haarverlust führen. Brennende Ausschläge, die zur Schuppenbildung neigen. Die Ausschläge wechseln sich mit Dysenterie ab. Impetigo < Wetterumschwung, < bei nassem Wetter, < im Winter. Die Haut ist empfindlich gegen kalte Luft.

Rhus venenata → Vesikuläre Ausschläge mit intensivem Juckreiz, > Anwendungen mit heißem Wasser, < nachts. Trockene Ausschläge auf dem Handrücken im Winter, die im Frühjahr wieder verschwinden.

Sarsaparilla officinalis → Personen mit ausgezehrter, vertrockneter Haut, die in Falten liegt. Ausschläge, die im Frühjahr und im Sommer auftreten; auch nach Quecksilbermissbrauch. Der Ansatz des Ausschlags ist entzündet. Die Krusten lösen sich an der frischen Luft ab und die benachbarten Hautpartien springen auf.

Sepia officinalis → Gesicht, Scheitel, Hinterkopf, Gelenkbeugen. Ausschläge während der Schwangerschaft und Stillzeit. Juckende Bläschen und Pusteln auf wunder Haut. Der Ausschlag ist trocken oder feucht mit reichlichen, eitrigen Absonderungen, die austrocknen, rissig werden und abschürfen. Juckreiz < frische Luft, > warmes Zimmer. Juckreiz wird beim Kratzen zum Brennen.

Silicea terra → Wirkt auf die Haut hinter den Ohren, auf dem Skrotum, den Händen, der Kopfhaut und des Nackens. Jucken und Brennen mit übelriechenden Ausschlägen, die sich zu eitrigen Borken entwickeln. Heftiger Juckreiz auf der Kopfhaut. Feuchter, verbrühter Kopf. Die Haut ist kälteempfindlich. Der Patient möchte sich warm einwickeln. Ungesunde Haut – jede Verletzung eitert.

Staphysagria → Impetigo mit dicken Borken, die heftig jucken. Der Juckreiz wechselt an eine andere Stelle, sobald die Person sich kratzt. Impetigo wechselt sich mit Gelenkschmerzen ab. Beim Entfernen der Borken werden Geschwüre im frühen Stadium sichtbar. Die Ausschläge sind extrem berührungsempfindlich. Impetigo bei Personen, die unter bösen Folgen von Ärger, Beleidigungen, sexuellen Exzessen und Quecksilbermissbrauch leiden.

Sulphur → Trockene, dicke, gelbe Borken auf der Kopfhaut mit reichlichen Absonderungen, großem Juckreiz, der sich durch Kratzen bessert. Eitrige Ausschläge auf den Ellenbogen.

Thuja occidentalis → Ausschläge am ganzen Körper; Jucken und Schießen besonders nachts. Pustulöse Ausschläge im Bereich des Knies, besser durch sanftes Reiben.

Viola tricolor → Gut geeignet für akute Fälle. Faulige, eitrige und pustulöse Ausschläge und Borken im Gesicht mit Brennen und Jucken; schlimmer nachts. Spannungsgefühl der Gesichtshaut. Die Absonderungen des Patienten riechen übel – wie Katzenurin.

Repertorium

Kents Repertorium führt Impetigo direkt unter dem Kapitel Ausschläge – Impetigo auf. Viele andere Rubriken kommen ebenfalls in Betracht, z.B.

- Haut, Hautausschläge, Krusten mit.
- Haut, Hautausschläge, absondernd, nässend.
- Haut, Hautausschläge, eiternd.
- Haut, Hautausschläge.

- Impetigo: aln, alum, am-c, ang, ant-c, ant-t, anthraco, apis, arg-n, ars, ars-i, arum-t, bac, bar-c, bor-ac, calc, calc-m, calc-p, calc-s, carb-ac, carb-ac, carb-v, carbn-s, caust, cic, cinnb, clem, con, crot-t, dulc, graph, hep, hydr, iris, jug-c, jug-r, kali-bi, kali-i, kreos, lact, lyc, maland, merc, mez, nat-c, nat-m, nit-ac, olnd, ph-ac, phos, psor, rhus-t, rhus-v, sars, sep, sil, staph, staph, sulph, tarent, thuj, tub, vario, viol-t.
- Blasen: ail, all-c, alum, alum-sil, am-c, anac, ant-c, ars, ars-s-f, aur, aur-ar, aur-s, borx, bry, bufo, canth, carb-an, carbn-s, caust, cham, clem, crot-h, dulc, graph, hep, kali-ar, kali-bi, kali-c, kali-s, kali-sil, lach, mag-c, merc, nat-ar, nat-c, nat-m, nat-p, nat-s, nit-ac, petrola, phos, ran-b, ran-s, rhus-t, rhus-v, sep, sil, sulph, urt-u, verat, vip, zinc.
- Krusten, feucht: alum, anac, anthraci, ars, bar-c, calc, carbn-s, cic, clem, dulc, graph, hell, hep, kali-s, lyc, merc. mez, olnd, petr, phos, plb, ran-b, rhus-t, ruta, sep, sil, staph, sulph.
- Krusten, gelb: ant-c, aur, aur-m, bar-m, calc, calc-s, carb-v, cic, cupr, dulc, hyper, iod, kali-bi, kali-s, kreos, med, merc, mez, nat-p, petr, ph-ac, spong, staph, sulph, viol-t.
- Phagedänisch: alum, alum-sil, am-c, ars, bar-c, bar-s, borx, calc, calc-sil, carb-v, carbn-s, caust, cham, chel, clem, con, croc, graph, hell, hep, kali-ars, kali-c, kali-sil, lach, lyc, mag-c, mang, merc, mur-ac, nat-c, nat-m, nat-p, nit-ac, nux-v, olnd, par, petr, ph-ac, phos, plb, psor, rhus-t, sars, sep, sil, squil, staph, sulph, tarax, viol-t.
- Pusteln : agar, am-c, am-m, anac, ant-c, ant-s-aur, ant-t, arn, ars, ars-br, ars-i, ars-s-f, aur, aur-m, aur-s, bell, brom, bry, bufo, calad, calc, calc-p, calc-s, calc-sil, carb-ac, carb-v, carbn-s, caust, cham, chel, cic, cina, cinnb, clem, coc, con, cop, crot-h, crot-t, cund, cupr-ar, cycl, dulc, euph, fl-ac, gnaph, graph, hep, hippoz, hydrc, hyos, iod, iris. jug-c, jug-r, kali-ar, kali-bi, kali-br, kali-c, kali-chl, kali-i, kali-s, kali-sil, kreos, lach, lyc, mag-m, merc, merc-i-f, merc-i-r, mez, marc-ps, nat-c, nat-m, nit-ac, nux-v, op, petr. ph-ac, phos, podo, psor, puls, ran-b, rhus-t, rhus-v, sars, sec, sep, sil, sol-o, squil, staph, still, sulph-i, sulph, tab, tarent, tarent-c, tell, thuj, vario, viol-t, zinc.
  - Baden agg: dulc.
  - Bläschen, phagedänisch: am-c, ars, borx, calc, caust, cham, clem, graph, hep, kali-c, mag-c, mang, merc, nat-c, nit-ac, petr, sep, sil, sulph.
  - blutend: ant-t.
  - dünne Pusteln, aufbrechen und fauligen Eiter abgeben, die – wund frißt und sich ausbreitet, der die Haut: ant-t.
  - schwarz: ant-t, anthraci, bry, kali-bi, lach, mur-ac, nat-c, rhus-t, thuj.
  - stinkend: anthraci, ars, bufo, viol-t.

Lokalisation:

- **Kopf, Hautausschläge.**
  - Impetigo: ant-c, ars, calc, cic, con, crot-t, dulc, graph, hep, kali-bi, kreos, lyc, merc, mez, nit-ac, rhus-t, sep, viol-t.
  - Haaransatz: nat-m.
- **Gesicht, Hautausschläge.**
  - Impetigo: ant-c, ars, calc, cic, con, crot-t, dulc, graph, hep, kali-bi, kreos, lyc, merc, mez, nit-ac, rhus-t, sep, viol-t.
- **Stirn:** ant-c, kreos, led, merc, rhus-t, sep, sulph, viol-t.
- **Lippen,** um die: tarent.
  - Ekzem, begleitet, Impetigo: bac.
- **Rücken, Hautausschläge.**
  - Impetigo: nat-m, petr.
- **Extremitäten, Hautausschläge.**
  - Impetigo: carbn-s.
- **Fußrücken.**
  - Impetigo: carbn-s.

Dem Leser wird empfohlen, sich begleitend zu diesem Kapitel nochmals in das entsprechende Kapitel über Ekzeme und ihre Behandlung zu vertiefen.

- **Haut, Hautausschläge.**
  - Krusten, mit: agar, alum-p, alumn, am-c, am-m, ambr, anac, ant-c, ant-t, anthraci, apis, ars, ars-i, aur, aur-ar, aur-m, aur-s, bar-c, bar-m, bar-s, bell, bov, bry, calc, calc-i, calc-s, calc-sil, caps, carb-v, carbn-s, caust, cham, chel, chrysar, cic, cist, clem, com, con, dulc, elaps, fl-ac, graph, hell, hep, jug-c, kali-ar, kali-bi, kali-c, kali-chl, kali-i, kali-m, kali-p, kali-s, kreos, lach, lappa, led, lith-c, lyc, mag-c, med, merc, merc-i-r, mez, mur-ac, nat-m, nat-p, nit-ac, nux-v, olnd, paeon, par, petr, ph-ac, phos, phyt, plb, psor, puls, ran-b, rhus-t, rhus-v, sabad, sabin, sang, sars, sep, sil, spong, squil, staph, sul-ac, sulph, tarent, tell, thuj, vac, verat, vinc, viol-t, vip, zinc, zinc-p.
    - blutend: merc, mez.
    - braun: am-c, ant-c, berb, dulc.
    - brennend: am-c, ant-c, calc, cic, puls, sars.
    - eiternd: ars, plb, sil, sulph.
    - entzündet: calc, lyc.
    - feucht: alum, anac, anthraci, ars, bar-c, calc, carbn-s, cic, clem, dulc, graph, hell, hep, kali-s, lyc, merc, mez, olnd, petr, phos, plb, ran-b, rhus-t, ruta, sep, sil, staph, sulph.
    - gelb: ant-c, aur, aur-m, bar-m, calc, calc-s, carb-v, cic, cupr, dulc, hyper, iod, kali-bi, kali-s, kreos, med, merc, mez, nat-p, petr, ph-ac, spong, staph, sulph, viol-t.
    - grünlich: ant-c, calc, petr, sulph.
    - honigfarben: carb-v.
    - Körper, am ganzen: ars, dulc, psor.
    - nässend, grünlich, blutig: ant-c.
    - stinkend: graph, lyc, med, merc, plb, psor, staph, sulph.
    - übelriechend: mez.
- **Haut, Hautausschläge.**
  - Bläschen:
    - krustig, schorfig: bov, chrysar, met, ran-b.
- **Extremitäten, Hautausschläge.**
  - Hand, Krusten, mit: anthraci, graph, petr, sanic.
    - Handflächen, Krusten, mit: anthraci.
  - Knie, Krusten, mit: psor, sil.
    - feucht: graph, merc, sep.
    - Kniekehle, Krusten, mit: bov.
- **Gesicht, Hautausschläge.**
  - Krusten, Schorfen, mit: aethi-a, anac, ant-c, ars, aur-s, bar-c, bar-m, bar-s, calc, calc-i, carbn-s, caust, chel, cic, cist, clem, con, cory, dulc, elaps, fl-ac, graph, hep, hyper, jug-c, kali-bi, lach, lappa, led, lith-c, lyc, merc, merc-i-r, mez, mur-ac, nit-ac, petr, ph-ac, psor, rhus-t, sars, sul-ac, sul-i, sulph, syph, thuj, vac, viol-t, zinc.
- **Auge, Hautausschläge.**
  - Augenbrauen, um die, krustig: anan, fl-ac, nat-m, sep, spong.

- Haut, Hautausschläge.
- absondernd, nässend: aethi-a, alum, alum-p, alum-sil, anac, anag, ant-c, ars, ars-i, ars-s-f, bar-c, bell, bov, bry, bufo, cact, cadm-s, calc, calc-s, canth, caps, carb-an, carb-v, carbn-s, caust, cham, cic, cist, clem, con, crot-h, cupr, dulc graph, hell, hep, hydr, iod, jug-c, kali-ar, kali-br, kali-c, kali-p, kali-s, kali-sil, kreos, lacer, lach, led, lyc, manc, merc, mez, mur-ac, narc-ps, nat-ar, nat-c, nat-m, nat-p, nat-s, nit-ac, olnd, petr, ph-ac, phos, phyt, psor, ran-b, rhus-t, rhus-v, ruta, sabin, sars, sec, sel, sep, sil, sol-ni, squil, staph, still, sul-ac, sul-i, sulph, tarax, tell, thuj, vinca, viol-t, zinc, zinc-p.
- blutig: ant-c, calc, crot-h, lach, merc, nux-v.
- dick: graph, nat-c, psor.
- dünn: cupr, dulc, hell, nat-m, petr, psor, rhus-t, rhus-v, sol-ni.
- Eiter: clem, dulc, graph, hep, lyc, mez, nat-c, nat-m. nit-ac, psor, sec, sulph.
- gelb: alum, alum-p, anac, ant-c, ars, ars-s-f, bar-c, bar-s, calc, canth, carbo-an, carb-v, carbn-s, caust, clem, cupr, dulc, graph, hep, iod, kali-c, kali-s, lach, lyc, merc, mez, nat-m, nat-c, nat-p, nat-s, nit-ac, phos, psor, puls, rhus-t, sep, sil, sol-ni, sulph, thuj, viol-t.
- goldenen Kristallen, trocknet zu: graph.
- grünlich: ant-c, kali-chlo, rhus-t, sec.
- Honig, wie: ant-c, graph, nat-p.
- jauchig: ant-t, clem, ran-s, rhus-t.
- klebrig: bufo, calc, carbn-s, graph, mez, nat-m, sulph.
- übelriechend: kali-p, psor.
- wundfressend: ars, ars-s-f, calc, caps, carbn-s, clem, con, graph, kali-bi, merc, merc-i-f, merc-i-r, nat-m, ran-s, rhus-t, sulph, thuj.

- Kopf, Hautausschläge.
- feucht: alum, anan, ars, bad, bar-c, bar-m, bar-s, calc, calc-s, carbn-s, cham, cic, clem, graph, hell, hep, hydr, kali-ar, kali-bi, kali-s, kali-sil, kreos, lyc, merc, mez, nat-m, nat-s, nit-ac, olnd, petr, phyt, psor, rhus-t, sars, sel, sep, sil, staph, sulph, tab, thuj, tub, ust, vinc, viol-t.
  - gelb: clem, iris, kali-s, nat-m, sulph.
  - klebrige Feuchtigkeit: graph, kali-s, nat-m, sulph.
  - zerstören die Haare: ars, kali-bi, merc, mez, nat-m, psor, rhus-t.
- Krusten, Schorfen, mit:
  - dick, weißem Eiter darunter, mit: mez.
  - feucht: anan, bar-c, calc, graph, hep, med, psor, ruta, staph.
  - gelb: calc, calc-s, cic, dulc, kali-bi, kali-s, med, merc, nat-p, petr, psor, sep, spong. staph, sulph, viol-t.
  - nässend: med, petr.
  - weiß: alum, calc, mez, nat-m, tell, thuj.
- schorfig, feucht: alum, anan, bar-c, calc, graph, nit-ac.

- Ohr, Hautausschläge.
- feucht: ant-c, bov, calc, graph, hep, kali-bi, kreos, lyc, merc, mez, nat-m, nat-p, otit-m-xyz, petr, psor, ptel, puls, rhus-t, rhus-v, sanic, staph.
- um die Ohren, feucht: kreos.
- hinter den Ohren, feucht: am-m, ant-c, aur, calc, carb-v, caust, graph, kali-c, lyc, mez, nit-ac, olnd, petr, phos, psor, ptel, rhus-t, rhus-v, sanic, sep, sil, staph, tub.
- Schorfen, mit – absondernd, schmerzt bei Berührung wund; eine klebrige Feuchtigkeit: thuj.
  - Ränder, feucht: sil.

- Gesicht, Hautausschläge.
- Augenbrauen: mez.
- feucht: ant-c, ars, ars-br, ars-i, calc, carb-v, carbn-s, carc, caust, cham, cic, clem, con, dulc, graph, hep, kreos, lyc,

merc, mez, nat-ar, nat-c, nat-m, nit-ac, olnd, petr, ph-ac, psor, rhus-t, sars, sep, sil, squil, sulph, thuj, vinca, viol-t.
- gelb: lyc, rhus-t, voil-t.
- Haaransatz: mez.
- Kratzen; agg. nach: kali-c, sars, sulph.
- Nase: aur-m-n, carb-v, graph, nat-c, thuj.
- Nasenflügel: thuj.
- Septum: vinc.
- stinkend: ars-br, cic, merc.

- Äußerer Hals, Hautausschläge.
- feucht: caust, merc.

- Abdomen, Hautausschläge
- feucht: merc.
  - Leiste, rechte / Menses; vor den: sars.

- Rücken, Hautausschläge
- feucht: clem, nat-m, psor.
  - Steißbein, am: arum-t, graph, led, nit-ac.
  - Sakrum, am: graph, led.
  - Zervikalregion, feucht: caust, clem.

- Extremitäten, Hautausschläge
- feucht: bry, merc, nat-m.
  - Arme: alum, bov, con, kreos, rhus-t.
  - eitrige Absonderung: lyc, rhus-t.
  - Schorfe, feucht: alum, staph.
  - Unterarm: alum, merc, mez, rhus-t.
  - Hände: cist, clem, kali-c, kali-s, mang, merc, mez, petr, ran-s, rhus-t.
  - Handrücken: bov, kreos, mez.
  - Fingern, zwischen den : graph.
  - Beine, feucht: bov, bry, chel, kreos, merc, nat-m.
  - Oberschenkel: crot-t, graph, merc, nat-m.
  - Unterschenkel: apis, bry, calc, graph, kali-br, merc, petr, rhus-t, tarent-c.
  - Knöchel: chel.

Fallbeispiel

25. Juni 1872. Ein kleines 3 1/2-jähriges dickes Mädchen mit einer leukophlegmatischen Konstitution leidet seit 3 Jahren unter Impetigo. Sie hat einen dicken, eitrigen und stinkenden pustulösen Hautausschlag um die Augen, im Gesicht und an den Genitalien. Außerdem bedeckt der Ausschlag den Kopf wie ein Helm. Ein papulöser Ausschlag ist unregelmäßig über den ganzen Körper verteilt. Der Juckreiz ist stark, die Kopfhaut blutet nach dem Kratzen und lässt das Haar zusammenkleben. Die Absonderungen sind höchstwahrscheinlich eiweißhaltig. Der erste Urin stinkt beim Wasserlassen. Die Verunreinigungen im Blut suchen sich einen Ausweg über die Haut und über die Nieren. Der Stuhlgang ist regelmäßig. Am 1. Juli bekommt die Patientin *Sepia C30* mit sofortiger Besserung. 15. Juli – die Besserung hält an, der Urin ist normal, die Kopfhaut stinkt nicht mehr so sehr, die Haut im Gesicht und an den Genitalien ist wieder normal. 19. August – reichlicher Kopfschweiß und Impetigo. *Calcium carb. C85 000* wird verordnet. Die Impetigo war bald darauf geheilt und das Mädchen gesund.

In diesem Fall wiesen der stinkende Urin und die übelriechende Impetigo auf den fauligen Zustand des Blutes hin. Zuerst wurde das Konstitutionsmittel *Calcium carb.* verabreicht, allerdings ohne Erfolg, denn der kleinen Patientin ging es immer schlechter. Der eitrige Urin deutete dann auf *Sepia* hin, was den Fall fast löste. Schließlich war anhand des Kopfschweißes zu erkennen, dass der richtige Zeitpunkt für eine Gabe *Calcium carb.* gekommen war, und dann war der Fall vollständig gelöst.

Hautausschläge werden generell als Hautkrankheiten bezeichnet, haben ihren Ursprung jedoch oft im Blutgewebe. Die Ausschläge auf der Haut sind lediglich symptomatisch, da der Körper die Haut „instrumentalisiert", um toxische Substanzen auf diesem Wege auszuscheiden.

10.5 Furunkulose

Synonym

Furunkel.

Definition

Ein Furunkel ist ein tief sitzender Knoten mit zentraler eitriger Einschmelzung, der vom meist mit Staphylococcus aureus infizierten Haarfollikel ausgeht. Multipel auftretende Furunkel bezeichnet man als Furunkulose.

Ätiologie

Der Erreger ist in der Regel Staphylococcus aureus, in selteneren Fällen sind andere Staphylokokken die Ursache.

Furunkel treten recht selten im Kindesalter auf, die Anfälligkeit für eine Furunkulose nimmt jedoch kurz vor der Pubertät, bei Jugendlichen und jungen Erwachsenen rapide zu. Besonders in den Tropen ist die Furunkulose ein weit verbreitetes Problem, wo sie am häufigsten in den Sommermonaten während des Monsuns zu beobachten ist. Vorbeschädigungen der Haut, und seien es nur die Reibungspunkte von Hemdkragen oder Gürteln, können die Verteilung der Läsionen beeinflussen. In manchen Ländern ist die Unterernährung ein wichtiger prädisponierender Faktor. Man geht davon aus, dass Diabetes die Anfälligkeit für Furunkel erhöht. Die Furunkulose ist bei HIV-infizierten Patienten ebenfalls weit verbreitet.

Weitere prädisponierende Faktoren sind Mazeration der Haut, mangelnde hygienische Verhältnisse und eine Ernährung reich an Kohlenhydraten. Der übermäßige Verzehr von Mangos hat vergleichbare Auswirkungen. Furunkel an den Wimpern werden als Gerstenkorn bezeichnet. Die folgenden prädisponierenden Faktoren sollte man bei der Behandlung von chronischer Furunkulose berücksichtigen:

Konstitutionelle Einflüsse

- Diabetes mellitus
- Chronische Nephritis
- Schlechter gesundheitlicher Allgemeinzustand: Mangelernährung, Sorgen, Ängste etc.
- Seborrhoische Dermatitis
- Ichthyose

Umwelteinflüsse

- Berufsbedingter Umgang mit großen Mengen Öl oder Staub
- Abreibung der Haut durch bestimmte berufliche Tätigkeiten oder grobe Bekleidung
- Krätze, Pedikulose etc.

Klinisches Erscheinungsbild

Anfangs erscheint ein kleines, follikuläres und entzündetes Knötchen, das sich sehr bald zur Pustel entwickelt, anschließend unter Nekrotisierung und Absonderung des nekrotischen Kerngewebes abheilt. Zurück bleibt ein veilchenartiger Hautfleck, der weiterhin unter Narbenbildung abheilt. Meistens bestehen Furunkel für 2-3 Wochen. Eine Schmerzempfindlichkeit ist immer vorhanden, bei akuten oder ausgedehnten Läsionen können pulsierende Schmerzen auftreten. Läsionen an der Nase oder am äußeren Gehörgang können sehr heftige Schmerzen hervorrufen. Es können einzelne oder multiple Läsionen auftreten, die meist in Gruppen angeordnet sind. Gelegentlich kommt es zu Fieber und leichten Allgemeinsymptomen. Bei Mangelernährung steigt das Risiko einer Pyämie oder Septikämie. Eine seltene, aber gefährliche Komplikation bei Furunkeln von Oberlippe und Wange ist die kavernöse Sinusthrombose.

Prädilektionsstellen sind Gesicht und Nacken, Arme, Handgelenke und Finger, das Gesäß und die Anogenitalregion. Furunkel können einzeln oder in Gruppen auftreten, in unregelmäßigen Abständen mit oder ohne symptomfreie Intervalle. Eine zuverlässige Prognose kann bei der anfänglichen Infektion nicht gegeben werden. Bei manchen Personen können Furunkel über Monate oder Jahre hinweg immer wieder auftreten.

Bei HIV-infizierten Patienten können Furunkel zu veilchenartigen Plaques verschmelzen.

Prognose

Aufgrund der stark variierenden Verlaufsformen unbehandelter Furunkel kann anhand des ersten Ausbruchs keine zuverlässige Diagnose gestellt werden.

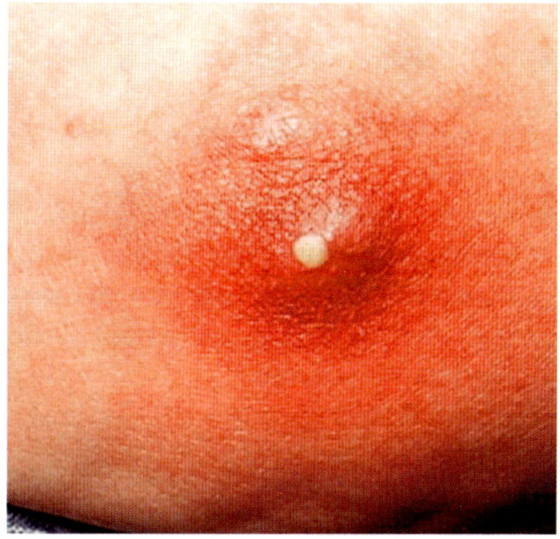

Abb. 49: Furunkel

Furunkel können einmalig auftreten, bei manchen Patienten häufen sich Rezidive über Monate und Jahre hinweg.

Therapie bei Furunkulose

Furunkel oder Eiterbeulen gehören zu den häufigen Erkrankungen, die der Homöopath in seiner Praxis behandelt. Die Patienten suchen uns entweder in der akuten Phase auf oder berichten während der Anamnese von rezidivierenden Furunkeln.

- Während der Behandlung von rezidivierenden Furunkeln sollte der Patient zuerst seinen gesundheitlichen Allgemeinzustand verbessern. Viel frisches Obst und grünes Gemüse sind in diesem Fall empfehlenswert.
- Sorgen und Ängste schwächen die Widerstandkraft des Patienten und machen ihn anfälliger für Furunkel.
- Diabetes mellitus und chronische Nephritis sollten diagnostisch ausgeschlossen werden.

- Wichtig ist eine gute persönliche Hygiene und allgemeine Sauberkeit.
- Sollte eine seborrhoische Diathese bestehen, muss diese behandelt werden.
- Um die Anfälligkeit für Furunkel zu reduzieren, sollte der Patient einen übermäßigen Konsum von Kohlenhydraten und Fett, z.B. Schokolade, Mango, reduzieren.
- Lokale Anwendungen mit Magnesiumsulfat sind zu vermeiden.

Bei der Auswahl des richtigen Mittels sollten folgende Punkte berücksichtigt werden:

- Beachten Sie den Reifegrad des Furunkels.
- Beachten Sie, ob die Entzündung oder die Eiterbildung überwiegt.
- Dokumentieren Sie das allgemeine Erscheinungsbild des Furunkels: rot, hellgelb, dunkelrot, schwarz etc.
- Die Schmerzqualität mit den entsprechenden Modalitäten sollte erfragt werden.
- In chronischen Fällen spielt der Juckreiz eine große Rolle und sollte gründlich analysiert werden.
- Die Gabe einer niedrigeren Potenz fördert die Eiterbildung. Um die Eiterbildung zu kupieren, sollten hohe Potenzen gegeben werden.

Laboranalysen identifizieren meist Stapylococcus aureus als kausativen Erreger. In chronischen Fällen sollte man deshalb das Mittel *Staphylococcinum* in Erwägung ziehen.

In hartnäckigen Fällen konnte ich mit folgenden Behandlungen ermutigende Resultate erzielen:

- Meerwasserbäder
- Baden in natürlichen Schwefelthermen

Da hier das tuberkulinische Miasma dominiert, sind Mittel wie *Tuberculinum, Bacillinum* und *Tuberculinum Koch*, als Zwischenmittel gegeben, enorm wertvoll.

Wichtige homöopathische Mittel bei Furunkulose

Abrotanum	→ Neigung zur Furunkelbildung bei unterernährten Kindern. Nach Abheilen des Furunkels verfärbt sich die Haut purpurn. Trotz guten Appetits schreitet die Auszehrung fort.
Aethusa cynapium	→ Furunkel in Verbindung mit vergrößerten Lymphdrüsen. Die Haut ist kalt und mit kühlem, klammem Schweiß bedeckt. Besonders geeignet für zahnende Kinder, die im Sommer zu Furunkelbildung neigen.
Anantherum muriaticum	→ Eines der Mittel, bei denen es viel Eiterbildung gibt. Der Patient neigt generell zu Furunkeln, Abszessen und Geschwüren. Ein wichtiges Begleitsymptom sind der übelriechende Fußschweiß und kranke, deformierte Nägel.

Anthracinum → Der Fokus liegt auf der Eiterbildung mit einer Neigung zu sukkzessiven Furunkeln. Die Furunkel sehen entzündet aus und können verfärbt sein, auch blau oder schwarz in den späteren Stadien. Furchtbare brennende Empfindung mit großer Erschöpfung.

Antimonium crudum → Personen, die zur Fettleibigkeit neigen und Furunkel in Verbindung mit Magenbeschwerden haben. Juckende, brennende Empfindung < nachts. Die Haut ist extrem empfindlich gegenüber kalten Bädern.

Arnica montana → Kleine, schmerzhafte, extrem wunde Furunkel, die nacheinander auftreten. Kleine Furunkel in Gruppen stehend. Der Schmerz ist ausgeprägter als die Schwellung (das Gegenteil von *Rhus tox.*).

Arsenicum album → Furunkulose mit Brennen, als ob brennende Kohlen auf die betreffende Stelle gelegt würde. Schneidende und brennende Schmerzen < nach Mitternacht, > warme Umschläge. Indiziert wenn *Anthracinum* nicht hilft.

Belladonna → Während der entzündlichen Phase sind die Abszesse rot mit klopfenden Schmerzen, aber ohne Eiter.

Bellis perennis → Berührungsempfindliche Furunkel am ganzen Körper. Das Furunkel beginnt als kleiner Pickel mit brennenden Schmerzen und entwickelt sich allmählich zu einem dunklen, hitzigen und purpurnen Furunkel. Beim Aufbrechen geben die Furunkel einen scharfen Eiter ab, der das umliegende Haar zerstört. Der Schmerz in der Eiterbeule ist < Anwendung von Hitze, > kalte Anwendungen.

Calcium carbonicum → Die Haut ist kalt, ungesund und schlaff. Blutbeulen, die zu Rezidiven neigen. Die Haut ist extrem ungesund und jede kleine Verletzung eitert. Die Furunkel sehen groß aus, setzen beim Aufbrechen aber zu wenig Eiter frei. Bei ausgezehrten Kindern mit großem Kopf und dickem Bauch, die leicht schwitzen und extrem kälteempfindlich sind.

Calcium hypophosphoricum →	Geeignet für Personen mit rezidivierenden Abszessen, die ihre Lebenskraft schwächen. Die Patienten werden dadurch blass und schwach und haben heftige, durchnässende Schweiße, die zu rapider Auszehrung mit extremer Schwäche führen.
Calcium picricum →	Das Mittel erster Wahl für rezidivierende oder chronische Furunkel, besonders wenn diese sich an Körperstellen befinden, die nur wenig Muskelgewebe haben, z.B. Haut, Knochen, Steißbein und Gehörgang. Die Furunkel sehen klein aus, sind aber im Verhältnis zu ihrer Größe übermäßig schmerzhaft.
Calcium sulphuricum →	Abszesse heilen nach dem Aufbrechen nur langsam ab und sondern dabei ständig gelben Eiter ab. Der Patient verlangt nach frischer Luft, ist aber empfindlich gegen Zugluft. Eitrige Exsudate in oder auf der Haut. Beim Austrocknen bilden die Absonderungen unterschiedlich gefärbte Borken, z.B. grün, braun oder gelb. Neigen zur Furunkulose.
Carbo vegetabilis →	Neigung zur Furunkulose. Die Haut ist blau gefärbt und feucht mit heißem Schweiß. Empfindung von Brennen im Furunkel. Die Absonderungen sind übelriechend; der Eiter riecht nach *Asafoetida*. Neigung zur Furunkulose in Verbindung mit systemischen Erkrankungen wie Typhus, Cholera, Septikämie etc.
Carbolicum acidum →	Furunkel in der Lendengegend in Verbindung mit Diabetes. Sehr faul riechender Eiter aus mehreren Körperöffnungen, sehr starke Erschöpfung. Enorm übelriechender Atem.
Echinacea angustifolia →	Rezidivierende Furunkulose. Dieses Mittel hilft bei der Regulation der Blutfunktionen und ist deshalb bei septischen Zuständen wie Furunkulose indiziert. Die Absonderungen des Furunkels sind stark übelriechend. Aufgrund des septischen Zustands kann es zur Pyrexie mit Schüttelfrost und Schweiß kommen. Die wichtigen Begleitsymptome sind Übelkeit mit Frost und eine wundschmerzende Muskelschwäche.

Ferrum iodatum → Gruppenförmig angeordnete Furunkel bei anämischen, ausgezehrten Personen, die zum Kropf neigen. Schwäche als Folge einer erschöpften Lebenskraft.

Gunpowder → Septikämie und septische Zustände. Wurde von Dr. Clarke eingeführt. Hat eine schützende Wirkung gegen Wundinfektionen. Da sich *Gunpowder* aus Salpeter, Sulfur und Holzkohle zusammensetzt, finden sich hier Symptome, die an *Sulphur, Carbo.veg.* und Kalium nitricum erinnern.

Hepar sulphuris → Indiziert im frühen Stadium der Eiterbildung. Exzessive Empfindlichkeit der betroffenen Stelle mit scharfen, stechenden Schmerzen. Reduziert die Eiterbildung oder unterstützt die Resorption von Eiter. Bei eitrigen Absonderungen ist es indiziert, wenn der Eiter dick und gelb ist und der Patient berührungsempfindlich ist. Der Patient ist frostig, fühlt sich aber bei nassem Wetter besser. Ungesunde Haut, die bei jeder kleinen Verletzung eitert.

Hippozaeninum → Diese Nosode wurde von Dr. Garth Wilkinson eingeführt. Vielversprechend für die Behandlung von pyämischen Zuständen, bei denen die Lymphe in Mitleidenschaft gezogen wird.

Ichthyolum → Wirkt unverzüglich und zuverlässig auf die Haut. Gruppiert stehende Furunkel in Verbindung mit Juckreiz. Tendenz zur Furunkelbildung bei Personen mit harnsaurer und tuberkulöser Diathese.

Lachesis mutans → Abszesse oder Furunkel, die von einem bläulichen Hof umgeben sind. In der Regel umgeben von kleinen Pickeln und extrem berührungsempfindlich. Die Absonderungen der Läsionen sind blutig, faul, der Eiter enthält kleine Partikel, die wie verkohltes Stroh aussehen.

Brennende, klopfende und zusammenschnürende Schmerzen im Furunkel < nachts, während des Schlafs, bei Sommerhitze, der leisesten Berührung, < Druck; > frische Luft, lokale Hitzeanwendungen. Die herausragende Modalität ist jedoch die Tatsache, dass der Patient sich besser fühlt, wenn das Furunkel aufbricht und die Absonderungen frei fließen können.

Ledum palustre	→	Abszesse oder Furunkel nach einer Verletzung durch spitze Nadeln. Ansammlung von faulem Eiter im Furunkel. Patient fühlt sich lokal > kalte Umschläge.
Lycopodium clavatum	→	Beulen, die nicht reifen, sondern blau bleiben. Neigt zu Blutbeulen. Die Stellen alter Furunkel verhärten sich und bilden Knötchen, die lange bestehen bleiben. Die Absonderungen der Furunkel sind dick, gelblich und übelriechend. Die Furunkel treten in Verbindung mit Beschwerden der Harnwege, des Magens und der Leber auf.
Myristica sebifera	→	Stark antiseptische Eigenschaften. Treibt die Eiterbildung voran und verkürzt den Eiterungsprozess. Furunkel an den Fingerspritzen und den Phalangen.
Morbillinum	→	Rezidivierende, äußerst schmerzhafte Furunkel im äußeren Gehörgang mit Masern in der Anamnese des Patienten.
Oleum myristicae	→	Ein Mittel für hartnäckige Fälle von Furunkeln.
Operculina turpenthum	→	Furunkel in Verbindung mit Verdauungsbeschwerden. Die Lymphdrüsen sind vergrößert und verhärtet. Ein ausgezeichnetes Mittel für sehr langsam eiternde Furunkel.
Phosphoricum acidum	→	Furunkel nach Fieber. Die Absonderungen stinken fürchterlich. Furunkel auf den Gesäßbacken. Furunkel, die tief in die Weichteile hineinwuchern und an den Knochen Osteitis und Periosteitis verursachen.
Phytolacca decandra	→	Personen, die zur Furunkelbildung in Verbindung mit Schwellung und Verhärtung von Drüsen neigen. Der Eiter ist wässrig, stinkend und jauchig. Furunkel, die tief in die Weichteile hineinwuchern und die Knochen und Gelenke in Mitleidenschaft ziehen. Furunkel bei Personen mit syphilitischer Dyskrasie.

Picricum acidum

→ Personen, die im Sommer zur Abszess- und Furunkelbildung neigen. Furunkel, die sich hauptsächlich am Genick ansiedeln. Besonders indiziert für tiefe und ernsthafte Zustände, z.B. Toxikämie, Urämie, perniziöse Anämie und nach Verbrennungen. Der ganze Körper fühlt sich schwer und müde an, besonders in den Gliedmaßen, < durch die leichteste Anstrengung.

Secale cornutum

→ Furunkel bei dünnen, mageren und schwächlichen Personen mit ausgezehrter Ausstrahlung. Brennende Empfindung in den Furunkeln, > lokale Hitzeanwendungen. Die Absonderungen sind sehr übelriechend, blutig und grünlich. Abszesse reifen nur sehr langsam.

Silicea terra

→ Extrem schmerzempfindliche Furunkel und Pusteln am ganzen Körper. Außerordentlich übelriechende, eitrige und blutige Absonderungen. Dem Patienten geht es durch lokale Hitzeanwendungen besser. Tendenziell fressen sich die Furunkel in die Weichteile und dringen tief bis in die Knochen vor.

Stramonium

→ Chronische Abszesse mit heftigen Schmerzen, dabei ist die charakteristische, glänzende Rötung das typische Merkmal. Das Hüftgelenk ist bevorzugt betroffen.

Sulphur

→ Ungesunde Haut, auf der sich überall Furunkel bilden, die nicht abheilen wollen. Die Haut ist trocken, rau und runzelig. Wollüstiger Juckreiz < nachts und im Bett. Charakteristisches Merkmal sind die Luftblasen im Eiter. Heftige, brennende Empfindung im Furunkel, < durch lokale Hitzeanwendungen.

Tarentula cubensis

→ Ein nützliches Mittel bei toxischen und septischen Zuständen, bei denen sich die Symptome rapide entwickeln, der Erschöpfungsgrad alarmierend ist und ein entsetzliches Brennen und scharf stechende Schmerzen bestehen.

Repertorium

abrot, aeth, agar, aloe, alum, alumn, am-c, am-m, anac, anan, anth, ant-c, ant-t, apis, arn, ars, ars-i, aur, bar-c, bell, bell-p, bov, brom, bry, bufo, calc, calc-hp, calc-picr, calc-p, calc-s, carb-an, carb-s, carb-v, chin, chin-a, cist, cocc, coc-c, colch, colo, con, crot-h, dulc, echi, elaps, euph, ferr-i, gels, graph, grat, ham, hep, hippoz, hydras, hyos, ichth, ign, ind, iod, iris, jug-r, kali-ars, kali-i, kali-m, kali-n, kreos, lach, laur, led, lyc, mag-c, mag-m, med, merc, merc-i-r, mez, mur-ac, nat-a, nat-m, nat-p, nit-ac, nux-m, nux-v, ol-myr, oper, op, petr, ph-ac, phos, phyt, pic-ac, plb, psor, ptel, puls, rhus-r, rhus-t, sars, sec, sep, sil, spong, stann, staph, stram, sulph, sulph-i, sul-ac, tarent, thuj, tub, zinc, zinc-ox.

- **abortiv, Verhärtungen, hinterlässt:** cinch, lach, sil.
- **blau:** anthr, bufo, crot-h, lach.
- **blind:** fago, lyc.
- **Blutbeulen:** alum, arn, aur-m, bar-c, bell, bry, calc, cypr, euph, hep, hyos, iod, iris, kali-bi, lach, led, lyc, mag-c, mag-m, mur-ac, nat-m, nit-ac, phos, ph-ac, sec, sep, sil, sulph, sul-ac, syph, thuj.
  - Asthma, anstelle von: calc.
  - groß: hyos.
  - Neumond, während: calc.
  - Stechen, bei Berührung: mur-ac.
  - Sulphur, nach Missbrauch von: bell.
- **Brennen, mit:** anthr, ars, carb-v, tarent.
- **Eiter, grünlich:** sec.
- **entzündet:** bell, merc.
- **Entzündung und Schmerzen dominieren:** tarent.
- **groß:** ant-t, apis, bufo, crot-h, hep, hyos, lach, lyc, merc, nat-c, nit-ac, nux-v, petr, phos, sil, viol-t.
- **große, rote Ränder, im Bereich des Kreuzes:** thuj.
- **Haufen,** Gruppen, in: echi, sil, sul, syph.
- **Impotenz:** pic-ac.
- **Körper, am ganzen:** viol-t.
- **schwächend:** ars, sec.
- **verletzte Stellen:** dulc.
- **Eiterbeulen (Abszesse):** abrot, agar, alum, alum-p, alum-sil, alumn, an-c, am-m, ambro, anac, anan, ant-c, ant-t, anth, anthr, apis, arn, ars, ars-i, ars-s-f, aur, aur-ar, aur-s, bar-c, bell, bell-p, brom, bry, bufo, cadm-s, calc, calc-chln, calc-i, calc-m, calc-p, calc-pic, calc-s, calc-sil, carb-an, carb-v, carbn-s, chin, chinin-ar, cist, coc-c, cocc, coccal, con, crot-h, dulc, elaps, elat, euph, graph, hep, hippoz, hyos, ign, iod, jug-r, kali-bi, kali-i, kali-n, kreos, lach, laur, led, lyc, mag-c, mag-m, maland, mang-coll, merc, mez, mur-ac, nat-ar, nat-c, nat-m, nat-p, nat-sal, nit-ac, nux-m, nux-v, petr, ph-ac, phos, phyt, pic-ac, psor, puls, rhus-t, rhus-v, sabin, sapin, sars, sec, sep, sil, sol-a, spong, stann, staph, stram, strych-g, sul-ac, sul-i, sulph tarent, thuj, urin, zinc, zinc-p.
- **Furunkel:** abrot, alum, anac, apis, ars, calad, calc-s, cina, merc, sil, sulph.
- **Eiterbeulen und Furunkel**
  - Abortiv, Verhärtungen hinterlässt: chin, lach, sil.
  - auftreten, plötzlich: hep.
    - Auftreten, plötzlich mit Tagblindheit: sil.
  - Beschleunigung der Eiterung, Mittel zur: berb, merc, hep.
  - Bläschen, beginnen mit kleinen: cist.
    - blau: anthr, bufo, crot-h, lach.
  - bläulich dunkelrot: lach, sec.
  - Blind: fago, lyc.

- Blutbeulen: abrot, alum, anac, apis, ars, calad, calc-s, cina, merc, sil, sulph.
  - Asthma, anstelle von: calc.
  - groß: lyc.
  - Neumond, während: calc.
  - stechen bei Berührung: mur-ac.
  - Sulphur, nach Missbrauch von: bell.
- bösartig, schmerzhaft, verfärben sich blau und breiten sich aus: lach.
- Brennen, mit: anthr, ars, carb-v, tarent.
- chronisch, konnte nicht sitzen oder liegen: apis.
- chronisch, über die Körperteile verteilt: calc-pic.
- Diabetes, begleitet von: ph-ac, sec, tarent.
- Eiter, grünlich: sec.
- Eiterbildung, nach: merc.
- eiternd, hinterlässt oft Narben: kali-i.
- entzündet: mell, merc.
- Entzündung und Scmerzen dominieren: tarent.
- epidemisch, von unterschiedlicher Größe, von der kleinen Pustel zur großen Eiterbeule, letztere wird karbunkulös und ist von kleinen Pusteln umgeben: kali-i.
  - Gefühl, als entwickelt sich ein: ars-m.
- Folge, in: anthr, arn, sulph.
- Frühjahr, im: bell, crot-h, lach.
- Geschwüre, Eiterbeulen, von: calc-p.
- groß: ant-t, apis, bufo, crot-h, hep, hyos, lach, lyc, merc, nat-c, nit-ac, nux-v, petr, phos, sil, viol-t.
  - brennend, stechend: apis.
  - große, rote Ränder, im Bereich des Kreuzes: thuj.
  - Menses, zur Zeit der: merc.
    - während: med.
  - multipel: arn, ars, nux-v, sulph.
  - Öffnungen, mit vielen: hep, lyc, nit-ac.
  - reifen, reifen nicht, sondern bleiben blau: lyc.
    - entwickeln sich langsam: hep, sil, sulph.
    - heilen nicht: sanic
    - heilen langsam: sec.
  - schmerzhaft: cob.
- Haufen in, an verschiedenen Körperstellen, schmerzhaft mit entzündetem Ansatz, endet mit Eiterung, sondert ungesunden Eiter ab, manchmal blutig, heilt schnell ab, gefolgt von einem neuen Haufen: sulph.
- Haufen, Gruppen in: echi, sil, sulph, syph.
- häufig: fl-ac.
- Impfungen, nach: ant-t.
- Impotenz: pic-ac.
- Juckreiz, Sequenz von: calc, sulph.
- karbunkulös, klein, Absonderungen langsam mit dunkelroten Streifen, unerträglichen Schmerzen, konnte 3 Tage lang nicht schlafen: med.
- klein: arn, bar-c, bell, dulc, fl-ac, grat, hydr, iod, kali-i, lyc, mag-c, mag-m, nat-m, nux-v, sulph, tarent, ust, viol-t, zinc.
- Körper, am ganzen: voil-t.
- langanhaltende Entzündung, Eiterung beginnt mit Blasen: hep.
- Leber, mit Funktionsstörungen der: sep.
- mehrere kleine vereinigen sich: nux-v.
- nächste; sobald das erste Furunkel abgeheilt ist, folgt das nächste: sulph.
- blau: anthr, bufo, crot-h, lach.
- niedriges Fieber, bläuliche Stellen, Absonderungen spärlich, spärliche oder dunkle Flüssigkeit, ungesund: crot-h.
- periodisch: anthr, ars, hyos, iod, lyc, merc, nit-ac, phos, phyt, sil, staph, sulph.

- **Eiterbeulen und Furunkel**
    - 5 bis 7 cm voneinander entfernt, manche papulös mit entzündeten Stellen, andere pustulös: hydr.
  - phagedänisch: borx.
  - Prädisposition, ausmerzen: calc.
  - rezidivierend, häufig: arn, ars, ant-c, aster, berb, calc, calc-mur, calc-p, calc-pic, echi, iod, hep, merc, nux-v, sulph, tub.
  - scharlachrot: apis, bell.
  - schmerzhaft: ars, hep, sec.
    - bei Berührung: spong.
    - klein: kali-bi.
    - klein, schmerzunempfindlich: sep.
  - schmerzlos: nat-c.
  - schwächend: ars, sec.
  - stechend, fein, brennend: apis.
    - stechend, fein, bei Berührung: mur-ac, sars, sil.
  - Verdauungsstörungen, durch: mag-c.
  - verletzte Stellen: dulc.
  - wund: arn, hep, lappa, pic-ac, sec, tub.

Lokalisation

- **Kopf:** anac, ant-t, arn, ars, bar-c, bell, calc, hep, kali-bi, kali-c, kali-i, led, mag-m, mez, mur-ac, nit-ac, psor, rhus-t, sulph.
  - Augen, über den: calc-s, nat-m, sil.
  - Hinterkopf: kali-bi, lyc, nat-c.
  - Schläfe, rechte: mur-ac.
  - Stirn: am-c, bar-c, carb-an, led, mag-c, phos, ptel, rhus-v, sep.
- **Augen**
  - Augenlid, rechtes, unter: pall.
  - Augenlider, auf den: ant-c, arg-met, carbn-s, hydrog, lyc, merc, puls, sep, sil, sulph, tell.
  - Augenwinkel: bell, bry, calc, kali-c, lach, lyc, nat-c, petr, puls, sil.
  - Linkes, inneres: stann.
  - Ränder: arg-met, hydrog, puls, sep.
- **Ohren:** carc, kali-c, pic-ac, sil, spong, sulph, syph.
  - äußeres Ohr: nat-m, spong.
  - Gehörgang: bell, bov, calc-pic, crot-h, ferr-pic, merc, pic-ac, puls, rhus-t, sil, sulph.
  - hinter den: ang, bry, calc, carc, con, nat-c, phyt, sulph, thuj.
  - Ohrläppchen, auf den: nat-m.
  - unterhalb der: calc.
  - vor den: bry, carb-v, laur, sulph.
- **Gesicht:** alum, am-c, anan, ant-c, arn, bar-c, bar-i, bar-s, bell, bry, calc, calc-p, calc-s, calc-sil, carb-v, chin, cina, coloc, hep, hyos, iod, iris, kali-ar, kali-br, kali-i, lappa, led, mez, mur-ac, nat-m, nit-ac, rhus-v, sars, sil, sul-i, sulph.
  - Blutbeulen, kleine: alum, iris, sil.
  - Menses, während der: med.
  - schmerzhaft: hep.
  - wiederholend: alum.
  - Kinn: am-c, cob, hep, lyc, nat-c, nit-ac, sil.
    - Seite, rechte: cob, nat-c.
    - unter dem: carb-v.
  - Lippen: hep, lach, nat-c, petr.
  - Mundwinkel: am-c, ant-c.
- **Nase:** acon, alum, am-c, anan, cadm-s, carb-an, con, hep, mag-m, phos, sars, sil.
  - Innenseite: alum, am-c, carb-an, sep, sil, tub.
  - Nasenspitze: acon, am-c, anan, apis, borx, carb-an, tub.
- **Kiefer, großes Furunkel im Bereich des linken Unterkiefers:** cob.
- **Zahnfleisch:** agn, anan, arn, aur, carb-an, carb-v, caust, chel, euph, jug-r, kali-chl, kali-i, lac-c, lyc, merc, mill, nat-m, nat-p, nat-s, nux-v, petr, ph-ac, phos, plan, plb, sanic, sil, staph, sulph.
  - klein, in Nähe des linken, oberen Eckzahns, berührungsempfindlich: agn.
- **Hals, äußerer, Seiten des Nackens:** arg, caust, coloc, graph, kali-i, mag-c, nat-m, nit-ac, phyt, rhus-v, sec, sep.

  - Blutbeulen: arn, caust, sep, sil.
- **Abdomen:** am-m, phos, rhus-t, sec, zinc.
  - Leistengegend: ars, merc, nit-ac, phos, rhus-t, stram.
- **Anus:** ant-c, calc-p, carb-an, caust, nit-ac, petr.
  - in der Nähe des, mit Fisteln: berb.
- **Perineum:** alum, ant-c.
- **Genitalien, Schamgegend:** apis, rhus-t.
- **Brust:** am-c, chin, hep, lach, kali-i, mag-c, mag-m, phos, psor, sulph.
- **Rücken:** caust, coloc, crot-h, graph, kali-bi, kali-i, lach, mur-ac, ph-ac, phyt, sanic, sul-ac, sulph, tarent, tarent-c, thuj, zinc.
  - Blutbeulen: carb-an, caust, graph, hep, iris, kali-bi, mur-ac, nat-m, sul-ac, thuj, zinc.
    - Haufen, Gruppen, in: berb.
    - stechend, fein bei Berührung: mur-ac.
  - Schulterblattgegend: am-c, bell, led, lyc, nit-ac, zinc.
    - Schultern, zwischen den: iod, tarent-c, zinc.
  - Zervikalregion: androc, calc, carb-an, coloc, crot-h, cupr, dig, graph, hep, indg, kali-i, lach, nat-m, nit-ac, petr, phos, psor, rhus-v, sec, sil, sulph, thuj, ust.
- **Lendengegend:** hep, psor, rhus-t, thuj.
- **Sakrum:** aeth, thuj.
- **Extremitäten:** all-c, alum-sil, am-c, apoc, ars, ars-s-f, aur-m, bell, brom, calc, carbn-s, clem, cob, elaps, graph, guare, hep, hyos, iris, kali-bi, kali-n, lyc, merc, mez, nat-m, nit-ac, nux-v, petr, ph-ac, psor, rat, rhus-t, rhus-v, sec, sep, stram, sulph, thuj.
  - Arme: aloe, am-c, ars, bar-c, bell, brom, calc, calc-sil, carb-an, carb-v, cob, coloc, elaps, graph, guare, iod, iris, kali-n, lyc, mag-m, mez, petr, ph-ac, rhus-t, sil, sulph, syph, zinc.
    - Schulter: am-c, am-m, bell, hydr, kali-n, nit-ac, ph-ac, sulph.
      - Blutbeulen, große: calc, jug-r, lyc, zinc.
    - Oberarm: aloe, bar-c, carb-v, coloc, crot-h, iod, jug-r, mez, sil, zinc.
    - Unterarm: calc, carb-v, cob, iod, lach, lyc, mag-m, nat-s, petr, sil.
    - Handgelenk: iod, sanic.
    - Hände: calc, coloc, crib, lach, led, lyc, psor.
      - kleine Eiterbeulen: iris.
      - Handrücken: calc.
      - Finger: calc, lach, sil.
      - Gelenke: calc.
      - Daumen: hep, kali-n.
  - Beine: all-c, am-c, apoc, ars, aur-m, bell, carbn-s, clem, hep, hyos, kali-bi, nat-m, nit-ac, nux-v, petr, ph-ac, phos, rhus-t, rhus-v, sec, sep, sil, stram, sulph, thuj.
  - Gesäßbacken: acon, agar, alum, alum-p, am-c, aur-m, bar-c, bart, borx, cadm-s, calad, graph, hep, indg, lyc, nit-ac, ph-ac, phos, plb, psor, rat, sabin, sars, sec, sep, sil, sulph, thuj.
    - Blutbeulen: aur-m, hep, lyc.
  - Oberschenkel: acon, agar, all-s, alum, alum-p, am-c, androc, apoc, aur-m, bell, calc, calc-sil, carbn-s, clem, cocc, hep, hyos, ign, kali-bi, lach, lyc, mag-c, nit-ac, nux-v, petr, ph-ac, phos, plb, puls, rhus-v, sep, sil, thuj.
    - rechter: calc, hell, kali-bi, kali-c, rhus-v.
  - Knie: am-c, calc, nat-m, nux-v.
  - Unterschenkel: anan, anthr, ars, calc, castor-eq, mag-c, nit-ac, nux-v, petr, rhus-t, sil.
  - Knöchel: merc.
  - Fuß: anan, calc, led, lyc, sars, sil, stram.
    - Ferse: calc, lach.
    - Fußsohle: rat.
  - Zehen: cocc.
  - Beine, Juckreiz an der Stelle, an der sich eine Eiterbeule befunden hat: graph.

Fallbeispiele

Fall 1

Eine 30-jährige Frau hatte multiple Furunkel abwechselnd an beiden Ohren. Mit antibiotischer Therapie heilten die Furunkel zwar ab, kamen aber immer wieder. Sie war nie mehr als ein bis zwei Wochen beschwerdefrei. Die Patientin hatte folgende Symptome: Sie mochte nicht getröstet werden, konnte nicht weinen, auch nicht, als ihre Mutter an Gebärmutterkrebs starb. Übelkeit und Erbrechen am Anfang ihrer Menstruation. Gefühl des Abwärtsdrängens während der Menstruation. Kopfschmerzen vor Gewitter. Schläfrigkeit morgens, besser abends. Reichlicher Achselschweiß. Auch bei *Natrium mur.* und *Gelsemium* gibt es das Symptom „Traurigkeit, aber kann nicht weinen“, aber in diesem Fall schien *Sepia*, welches in enger Beziehung zu *Nat-mur.* steht, das passende Mittel zu sein. Die Patientin bekam *Sepia C30, C200, C1000 und C10 000*, anschließend drei Wochen lang keine Arznei. Es folgte eine Verschlimmerung der Beschwerden. Die Patientin bekam *Carcinosinum C30, C200* und *C1000*. Eine Woche lang hatte die Patientin eine heftige Erstverschlimmerung, danach war sie drei Jahre lang ohne Beschwerden.

Fall 2

Eine 39-jährige, beruflich sehr erfolgreiche Frau (sie war P.A. des Vorsitzenden einer großen Firma und bekam viel Anerkennung für ihre Arbeit) verletzte sich am Zeh und entwickelte ein Granuloma pyogenicum. Das Granuloma blutete selbst bei der leichtesten Verletzung. Während eines Aufenthaltes in London ließ sie das Granuloma operativ entfernen. Es war gutartig und hatte eine gute Prognose. Einige Zeit später entwickelte sich auf der Oberlippe der Patientin eine rote Masse, die ebenfalls bei der leichtesten Verletzung zu bluten anfing. Man sagte ihr, es sei wieder ein Granulom, diesmal im Gesicht, und riet ihr, es wieder entfernen zu lassen.

Die Tatsache, dass das Granulom an einer sensiblen Stelle aufgetreten war, schien die behandelnden Ärzte nicht weiter zu stören. Für meine Patientin stellte es eine große Belastung dar. Mehrere Ärzte im In- und Ausland wurden konsultiert und alle rieten ihr zu einem operativen Eingriff. Sie versicherten ihr wieder, dass die Wucherung an sich harmlos sei, aber selbst nach der Entfernung immer wieder neu wachsen könne.

Nun wollte sie sich homöopathisch behandeln lassen, hatte aber keine Zeit für eine persönliche Anamnese. Sie schickte ihren Bruder, um mir zu sagen, dass sie ein Granuloma pyrogenicum habe, er sollte die passenden Medikamente für sie abholen. Ich bat ihren Bruder, sie von meiner Klinik aus anzurufen und sprach mit der Patientin am Telefon. Folgende zusätzliche Symptome konnte ich eruieren:

Die Patientin musste viel reisen und war mehrfach geimpft worden. Sie hat ein Verlangen nach warmen Getränken. Verlangen nach Milch, aber Unverträglichkeit derselben mit Blähungen und Durchfall. Aus diesem Grund trinkt sie nur Milch mit Kaffee. Verlangen nach Süßigkeiten, sie mag Schokolade besonders gerne.

Sie ist eine fröstelnde Person. Muss in einem Büro mit Klimaanlage arbeiten, fühlt sich aber dabei nicht besonders wohl. In ihrem Büro zieht sie sich deshalb warm an. Zu Hause hat sie weder Klimaanlage noch Ventilator.

Ich fragte ihren Bruder nach dem Charakter seiner Schwester. Er konnte mir keine guten Hinweise geben, ließ mich aber wissen, seine Schwester sei „extrem penibel; penibel im Büro, penibel was ihre Kleidung beträfe und auch zu Hause sei sie peinlich genau in Bezug auf Kleinigkeiten." Nun, im Wörterbuch wird der Begriff „penibel" mit übergewissenhaft, pingelig und kritisch umschrieben.

Ich begann die Behandlung mit *Sulphur C30*, 3 Monate lang 3 x täglich einzunehmen. Keine Veränderung. Dann verordnete ich *Sulphur C200*, wieder 3 Monate lang 3 x täglich einzunehmen. Die Beschwerden der Patientin besserten sich um 50%. Das Mittel wurde noch einmal verordnet. Insgesamt nahm die Patientin das Mittel 8 Monate lang ein. Als der Tumor vollständig verschwunden war, bat ich die Patientin, das Mittel noch weitere zwei Monate einzunehmen. Bis dato ist die Patientin beschwerdefrei.

Fall 3

Diese 30-jährige Patientin hatte große, eitrige Pusteln an ihren Fingern. Die Fingerkuppen waren besonders stark betroffen. Innerhalb von wenigen Wochen hatten sich ca. 8–10 dieser Pusteln entwickelt, mehrere waren gerade am Durchbrechen. Sie hatte einen Juckreiz am ganzen Körper, agg. durch Bettwärme. Sie nahm *Psorinum C30* ca. 6 x innerhalb weniger Tage ein. Das Mittel verhinderte bei der Patientin den Durchbruch der neuen Pusteln und ließ innerhalb von 10 Tagen die bereits entstandenen Pusteln komplett abheilen.

Fall 4

Ein 3 Monate alter Säugling wurde mit Pusteln und Furunkeln am Kopf in die Klinik gebracht. Besonders schlimm war die Kopfhaut betroffen. Sie sah schmutzig aus und roch sehr übel. Das Baby hatte einen feinen, roten Ausschlag mit kleinen, weißen Schuppen am Körper und Pusteln an den Händen. Ich verordnete *Psorinum C30*. Der Körpergeruch verschwand innerhalb von 24 Stunden und wenige Tage später besserte sich auch der Hautausschlag. Die Eltern des Kindes meldeten sich dann erst wieder einige Wochen später. Dem Baby ging es gut und die Haut hatte sich wesentlich gebessert. Die Pusteln und Furunkeln waren verschwunden, es war nur ein leichter Ausschlag im Nacken und an einem Arm übrig. Die Besserung hielt weiter an.

Fall 5
Abszess

Am 3. Januar kam eine 55-jährige Frau mit einem Abszess in der linken Achselhöhle in die Sprechstunde. Der Abszess hatte vor kurzem begonnen zu nässen. Sie bekam 3 Gaben *Tarentula cubensis C100 000* und *Hypericum* äußerlich für eine Kompresse. Drei Tage später war der Abszess abgeklungen. Die Patientin hatte weder Schmerzen noch Verhärtungen. An der Stelle des Abszesses war eine leichte Rötung zu erkennen und ein kleines Stück Verbandmaterial klebte dort, wo der Abszess genässt hatte. Alle waren etwas überrascht angesichts der schnellen Wundheilung.

Ich sah die Patientin am 19.01. wieder. Drei Tage zuvor hatte sie eine leichte Verschlimmerung mit etwas Absonderung. Es war nicht viel, die Stelle war trocken, mit einer winzigen Verhärtung und zwei rötlichen Punkten, die sich eventuell zu einem Abszess entwickeln könnten. Die Patientin bekam noch einmal *Tarent. cub.*

Fall 6

Eiterbeule

Einer unserer Ärzte berichtete, dass ca. eine Woche zuvor ein Mädchen mit einem großen Furunkel im Gesicht in die Klinik gekommen sei. Das Furunkel war blau gefärbt mit einer zentralen Verhärtung. Ich verordnete *Tarentula cubensis* und hörte wenige Tage später, dass das Furunkel aufgebrochen war, genässt habe und anschließend abheilte.

Fall 7

Abszess im Gesicht

Ein Mann mittleren Alters hatte einen Abszess an der Schläfe, direkt vor dem Ohr. Der Eiterungsprozess war bereits fortgeschritten, das Geschwür leicht zu bewegen. *Silicea* hatte bei den Schmerzen etwas Erleichterung verschafft, allerdings musste der Abszess schon mehrmals aspiriert werden. Drei Wochen lang hielt der Eiterungsprozess bereits an, dann wurde die Haut blau, gefleckt, mit starken brennenden und schneidenden Schmerzen. Der Abszess wurde immer härter und beim Öffnen desselben kam eine blutige, dünne, wundfressende und stinkende Flüssigkeit zum Vorschein. Dem Patienten war kalt und übel und er hatte Symptome einer Pyämie. Nach einer Gabe *Tarentula cubensis D12* besserte sich der Zustand des Patienten sofort, die Eiterung ließ nach und innerhalb von 10 Tagen war der Mann genesen. Die blau verfärbte Haut wurde erst hellrot und nahm schließlich wieder ihre natürliche Farbe an. Die Übelkeit und die pyämischen Symptome hatten sich nach 12 Stunden wesentlich gebessert, eine Wiederholung des Mittels war nicht nötig.

10.6 Karbunkel

Im Französischen, Spanischen und anderen romanischen Sprachen wird ein Karbunkel häufig „Anthrax" genannt, während das französische Wort „charbon" oder andere, verwandte Begriffe eine Infektion mit dem Bacillus anthracis bezeichnen.

Ätiologie

Als Karbunkel bezeichnet man eine tiefgehende Infektion eines oder mehrerer Furunkel mit S. aureus, begleitet von intensiven, entzündlichen Veränderungen im umgebenden Gewebe, inklusive subkutanem Fettgewebe. Männer sind in der Regel häufiger betroffen, vor allem im mittleren und hohen Alter. Obwohl Karbunkel auch in gesunden Menschen auftreten können, sind sie häufiger bei Patienten mit Diabetes, Unterernährung, Herzversagen, Drogenabhängigkeit und bei schwerwiegenden, generalisierten Dermatosen wie exfoliativer Dermatitis oder Pemphigus zu beobachten. Ein weiterer prädisponierender Faktor ist eine langfristige Behandlung mit Kortikosteroiden.

Klinisches Erscheinungsbild

Der Bergriff „Karbunkel", abgeleitet vom lateinischen Wort für ein kleines, glühendes Kohlenstück, beschreibt die schmerzhafte, harte, rote Eiterbeule im Anfangsstadium der Infektion. Zu diesem Zeitpunkt ist das Karbunkel geschmeidig, kuppelförmig gewölbt und extrem schmerzempfindlich. Einige Tage lang wird die Eiterbeule größer, bis sie ca 5–10 cm im Durchmesser beträgt. Die Eiterung beginnt nach 5–7 Tagen, wobei der Eiter von multiplen follikulären Öffnungen abgesondert wird. Die Nekrose der dazwischen liegenden Haut hinterlässt einen gelben Pfropfen auf einem kraterförmigen Knoten. In manchen Fällen findet die Entwicklung akut und ohne vorhergehende follikuläre Absonderungen statt, so dass der zentrale Pfropfen der Läsion komplett abgestoßen wird und ein tiefes Geschwür auf eitrigem Untergrund hinterlässt. Die Läsionen befinden sich in der Regel auf dem Nacken, den Schultern oder den Hüften und Oberschenkeln. Sie treten meist vereinzelt auf, können aber auch mit mehreren Furunkeln assoziiert sein.

Begleitend oder wenige Stunden vor Ausbildung des Karbunkels prodromal sind Allgemeinsymptome möglich. Fieber, Schwäche und Erschöpfung können bei großen Karbunkeln und stark geschwächten Patienten ausgeprägt sein.

Im günstigen Fall heilt die Läsion unter Narbenbildung langsam ab. Bei schwachen und älteren Patienten kann die Infektion zur Toxikämie oder metastasierenden Infektionen führen und tödlich verlaufen.

Die Karbunkulose betrifft in der Regel erschöpfte und schwache Patienten, meist ab der Lebensmitte. Nur selten sind die Extremitäten oder die Vorderseite des Körpers betroffen. Karbunkel sind meist im Nacken zu finden. Befinden sich die Läsionen am oder in der Nähe des Kopfes, oder sind sie ungewöhnlich groß, können sie über septische Komplikationen zum Tode führen.

Die ersten Anzeichen eines Karbunkels sind in der Regel Entzündung, Schwellung und Schmerzen. Die Schwellung ist flach, kreisförmig und dunkelrot gefärbt. Für gewöhnlich hebt sie sich nur leicht von der umliegenden Haut ab. Kurz vor dem Abstoßen des Pfropfens färbt sich die darüberliegende Haut dunkler, wird ausgehöhlt und bricht schließlich an den Rändern auf, wobei durch die entstandenen Risse dünner, schlecht aussehender und ungesunder Eiter abgesondert wird.

Die Unterscheidungsmerkmale zwischen Furunkel und Karbunkel sind ausgeprägt, so dass eine Verwechslung in der Regel nicht möglich ist. Furunkel verschorfen seltener und sondern reichlich Eiter ab, während Karbunkel vergleichsweise enorme Krusten aufweisen und wenig bis gar keinen Eiter absondern. Außerdem heben sich Furunkel beträchtlich von der umliegenden Haut ab und sind konisch geformt. Karbunkel sind flach und heben sich nur leicht, wenn überhaupt, von den umliegenden Strukturen ab. Die Größe der Läsionen variiert beträchtlich, von 5–7 cm im Durchmesser bis zu 13 cm oder mehr. Junge Personen oder solche mit robustem Naturell werden nur selten befallen. Beim Karbunkel treffen mehrere Furunkel und gangränöse Veränderungen aufeinander. Prädilektionsstellen sind die Haut entlang der Wirbelsäule, das Genick, inguinal und sternal. Karbunkel können bei abgemagerten und robusteren Menschen auftreten. Meist bestehen starke Schmerzen.

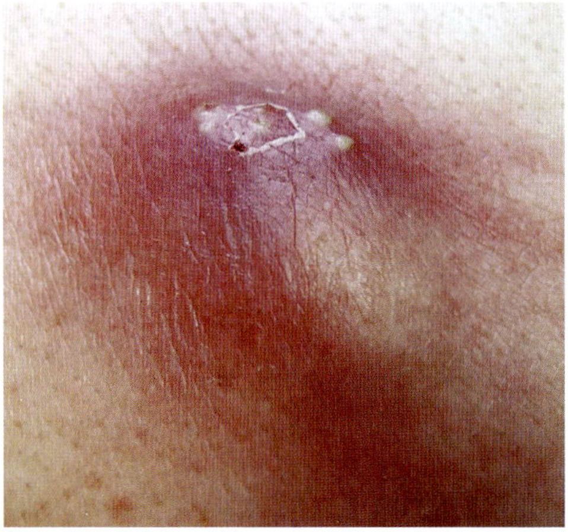

Abb. 50: Karbunkel

A. Therapie

Für die Wahl des richtigen Mittels sollte man folgende Punkte beachten:

- Beachten Sie die Lokalisation des Karbunkels.
- Dokumentieren Sie das allgemeine Erscheinungsbild des Karbunkels: rot, hellgelb, dunkelrot, schwarz oder purpurn etc.
- Beachten Sie dabei auch den Zustand des Karbunkels in Verbindung mit dem Zustand der umliegenden Gewebe.
- Die Schmerzqualität mit den entsprechenden Modalitäten sollte erfragt werden.
- Assoziierende Faktoren oder pathologische Veränderungen sollten ebenfalls berücksichtigt werden.
- Die Gabe einer niedrigeren Potenz fördert die Eiterbildung. Um die Eiterbildung zu kupieren, sollten hohe Potenzen gegeben werden.

Wichtige homöopathische Mittel beim Karbunkel

Abroma augusta → Diabetische Karbunkel in Verbindung mit Albuminurie, trockener Haut, Juckreiz und Brennen nach dem Kratzen, schlimmer nachts. Furunkel im Sommer. Übermäßige Schwäche.

Achyaranthes aspera → Karbunkel, Geschwüre. Brennende Schmerzen am ganzen Körper.

Agaricus muscarius → Karbunkel auf der Vorderseite des linken Oberschenkels.

Anthracinum	→ Ulzeration, Verschorfung und unerträgliches Brennen. Geeignet für arsenische Symptome, wenn *Arsen* die brennenden Schmerzen nicht lindern kann. Die Absonderungen sind jauchig, übelriechend, eitrig. Karbunkel am Kopf, in der Nähe der Schläfen und Ohren, des Omentums, des Verdauungstraktes und auf dem Unterarm und Rücken. Ausgeprägtes Frösteln in Verbindung mit großer Schwäche. Allgemeiner Appetitverlust. Erysipelatöse Entzündung um die Karbunkel herum. Dunkelrot, verhärtet und geschwürig.
Apis mellifica	→ Brennende und fein stechende Schmerzen in den Karbunkeln. Ödem, Gesicht und restliche Haut sind blass und wachsfarben. Die Haut ist weiß und fast durchsichtig.
Arnica montana	Karbunkel auf den Oberschenkeln. Der betroffene Körperteil fühlt sich wund und geprellt an. Die betroffene Stelle sieht dunkel gefleckt aus.
Arsenicum album	→ Die Haut sieht weiß aus. Brennen, Jucken, nach dem Kratzen schmerzhaft. Brennen, als lägen glühende Kohlen auf der betroffenen Stelle. Schmerzen schlimmer nach Mitternacht und besser durch Hitze. Empfindung von Schwellung, als würde kochendes Wasser durchlaufen. Große Gereiztheit, geistig und körperlich, nach Mitternacht.
Asimina triloba	→ Karbunkel am Oberschenkel.
Boricum acidum	→ Als feuchte Kompresse auf das Karbunkel legen.
Bufo rana	→ Karbunkel am Nacken und am Rücken. Besonders geeignet im Anfangsstadium des Karbunkels. Bläuliche Verfärbung erstreckt sich weit um das Karbunkel herum; rot und purpurne Haut.
Calcium sulphuricum	→ Eiternde Karbunkel auf dem Rücken.

Calendula officinalis	→	Ein bemerkenswertes Heilmittel zur lokalen Behandlung. Besonders geeignet für offene Wunden, die nicht heilen. Geschwüre etc. Fördert und beschleunigt den Granulationsprozess und somit eine gesunde Wundheilung. Exzessive Schmerzen, die in keinem Verhältnis zur Verletzung stehen. Besitzt die bemerkenswerte Eigenschaft, die lokale Exsudation zu fördern und scharfe Absonderungen gesund und frei fließen zu lassen. Fördert bei Karbunkeln eine gesunde Narbenbildung mit möglichst geringer Eiterbildung. Karbunkel mit Verschorfung, wildem Fleisch und schwulstigen Rändern.
Carbo vegetabilis	→	Verhärtung der umliegenden Lymphe. Die betroffenen Stellen sind bläulich oder livide. Die Absonderungen sind übelriechend, jauchig, faulig und treten in Verbindung mit arsenischen, brennenden Schmerzen auf, jedoch ohne die extreme Ruhelosigkeit des *Arsen*-Typs. Karbunkel werden gangränös. Eine lokale Behandlung mit medizinischen Holzkohleumschlägen ist ebenfalls möglich.
Crotalus horridus	→	Es besteht eine Veranlagung zur Karbunkelbildung. Die Karbunkel beginnen auf Rücken und Nacken mit pustulösen Ausschlägen. Eiterbildung und gangränöse Zustände. Die Karbunkel sehen bläulich aus. Die Haut sieht purpurn und gefleckt aus, mit lokalen Ödemen am Karbunkel, die beim Eindrücken eine Delle hinterlasssen. Bei Berührung blutet die Stelle reichlich. Geschwächte, ausgezehrte Konstitution; ausgeprägte Erschöpfung. Diabetische Karbunkel.
Cynodon dactylon	→	Karbunkel mit Nasenbluten.
Echinacea angustifolia	→	Karbunkel mit bläulicher Verfärbung, intensivem Schmerz und reichlichen übelriechenden Absonderungen. Septische Zustände mit ausgeprägter Erschöpfung, Schwäche und fortschreitender Auszehrung. Intensiver Juckreiz und Brennen der Haut am Nacken. Weißer Belag auf der Zunge mit rotem Rand. Kann auch äußerlich angewendet werden.

Euphorbium officinarum → Fürchterlich brennende Schmerzen der betroffenen Stellen, schlimmer nachts und in der Ruhe. Die Schmerzen werden von Ruhelosigkeit, Schwäche und Frösteln (*Ars.*) begleitet. Indolente Geschwüre mit beißenden und brennenden Schmerzen. Wenn *Anthracinum* indiziert ist, aber keine Erleichterung bringt.

Gunpowder → Das Mittel wurde von Dr. Clarke eingeführt und hat sich bei Blutvergiftungen und septischen Zuständen als sehr nützlich erwiesen. Besitzt eine prophylaktische Wirkung gegen Wundinfektionen. Karbunkel mit exzessiver Eiterbildung und stark übelriechenden Absonderungen. Der Heilungsprozess kommt überhaupt nicht in Gang. *Gunpowder* setzt sich aus Salpeter, Sulfur und Holzkohle zusammen; aus diesem Grund können viele Symptome auftreten, die an *Sulphur*, *Carbo vegetabilis* und *Kalium nitricum* erinnern.

Gymnema sylvestra → Diabetisches Karbunkel.

Hepar sulphuris → Intensive Schmerzen mit Ruhelosigkeit. Karbunkel mit wundfressenden Rändern.

Hippozaeninum → Diese mächtige Nosode wurde von Dr. J. J. Garth Wilkinson eingeführt. Vielversprechend für die Behandlung von pyämischen Zuständen, bei denen die Lymphe in Mitleidenschaft gezogen wird. Die Furunkel heilen nicht und gehen sukzessive zu Geschwüren über. Karbunkel bei Patienten mit Tuberkulose und anderen malignen Erkrankungen. Alle Drüsen sind geschwollen; schmerzhaft; bilden Abszesse. Lymphatische Schwellungen. Knötchen in der Muskulatur der Arme. Pusteln und Abszesse.

Lachesis mutans → Ein sehr hilfreiches Mittel wenn die Oberfläche (des Karbunkels) geschwollen ist und sich der Eiter nur langsam bildet. Die betroffenen Stellen sehen dunkel bläulich oder purpurn aus. Dunkelrote Streifen verlaufen entlang der Lymphbahnen. Starkes Brennen, das durch Waschen mit kaltem Wasser gebessert wird. Der Infektionsherd ist von kleinen Furunkeln umgeben. Stark übelriechende Karbunkel mit Verschorfung. Kann keine Wickel/Umschläge/Binden ertragen. Diabetisches Karbunkel. Erschöpfung.

Medorrhinum → Unerträgliche Schmerzen in den Karbunkeln.

Muriaticum acidum → Karbunkel begleitet von septischen Zuständen mit hohem Fieber und großer Erschöpfung. Karbunkel; faulig riechende Geschwüre an den unteren Extremitäten. Die Patientin wird so schwach, dass sie im Bett abrutscht. Flüssigkeiten zersetzen sich. Lautes Stöhnen mit großer Ruhelosigkeit. Zunge blass, geschwollen, trocken, wie Leder, gelähmt. Tiefe Geschwüre auf der Zunge. Stinkender Atem. Sordes auf den Zähnen. Puls beschleunigt, schwach und klein. Unregelmäßige Schläge nach jedem dritten Schlag. Häufiges Verlangen zu urinieren, kann aber nur in Verbindung mit Stuhlgang Wasser lassen.

Myristica sebifera → Ein Mittel mit stark antiseptischen Eigenschaften. Häufig Karbunkel, die bis zum Periosteum vordringen. Kupfergeschmack im Mund und Brennen im Hals. Die Zunge ist weiß und rissig. Phlegmone. Beschleunigt die Eiterbildung und verkürzt den Eiterungsprozess. Die Wirkung dieses Mittels ist oftmals tiefer als die von *Hepar sulphuris* oder *Silicea*.

Nitricum acidum → Karbunkel mit multiplen Öffnungen und unerträglichen, fein stechenden Schmerzen wie von einem Splitter. Karbunkel auf den Armen. Neigt zu Blutungen. Übermäßige Schwäche mit Nachtschweißen.

Phytolacca decandra → Beim Patienten besteht eine natürliche Veranlagung zu Abszessen, Furunkeln und Karbunkeln in Verbindung mit Schwellungen und Verhärtungen der Drüsen. Wässriger, übelriechender und jauchiger Eiter. Karbunkel, die tief in die Weichteile vordringen und die Knochen in Mitleidenschaft ziehen. Die Haut wird trocken, runzelig und blass. Papulöse und pustulöse Läsionen.

Juckreiz, der so wund ist, dass er kein Kratzen zulässt bzw. durch Kratzen schlimmer wird. Die Haut ist heiß und trocken. Erythematöse Flecken; unregelmäßig, leicht erhöht und hellrot, die sich zu dunkelroten oder purpurnen Punkten entwickeln. Schlimmer bei feuchtkaltem Wetter und nachts. Besser bei warmem, trockenem Wetter. Ausgeprägte, begleitende Symptome sind wunde Schmerzen, Wundheit, Ruhelosigkeit und Erschöpfung in Verbindung mit Erkrankungen der Drüsen.

Rhus toxicodendron

→ Indiziert im Anfangsstadium eines Karbunkels. Zusammenschmelzende Blasen, gefüllt mit einer milchigen oder wässrigen Flüssigkeit und Abschälen der Haut. Die Haut sieht rot und geschwollen aus. Der bullöse Ausschlag eitert sehr schnell. Es besteht eine brennende und juckende Empfindung, die durch Kratzen schlimmer und durch lokale Hitzeanwendungen gebessert wird.

Verlangsamte lokale Entwicklungsprozesse mit häufigen Remissionen; dunkelrot, erythematös mit wenig Blasenbildung oder Ödem. Im Allgemeinen geht es dem Patienten nachts und bei nassem Wetter schlechter, bei trockenem Wetter jedoch besser. Die Haut fühlt sich äußerlich kalt an, der Patient ist allerdings gegenüber kalter Luft nicht empfindlich. Frösteln mit Kältegefühl in einzelnen Körperteilen oder nur auf einer Seite; Besserung durch heiße Dinge. Der Patient verspürt ein unwiderstehliches Verlangen, sich zu bewegen oder seine Körperstellung zu verändern, was aber nur kurzfristig Erleichterung bringt.

Secale cornutum

→ Karbunkel mit Ekchymose. Kann keine äußerliche Wärme ertragen. Livide Punkte, purpurne oder schwarze Verfärbungen. Brennen, Schmerzen wie ein Blitzschlag. Grünlicher Eiter. Karbunkel werden gangränös. Die Haut ist ungesund, welk, faltig und runzelig. Ungesunde Haut. Karbunkel bei Diabetikern und Patienten mit neurologischen Erkrankungen. Neigt zu Blutungen mit dunklem, schwarzem und klumpigem Blut.

Silicea terra

→ Feuchte und welke Haut. Karbunkel treten haufenweise am Rücken, zwischen den Schulterblättern und im Nacken auf. Übelriechende und stark verhärtete Karbunkel mit wildem Fleisch. Fein stechende Schmerzen, die durch Berührung schlimmer und durch heiße Anwendungen besser werden. Der Patient hat großen Durst, ist sehr ruhelos und hat eine gerötete Zungenspitze. Vergrößerte Drüsen in Verbindung mit Karbunkeln. Mangel an Lebenswärme.

Staphylococcinum → Karbunkel bei Diabetikern. Hitzewallungen. Verlangen nach stark gewürzten Speisen und Süßigkeiten. Begleitende Symptome – Diarrhö am frühen Morgen, Krämpfe und Darmkoliken vor dem Stuhlgang. Das Gesicht ist aufgesprungen. Gerstenkörner an den Augen. Otorrhö.

Tarentula cubensis → Verschorfende Karbunkel mit extremer Erschöpfung. Hautrötung um das Karbunkel herum. Karbunkel in Verbindung mit Diarrhö und intermittierendem Fieber, schlimmer abends, durch Schweiß und Aufregung. Übermäßig heftige Schmerzen im Karbunkel. Ein frühes Indiz ist der ausgeprägte schwarze Kern.

Vipera berus → Karbunkel mit einer Empfindung als würden sie aufplatzen, besser durch Anheben des betroffenen Körperteils.

Repertorium

acon, agar, ant-t, antho, anthrac, apis, arn, ars, ars-s-f, asim, bell, both, bov, bry, bufo, calc-chln, calc-s, calen, caps, carb-ac, carb-an, carb-v, chin, coloc, crot-c, crot-h, cupr-ar, echi, euph, hep, hippoz, hyos, ins, iod, jug-r, kali-p, kreos, lach, lappa, led, lyc, merc, mur-ac, mygal, myris, nit-ac, op, ph-ac, phyt, pic-ac, pyrog, rhus-t, sang, scol, sec, ser-febr-s, sil, staphycoc, stram, strych-g, sul-ac, sulph, tarent, tarent-c

- **Anfangsstadium:** echi, rhus-t.
- **begleitet von** – Diabetes
  - Diabetes: abrom-a, ars, cephd-i, crot-h, graph, gymne, ins, kreos, lach, led, ph-ac.
  - Schmerz, berstendem: vip.
- **Bläschen herum, mit kleinen purpurn, blaurot;:** crot-c, lach.
- **brennend:** anthraci, apis, ars, coloc, crot-c, crot-h, hep, tarent-c.
- **chronisch:** stram.
- **faulig riechend:** anthraci, lach.
- **Öffnungen, mit vielen:** hep, lyc, nit-ac.
- **rot**
  - blaurot: lach.
  - scharlachrot: apis,bell.
- **stechend, fein:** apis, carb-an, nit-ac.

Lokalisation

- **Kopf:** anthracin, ars, crot-h, hep, lach, sil, sulph.
- **Gesicht**
  - Kinn, am: lyc.
- **Rektum**
  - Anus, am: nit-ac.
- **Harnröhre:** acon, ars, borx, clac, carb-v, dulc, graph, hep, lach, merc, nit-ac, nux-v, puls, sulph.
- **Rücken:** anthracin, ars, crot-h, lach, sil, tarent.
- **Extremitäten:** anthracin, arn, ars, hep, lach, sil, sulph, tarent-c.
  - Unterarme: hep.
  - Gesäßbacken: agar, thuj.
  - Oberschenkel: agar, arn, asim, hep.

Fallbeispiel

Karbunkel am Nacken

Eine 30-jährige Patientin hatte ein äußerst schmerzhaftes Nackenkarbunkel. Sie hatte bereits erfolglos versucht, sich mit verschiedenen Hausmitteln zu behandeln. Es schien, als würde die Schwellung bald eitern. Das Karbunkel war bläulich gefärbt, mit heftigen, schneidenden und brennenden Schmerzen. Der Patientin war übel, sie musste sich sogar übergeben und nachts war sie im Delirium. Ihre Augen waren starr, sie hatte Fieber. Die Zunge war faul und ihr Atem stank. Ihre Gesichtsmuskeln und die Kopfhaut waren extrem angespannt. Sie verlangte nach Schmerzmitteln, um die heftigen Schmerzen zu betäuben.

Sie bekam *Tarentula D12*, nach einer einmaligen Gabe trat sofortige Besserung ein. Die entzündliche Schwellung ging zurück, der Eiter wurde resorbiert und innerhalb von 2 Tagen waren die blaue Verfärbung und die Verhärtung verschwunden.

Die Patientin erholte sich sehr schnell und erzählte mir vor kurzem, dass mit dem Karbunkel auch ihre alten Kopfschmerzen verschwunden seien. Das zeigt, wie tief das Mittel bei dieser Frau wirkte. Wenn die betroffene Stelle blau marmoriert und dunkel ist, dann ist meist *Tarentula cubensis* indiziert.

Tarentula cubensis ist kein Spezifikum für Abszesse, Bubo oder Karbunkel, sondern nur indiziert, wenn die Haut blau marmoriert ist und der Patient heftige, brennende und schneidende Schmerzen hat.

10.7 Follikulitis

Als Follikulitis bezeichnet man eine subakute oder chronisch eitrige Infektion des Haarfollikels. Werden die Follikel durch den infektiösen Prozess zerstört und bleiben klinisch sichtbare Narben zurück, spricht man von lupoider Follikulitis. Findet der eitrige Prozess auf der Kopfhaut statt, spricht man von Folliculitis decalvans. Bei einem Patienten können mehrere Stellen auf einmal betroffen sein.

Ätiologie

Am häufigsten betroffen (in absteigender Reihenfolge) sind die Barthaare, der Nacken, die Kopfhaut, Beine, Arme und Schamhaare. Die Follikulitis tritt besonders bei Männern nach der Pubertät auf und beschränkt sich in der Regel auf die Gesichtsbehaarung. Viele betroffene Patienten neigen zur Seborrhö mit fettiger Gesichtshaut und chronischer Blepharitis. Der Erreger ist in der Regel Staphylococcus aureus, in selteneren Fällen sind andere Staphylokokken die Ursache. Der Erreger wird häufig durch Absonderungen von Nase, Hals und Zähnen auf die betroffenen Stellen übertragen und dringt über kleine, während der Rasur entstandene Verletzungen oder Abschürfungen in die Haut ein. Unhygienische und stumpfe Rasierer sowie unsachgemäßes Rasieren gehören zu den prädisponierenden Faktoren. Personen, die beruflich viel mit Öl in Kontakt kommen, können eine sogenannte „Ölakne" entwickeln, diese muss allerdings von der echten Follikulitis unterschieden werden. Weitere prädisponierende Faktoren sind z.B. Büroangestellte und Personen, die sich wenig im Freien aufhalten, sind in der Regel häufiger betroffen. Eine seborrhoische Diathese, Bewegungs- und Ernährungsmangel, Übergewicht, Diabetes, mangelnde Hygiene zählen ebenso zu den belastenden Faktoren wie ein neurotisches Temperament und emotionaler Stress.

Klinisches Erscheinungsbild

Der Infektionsherd besteht aus einer ödematösen, geröteten Papel oder Pustel mit einem Follikel in der Mitte. Die einzelnen Papeln sind unauffällig. Sind mehrere benachbarte Follikel betroffen, können die perifollikulären Ödeme zu einer typischen, mit Pusteln besetzten und erhabenen Plaque verschmelzen. Manche dieser Effloreszenzen brechen auf und sondern Eiterperlen ab, die restlichen trocknen unter Krustenbildung aus. Die Follikulitis entwickelt und breitet sich in der Regel sehr schnell aus. Sie wird bald chronisch, es entstehen Stauungssymptome, die Haut sieht geschwollen aus.

Bei der chronischen Variante entstehen typische, traubenförmig angeordnete Plaques, besonders auf der Oberlippe und am Kinn und können dort für lange Zeit bestehen bleiben. Meist kommt es zur Verkrustung und Schuppenbildung, das Haar bleibt jedoch intakt und es entstehen keine sichtbaren Narben. In den meisten Fällen verläuft die Infektion schmerzlos, mit Juckreiz und Brennen. Nässen und andere Absonderungen gehören nicht zum Erscheinungsbild. Anhand dieser Besonderheit kann man die Krankheit leicht von einem follikulären infektiösen Ekzem unterscheiden. Beim infektiösen Ekzem ist die gesamte Gesichtsbehaarung betroffen und das Nässen der Läsionen steht im Vordergrund.

A. Therapie

Die chronische Follikulitis trifft man in der homöopathischen Praxis relativ häufig an, da sie zu den chronischen Erkrankungen gehört und nur schlecht auf konventionelle Behandlungsmethoden anspricht. Aus diesem Grund möchte ich folgende Punkte betonen:

- Die Ursache der Infektion muss immer beseitigt werden, d.h. septische Zustände der Nase, des Halses und der Zähne beheben; eine ungesunde Umgebung vermeiden und den Allgemeinzustand des Patienten mit stärkenden Mitteln und Bewegung verbessern.
- Traumen an den empfindlichen Stellen vermeiden: eine Rasur sollte immer in eine Richtung und mit scharfen Klingen durchgeführt werden; starke Seifen und reizende Öle (Senföl) sollten gemieden werden; der Bart sollte kurz gehalten und unnötig feine Rasuren, bei denen die Haut sehr stark gestreckt wird, sollten vermieden werden. In sehr hartnäckigen Fällen sollte man ganz auf die Rasur verzichten.
- Bestrahlung oder Inokulationen mit einem Staphylokokkenvakzin sollten unter keinen Umständen durchgeführt werden. Diese Therapien unterdrücken die Symptome und begünstigen einen chronischen Krankheitsverlauf.
- Bei sehr starkem Juckreiz oder Brennen empfehle ich eine lokale Anwen-

dung von Calendula-Lotion im Verhältnis 1:1 mit Wasser gemischt.

- Bei der Follikulitis handelt es sich um eine Krankheit, die sehr stark von Remissionen und Rückschlägen geprägt ist. Aus diesem Grund sollte man bei der Auswertung des Falles besonders sorgfältig vorgehen.

In meiner Praxis habe ich *Cicuta vir.* und *Natrium sulph.* erfolgreich zur Behandlung dieser Krankheit eingesetzt.

Wichtige homöopathische Mittel bei Follikulitis

Antimonium tartaricum → Hautausschläge um den Mund herum. Dicke, pustulöse Ausschläge wie Pocken, die beim Abheilen blaurote Stellen mit hässlichen, blauroten Narben hinterlassen. Das charakteristische Merkmal sind die erbsengroßen und mit Eiter ausgedehnten Pusteln. Reichlicher Speichelfluss mit dicker, weißer, teigiger Zunge.

Calcium carbonicum → Die Gesichtshaut ist rau und trocken und mit traubenförmigen, feuchten und borkigen Ausschlägen bedeckt, die Schmerzen sind brennend. Spärliche Absonderungen mit dünnem Eiter. Das Gesicht sieht blass, aufgedunsen und teigig aus, die Unterlippe ist geschwollen. Die Lippen sind rissig und bluten leicht. Die Unterkieferdrüse ist geschwollen.

Cicuta virosa → Hautausschläge auf dem Gesicht, konfluieren und sind eitrig und dunkelrot. Auf der Oberlippe, den Wangen und dem Kinn bilden sich brennende Borken mit gelblichem Serum. Am Kinn, auf der Oberlippe und dem unteren Teil der Wange findet sich ebenfalls ein dicker, honigfarbener Schorf. Der Ausschlag wird begleitet von einer Schwellung der Unterkieferdrüse und einem unersättlichen Appetit.

Graphites → Hautausschläge im Bereich der Nase, des Mundes und der Lippen. Bedeckt mit Rissen, aus denen eine klebrige Flüssigkeit quillt, die eine dicke Kruste bildet. Juckreiz und brennende Empfindung nebst fein stechenden Schmerzen. Der Juckreiz ist nachts und durch Bettwärme schlimmer. Andere Begleitsymptome sind Obstipation, eine Tendenz zur Fettleibigkeit und Erkältungsneigung.

Kalium bichromicum →

Die Hautausschläge von *Kali-bi.* erinnern an Pocken. Vesikulöse/pustulöse Ausschläge mit brennenden Schmerzen und einer Neigung zur Geschwürbildung. Die Absonderungen der Hautausschläge sind gelb, klebrig, scharf und übelriechend. Juckreiz < Hitze, heißes Wetter, beim Entkleiden. Besonders geeignet für fleischige, korpulente und hellhäutige Personen, die häufig unter Katarrh leiden und eine syphilitische Veranlagung besitzen.

Lithium carbonicum →

Exzessive Trockenheit der Haut mit borkigen, flechtenartigen Ausschlägen an den Händen, auf dem Kopf und auf den Wangen, denen eine rote, wunde Haut vorausgeht. Stumpfe, stechende Schmerzen in den Ausschlägen, die immer in Juckreiz übergehen. Die Bartflechte ist auf der rechten Gesichtshälfte mehr ausgeprägt. Harnsaure Diathese und rheumatische Beschwerden sind begleitende Symptome.

Lycopodium clavatum →

Hautausschläge im Gesicht, hinter den Ohren, stellenweise in den Mundwinkeln, mit charakteristischem Haarausfall und Nässen einer wässrigen oder gelblichen Flüssigkeit. Die Ausschläge neigen zur Riss- und Geschwürbildung, die später tendenziell wieder abheilen. Übelriechender Schweiß, Rechtsseitigkeit und eine Verschlimmerung zwischen 16–20 Uhr sind wichtige Begleitsymptome.

Mercurius iodatus ruber →

Vesikuläre/papulöse Ausschläge im Gesicht, insbesondere auf den Wangen. Die Ausschläge haben zahlreiche Fissuren und Risse. Follikulitis bei Patienten mit syphilitischem Hintergrund.

Rhus toxicodendron →

Die Mundwinkel und Lippen sind von erythematösen, vesikulären Ausschlägen umgeben, die eine wässrige, gelbliche Flüssigkeit abgeben.Es bildet sich eine schmerzhafte, gelbe Kruste. Juckreiz < Kratzen, Wärme (*Rhus-v.* wird besser durch heiße Anwendungen).

Staphysagria →

Dicke und heftig juckende Borken. Beißende und juckende Empfindungen wie durch Ungeziefer, die beim Kratzen an eine andere Stelle wandern. Die Hautsymptome wechseln sich mit Gelenkschmerzen ab.

Sulphur iodatum	→	Hartnäckige Fälle von Bartflechte, bei denen die papulösen Ausschläge im Gesicht schnell eitern. Juckreiz < im warmen Zimmer, < warme Anwendungen. Die Absonderungen sind scharf und verursachen bei Hautkontakt eine brennende Empfindung. Die benachbarten Lymphknoten sind vergrößert und angeschwollen.
Thuja occidentalis	→	Bart- und Schnurrbarthaare. Faule Pusteln mit eingesunkenen Spitzen. Die Hautausschläge jucken oder brennen heftig, sobald der Patient die Stelle mit kaltem Wasser benetzt. Fettige Haut, Warzen, süßlich riechender Schweiß.

Repertorium

- **Gesicht, Hautausschlag, Bart, Follikulitis:** am-m, *Ant-c, Ant-t,* anthraco, arg-n, *Ars, Aur*, calc-c, calc-s, carb-an, carb-v, chrysar, cic, cinnb, clem, cocc, con, dulc, graph, *Hep, Kali-bi,* kali-m, kreos, led, lith-c, *Lyc,* mag-p, med, *Merc-pr-r,* mez, nat-s, *Nit-ac*, olnd, petr, phyt, plan, *Plat*, rad-br, rhus-t, sabin, sars, scop, sep, **SIL**, spig, staph, staphycoc, stront-c, *Sul-i, Sulph*, tell, thuj.

10.8 Cheilitis angularis

Synonym

Perleche, Mundwinkelrhagade, Faulecke.

Klinisches Erscheinungsbild

Ein besonderes Merkmal sind die linearen Einrisse in der Haut der Mundwinkel.

Zu den bekannten auslösenden Faktoren gehören Mangelernährung mit besonderem Fokus auf der Riboflavinmangel, Mykosen, subklinische pyogene Infektionen in Verbindung mit seborrhoischer Dermatitis, schlecht sitzende Zahnprothesen und Pfeifenrauchen.

Klinisch äußert sich die Erkrankung als Erythem mit Rissbildung und gelblicher Verkrustung. In der Regel handelt es sich um einen chronischen Zustand, die Prognose orientiert sich an der Ursache. Aus diesem Grund sollte der Arzt den Patienten gründlich untersuchen und es nicht bei der Verschreibung von Vitaminpräparaten belassen.

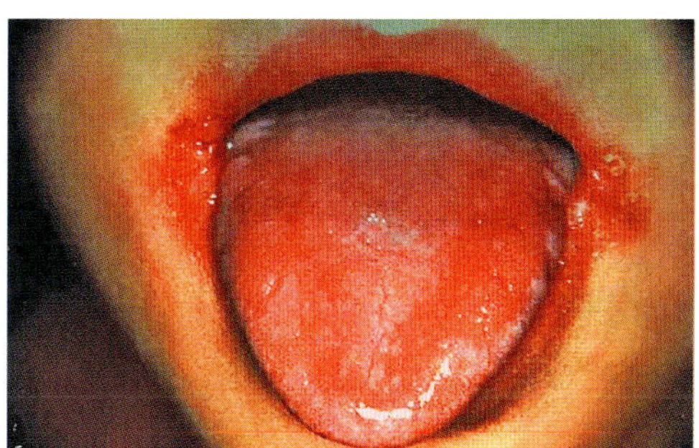

Abb. 51: Cheilitis angularis

A. Therapie

Zuallererst muss der Homöopath entscheiden, ob der Patient wohlgenährt ist. Bei Anzeichen einer Mangelernährung sollte der Arzt den Patienten bezüglich seiner Ernährungsgewohnheiten beraten und Vitaminpräparate verschreiben. Liegen keine Anzeichen einer Mangelernährung vor, sollte man der Ursache, z.B. Mykose, seborrhoische Dermatitis etc, nachgehen. Die charakteristischen tiefen Risse in den Mundwinkeln deuten auf ein dominantes syphilitisches Miasma hin. Die auf den Läsionen vorhandenen Krusten sollten vorsichtig mithilfe einer Calendulalotion (im Verhältnis 1:2 mit Wasser gemischt) entfernt werden. Die dadurch entstehende wunde Hautoberfläche sollte als prophylaktische Maßnahme vor äußerlichen Einflüssen mit Calendulasalbe behandelt werden. Der Behandlungsansatz ist ansonsten wie bei Impetigo.

Für die Behandlung von Mundwinkelrhagaden sollten folgende Mittel in Betracht gezogen werden:
Alloxanum, Abroma augusta, Morgan pure, Natrium arsenicosum, Syphilinum, Capsella bursa-pastoris, Vaccininum.

Wichtige homöopathische Mittel bei Cheilitis angularis

Antimonium crudum → Risse in den Mundwinkeln. Diese sind klein und wund mit dicken, gelben Krusten darauf. Dicker, weißer Belag auf der Zunge, der Patient ist extrem durstlos. Die Risse treten in Verbindung mit Verdauungsstörungen auf.

Cundurango → Die Risse sind selbst bei der leichtesten Berührung extrem schmerzhaft und treten in Verbindung mit Verdauungsstörungen auf. Mundwinkelrhagaden bei kanzeröser Diathese. Ösophagusstriktur.

Graphites → Die Risse sind roh. Sie bluten leicht und sondern eine klebrige Feuchtigkeit ab, die sich zu einer Kruste entwickelt. Die Risse treten meist in Verbindung mit Ekzemen auf. Saurer, fauliger Mundgeruch, der Patient hat das Gefühl, als lägen Spinnweben auf seinem Gesicht. Risse in Verbindung mit Magen- und Menstruationsbeschwerden. Brennende Blasen auf der Zunge, Speichelfluss.

Nitricum acidum → Die Winkel der Lippen sind wund, rissig und borkig. Die Risse sind sehr schmerzhaft, das charakteristische Merkmal hier sind Schmerzen wie von einem Splitter, die bei Berührung und nachts schlimmer werden. Aus den Rissen entstehen Geschwüre, aus denen scharfe, dünn blutige, übelriechende und schmutzig braune Absonderungen nässen. Fissuren auf der Zunge, Landkartenzunge. Aphthöse Stomatitis bei Personen mit einer Vorgeschichte von Quecksilbermissbrauch.

Silicea terra → Die Risse sind verhärtet und in den Lippenwinkeln lokalisiert. Auf den Lippen befinden sich ebenfalls Risse, diese werden plötzlich schmerzhaft und eitern schnell. Juckende Empfindung in den Rissen. Risse bei Personen mit skrofulöser Diathese. Der Mund ist empfindlich gegen kaltes Wasser. Gefühl eines Haares auf der Zunge.

Repertorium

- Gesicht

– Rissige Mundwinkel: am-c, ambr, *ant-c*, apis, **ARUM-T,** calc, caust, cinnb, **CUND,** eup-per, **GRAPH**, *hell, hydr*, ind, *merc, mez, nat-ar, nat-m,* **NIT-AC,** *sep*, **SIL**, *zinc.*

11

Dermatomykosen

Einleitung

Mykosen werden durch nicht-photosynthetische pflanzliche Erreger, den sogenannten Fungi, verursacht, die, grob betrachtet, in zwei verschiedene Grundformen unterteilt werden können: Schimmelpilze und Hefen. Fungi können sich in fast allen Milieus ansiedeln und sind für die Dekomposition und Wiederaufbereitung von organischem Material von unschätzbarem Wert. Ihre schädliche Wirkung ist vor allem den von den Fungi produzierten Mykotoxinen zuzuschreiben, die allergische Reaktionen hervorrufen oder direkt in Gewebe eindringen können. Fungi können sich sowohl sexuell als auch asexuell vermehren, in manchen Fällen auch beides gleichzeitig.

Mykosen lassen sich je nach Lokalisation und Gewebebeteiligung der Haut und der Schleimhäute in oberflächliche, kutane und subkutane Infektionen unterteilen.

11.1 Pityriasis versicolor

Synonym

Tinea versicolor, Dermatomykosis furfuracea, Kleienflechte, Chromophytosis.

Definition

Durch Malasseziahefen verursachte, weit verbreitete, gutartige oberflächliche Mykose. Hauptmerkmale sind die diskreten, disseminierten, schuppigen, hypo- oder hyperpigmentierten Herde. Lokalisation meist am Oberkörper. Bei entsprechender Prädisposition des Patienten kann die Erkrankung chronisch rezidivierend verlaufen.

Ätiologie und Inzidenz

In vielen Fällen ist eine familiäre Vorbelastung mit Malassezia furfur zu beobachten, die entweder auf eine genetisch bedingte Suszeptibilität für diesen Erreger zurückzuführen ist oder die Voraussetzungen für eine schwere Besiedelung schlichtweg besonders günstig sind. Eine Übertragung von Mensch zu Mensch ist ebenso möglich.

Diese Mykose ist in feucht-warmen, tropischen Klimazonen besonders weit verbreitet, wo die Menschen besonders viel schwitzen. Am häufigsten sind junge Menschen Anfang zwanzig betroffen, selten kleine Kinder oder ältere Personen.

Pityriasis versicolor tritt gehäuft in Verbindung mit folgenden Zuständen auf – Cushing-Syndrom, Mangelernährung, Schwangerschaft und Einnahme von oralen Kontrazeptiva sowie bei Personen, die kosmetische Öle zur Körperpflege verwenden.

Klinisches Erscheinungsbild

Die Erkrankung trägt den Namen „versicolor", da sich die Patienten sehr oft mit verschiedenfarbigen Läsionen vorstellen. Die Farbpalette reicht von gelb und weiß bis zu rotbraun, dunkelbraun oder sogar schwarz. Die Läsionen treten in unregelmäßigen und oftmals konfluierenden Flecken auf, die Hautreizung ist dabei nur minimal ausgeprägt. Viele Patienten beklagen sich darüber, dass die Herde nach Sonnenbräunung heller erscheinen als die umgebende Haut.

Die Primärläsion ist scharf demarkiert, manchmal gerötet und mit mehlstaubartiger Schuppung bedeckt. Dieser Herd breitet sich aus und bildet große, konfluierende Stellen mit verstreuten, ovalen Flecken und angrenzenden Maculae. Die Schuppung ist in den meisten Fällen nicht leicht zu erkennen, wird aber durch das Darüberstreichen mit einem Spatel, einer Nadel oder einem stumpfen Messer sichtbar (Hobelspan- Phänomen).

Die Läsionen können sich am ganzen Körper befinden, konzentrieren sich aber in der Regel auf den Oberkörper und die stark schwitzenden Stellen und können sich über die Oberarme, Achselhöhlen, den Nacken, Abdomen und bei Frauen submammär ausbreiten.

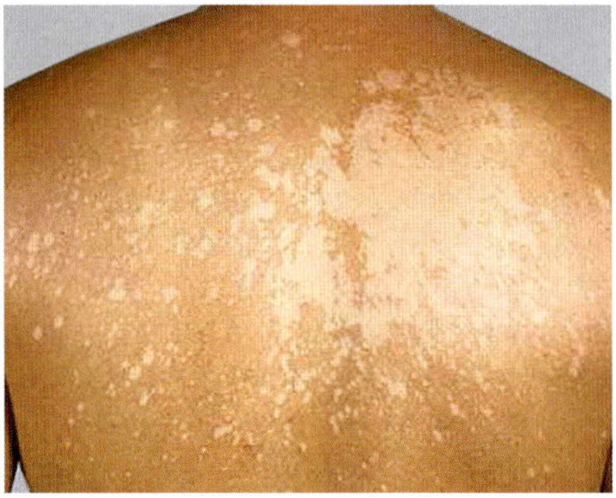

Abb. 52: Pityriasis versicolor

Behandlung

- Patienten sollten darüber aufgeklärt werden, dass die Pityriasis versicolor von einem Pilz verursacht wird, der auch auf der gesunden Haut vertreten ist und aus diesem Grund nicht zu den ansteckenden Krankheiten gehört.
- Die Erkrankung hinterlässt langfristig keine Narben oder Veränderungen im Hautkolorit. Veränderungen der Hautpigmentierung klingen innerhalb von 1–2 Monaten nach Behandlungsbeginn wieder ab.
- Rezidive sind häufig. Eine prophylaktische Therapie kann dazu beitragen, Rezidive einzuschränken.

11.2 Seborrhoische Dermatitis

Eine chronische und weit verbreitete, schuppende Dermatose, die vorwiegend im Gesicht, den Nasolabialfalten, auf dem Oberkörper und der Kopfhaut (Schuppen) zu finden ist. Merkmale sind die roten, scharf demarkierten und mit fettigen Schuppen bedeckten, papulosquamösen Läsionen.

Diese Erkrankung wird im Kapitel „Dermatitis und Ekzem" ausführlich behandelt.

11.3 Dermatophytose (Tinea)

Synonym
Tinea, Trichophytie.

Definition
Als Dermatophytose bezeichnet man eine durch Dermatophyten verursachte, oberflächliche Pilzinfektion der Haut. Sie befällt Keratin-haltige Gebilde wie die Hornschicht (Stratum corneum) der Haut, Haare (Trichophytie oder Trichomykose) und Nägel (Onychomykose).

Ätiologie
Die Infektion kann von Menschen (anthropophil), Tieren (zoophil) oder durch infiziertes Material (geophil) übertragen werden. Typischerweise verursachen die zoophilen Erreger beim Menschen sehr stark entzündliche, aber spontan wieder abheilende Reaktionen. Infektionen mit anthropophilen Erregern verlaufen dagegen eher mild, aber chronisch.

Zu den prädisponierenden Faktoren gehören Wärme, ein feuchtes Klima, mangelhafte Ernährung und Hygiene, Fettleibigkeit, Diabetes mellitus und ein kompromittierter Immunstatus.

A. Tinea corporis

Synonym
Trichophytia superficialis, Tinea circinata, Ringelflechte.

Definition
Die Infektion breitet sich vorwiegend auf den unbedeckten Hautpartien aus, z.B. Oberkörper und Gliedmaßen.

Ätiologie
Der Erreger gehört in der Regel der Gattung Trichophyton an, besonders T. rubrum.

Klinisches Erscheinungsbild
Die Läsion beginnt als Papel, die sich zur Peripherie hin ringförmig und unter Abheilung der Herdmitte ausbreitet. Typisch sind die scharf begrenzten, runden und randbetonten Läsionen mit Bläschen- und Schuppenbildung. Sie können vereinzelt auftreten oder als multiple Plaques, die wiederum zu großflächigen Läsionen verschmelzen können. Prädilektionsstellen sind die Taille, die Achselhöhlen sowie das

Gesäß und die Extremitäten. Die Leistengegend, Handflächen und Fußsohlen sind in der Regel nicht beteiligt.

Gegebenenfalls weist die abgeheilte Haut der einzelnen Läsionen Veränderungen des Hautkolorits und der Hautstruktur als Folge des entzündlichen Prozesses sowie zurückbleibende erythematöse Hautknötchen auf.

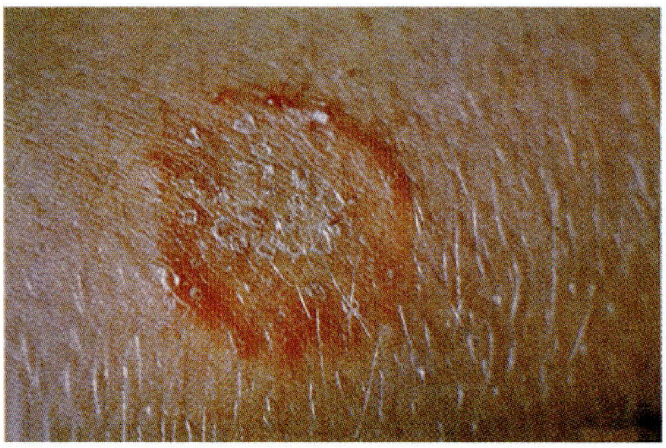

Abb. 53: Tinea corporis

Komplikationen

- Kontinuierliches Kratzen kann Hautrötungen und Entzündungen mit ekzematösem Nässen und Krustenbildung verursachen.
- Sekundäre pyogene Infektionen auf den mykotischen Herden.
- Dissemination der Mykose bei immunkompromittierten Patienten.

B. Tinea capitis

Lokalisation der Mykose auf der Kopfhaut. Die Tinea capitis (Kopfpilz) wird ausführlich im Kapitel „Erkrankungen der Haare“ (siehe Seite 422) erörtert.

C. Tinea barbae

Synonym

Tinea barbae profunda, Bartflechte.

Definition

Mykose der Bartregion bei erwachsenen Männern, die Infektion breitet sich über die Gesichtsbehaarung aus.

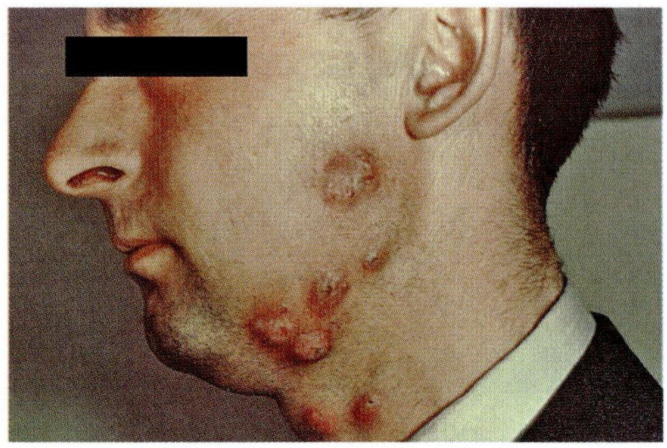

Abb. 54: Tinea barbae

Klinisches Erscheinungsbild

Hochgradig entzündete, pustulöse Follikulitis, die Barthaare sind von roten und entzündlichen Papeln, Pusteln oder Schuppen umgeben, in der Regel in Verbindung mit serös-eitrigem Exsudat oder Krustenbildung. An der betroffenen Stelle nur leichter Juckreiz und wenig Schmerzen. Die Haare sind brüchig, sitzen locker und lassen sich leicht und völlig schmerzlos auszupfen.
Es gibt zwei Varianten:

- Die nichtentzündliche Form, der Herd breitet sich unter Abheilung der Herdmitte zur Peripherie hin aus.
- Die entzündliche Form, die Läsionen gehen tiefer und bilden Pusteln und Schuppen.

Die Läsionen können über Monate hinweg bestehen und dann spontan abheilen. Nach Abheilung der entzündlichen Form kommt es häufig zur narbigen Alopezie.

D. Tinea faciei

Synonym
Tinea facialis.

Definition
Infektion der unbehaarten Gesichtshaut mit Dermatophyten, vorwiegend bei Frauen und Kindern.

Klinisches Erscheinungsbild
Häufige Symptome sind Juckreiz, Erythem, Brennen und Verschlimmerung durch Sonneneinstrahlung. Regelmäßiger und häufiger Kontakt zu Tieren ist in den meisten Fällen vorhanden. In vielen Fällen ring- oder kreisförmige Herde mit verhärteten, betonten Rändern und leichter Schuppung. In manchen Fällen dominieren einfache, papulöse Läsionen oder sehr flache, erythematöse Flecken.

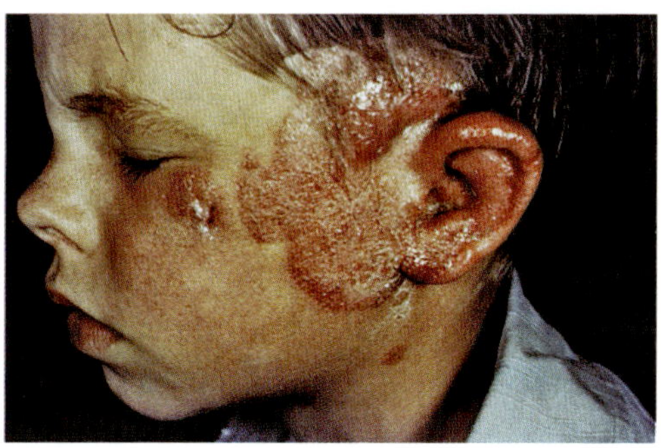

Abb. 55: Tinea faciei

E. Tinea pedis

Synonym
Fußpilz.

Definition
Epidermophytie des Fußes und/oder der Zehen.

Klinisches Erscheinungsbild
Bei der intertriginösen entzündlichen Form der Tinea pedis kommt es zu Schuppung, Mazeration und Rhagaden der interdigitalen Haut, gelegentlich greift die Infektion auf den Fußrücken und die Fußsohlen über. Die Mykose ist in der Regel chronisch und sehr hartnäckig. Oftmals ist nur ein Fuß betroffen und der Juckreiz wird im Sommer schlimmer. Ist die Infektion auf Trichophyton rubrum zurückzuführen, kann es besonders auf den Fußsohlen, den Fersen und auf den Seiten der Füße zu chronischen, hyperkeratotisch squamösen Herden kommen. Die betroffene Stelle färbt sich pink und ist mit feinen, silbrig weißen Schuppen bedeckt. Die dorsale Oberfläche der Zehen und Füße ist nur in seltenen Fällen betroffen, häufiger dagegen die Fußnägel. Bei Personen mit starker Schweißbildung verläuft die Infektion meist schwerwiegender. Die Tinea selbst kann zu exzessiver Schweißbildung führen, ebenso zu Fußgeruch und sekundären bakteriellen Infektionen mit interdigitalen Rhagaden.

Eine Infektion mit T. mentagrophytes var. interdigitalis kann sich als milde, unauffällige Schuppung bzw. Rhagaden in den interdigitalen Zwischenräumen äußern, oder eine schwerwiegende und akut entzündliche Reaktion hervorrufen, die sich über den gesamten Fuß ausbreiten kann. Eine vesikobullöse Reaktion der gesamten Fußsohle findet man hauptsächlich bei Infektionen mit diesem Erreger vor. Die Bläschen entwickeln sich zu Pusteln, die aufbrechen und eine kettenförmige Schuppung, durchzogen von gesunden Hautpartien, hinterlässt. Alternativ kann es zur Schuppung und entzündlichen Prozessen unterschiedlicher Ausprägung kommen. Meist spontane Abheilung, feuchtwarmes Wetter prädisponiert jedoch zu Rezidiven.

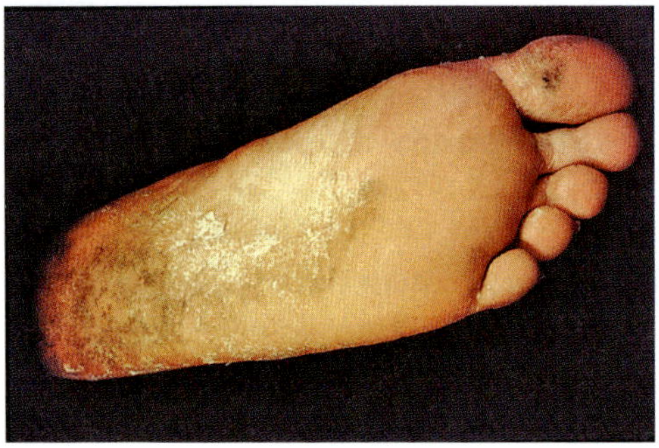

Abb. 56: Tinea pedis

Behandlung

- Infizierte Personen sollten die Ansteckungsgefahr für andere minimieren, indem sie in öffentlichen Anstalten nicht barfuß laufen und Schwimmbäder meiden.
- Öffentliche Bäder und andere öffentliche Feuchtbereiche sollten regelmäßig und gründlich gereinigt werden, um die Ausbreitung dieser Infektion einzudämmen.

F. Tinea manuum

Synonym

Handpilz.

Definition

Palmare Pilzinfektion mit Übergang auf Finger, digitale Zwischenräume und Handrücken. Tritt in der Regel in Verbindung mit Tinea pedis auf.

Klinisches Erscheinungsbild

Unilaterale Beteiligung einer Handinnenfläche mit trockener, hyperkeratotischer Haut und leichter Schuppung besonders im Bereich der Handfurchen. Andere klinische Formen sind: sichelförmige, abschilfernde Schuppen; umschriebene, vesikulöse Stellen; diskrete, rote, papulöse und follikulär schuppige Stellen; erythematöse, schuppige Beläge.

Behandlung

Sofortige Behandlung des Tinea pedis (Tinea manuum steht in direkter Beziehung zur Tinea pedis). Infizierte Personen sollten immer ein eigenes Handtuch benutzen, um eine Übertragung der Infektion auf andere zu vermeiden.

G. Tinea cruris

Synonym

Tinea inguinalis.

Definition

Dermatophyteninfektion im Leistenbereich.

Klinisches Erscheinungsbild

Juckreiz in der Leistengegend ist das vorherrschende Symptom. Der Primärherd zeigt erythematöse, scharf begrenzte Plaques, die sich von der Leiste über den Oberschenkel ausbreiten. In manchen Fällen ausgeprägte Schuppung mit Hautknötchen, die perlenförmig entlang des Randsaumes angeordnet und in der Mitte bleich gefärbt sind. Gelegentlich sind Pusteln vorhanden, selten Bläschenbildung. Die Läsionen können sich über das Gesäß, die Lendengegend und das Abdomen ausbreiten, bei Männern auch über Skrotum und Penis.

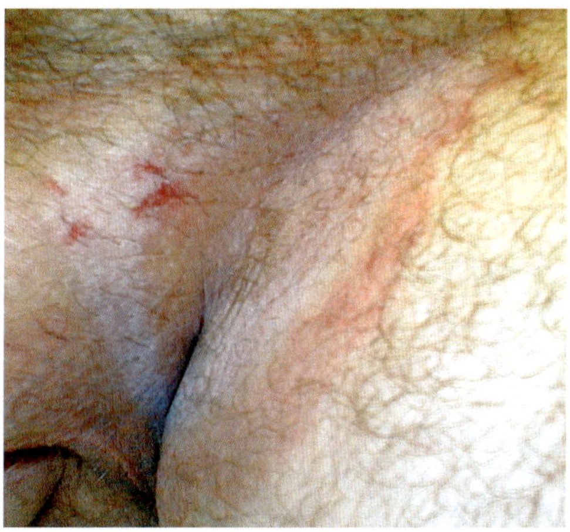

Abb. 57: Tinea cruris

Behandlung

Die Ausbreitung einer Pilzinfektion kann allgemein durch adäquate Hygienemaßnahmen und das Tragen der richtigen Kleidung eingedämmt werden.

H. Tinea unguium

Synonym

Nagelpilz. Onychomykose.

Definition

Dermatophyteninfektion der Nägel.

Klinisches Erscheinungsbild

Es lassen sich drei klinische Muster erkennen.

- Die distale und laterale subunguale Onychomykose (DLSO) ist die häufigste Form dieser Infektion, in der Regel weiße oder gelbe Streifen bzw. Flecken am freiliegenden Rand der Nagelplatte, oft in der Nähe des Nagelwalls. Wachstum von distal nach proximal bis zur Nagelwurzel und kann sich unter Umständen dunkel, braun oder schwarz verfärben. Die Nagelplatte ist verdickt und rissig durch die Akkumulation weichen, subungualen, hyperkeratotischen Materials. In chronischen Fällen massive Zerstörung der Nagelplatte (Total Dystrophic Onychomycosis, TDO). Obwohl zu Beginn der Infektion meist nur ein Nagel betroffen ist, werden mit der Zeit häufig weitere Nägel in Mitleidenschaft gezogen.
- Bei der weißen, oberflächlichen Onychomykose (SWO) wird die dorsale Oberfläche an gut umschriebenen, puderig weißen Stellen, meist nicht am freien Nagelrand, abgetragen. Anhand der pulvrigen Konsistenz des weißen, leicht zu entfernenden Belages lässt sich die Erkrankung leicht von anderen Ursachen der Leukonychie unterscheiden. Die gesamte Nagelplatte kann so betroffen sein. In der Regel sind die Zehennägel betroffen, bei AIDS-Patienten wurde aber bereits eine SWO der Zehen- *und* Fingernägel beobachtet.
- Die proximale subunguale Onychomykose wird vor allem bei AIDS-Patienten beobachtet. Bei dieser Form

kommt es, vom hinteren Nagelfalz ausgehend, zum rapiden Befall der Nagelplatte mit Leukonychie und nur geringer Verdickung des Nagels.

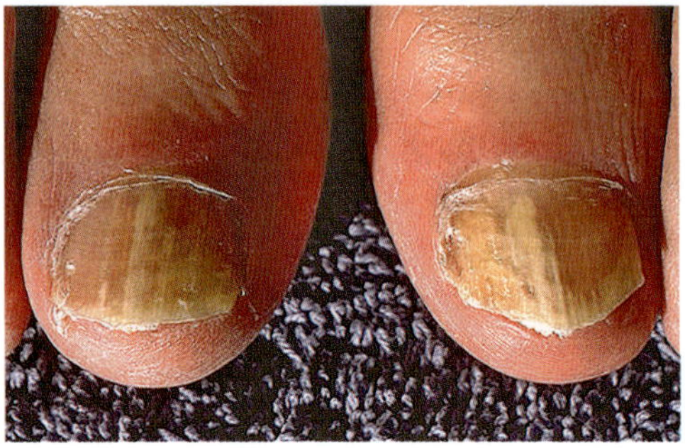

Abb. 58: Tinea unguium

I. Steroidinduzierte Tinea

Synonym
Tinea incognito.

Definition
Hierbei handelt es sich um Pilzinfektionen, die durch systemische oder topische Kortikosteroide, die zur Behandlung einer bestehenden Erkrankung bzw. einer irrtümlich diagnostizierten Tinea verschrieben wurden, modifiziert werden.

Pathogenese und klinisches Erscheinungsbild
Durch die unterdrückende Wirkung der Kortikosteroide liegt bei dieser Form so gut wie keine entzündliche Reaktion vor. Außerdem kann die Resistenz gegen Infektionen, die beim gesunden Patienten durch die Immunreaktion und insbesondere durch die zellvermittelte Reaktion gefördert wird, aufgrund der Kortikosteroide beeinträchtigt sein. Aus diesem Grund wird die Infektion trotz erhöhter Anfälligkeit des Patienten oft nicht diagnostiziert.

Die typische Randbetonung mit zentraler Abheilung sowie Schuppung sind kaum vorhanden. Der entzündliche Prozess beschränkt sich auf ein paar unbestimmte Knötchen mit bräunlicher, einem Hämatom ähnlicher Verfärbung, die in der Leistengegend besonders ausgeprägt ist. An anderen Stellen, wie z.B. dem Gesicht, kann eine überlagerte periorale Dermatitis mit Papeln und winzigen Pusteln auftreten. Bei chronischer Überdosierung von Steroiden kommt es zu Atrophie, Teleangiektasen und Striae, die den Pilzbewuchs überlagern.

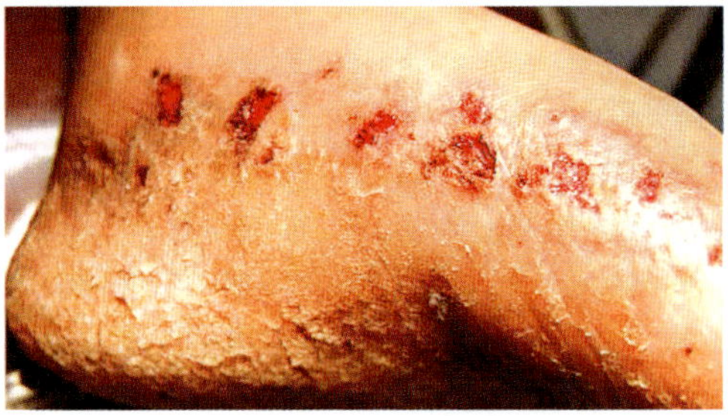

Abb. 59: Steroidinduzierte Tinea

J. Komplikationen und Behandlung der Dermatophytosen

Komplikationen
- Phlegmone - in manchen Fällen kann es durch die von einer interdigitalen Pilzinfektion verursachte Hautschädigung zu einer sekundären bakteriellen Infektion an den unteren Extremitäten kommen.
- Bei Patienten mit einer reduzierten zellvermittelten Immunfunktion und AIDS können atypische und lokal aggressive Formen der Dermatophytose auftreten, mit ausgeprägter Beteiligung der Haut, überlagerten kutanen Infektionen, subkutanen Abszessen und Dissemination.

Behandlung

- Patienten, die leicht schwitzen, sollten ihre Bekleidung häufig wechseln, Baumwollunterwäsche tragen und synthetische Materialien meiden.
- Infizierte Personen sollten ihre Bekleidung, insbesondere die Unterwäsche, im Kochwaschgang waschen.
- Badezimmer und sanitäre Anlagen sollten regelmäßig mit einem geeigneten Putzmittel und warmem Wasser gereinigt werden.
- Offenes, bequemes Schuhwerk sollte bevorzugt werden, um die Füße ausreichend zu belüften.
- Intertriginöse Stellen, wie z. B. Leisten oder Achselhöhlen, sollten sauber und trocken sein.

11.4 Candidose

Synonym

Candidiasis, Moniliasis, Soor.

Definition

Oberflächliche Infektion der Schleimhäute und der Haut mit einer Hefe der Gattung Candida, insbesondere Candida albicans. Seltener sind innere Organe befallen mit Septikämie, Endokarditis und Meningitis als Folge.

Prädisponierende Faktoren

Sehr alte, sehr junge und sehr kranke Menschen sind besonders anfällig für diesen Erreger. Beim Mundsoor sind folgende Faktoren von Bedeutung: der Kohlenhydratanteil der Nahrung, Essensreste in der Mundhöhle, mangelnde orale Hygiene, Zahnprothesen, Speichelfluss usw. Weitere prädisponierende Faktoren sind Diabetes, Sjögren-Syndrom, AIDS, Leukämie oder Adipositas, Hyperhidrose, systemische Antibiotika, immunosuppressive Therapie, systemische oder lang anhaltende lokale Steroidtherapie, orale Kontrazeptiva.

A. Orale Candidose

1. Candidiasis/Mundsoor: Das charakteristische Merkmal sind die scharf definierten Stellen mit cremigem, krümeligem, weißem Belag wie Quark, unter dem beim Entfernen ein erythematöser Grund sichtbar wird. Der Belag besteht aus abgeschilferten Epithelzellen, Fibrin, Leukozyten und Pilzmyzel, das sich an das entzündete Epithel anhaftet.
   Prädilektionsstellen sind die Mundschleimhaut der Wangen, das Zahnfleisch und der Gaumen. Bei älteren oder immungeschwächten Patienten kann auch die Zunge, der Rachen und die Speiseröhre befallen sein, einhergehend mit Ulzeration und Erosion der Mundschleimhaut. Weit verbreitete Infektion bei Neugeborenen und Patienten mit AIDS. Verringerte Nahrungsaufnahme des Patienten aufgrund der schmerzhaften, wunden Herde. Sekundäre, bakterielle Infektionen sind häufig.

2. Erythematöse Candidose (atrophische orale Candidiasis, Zahnprothesenstomatitis): Ausgeprägte Wundheit mit Erosionen, dunkel gefärbtes Erythem und atrophische, glänzende, erythematöse Schleimhäute, mit Ödem, besonders auf dem Zungenrücken und im Bereich der Zahnprothese.

   Häufig als Komplikation einer pseudomembranösen Candidose und bei Zahnprothesenträgern. In chronischen Fällen auch sekundäre Papillomatose und Cheilitis angularis.
3. Chronische hyperplastische Candidose (Candida leukoplakia): Hartnäckige, feste, unregelmäßige, weiße orale Plaques, mit leichtem Wundgefühl und Rauheit, besonders auf Wangen und Zunge. Diese Plaques sind von einem erythematösen Rand umgeben und lassen sich nicht entfernen. Männer und Raucher sind besonders häufig betroffen. Differentialdiagnose Leukoplakie.
4. Chronic Nodular Candidose: Seltene Form der Candidose mit gepflastertem Aussehen der Zunge. In der Regel bei Patienten mit chronischer mukokutaner Candidose zu beobachten.
5. Cheilitis angularis (Perleche, Stomatitis angularis): Rhagaden, Mazeration und Wundheit der Mundschleimhaut, die sich auf die Mundwinkelfalte konzentriert und sich nach außen hin ausbreitet. Eine Reihe von Organismen kann hier eine interaktive Rolle spielen, wobei die Candida-Hefe eine der häufigsten ist.

   Prädisponierende Faktoren sind exzessive Feuchtigkeit (z.B. durch extremen Speichelfluss oder häufiges Befeuchten der Lippen). Patienten mit Zahnprothesen sind besonders anfällig.
6. Mediane rhomboide Glossitis: Rautenförmige Läsionen auf dem Zungenrücken mit Verlust der Papillen.
7. Candidose und lokale Steroide: Die Anwendung von lokalen Steroiden, z.B. als Creme, Mundspülung, Pastillen und Aerosole (zur Behandlung von chronischen Aphthen, Lichen ruber planus oder Asthma) kann die lokale Immunreaktion beeinträchtigen und zur Candidose führen.
8. Andere Erkrankungen, die mit Mundsoor assoziiert sind: Candidose kann als Resultat einer überlagerten Infektion anderer Erkrankungen wie Lichen ruber planus, Leukokeratosis und weißer Schleimhaut-Naevus (white-sponge naevus) auftreten.

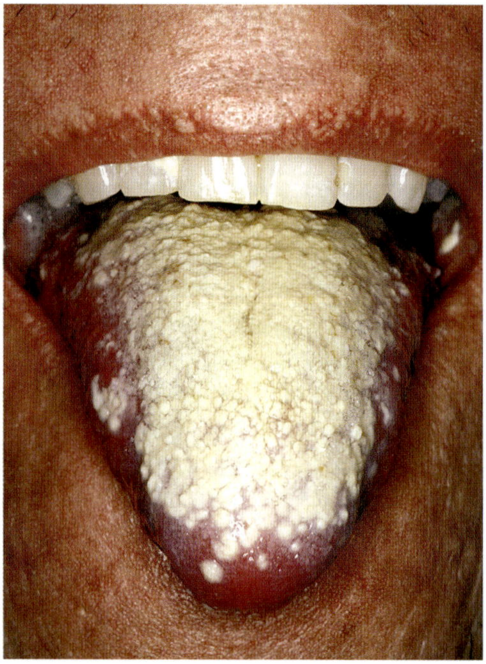

Abb. 60: Orale Candidose

B. Candidose der Haut und des Genitaltraktes

Candida-Infektionen treten vor allem in Hautfalten und anderen feuchten und nur mäßig belüfteten Körperstellen auf. Die Schleimhäute und Körperöffnungen sind weitere Prädilektionsstellen.

1. Candida-Intertrigo: erythematöse Veränderungen in den Hautfalten mit leichter, feuchter Exsudation, besonders bei übergewichtigen Personen. Ausbreitung mit unregelmäßigen Rändern und winzigen Pusteln, die aufbrechen und unter Abschälung der obersten Hautschicht zu winzigen Erosionen führen. Ausgeprägte Wundheit und Juckreiz in den Läsionen. Einzeln stehende Pusteln oder Papeln in der Umgebung. Bei Beteiligung der Finger- und Zehenzwischenräume ausgeprägte Mazeration mit einer dicken, weißen, verhornten Schicht. Candidainfektion mit Mazeration an beringten Körperstellen oder Verbänden.

2. Candidose der Nägel: Onychie und Paronychie mit Entzündung des hinteren Nagelfalzes und Erosion der Nagelränder, die sich durch den Befall mit Candida verfärben.

3. Vulvovaginitis (V. candido-mycetica): weit verbreitete Candidose des weiblichen Genitalbereiches mit Juckreiz und Wundheit der Geschlechtsteile, Dyspareunie und dickem, cremig weißen Ausfluss. Häufig bei schwangeren und sexuell aktiven Frauen. Bei der Untersuchung zeigt sich ein dunkelrotes Erythem der vaginalen Schleimhäute und der Schamlippen mit weißem und geronnen aussehendem Ausfluss. Der Ausschlag kann sich über das Perineum und die Leisten erstrecken. In schweren Fällen Pustelbildung mit zerfransten und unregelmäßigen Rändern. In chronischen Fällen meist Atrophie mit glasiger Erscheinung der vaginalen Schleimhaut.

4. Candida Balanitis: Diese Erkrankung ist häufig bei unbeschnittenen Männern und Diabetikern zu beobachten und ist charakterisiert durch winzige Papeln auf der Glans penis, die wenige Stunden nach dem Geschlechtsverkehr auftreten. Aus diesen Papeln bilden sich weiße Pusteln oder Bläschen, die aufbrechen und einen wundfressenden, sich schälenden Rand mit einem weißen, weichen Belag zurücklassen. Nur minimale Wundheit und Irritation. Die Leistengegend kann, besonders in den heißen Sommermonaten, ebenfalls beteiligt sein.

5. Candidose des Skrotums und der perianalen Region: beginnt als Erythem mit Wundheit und Hautirritation am Anus und breitet sich über die Gesäßbacken und das Skrotum aus. Erosionen mit weißen Absonderungen und marginalen Pusteln auf der perianalen Haut.

6. Windelsoor: Candida albicans gehört bei Säuglingen auch im Genitalbereich zur gesunden Hautflora, wird im Rahmen eines Windelsoors aber pathologisch. Pusteln unter der Stratum corneum mit den typi-

schen zerfransten, unregelmäßigen Rändern.

7. Granuloma gluteale infantum: Bläulich oder bräunlich gefärbte, noduläre Hautausschläge auf dem Gesäß, den Genitalien, Oberschenkeln und der Pubis.

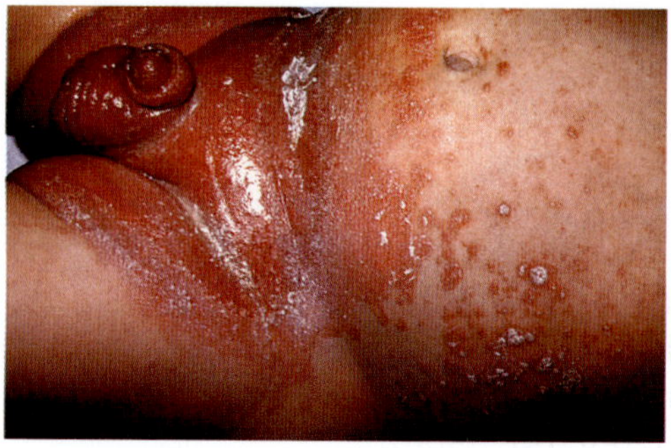

Abb. 61: Candidose - Genitaltrakt

11.5 Therapie bei Mykosen

Mykosen gehören in der homöopathischen Praxis zu den häufigen Krankheitsbildern. Patienten kommen meist mit den folgenden Beschwerden in die Praxis:

- Ringförmige, verfärbte Hautflecken.
- Juckreiz.
- Entstellte Nägel.

In manchen Fällen, z.B. bei einer Nagelmykose, stellt sich der Patient asymptomatisch vor. Besonders bei asymptomatischen Fällen sollte immer das Konstitutionsmittel herausgearbeitet werden.

Viel hängt auch von der persönlichen Hygiene und Hautpflege des Patienten ab. Am Anfang einer homöopathischen Behandlung können folgende Empfehlungen für den Patienten hilfreich sein.

- Bettwäsche und Kleidung sollten sauber sein und nicht mit anderen geteilt werden. Das trifft besonders auf Kinder zu, die ihre Kleidungsstücke (z.B. Mützen) beim Spielen gerne tauschen.
- Die betroffene Körperstelle sollte täglich einmal (im Sommer zweimal) mit Seife, vorzugsweise einer milden Calendulaseife, und warmem Wasser gewaschen werden.
- Zur Beruhigung der gereizten Haut empfiehlt sich eine Körperpflege mit Calendula/Olivenöllotion, im Verhältnis 1:1 gemischt.
- Für die Behandlung einer Mykose, insbesondere der Tinea corporis, muss die Quelle des Erregers unbedingt beseitigt werden, z. B. Kontakt mit infizierten Personen, Tieren.
- Im Falle der Tinea cruris muss die Unterwäsche sterilisiert und der Besuch öffentlicher Toiletten gemieden werden.
- Im Falle einer Tinea pedis sollte der Patient offene Schuhe tragen und die Füße nach dem Waschen gründlich abtrocknen. Schuhwerk sollte nach dem Tragen regelmäßig und am besten in der Sonne gelüftet werden.

Vermeiden Sie Antimykotika, da diese die Infektion nur unterdrücken und die Krankheit nach innen, also zu den lebenswichtigen Organen, verschieben.

Außerdem fördert die antimykotische Therapie Resistenzen und begünstigt so eine Dissemination des Pilzes.

Wichtige therapeutische Hinweise

Pityriasis versicolor

Bei dieser Erkrankung beginnt man mit der klassischen Konstitutionsbehandlung. Pityriasis versicolor ist im Repertorium unter der Rubrik „Haut – Hautausschläge – schuppig" zu finden, in der ungefähr 90 verschiedene Mittel aufgeführt sind. Die Rubrik sollte allerdings nicht direkt für Pityriasispatienten verwendet werden, sondern als allgemeine Informationsquelle für die Behandlung dieser Erkrankung dienen. Der Behandlungsansatz muss immer konstitutionell sein.

Bei vielen Menschen in tropischen und feuchten Klimazonen kommt es wegen der extremen klimatischen Bedingungen häufig zu Pityriasis-Erkrankungen. Ich empfehle diesen Patienten eine prophylaktische Körperpflege mit Phytolacca-Urtinktur. Dieses Mittel sollte regelmäßig in die Haut einmassiert werden und hilft so einer Pityriasis vorzubeugen oder auch eine bereits bestehende Infektion begleitend zu behandeln.

Das wichtige Symptom im Arzneimittelbild von *Phytolacca* ist Juckreiz, der immer durch Kratzen verschlimmert wird. Je mehr der Patient kratzt, desto heftiger wird der Juckreiz. Die Hautausschläge jucken extrem. Die umliegende Haut ist dabei ausgesprochen trocken. Das ist ein weiterer, wichtiger Aspekt dieses Mittels. Obwohl es bei *Phytolacca* in Verbindung mit dieser Krankheit nur wenige Modalitäten und Empfindungen gibt, sind die Allgemeinsymptome außerordentlich wichtig. Verschlimmerung durch kaltes, nasses Wetter ist ein sehr wichtiges Symptom. Da die Pityriasis vorwiegend bei feuchtem Wetter auftritt, ist es auch in Verbindung mit dieser Krankheit als bedeutendes Symptom zu bewerten.

Ein weiteres wichtiges Zwischenmittel bei der Behandlung einer Pityriasis ist *Tuberculinum Koch*.

Tinea corporis

Diese Mykose ist ebenfalls weit verbreitet, was wir bei der Konstitutionsbehandlung berücksichtigen müssen. Das wichtige Zwischenmittel ist in diesem Fall *Bacillinum*, aber auch andere, kleine Mittel haben sich in meiner Praxis bewährt:

- *Chrysophanicum acid.*, ein Mittel, das bei Clarke sehr schön beschrieben wird.
- Die *Juglans*-Gruppe (*Juglans cinerea* und *Juglans regia*) ist bei dieser Erkrankung ebenfalls wichtig.
- *Arctium lappa* ist ein weiteres nützliches Mittel, das ich zur Prophylaxe bei Patienten einsetze, die zu rezidivierenden Tinea-Mykosen neigen oder die in schmutzigen, unhygienischen Verhältnissen leben. Ich bitte meine Patienten, alle Körperstellen, die bevorzugt von Tinea befallen werden, mit der Urtinktur einzureiben.
- *Tela aranea* ist eines der sehr spezifischen Mittel für diese Erkrankung.
- *Oleum jecoris aselli* ist ein weiteres Mittel, das als Urtinktur prophylaktisch vor allem bei anfälligen Kindern in die Haut einmassiert werden kann.

- Der Fokus bleibt weiterhin auf der Konstitutionsbehandlung mit der Gabe des passenden konstitutionellen Mittels.

Tinea pedis

Zur Behandlung dieser Pilzinfektion bitte ich meine Patienten, zusätzlich zur guten und sorgfältigen Körperpflege, ihre Zehen mit Petroleum-Urtinktur einzureiben. Dieses Mittel eignet sich besonders für sportliche Personen, die häufig Turnschuhe tragen, in denen die Füße schwitzen und die Socken fast permanent feucht sind. Ansonsten steht bei tief sitzender, chronischer Tinea pedis natürlich die Konstitutionsbehandlung im Vordergrund.

Tinea unguium

Zwischenmittel wie *Psorinum* haben sich in meiner Praxis bei der Behandlung von Nagelpilzen als sehr hilfreich erwiesen. Meinen Beobachtungen zufolge heilt ein Nagelpilz nur sehr langsam ab und eine homöopathische Behandlung dauert oft Jahre. Weitere nützliche Mittel sind potenziertes *X-ray*, sowie *Tuberculinum* und *Syphilinum* als Zwischenmittel.

Wichtige homöopathische Mittel bei Tinea

Bacillinum wird oft als Zwischenmittel gegeben.
Seltene Mittel wie *Sulphurosum acidicum* und *Mica* sollten ebenfalls in Betracht gezogen werden.

agar, anac, anag, ant-c, ant-t, ars, ars-i, bac, bar-c, bar-s, calc, calc-i, chrysar, clem, dulc, eup-per, graph, hell, hep, iod, jug-c, jug-r, kali-c, kali-s, lith-c, lyc, mag-c, med, mez, lappa, nat-ar, nat-c, nat-m, olean, phos, phyt, psor, rhus-t, semp, sep, spong, sulph, sul-ac, tell, tub, ust, vinca, viol-tr.

Tinea capitis

Ars, bac, bar-m, calc, chrysar, dulc, graph, kali-s, mez, petr, psor, sep, sil, sulph, tell, tub, viol-tr.

Tinea versicolor

Bac, chrysar, mez, nat-ar, sep, sulph, tell, tor.

Candidose

Die Nosode *Monilia albicans* ist nicht nur ein gutes Mittel für die Behandlung dieser Krankheit, sondern wurde auch ausgiebig geprüft und in Julians Materia Medica detailliert beschrieben. Neben Candidose wird die Nosode zur Behandlung anderer Erkrankungen, darunter chronische Leukorrhoe, eingesetzt. *Medorrhinum* ist ein weiteres, gutes Zwischenmittel für Candidose. Wie bei jeder anderen Erkrankung steht bei der Candidose die konstitutionelle Behandlung im Vordergrund.

Wichtig ist auch eine Candida-Diät, bei der alle fermentierten Nahrungsmittel und Hefen (Brot, Wein etc.) gemieden werden.
Für weitere therapeutische Maßnahmen schlagen Sie bitte in den Kapiteln „Ekzem" und „Herpes" nach.

Repertorium

- Kopf, Hautausschläge
- Herpes, circinatus: anag, bar-c, calc, cinnb, clem, dulc, graph, hell, kali-chl, lith-c, lyc, med, nat-c, nat-m, phos, sep, sulph, tarent, tell, tub.
- Tinea capitis: Bapt, bar-m, caust, dulc, iris, mez, nat-c, phys, psor, querc-r-g-s, tub, vinc.

- Gesicht, Hautausschläge
- Herpes circinatus: anag, bar-c, calc, cinnb, clem, dulc, graph, hell, kali-chl, lith-c, lyc, med, nat-c, nat-m, phos, sep, sulph, tarent, tell, tub.

- Haut, Hautausschläge
- Herpes circinatus: anac, anag, ars-s-f, bac, bar-c, bar-s, calc, calc-ar, chrysar, clem, dulc, dys, equis-h, eup-per, graph, hell, hep, iod, lach, lith-c, mag-c, med, morg, morg-p, nat-c, nat-m, par, phos, phyt, psor, rad-br, sanic, semp, sep, spong, sulph, syc, tell, thuj, tub.
- Pityriasis versicolor: bac, carb-ac, caul, chrys-ac, dulc, lyc, mez, nat-ar, sep, sul-ac, tell.

12

Lichen ruber planus und lichenoide Dermatosen

Einleitung

In vielen Wörterbüchern ist nachzulesen, dass der Begriff „Lichen“ vom griechischen Wort für „lecken“ abstammt. Keine Erklärung wird allerdings dafür gegeben, warum ein Begriff mit dieser ursprünglichen Bedeutung sowohl im Griechischen als auch im Lateinischen für jene symbiotische Pflanzenformen verwendet wird, die man gemeinhin als „Flechten“ bezeichnet. Noch weniger kann man die Anwendung des Begriffes für jene Dermatosen verstehen, die ihren botanischen Namensvettern nur sehr entfernt ähnlich sehen und sich klinisch lediglich als oberflächlich angeordnete, eng zusammenstehende Papeln präsentieren.

Definition

Bei lichenoiden Gewebsreaktionen steht die Beschädigung der epidermischen Basalzellen im Vordergrund, auf die eine Kaskade weiterer Veränderungen folgt. Diese sind insbesondere bei der voll ausgebildeten Histopathologie des Lichen ruber planus zu sehen.

Immer dann, wenn die Zellen der unteren Hautschichten beschädigt sind und sich ein chronisches, entzündliches Infiltrat in der Stratum papillare ansammelt und somit die Verbindung zwischen Epidermis und Dermis stört, kann man von einer lichenoiden Dermatose sprechen, egal wie sich das klinische Gesamtbild präsentiert.

12.1 Lichen ruber planus

Synonym

Knötchenflechte

Definition

Es handelt sich um eine schubartig verlaufende, entzündliche, nicht infektiöse Hautkrankheit, die vor allem im mittleren Alter (bei 30- bis 60-Jährigen) auftritt.

Ätiologie

Die genaue Ursache der Krankheit ist unbekannt. T-Lymphozyten gelangen in die Haut und verursachen eine Entzündungsreaktion. Das Immunsystem und äußere Einflüsse (Virushepatitis, Medikamente) spielen eine wesentliche Rolle.

Klinisches Erscheinungsbild

Charakteristische, flache, polygonale, veilchenartige, erythematöse Papeln, die ca. 2–10 mm im Durchmesser betragen und spärlich mit Schuppen bedeckt sind. Die sogenannten Wickham-Streifen, gitterartige, weiße Streifen, können durch das Auftragen von Öl sichtbar gemacht werden. Die Primärläsionen bestehen aus winzigen, 1–2 mm großen, hautfarbigen Papeln, die später durch Verschmelzen der Läsionen große Plaques (25 cm) bilden können. Das Auftreten von Lichen ruber planus im Bereich von Kratzwunden deutet auf das Köbner-Phänomen hin (siehe auch Psoriasis).

Die allgemeine Farbgebung ist ebenfalls charakteristisch und wird als veilchenartig beschrieben. Dies wird vor allem bei älteren und hypertrophen Läsionen deutlich.

Der Ausschlag tritt bilateral und asymmetrisch auf. Prädilektionsstellen sind die Gelenkbeugen der Handgelenke und Unterarme sowie die Schienbeine, Knöchel, Fußrücken und Vorderseiten der Oberschenkel und Flanken. Bei ungefähr der Hälfte der Fälle sind die Läsionen als weiße Punkte, Streifen, Plaques oder filigranes Netzwerk im Mund, der Mundschleimhaut und seltener auf den Lippen, der Zunge und Genitalien zu finden. Kopfhaut, Handflächen und Fußsohlen sind nur selten betroffen. Die Läsionen auf den Schleimhäuten sind in der Regel asymptomatisch, aber können in wenigen Fällen ein wenig brennen und Hautreizung verursachen.

Die Nägel sind ebenfalls nur selten in Mitleidenschaft gezogen. Die Veränderungen beginnen im Bereich des Nagelhäutchens und schieben sich allmählich mit dem wachsenden Nagel nach vorne. Eine raue Nageloberfläche und Längsrillen sind die Folge. Wird der Nagel stark abgetragen, kann das Nagelhäutchen als Pannus über den Nagel nach vorne wachsen. Nur selten kommt es zum dauerhaften Ablösen des Nagels.

Obwohl die Erkrankung in manchen Fällen akut aufflammen und innerhalb weniger Wochen wieder abheilen kann, beginnt der Lichen ruber planus in der Regel schleichend, sodass der Patient erst nach mehreren Wochen oder Monaten vorstellig wird. Hypertrophie der lokalen Läsionen und Beteiligung der Schleimhäute führen häufig zu einem chronischen Krankheitsverlauf. Ein Lichen ruber planus der Schleimhäute kann unter Umständen besonders hartnäckig sein.

Juckreiz gehört zu den charakteristischen Symptomen, kann aber auch völlig fehlen. Gelegentlicher, leichter Juckreiz gehört ebenso zum Erscheinungsbild wie der heftige, dauerhafte Juckreiz, der vom Schlafen abhält und das Leben fast unerträglich macht. Besonders bei hypertrophen Läsionen ist der Juckreiz meist sehr heftig. Paradoxerweise findet man auch bei heftigem Juckreiz nur selten Kratzspuren vor, da die Patienten die betreffenden Stellen eher reiben als kratzen, um Erleichterung zu bekommen. Der Juckreiz kann auch an Stellen ohne sichtbare Hautveränderungen auftreten. Brennende und stechende Schmerzen sind selten. Ist die Mundschleimhaut beteiligt, kann der Patient über Unbehagen, Stechen oder Schmerzen klagen, wobei geschwürige Läsionen besonders schmerzhaft sind. Heiße Getränke und Nahrungsmittel können große Beschwerden hervorrufen.

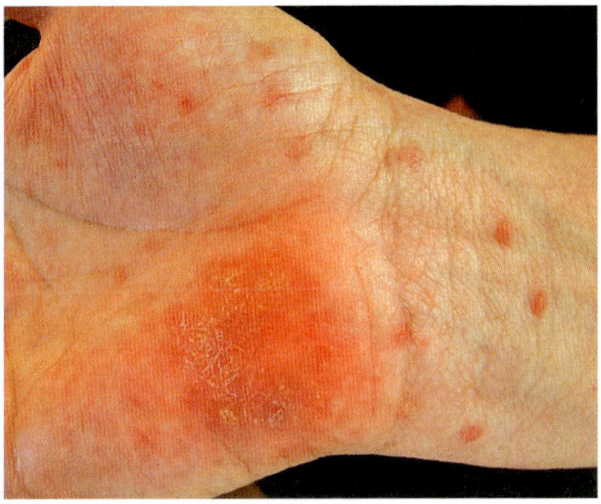

Abb. 62: Lichen ruber planus

Besondere Verlaufsformen

- Akuter, generalisierter Lichen ruber planus: Plötzliches Auftreten. Kurzer und generalisierter Krankheitsverlauf. Untypischer Hautausschlag im frühen Stadium, gefolgt von charakteristischen Läsionen. Kann zu chronischem Lichen ruber planus übergehen.
- Chronischer, lokalisierter Lichen ruber planus: Häufig im Bereich der Knöchel und der Handgelenke.
- Segmentiert: Beteiligung eines Nervensegments.
- Oral: Die Papeln sind ringförmig oder netzartig angeordnet.
- Nägel: Dünne, gerillte Nägel mit Ausbildung eines Pterygiums (Auswachsen des Nagelfalzes auf die Nagelplatte).

A. Therapie

Der Lichen ruber planus sollte nicht als lokalisierte Erkrankung eingestuft, sondern als konstitutionelle Störung betrachtet werden. Die Krankheit wird geprägt von Rezidiven und Remissionen, der Verlauf ist meist chronisch. Aus diesem Grund ist es von Vorteil, eine Anamnese so früh wie möglich durchzuführen, so dass wir dem Patienten schon im frühen Stadium Erleichterung verschaffen können. Dies trifft besonders auf den Juckreiz zu, den man als eines der ärgerlichsten Symptome dieser Krankheit bezeichnen kann.

Psychischer Stress ist häufig für Rezidive verantwortlich, die psychische Verfassung des Patienten sollte deshalb während der Anamnese ausführlich mit ihm besprochen werden. Kortikosteroide dürfen auf keinen Fall empfohlen werden. Wird der Patient bereits mit Kortisonpräparaten behandelt, sollten diese sobald wie möglich abgesetzt werden. Zu empfehlen ist eine pflegende Lotion aus Calendula-Urtinktur, im Verhältnis 1:10 verdünnt. Während der Anamnese sollten folgende Punkte beachtet werden:

- Psychosomatische Aspekte des Patienten.
- Der Juckreiz sollte im Detail mit allen Modalitäten und Begleitumständen abgefragt werden.
- Es sind viele verschiedene Formen des Lichen ruber planus bekannt. Der behandelnde Arzt sollte mit den Erscheinungsformen der Krankheit bekannt sein. Bei hartnäckigen Fällen empfiehlt sich zusätzlich zur homöopathischen Behandlung eine begleitende Psychotherapie.

Bestimmte Varianten des Lichen planus und des Lichen striatus gehen in der Regel spontan in Remission. Der natürliche Verlauf der Erkrankung ist bei der Behandlung zu beachten.

Die folgenden Mittel haben sich bei der Behandlung des Lichen ruber planus bewährt. Ich empfehle Ihnen, auch unter den Kapiteln „Ekzem" und „Psoriasis" für weitere Behandlungsansätze und charakteristische Symptome nachzuschlagen.

Repertorium

- Haut, Hautausschläge

- Lichen: agar, anthraco, apis, ars, ars-i, aur, dulc, jug-c, mang, phyt, rhus-t, rumx, sulph, til.
- Lichen planus: sul-i, sulph, syph.
- Papeln: allox, aur, calc, caust, cham, cycl, gels, grin, hippoz, hydrc, iod, kali-bi, kali-c, kali-i, kali-s, lyc, merc, narc-ps, petr, phos, pic-ac, psor, sep, sil, sulph, syph, thiop, zinc.
- flach: am-c, ang, ant-c, ant-t, ars, asaf, bell, carb-an, euph, lach, lyc, merc, nat-c, nit-ac, petr, ph-ac, phos, puls, ran-b, sel, sep, sil, staph, sulph, thuj.
  - juckend: allox, beryl.

13

Psoriasis

Definition

Weit verbreitete, entzündliche und proliferative Dermatose. Charakteristische, chronische, scharf begrenzte, matt rote, schuppende Plaques, vorwiegend auf der Kopfhaut und der Haut der Streckseiten.

Die Psoriasis kann in vielen verschiedenen Formen auftreten, besonders was das Ausmaß und den Verlauf der Krankheit betrifft. Morphologische Abweichungen sind häufig.

Inzidenz

Entgegen früherer Annahmen ist diese Krankheit auch in den Tropen recht häufig anzutreffen, obgleich sie vorwiegend ein Problem der gemäßigten Klimazonen ist.

Bei Frauen entwickelt sich die Psoriasis früher als bei Männern. Einer deutschen Studie zufolge gibt es zwei Altersgipfel: die juvenile Erkrankung zwischen 16 und 22 Jahren und die späte Erkrankung zwischen 57 und 60 Jahren.

Bei Patienten mit einer familiären Vorbelastung tritt die Krankheit eher früher auf. Bei Geschwistern von Patienten, bei denen die Psoriasis in einem Alter von weniger als 15 Jahren diagnostiziert wurde, erhöht sich das Risiko einer Psoriasiserkrankung um das Dreifache im Vergleich zu Geschwistern von Patienten, bei denen die Erkrankung erst nach dem 30. Lebensjahr auftrat.

Das relativ junge Erkrankungsalter bei Frauen lässt vermuten, dass diese häufiger betroffen sind als Männer, die Inzidenz ist bei erwachsenen Frauen und Männern jedoch ungefähr gleich hoch.

Die Psoriasis ist eine chronische Krankheit, deren Verlauf von Rezidiven und Remissionen geprägt wird. Schübe finden häufiger im Winter als im Sommer statt, die typischen Hautläsionen heilen tendenziell bei warmem Wetter ab. In den Tropen kommt es während des Monsuns vermehrt zu Krankheitsschüben.

Ätiologie

Die genaue Ätiologie ist bislang noch unbekannt.

Genetische Disposition

Zweifelsohne hat die Psoriasis eine genetische Komponente, was durch zahlreiche Studien, Familienanalysen (Zwillinge) und HLA-Untersuchungen belegt wird. Kontrovers wird dabei über den Modus der Vererbung diskutiert.

Provokation und Exazerbation

Vielen Quellen zufolge ist die Psoriasis eine erbliche Krankheit, die durch mehrere Faktoren ausgelöst werden kann:

Trauma

- Psoriasisherde auf beschädigter, verletzter Haut (Köbner-Phänomen, siehe unten) sind bekannt. Eine breite Palette lokaler und potentiell schadhafter Stimuli, einschließlich physischer, chemischer, elektrischer, operativer, infektiöser und entzündlicher Verletzungen, sind als Auslöser von Psoriasisherden beobachtet worden.

Infektion

- Die Rolle einer Streptokokkeninfektion im Hals als Auslöser einer akuten Psoriasis guttata ist seit langem bekannt.

Endokrine Faktoren

- Studien, die belegen, dass die Erkrankung verstärkt während der Pubertät und der Wechseljahre auftritt, werden durch neue Forschungsergebnisse bestätigt. Eine generalisierte Psoriasis pustulosa kann z.B. durch eine Schwangerschaft ausgelöst werden und sich prämenstruell und während einer hoch dosierten Östrogentherapie verschlimmern.

Sonneneinstrahlung

- Obwohl Sonnenlicht bei dieser Erkrankung im Allgemeinen wohltuend ist, gibt es eine kleine Gruppe von Patienten, deren Psoriasis durch starke Sonneneinstrahlung hervorgerufen wird und sich in den Sommermonaten besonders an den exponierten Hautpartien verschlimmert.

Stoffwechsel

- Hypokalzämie (z.B. als Folge einer irrtümlichen Parathyreoidektomie) und Dialyse können einen Psoriasisschub auslösen.

Medikamente

- Am häufigsten treten Probleme in Verbindung mit Lithium, Adrenergika, Medikamenten gegen Malaria und während des Absetzens einer systemischen Kortikosteroid-Therapie auf. Das Absetzen von Kortikosteroiden wird besonders häufig mit Krankheitsschüben von generalisierter Psoriasis pustulosa in Verbindung gebracht. Das gilt auch für starke topische Steroide wie Clobetasolproprionat.

Psychogene Faktoren

- Verschiedene Studien konnten einen direkten Zusammenhang zwischen der Stärke der Erkrankung und psychischem Stress feststellen. Der Verdacht liegt nahe, dass psychischer Stress zu einer verringerten Kapazität des Patienten führt, eine konventionelle Behandlung zu integrieren. Dies wiederum kann, besonders in schweren Fällen, zu einer Verschlechterung des Krankheitsbildes führen.

Alkohol und Nikotinkonsum

- Eine finnische Studie bestätigt, dass bei jungen Männern und Männern zwischen 40 und 50 Jahren Alkoholkonsum zu den Risikofaktoren gehört. Eine Psoriasiserkrankung wiederum kann ebenfalls einen übermäßigen Alkoholkonsum fördern. Im Hinblick auf die deutlichen Unterschiede im Trinkverhalten beider Geschlechter scheint es unwahrscheinlich, dass der Alkohol die Psoriasis direkt beeinflusst. Sehr wahrscheinlich ist jedoch, dass ein erhöhter Alkoholkonsum die Kooperation des Patienten beeinträchtigt und auch in diesem

Sinne als Symptom der seelischen Belastung gewertet werden kann, die häufig mit einer schweren Dermatose einhergeht. Die Verbindung zwischen Rauchen und Psoriasis wurde ebenfalls geprüft; mehrere Berichte weisen auf ein erhöhtes Risiko für palmoplantare Pustulose und chronische Plaque-Psoriasis hin.

Acquired Immunodeficiency Syndrome (AIDS)

- Die Verbindung zwischen schwerer Psoriasis, psoriatrischer Arthropathie und einer HIV-Infektion (human immunodeficiency virus) ist bereits bekannt, der zugrundeliegende Mechanismus ist jedoch noch unklar. Die Tatsache, dass AIDS, eine Krankheit, bei der vorwiegend T-Helferzellen angegriffen werden, eine Psoriasis verschlimmern kann, bleibt weiterhin ein Rätsel. Unbestritten ist nämlich, dass eines der wirksamsten Medikamente für Psoriasis, das Ciclosporin, die Funktion der T-Helferzellen blockiert. Eine ausreichende Erklärung für dieses Paradoxon wurde bislang noch nicht gefunden.

Pathogenese

Die drei Hauptmerkmale der Pathogenese einer Psoriasis sind:

- Abnorme Differenzierung
- Hyperplasie der Keratinozyten
- Entzündung

Die gesteigerte mitotische Aktivität der Basalzellen der Epidermis wird als primärer pathologischer Prozess betrachtet, wobei sich die Zellen schneller als gewöhnlich teilen (alle 1,5 Tage) und so bereits nach drei bis vier Tagen (bei gesunder Haut 28 Tage) große Mengen unvollständig verhornter Schuppen abgeschilfert werden. Die Verhornung verläuft entweder parakeratotisch unter Verlust des Stratum granulosum oder hyperkeratotisch.

Histochemische Untersuchungen konnten einen erhöhten oxidativen und anaeroben Stoffwechsel nachweisen mit erhöhten Pentose, Glykogen, Purinen, Sulphydrylgruppen und löslichen Proteinen, sowie eine verminderte Dipeptase-Aktivität.

Außerdem konnte nachgewiesen werden, dass auch auf den augenscheinlich gesunden Hautpartien von Psoriasispatienten und ihren Verwandten diese Veränderungen, wenn auch in stark verringerter Form, vorhanden sind – ein Hinweis auf eine „latente Psoriasis".

Klinisches Erscheinungsbild

Verlauf

- Die Psoriasis kann in jedem Alter auftreten. Männer sind in der Regel etwas häufiger betroffen als Frauen. Der Krankheitsverlauf kann wenige Wochen umfassen oder ein Leben lang anhalten, der Verlauf ist dabei unberechenbar. Die Psoriasis kann in verschiedenen Formen auftreten. Bestimmte Verlaufsmuster kommen dabei häufiger vor als andere.

Verteilung

- Typische Verteilung auf den Streckseiten. Prädilektionsstellen sind die Kopfhaut, Ellenbogen, die Knie, die Schienbeine und die Lendengegend. Die Nägel, Handinnenflächen und Fußsohlen sind meist auch betroffen, die Schleimhäute nur in Ausnahmefällen. Die Hautausschläge treten in der Regel symmetrisch auf.

Morphologie der Psoriasis vulgaris

- Die Primärläsionen bestehen aus tropfenförmigen, erythematösen Flecken, die von Anfang an mit trockenen, silbrigen Schuppen bedeckt sind, die sich typischerweise nicht bis zum Rand der geröteten Fläche ausbreiten. Die Flecken breiten sich zur Peripherie hin aus, verschmelzen miteinander und werden durch die Akkumulation der Schuppen immer dicker. Die Schuppen schimmern und werden zum Rand der Plaques hin lockerer, obwohl sie in der Mitte fest anhaften. Kratzt man die Läsion mit einem Skalpell auf, lösen sich auch bei nicht schuppenden Plaques wiederholt wachsartige Schuppen ab (Kerzenwachsphänomen). Nach der vollständigen Lösung der schützenden Schichten kommt es zu einer punktförmigen Blutung (Phänomen des blutigen Taus, Auspitz-Phänomen).

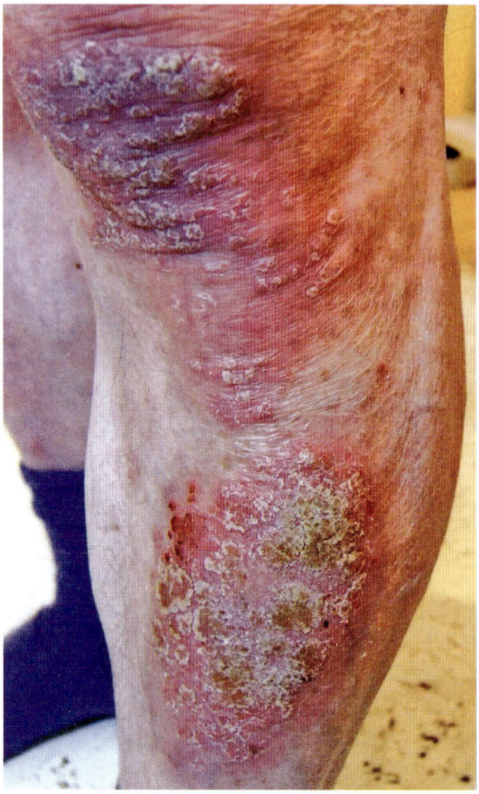

Abb. 63b: Psoriasis am Unterschenkel

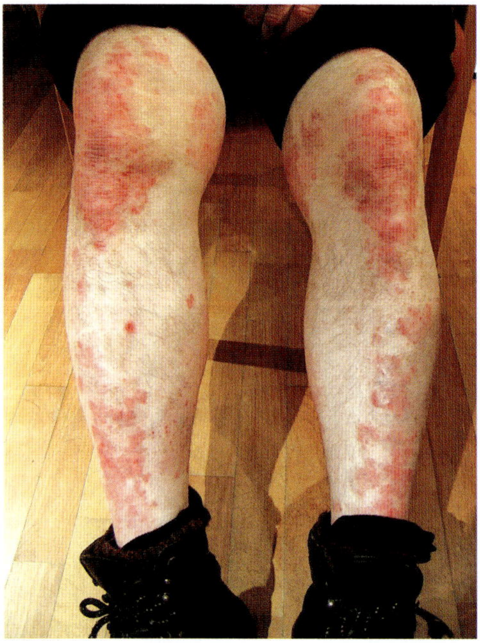

Abb. 63a: Psoriasis an den Unterschenkeln

- Bei der Psoriasis tritt in der Regel kein Juckreiz auf, allerdings klagen Patienten in den tropischen Klimazonen häufig über einen leichten oder mäßigen Juckreiz. Dieser Juckreiz wird durch sekundären psychischen Stress und Lichenifikation verstärkt. Als Auslösefaktoren einer Psoriasis werden auch unspezifische Reize, wie Verletzungen, Reibung, Operationen oder ähnliches beobachtet, das sog. Köbner-Phänomen (andere Krankheiten mit Köbner-Phänomen sind Warzen und Lichen planus).

Prädilektionsstellen

Kopfhaut

Meist sehr dicke Plaques, häufig am Hinterkopf. Die ganze Kopfhaut kann beteiligt sein, oder diskrete, multiple Plaques unterschiedlicher Größe können auftreten. Plaques mit asbestartigen Schuppen, die an der Kopfhaut und den Haaren haften, werden Pityriasis (Tinea) amiantacea genannt, ringförmiger Haarausfall. Ansonsten gehört die Alopezie in der Regel nicht zum Erscheinungsbild einer Psoriasis vulgaris. Andere Ursachen für Haarausfall sind die Psoriasis-Erythrodermie und rigorose lokale Behandlungen. Strukturelle Veränderungen am Haarschaft können im Elektronenmikroskop beobachtet werden, das Haarwachstum bleibt jedoch normal.

Penis

In der Regel befinden sich auf den vereinzelten Läsionen auf der Glans penis bei nicht beschnittenen Männern keine Schuppen, die Farbe und der klar umschriebene Rand sind jedoch distinkt. Fehlen weitere Symptome, kann eine diagnostische Biopsie durchgeführt werden, um eine Erythroplasie oder eine Zoon"sche Balanitis auszuschließen.

Psoriasis inversa

Psoriasis an Hautarealen, die sonst nicht betroffen sind, z.B. Hautfalten, Gelenkbeugen, Achselhöhlen, Leisten, Brustumschlagsfalten, Nabel, Gesäßfalte, Glans penis, Lippen und insbesondere den Handinnenflächen, Fußsohlen und Nägeln.

Plantopalmare Psoriasis

Die typischen, schuppenden Stellen mit feinen, silbrigen Schuppen können durch Kratzen provoziert werden. Weniger klar definierte Plaques können mit Lichen simplex, hyperkeratotischem Ekzem oder Pustulose verwechselt werden. Mischformen. Es ist häufig schwer, diese Form der Psoriasis von einem Ekzem zu unterscheiden, die beiden wechseln sich häufig ab.

Beteiligung der Nägel

Hier gibt es drei verschiedene Läsionen: 1. Tüpfelnagel, 2. Ablösung der Nagelplatte von Nagelbett und Nagelfalz und 3. Verdickung der Nägel in Verbindung mit Akkumulation von hyperkeratotischem Material unter dem Nagel.

Verlauf und Prognose

Bleibt weiterhin so unsicher wie vor 150 Jahren. Die Psoriasis ist immer sehr beschwerlich und oftmals eine hartnäckige Erkrankung, sie ist aber nur in Ausnahmefällen lebensbedrohlich. Es ist unmöglich vorherzusagen, wie lange die Krankheit bestehen wird, ob ein Rückfall eintreten oder wie lange der Patient ohne Beschwerden bleiben wird.

Die Krankheit ist nicht infektiös. Der allgemeine Gesundheitszustand und die Lebenserwartung der Patienten werden in der Regel nicht beeinträchtigt, obwohl die meisten von ihnen ein Leben lang mit Schüben rechnen müssen. Der Verlauf ist chronisch mit unterschiedlich langen Remissionen (Wochen oder Jahre). Eine Psoriasiserkrankung hinterlässt außer einer leichten Verfärbung, die mit der Zeit verblasst, keine Narben. In den Monaten nach einem Schub bilden sich die Nägel zu ihrem normalen Zustand zurück.

Gute Prognosen gibt es für Krankheitsschübe von Psoriasis guttata, die schneller abheilen und längere Remissionszeiten nach der Behandlung aufweisen können als Psoriasisformen, deren Schübe langsamer und diffuser verlaufen. Am anderen Ende der Skala stehen die Psoriasis-Erythrodermie und die Psoriasis pustulosa, deren Morbidität nicht zu vernachlässigen ist. Auch bei der Arthritis psoriatica gibt es eine erhöhte Sterblichkeitsrate. Ein früher Ausbruch der Krankheit und eine familiäre Vorbelastung verschlechtern die Prognose.

Atypische Formen heilen in der Regel langsamer ab als die Psoriasis vulgaris. Läsionen auf den Handinnenflächen und den Nägeln sind besonders behandlungsresistent.

Komplikationen

Infektionen

- Sekundärinfektionen treten bei Psoriasisläsionen nur selten auf. Eine Ausnahme bildet die lokale Steroidbehandlung mit Okklusivverbänden, bei denen Follikulitis und Furunkulose als Komplikation auftreten können. Nichtsdestotrotz sind 50% der Psoriasispatienten Staphylokokkenträger, besonders häufig sind die Erreger auf den Psoriasisläsionen zu finden.

Juckreiz

- Bei der Psoriasis ein sehr unbeständiges Symptom. Juckreiz spielt häufig keine Rolle, manche Patienten leiden jedoch stark darunter. Häufiger bei den instabilen Formen der Psoriasis zu finden. Pustulöse und erythrodermische Formen sind häufiger von einer Empfindung des Brennens oder Spannens der Haut begleitet. Das Ausmaß des Juckreizes spiegelt oftmals die seelische Verfassung des Patienten wieder und kann, insbesondere bei heftigem Juckreiz, ein Anzeichen für Ängste oder Depressionen sein.

Arthritis

- Arthritis psoriatica. Psoriasis der Haut und/oder der Nägel assoziiert mit peripherer und/oder spinaler Arthropathie, meist seronegativ. Prädilektionsstellen sind die Fingergelenke, Füße, Knöchel, Knie und das Sakroiliakalgelenk; diese Gelenke sind geschwollen und schmerzhaft. Die Gelenksymptomatik kann parallel zu den Psoriasisschüben verlaufen. Veränderungen der Nägel sind meist zu beobachten. Folgende radiologische Veränderungen sind charakteristisch: Osteoporose gefolgt von einer erhöhten Knochendichte, reduzierten Gelenkhöhlen und Erosion der Gelenkflächen mit eventueller Zerstörung der beteiligten Epiphysen und Deformierung der Gelenke.

Nephritis und Nierenversagen

- Bei der akuten Form der Psoriasis pustulosa kann es in seltenen Fällen zu Nierenversagen durch akute Tubulusnekrose aufgrund einer Oligämie (Verlust von Albumin in die Haut) kommen.

Leberinsuffizienz

- Bei der Psoriasis pustulosa und der Psoriasis-Erythrodermie kann es zu schweren Beeinträchtigungen der Leberfunktion kommen, oft in Verbindung mit Drogen/Medikamenten, Alkohol und Oligämie.

Amyloidose

- Sekundäre Amyloidose kann als seltene Komplikation der Arthritis psoriatica, generalisierter Psoriasis pustulosa und einer schweren Psoriasis vulgaris auftreten. In Fällen von sekundärer Amyloidose in Verbindung mit Psoriasis kann es zu Nierenversagen mit aggressivem, tödlichem Verlauf kommen.

Behandlung

Allgemeine, nicht spezifische Maßnahmen

- Es lohnt sich immer, dem allgemeinen, physischen und psychischen Gesundheitszustand des Patienten Aufmerksamkeit zu schenken. Es gibt eine Reihe von Beschwerden, die sich negativ auf die Toleranz des Patienten gegenüber seiner Erkrankung auswirken können: eine leichte Anämie, eine geringfügige, aber unbehandelte Arthritis sowie, vor allem bei älteren Patienten, Angstzustände und Depressionen. Ruhe, leichte Sedierung, ein kurzer Urlaub oder Aufenthalt im Krankenhaus, auch um den Patienten aus einer belastenden Umgebung herauszunehmen, können dazu beitragen, den richtigen therapeutischen Weg einzuschlagen. Harmlose Placebos können Erleichterung und Trost spenden und sollten aus diesem Grund nicht abgewertet werden.

Behandlungsschwerpunkte

- Dem Patienten sollte eingeschärft werden, dass die Behandlung erst dann abgeschlossen werden kann, wenn die letzte Läsion verschwunden ist. Dabei muss auch an die Kopfhaut gedacht werden. Wenn es gelingt, einen Schub völlig unter Kontrolle zu bringen, bleibt die Rückfallquote gering.
- Ein guter Allgemeinzustand ist wichtig. Auslösende und aufregende Faktoren sollten so weit wie möglich vermieden werden.

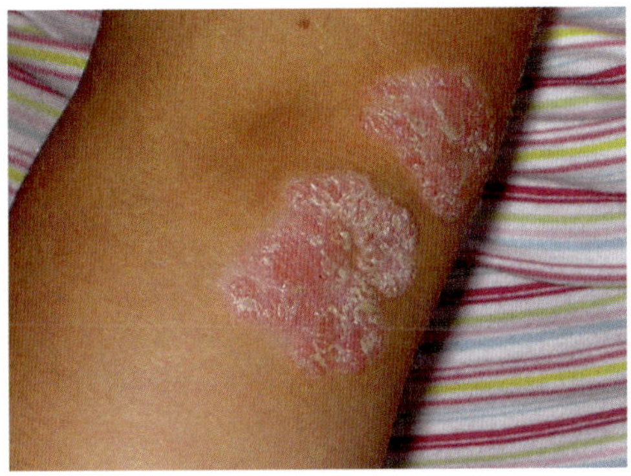

Abb. 64: Psoriasis - Ellenbogen

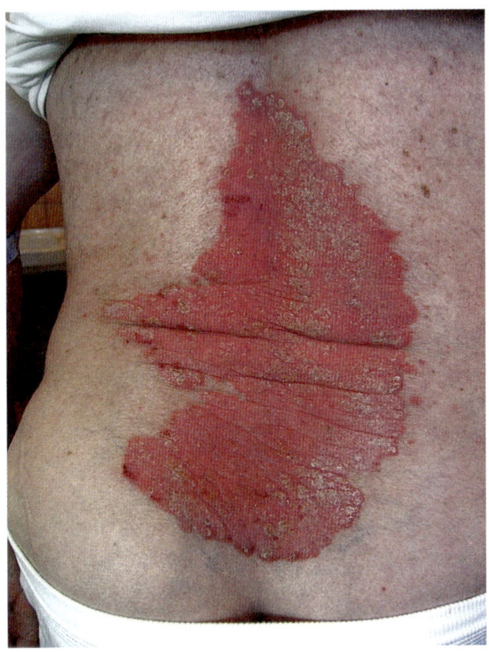

Abb. 65: Psoriasis - Rücken

A. Therapie

Da die Schulmedizin bei der Behandlung der Psoriasis nur eine sehr begrenzte Rolle spielt, ist die Homöopathie in den meisten Fällen oft der Retter in der Not, nicht nur im Sinne einer palliativen Behandlung, sondern als echte Heilung. In hartnäckigen Fällen jedoch ist es immer schwierig einen Behandlungserfolg zu erzielen.

Schwerpunkte einer homöopathischen Behandlung

- Dem Patienten sollte eingeschärft werden, dass die Behandlung erst dann abgeschlossen werden kann, wenn die letzte Läsion verschwunden ist.
- Ein guter Allgemeinzustand ist auch hier wichtig. Auslösende und aufregende Faktoren sollten so weit wie möglich vermieden werden.
- Der Alltag des Patienten sollte so ausgerichtet sein, dass physischer und psychischer Stress vermieden werden können.
- Ein gemäßigtes, stabiles Klima und häufige Sonnenbäder bis zum Winter können dazu beitragen, die Rezidive zu vermeiden.

Anamnese und Analyse der individuellen Krankheitsschübe

- Da bei der Psoriasis die erbliche Disposition eine Rolle spielt, sind adäquate Informationen bezüglich der Biographie und der Familiengeschichte des Patienten wichtig und sollten während der Anamnese besonders gründlich erfragt werden. Fragen zu Streptokokkeninfektionen, Diabetes, Gicht und Traumen (physisch und psychisch) in der Familie sollten ebenfalls miteinbezogen werden, da diese oft mit der Psoriasis vergesellschaftet sind.
- Informationen zu Krankheitsschüben und Remissionszeiten sollten methodisch und in chronologischer Reihenfolge erfasst werden. Bei jedem Patienten variieren die auslösenden Faktoren und Modalitäten (bes. Verschlimmerung und Besserung) und sollten sorgfältig evaluiert und dokumentiert werden.
- Die individuellen Läsionen sollten gründlich in Bezug auf ihre Lokalisation, Risse und Ulzeration untersucht werden. Ebenso wichtig sind der Allgemeinzustand der Haut und eine Analyse des Juckreizes mit seinen Modalitäten und Begleitsymptomen.
- Die Lebensumstände des Patienten sollten erfasst und mit ihm besprochen werden. Krankheitsschübe treten bevorzugt in schwierigen und stressigen Situationen auf.

Letztendlich sollte sich der Homöopath immer bewusst machen, dass Psoriasis eine chronische Erkrankung ist und ihr Verlauf von Remissionen und Rezidiven geprägt wird. Schübe treten bevorzugt in den Wintermonaten auf. Die Hautausschläge heilen tendenziell bei warmem Wetter spontan ab.

Bei der Anamnese von Kindern sollte man folgende Faktoren bezüglich ihrer Lebensumstände berücksichtigen:

- Beschwerden durch Bevormundung.
- Werden von ihren Eltern gegen ihre Wünsche gezwungen etwas zu tun.
- Werden zu Unrecht von den Eltern bestraft.
- Werden von Freunden hintergangen.

Wichtige homöopathische Mittel

Arsenicum iodatum, Arsenicum album, Calcium sulph, Calcium carb, Chrysophanic acid, Clematis, Graphites, Kali ars, Kali sulph, Kali carb, Manganum, Mercurius, Mezereum, Lycopodium, Petroleum, Phytolacca, Phosphorus, Psorinum, Pulsatilla, Rhus tox, Sepia, Silicea, Sarsaparilla, Sulphur, Thyreoidinum, Thuja, X-ray.

Uva ursi und *Berberis* sind wichtige Mittel zur lokalen Anwendung.

Repertorium

alum, am-c, ambr, ars, ars-i, ars-s-f, aur-ar, aur, berb-a, borx, bry, bufo, calc, carb-ac, calc-s, carb-v, canth, chin, cic, clem, cor-r, cupr, dulc, graph, hydrc, iris, iod, kali-ar, kali-br, kali-c, kali-p kali-s, led, lob, lyc, mang, merc, mez, mag-c, merc-c, merc-i-r, nat-m, nit-ac, nuph, petr, ph-ac, phos, phyt, puls, psor, ran-b, rad-br, rhus-t, sars, sep, sil, staph, sulph, sul-i, tell, teucr, thuj, thyr, tub, x-ray.

- Haut, Hautausschläge, Psoriasis:
- diffusa: ars, ars-i, calc, cic, clem, dulc, graph, lyc, mez, merc-i-r, mur-ac, rhus-t, sulph, thuj.
- inveterata: calc, carb-ac, clem, kali-ar, mang, merc, petr, puls, rhus-t, sep, sil, sulph.
- syphilitisch: ars-i, ars, aur, cor-r, kali-br, merc, nit-ac, phyt, sars, thuj.

- Haut, Hautausschläge, abschilfernd: acet-ac, agar, am-c, am-m, ars, ars-i, arum-t, aur, ant-t, apis, ars-s-f, bar-c, bell, borx, bov, bufo, calc, calc-s, calc-sil, canth, carb-an, caps, caust, cham, clem, coloc, con, crot-h, cupr, dulc, elaps, euph, ferr-p, ferr-iod, graph, hell, kali-s, kali-ar, kali-c, kali-sil, kreos, lach, laur, led, mag-c, manc, medus, merc, mosch, mez, nat-ar, nat-c, nat-m, nat-p, olnd, op, par, petr, plat, plb, ph-ac, phos, ptel, psor, puls, ran-b, ran-s, rhus-t, rhus-v, sep, sec, sil, staph, sulph, sabad, sel, spig, sul-ac, tarax, teucr, thuj, urt-u, verat.
- erkrankten Teilen, an: rhus-t.
- gehärteten Stellen, an: am-c, ant-crud, bor, graph, ran-b, sep, sil, sulph.
- Schuppen, weiße: ars, calc, como, crot-t, dulc, lyco, merc, sep, sil, thuj.

- Haut, Hautausschläge, schuppig: ant-c, ars, ars-i, calc, calc-s, carbn-s, con, dulc, graph, lyc, merc, mez, nat-m, nit-ac, olnd, petr, ran-b, rhus-t, sil, sulph.
- blutend: merc, mez.
- braun: am-c, ant-c, berb, dulc.
- brennend: am-c, ant-c, calc, cic, puls, sars.
- dick: aur, merc, mez.
- eiternd: ars, plb, sil, sulph.
- entzündet: calc, lyc.
- erhaben: mez.
- erneuert täglich: crot-t.
- feucht: alum, anac, anthraci, ars, bar-c, calc, carbn-s, cic, clem, dulc, graph, hell, hep, kali-s, lyc, merc, mez, olnd, petr, phos, plb, ran-b, rhus-t, ruta, sep, sil, staph, sulph.
- gelb: ant-c, aur, aur-m, bar-m, calc, calc-s, carb-v, cic, cupr, dulc, hyper, iod, kali-i, kali-s, kreos, med, merc, mez, nat-p, petr, ph-ac, spong, staph, sulph, viol-t.
- gelblich weiß: mez.
- grau: ars, merc, sulph.

– grünlich: ant-c, calc, petr, sulph.
– hart: ran-b.
– Heu, allergisch gegen: graph.
– honigfarben: carb-v.
– hornig: ant-c, graph, ran-b.
– Körper, am ganzen: ars, dulc, psor.
– Kratzen, nach: alum, am-c, am-m, ant-c, ars, ars-s-f, bar-c, bell, bov, bry, calc, carb-an, caps, carbn, carb-v, cic, con, dulc, graph hep, kali-ar, kali-c, kali-s, kali-sil, kreos, led, lyc, merc, mez, nat-m, petr, phos, puls, ran-b, rhus-t, sabad, sabin, sars, sep, sil, staph, sulph, thuj, verat, viol-t, zinc, zinc-p.
– nässend, grünlich, blutig: ant-c.
– Quecksilbermissbrauch, nach: calc, lyc.
– schwarz: ars, bell, chin, vip.
– serpiginös: clem, psor, sulph.
– stinkend: graph, lyc, med, merc, plb, psor, staph, sulph.
– trocken: ars, ars-i, aur, aur-m, bar-c, calc, chinin-s, graph, lach, led, merc, ran-b, sulph, thuj, viol-t.
– übelriechend: mez.
– verkrustete Stellen: hydr, kali, merc, nit-ac, sabin, sil, thuj, zinc.
– weiß: alum, calc, mez, nat-m, tell, thuj.
– Wetter, warmes: bov.
– wund, beißend: puls.

- **Haut, Risse:** aloe, alum-sil, alum, am-c, aesc, ant-c, arn, aur bad, bar-c, bar-s, bry calc, cadm-s, calc-s, corn-a, caust, carb-an, carbn-s, cham, cycl, graph, hep, hydr, iris, ind, kali-s, kali-c, kali-sil, kreos, lach, lyc, mag-c, mang, merc, nat-c, nat-m, nit-ac, osm, paeon, petr, phos, psor puls, sars, sep, sil, sulph, rhus-t, ruta, teucr, viol-t, zinc, zinc-p.
  – brennend: petr, sars, zinc.
  – feucht: aloe.
  – gelb: merc.
  – geschwürig: bry, merc.
  – juckend: merc, petr.
  – mercurialisch: hep, nit-ac, sulph.
  – neue Haut reißt ein und brennt: sars.
  – schmerzhaft: graph, mang, zinc.
  – Sommer; agg. im: coc-c.
  – stinkend: merc.
  – tief, blutend: nit-ac, petr, merc, sars, sulph, psor, puls.
  – Waschen, nach: alum, ant-c, bry, calc, calc-s, cham, kali-c, lyc, nit-ac, puls, sars, sep, sulph, rhus-t, zinc.
  – Winter; agg. im: alum, calc, calc-s, carbn-s, graph, petr, psor, sep, sulph.

- **Lokalisation**
- **Augenbrauen,** um die: phos.
- **Penis,** Vorhaut: graph, sep.
- **Skrotum:** nit-ac, petr, thuj.
- **Rücken:** calc, kali-ar, mez.
- **Arme:** iris, kali-s, kali-ar, rhus-t, sil.
  – Ellbogen: iris, kali-ar, kali-s, phos.
  – Unterarm: rhus-t.
  – Hand, Psoriasis diffusa: ars, calc, clem, carc, graph, kali-bi, lyc, mez, petr, rhus-t, sars, sulph.
  – Handinnenfläche: aur, phos, calc, clem, cor-r, crot-h, graph, hep, kali-s, lyc, med, merc, mez, mur-ac, nat-s, petr, psor, sars, sil, sel, sulph, sul-ac, x-ray.
    – syphilitische Psoriasis: ars, ars-i, aur, merc, phos, sel.
  – Handrücken:
    – chronische Psoriasis: ars, aur, bar-c, graph, hep, lyc, maland, petr, phos, phyt, rhus-t, sars, sulph.
    – syphilitische Psoriasis: ars, aur, merc, phos.
  – Finger: graph, lyc, teucr.
    – Nägel, um die: graph, sep.
    – Zeigefinger: anag, teucr.
    – Mittelfinger: anag.
- **Knie:** iris, psor.
- **Bein:** kali-ar, phos.
- **Fußsohle:** cor-r, phos.
- **Haut, aufgesprungen:** aesc, alum, alum-sil, ant-c, arn, aur, bry, calc, calc-sil, carbn-s, cham, cycl, graph, hep, kali-c, kreos, lach, lyc, mang, mag-c, merc, nat-c, nit-ac, petr, puls, rhus-t, sars, sep, sulph, sil, uta, viol-t, zinc.

14

Erytheme

Definition

Das Erythem gehört zu den häufigsten Primäreffloreszenzen mit lokalisierter oder generalisierter Rötung bzw. Hyperämie der Haut, die durch eine Erweiterung der oberflächlichen Blutgefäße verursacht wird.

A. Lokales Erythem

- Traumen: Verletzung, Druck, Dekubitus, Intertrigo, Windeldermatitis.
- Chemisch bedingt: Dermatitis und Ekzeme.
- Mechanisch bedingt (Hitze, Kälte, Licht):Verbrennungen, Frostbeulen, Sonnenbrand.
- Infektiös bedingt: in den frühen Stadien von Impetigo, Insektenstichen.

B. Generalisiertes Erythem

- Medikamente/Drogen.
- Bakterielle Toxine.
- Virale Infektionen.
- Erythema multiforme – als Folge einer Infektion mit betahämolysierenden Streptokokken oder dem Herpes-simplex-Virus oder einer medikamentösen Behandlung (Sulfonamide, Barbiturate, Cotrimoxazole, Penizillin, Phenothiazine, Thiaziddiuretika, und NSAIDs). In manchen Fällen auch als Folge von Neoplasie, Strahlentherapie, Kollagenkrankheit und oralen Kontrazeptiva.
- Erythema induratum – als Folge einer Sensitivität gegen das Mycobacterium tuberculosis (oder seiner Toxine) und Sarkoidose.
- Erythema nodosum – als Folge von rheumatischem Fieber, Infektionen (Streptokokken, Tuberkulose, Lepra, Histoplasmose, Salmonellen, Shigellen, Brucellose, Blastomykose, Coccidiodomykose, Lymphogranuloma venereum, Psittacosis, Rickettsien, Katzenkratzlymphadenitis, Trichophytose), chronisch entzündlichen Darmerkrankungen, Medikamente n(Sulfonamide, orale Kontrazeptiva, Barbiturate), Colitis ulcerosa, Sarkoidose, maligne hämatologische Veränderungen, Schwangerschaft und Behcet-Krankheit.
- Erythema migrans – als Folge von Infektionen, malignen Erkrankungen oder Medikamenten.
- Exantheme.
- Lupus erythematodes.
- Toxische Erytheme – als Folge viraler oder bakterieller Infektionen.
- Syphilis.

Lokalisierte oder generalisierte Maculae. Flüchtig oder persistierend. Eine asymmetrische, lokalisierte Rötung deutet auf eine lokale, äußerliche Ursache hin. In der Regel ist dies das erste Anzeichen für entzündliche Dermatosen wie z.B. chemische und thermische Verbrennungen, Insektenstiche, bakterielle Infektionen, Dermatitis oder Ekzem. Eine disseminierte, bilaterale und symmetrische Hautrötung wird meist durch eine interne, systemische Störung verursacht.

In jedem Fall muss eine erythematöse Läsion auf Verhärtungen und Infiltrationen untersucht werden. Bei einem einfachen Erythem gibt es keine Anzeichen von Verhärtung oder Infiltration der darunterliegenden Gewebe. Bei Granulomen wie Tuberkulose und Lepra tritt das Erythem in Verbindung mit Infiltration auf. Ein generalisiertes Erythem in Verbindung mit Infiltration des gesamten Integuments nennt man Erythrodermie.

Das vorübergehende Abblassen der Haut unter Druckeinwirkung ist das charakteristische Merkmal einer erythematösen Läsion.

Einige wichtige Formen des Erythems werden im Folgenden beschrieben.

C. Erythema multiforme

Beim Erythema exudativum multiforme handelt es sich um eine selbstlimitierende, rezidivierende Krankheit, die in den gemäßigten Klimazonen vorwiegend im Frühjahr und im Herbst bei jungen Erwachsenen auftritt. Akuter Krankheitsbeginn mit leichten Prodromalsymptomen wie leicht erhöhte Temperatur, allgemeines Krankheitsgefühl und andere Allgemeinsymptome, die 1–4 Wochen vor Ausbruch des Hautausschlages auftreten.

Anschließend zeigen sich multiple, scharf begrenzte, kreisförmige, erythematöse Maculae, die sich innerhalb von 2 Tagen zu erhabenen, abgeflachten und ödematösen Papeln entwickeln. Die Läsion besteht typischerweise aus 3 Zonen – der zentralen dunkel gefärbten Kapillarblutung, dem erhöhten, ödematösen und blassen Ring sowie dem umliegenden makulösen Erythem. Die Farbe der makulösen und papulösen kutanen Läsionen kann von purpurrot über violett bis hin zu bläulich reichen. Knötchen, Bläschen und Blasen sind ebenfalls häufig zu beobachten.

Die Läsionen treten in der Regel symmetrisch auf und bevorzugt auf Handinnenflächen, Fußsohlen, Hand- und Fußrücken, den Streckseiten, Ellbogen, Knie, Gesicht, Nacken und in wenigen Fällen dem Rumpf. Die Schleimhäute sind meist nicht betroffen, obwohl es vereinzelt zu Läsionen im Mund kommen kann. Die kutanen Läsionen sind bis auf ein leichtes Brennen asymptomatisch.

Eine schwere Form des Erythema multiforme ist das Stevens-Johnson-Syndrom mit großflächigen, vorwiegend bullösen Ausschlägen auf der Haut und den Schleimhäuten, plötzlichem, hohem Fieber, Krankheitsgefühl und Muskel- und Gelenkschmerzen. Bei dieser Form sind auch die Augen (Konjunktivitis, Bullae, Hornhautgeschwüre, Uveitis und Panophthalmie, die zu Hornhauttrübungen und Blindheit führen können), die Harn- und Atemwege betroffen mit Blasenbildung und Erosion der oralen und genitalen Schleimhäute.

Pathogenese

Das Erythema multiforme gehört zu den Immunkrankheiten. Die Betonung liegt sehr wahrscheinlich bei den zellvermittelten Immunreaktionen, die hauptsächlich auf die Keratinozyten abzielen.

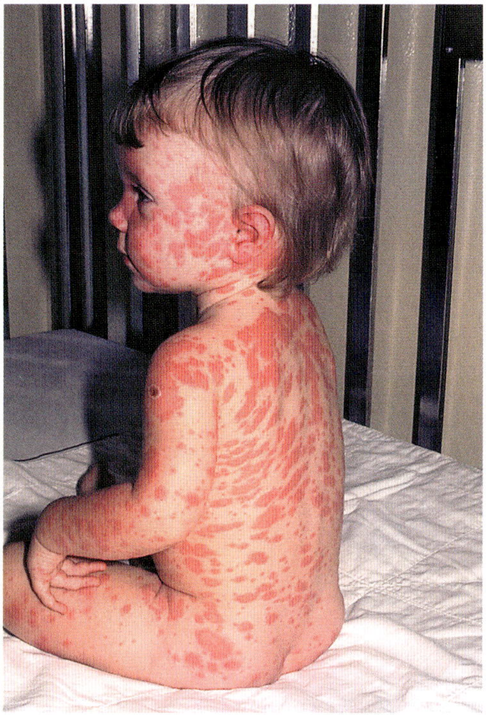

Abb. 66: Erythema multiforme

D. Erythema nodosum

Das Erythema nodosum (auch Knotenrose genannt) ist eine Überempfindlichkeitsreaktion, die durch eine Entzündung von Haut und Subkutangewebe charakterisiert ist. Weit verbreitet bei Kindern und jungen Erwachsenen, besonders jungen Frauen.

Das Erythema nodosum wird als allergische Überreaktion (Typ III) der Haut angesehen, die im Zusammenhang mit Allgemeinerkrankungen wie Sarkoidose, Löfgren-Syndrom, verschiedenen Infektionen (z.B. Tuberkulose, und Toxoplasmose), entzündlichen Darmerkrankungen, Arzneimitteln (z. B. Sulfonamide) sowie dem rheumatischen Fieber auftritt.

Der Hautausschlag tritt bilateral symmetrisch auf mit roten und schmerzempfindlichen Knoten (4–10 cm im Durchmesser), die vorwiegend auf den Schienbeinen, den Streckseiten der unteren Extremitäten und seltener auf den oberen Gliedmaßen zu finden sind. Akuter Ausbruch, oft in Verbindung mit Fieber, Krankheitsgefühl, Ödem an den Beinen sowie Arthralgie und Arthritis (meist an den Knöcheln). Beim Betasten fühlen sich die Läsionen ein wenig warm und sehr weich an.

Anfangs ist die Haut über den Knoten rot, geschmeidig, leicht erhöht und glänzend. Nach ein paar Tagen werden die Läsionen flacher, verfärben sich violett oder grünlich blau und erinnern dabei an ein tiefes Hämatom. Die Knoten treten in Gruppen auf und bilden sich nach einigen Tagen oder Wochen langsam zurück. Die BSG ist in der Regel beschleunigt.

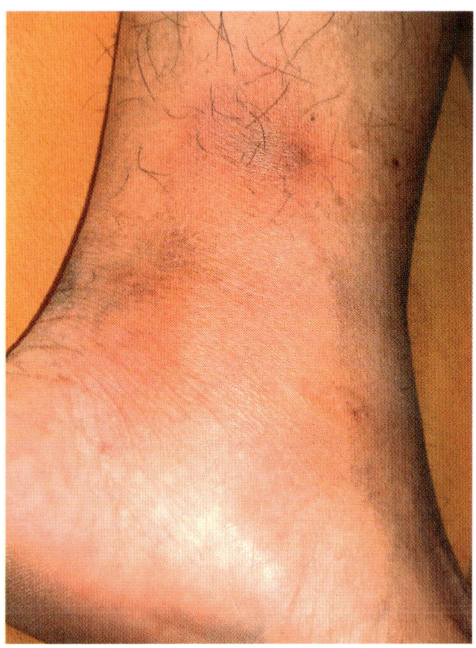

Abb. 67: Erythema nodosum bei Tuberkulose

E. Erythema migrans

Das Erythema migrans (auch Wanderröte genannt) ist das charakteristische Leitsymptom des ersten Stadiums der Borreliose (durch Zeckenbiss übertragene Erkrankung, ausgelöst durch den Erreger Borrelia burgdorferi). In 50 Prozent aller Fälle beginnt eine Borreliose mit der Entwicklung eines Erythema chronicum migrans.

Charakteristische bogen- oder ringförmige Läsionen. Die Primärläsionen sind erythematös und leicht erhöht. In den meisten Formen dieses Erythems sind die Läsionen flüchtig und wandern, in manchen sind sie fix.

Das Erythema migrans an sich bereitet keine weiteren Beschwerden. Es kann spontan abheilen, aber auch über Monate hinweg „wandern" und immer wieder auftreten.

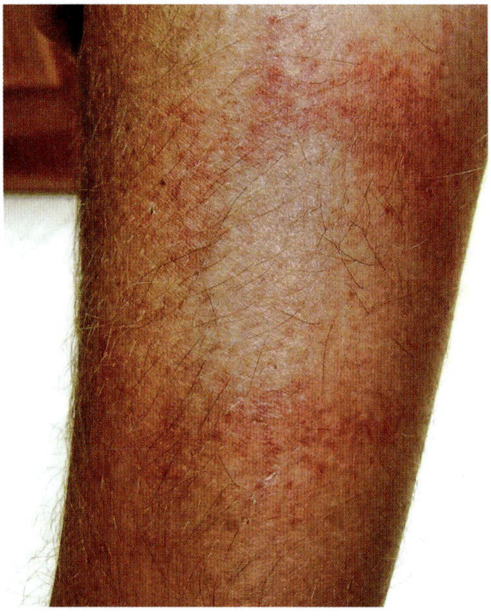

Abb. 68: Erythema migrans

F. Therapie von Erythemen

Erytheme zeigen eine typische multimiasmatische Entwicklung. Die Erkrankung beginnt mit Allgemeinsymptomen wie Fieber, Krankheitsgefühl usw., um dann allmählich in verschiedenfarbige (besonders rot, purpurrot, violett, blaurot usw.), ödematöse und erythematöse Maculae überzugehen. Nur selten werden die Ausschläge bullös. Die Läsionen bilden sich innerhalb von einigen Wochen zurück und neigen zu Rezidiven.

Ganz deutlich geht hier das psorische Miasma (Erythem) allmählich in das sykotische (Blasen) über.

Folgende Faktoren müssen während der Anamnese berücksichtigt werden:

- Auflistung aller medikamentösen Behandlungen, z.B. Barbiturate, Phenolphthalein, Sulfonamide, Salicylsäure.
- Mögliche septische Herde, vor allem in Nase oder Hals, müssen ausfindig gemacht und behandelt werden.
- Das Erythema multiforme ist eine Überempfindlichkeitsreaktion gegenüber den Endprodukten von Infektionen oder Medikamenten, es liegt also eine Störung der Immunreaktion vor. Andere Krankheiten wie eine allergische Purpura, Herpes simplex, Infekte, Rheumatismus etc. müssen ausgeschlossen werden.
- Bedenken Sie immer, dass das Erythema multiforme eine selbstlimitierende Erkrankung ist, die innerhalb einiger Tage oder Wochen wieder verschwindet. Die Therapie konzentriert sich deshalb auf die Stabilisie-

rung des Patienten, um Rezidive zu verhindern, und auf die Behandlung möglicher septischer Herde.
- Die Behandlung der zugrundeliegenden Allgemeinerkrankung muss besonders berücksichtigt werden (z.B. bei Erythema migrans oder Erythema nodosum).

Folgende Punkte sollten sorgfältig beobachtet werden:

- Die Läsion (Lokalisation, Besonderheiten, Farbe, Dauer, Ausbruch der Läsion).
- Die damit verbundenen Allgemeinsymptome.
- Der miasmatische Hintergrund, ermittelt anhand der Biographie und Familiengeschichte des Patienten.

Meiner Meinung nach gehört das Erythema multiforme aus folgenden Gründen dem tuberkulösen Miasma an:

- Immunreaktion.
- Neigung zu Rezidiven.

Alle behandelnden Ärzte möchte ich daraufhin weisen, dass die bullöse Form in seltenen Fällen tödlich verlaufen kann. Aus diesem Grund ist auch während einer homöopathischen Behandlung höchste Vorsicht geboten.

Wichtige homöopathische Mittel

Agar, am-c, anac, ant-c, ant-t, apis, ars, aur, acon, ail, bell, bry, berb, calc, chlor, con, coff, graph, kali-bi, kali-c, kali-s, lach, lyc, mag-c, merc, mez, nit-ac, ph-ac, phos, rhus-t, sulph, sul-ac, stram, tab, thuj, tub.

Repertorium

- **Haut, Hautausschläge**
  - erythematös: ars, thuj.
- **Haut**
  - Erythem: androc, antip, bell, bor-ac, grin, lat-h, mez, morg-p, narc-ps, physala-p, pic-ac, plan, plb-chr, prot, syc, ter, tub, urt-u.
- **Gesicht,** Farbe, rot, erythematös: gels, graph, syc.
- **Männliche Genitalien,** Hautausschläge, Penis, erythematös: petr, samb, sumb.
- **Brust, Farbe, Rötung, erythematös:** apis.
- **Extremitäten, Hautausschläge**
  - erythematös: ars, thuj.
  - Hautausschläge, Arme, erythematös: bor-ac.

Für Erythema nodosum

- **Haut, Hautausschläge, Erythema nodosum:** acon, apis, chinin-s, jug-c, kali-br, kali-i, led, narc-ps, phyt, rhus-t, rhus-v, sul-ac, tub.
- **Haut, Farbe, rot, Flecken, bläulich rot, Knötchen:** lyss.

Fallbeispiel

Steven-Johnson-Syndrom

Am Abend des ersten August 1986 kam ein junger Mann in meine Klinik und bat mich, seine schwerkranke Mutter zu behandeln. Sie war stationär in einem Krankenhaus versorgt worden und die Ärzte dort hatten jede Hoffnung auf Genesung aufgegeben. Anfangs weigerte ich mich, den Bitten des Mannes nachzugeben, da ich mit diesem Krankenhaus schon sehr schmerzliche Erfahrungen gemacht hatte. Das Krankenhauspersonal dort weigerte sich, mit Homöopathen zu kooperieren. Außerdem kommen viele Leute erst dann zu einem homöopathischen Arzt, wenn es zu spät ist und der Patient bereits im Sterben liegt. Der junge Mann blieb hartnäckig und schließlich versprach ich ihm, seine Mutter zu untersuchen.

Am nächsten Tag begleitete ich ihn zum Krankenhaus und der Mann erzählte mir, seine Mutter sei Diabetikerin und habe einen sehr schmerzhaften Hautausschlag auf der Brust bekommen. Der Hausarzt hatte einen Herpes zoster diagnostiziert und behandelt, allerdings ohne Erfolg. Andere Spezialisten wurden konsultiert, aber nichts half. Ein führender Dermatologe hatte die Patientin mit Medikamenten behandelt, die eine akute, schwere Reaktion am ganzen Körper hervorriefen. Zu diesem Zeitpunkt wurde sie ins Krankenhaus eingewiesen. Tagelang verschlechterte sich der Zustand der Patientin, alle möglichen Behandlungsstrategien blieben erfolglos.

Als ich im Krankenhaus ankam, wurde ich von einer Stationsschwester und dem diensthabenden Arzt begleitet. Sie hielten mich für einen der vielen Dermatologen, die täglich zu der Patientin gerufen wurden. Die Frau lag reglos wie in einem Koma im Bett und sah aus, als hätte sie schwerste Verbrennungen. Ihr ganzer Körper war mit Gentianaviolett betupft. Sie hatte eine Unmenge von Blasen in allen Größen, manche waren aufgebrochen mit serösem Exsudat und abschälender Haut.

Ihre Augen waren halb offen und wurden geschwemmt mit einem Exsudat, das aus den nekrostisierenden Augenrändern austrat. Die Augenränder waren ausgefranst und sahen aus, als wären sie von einer Ratte zerbissen worden. Ihr geschwollenes Gesicht deutete auf entzündliche Prozesse im Mund und in der Nase hin. Ihre Lippen waren nekrotisch und geschwollen. Im Großen und Ganzen sah die Patientin aus, als sei sie in einen Kessel mit kochendem Wasser geworfen worden. Sie sah furchterregend aus.

Sie befand sich in einem toxischen Zustand mit akuten Zeichen eines Schocks im fortgeschrittenen Stadium. Sie hing am Tropf und konnte nur schwer atmen, da sie auch einen Pleuraerguss hatte. Aufgrund von entzündlichen Veränderungen in den Nieren und der Blase hatte sie kaum Harnabgang. Zuletzt wurde sie von einem sehr berühmten Dermatologen behandelt, der bei ihr das Stevens-Johnson-Syndrom diagnostiziert hatte.

Das Stevens-Johnson-Syndrom zeichnet sich durch Schleimhautbeteiligung mit schmerzhafter Blasenbildung im Mund- und Genitalbereich und erosiver Konjunktivitis aus. Die Blasen führen in der Regel zu extensiven Ulzerationen mit Bildung einer Pseudomembran und hämorrhagischen Krusten. Die Blasen auf der Haut enthalten eine klare oder blutige Flüssigkeit. Das Allgemeinbefinden der Patienten ist stark beeinträchtigt. Schulmedizinisch wird diese Krankheit mit Antibiotika und adrenocorticotropem Hormon (ACTH) behandelt. Die Prognose ist schlecht, spontane Remissionen sehr selten und schwere Fälle verlaufen fast immer tödlich.

Homöopathisch betrachtet, war es ein einfacher Fall. Obwohl sich die Patientin in einem Schockzustand befand, war sie ansprechbar und konnte auf jede Frage antworten. Sie berichtete mir, dass sie sich fühle, als läge sie auf brennendem Sand. Sie hatte Durst, konnte aber nicht trinken. Jeder Versuch war schmerzhaft. Wegen der Absonderungen in ihren Augen konnte sie nichts sehen. Sie konnte kaum essen und hatte keinen Stuhlgang. Mit großen Schwierigkeiten konnte sie ein paar Tropfen Urin lassen, was mit heftigen, schneidenden und brennenden Schmerzen verbunden war. Alles widerte sie an, z.B. essen, trinken, sehen und Wasser lassen. Aufgrund dieser Symptome gab ich ihr *Cantharis C30*, 3 Tage lang 3 x täglich. Nach 24 Stunden verspürte sie bereits eine große Erleichterung. Am gleichen Tag wurde auch ihre seelische Verfassung besser. Am nächsten Tag konnte sie trinken und Wasser lassen. Am dritten Tag konnte sie essen und hatte wieder Stuhlgang. Ihre Genesung machte rasante Fortschritte und am vierten Tag wollte die Patientin nach Hause. Das Krankenhauspersonal konnte sich nicht vorstellen, dass ein homöopathisches Mittel diese bemerkenswerte Genesung bewirkt haben könnte.

Eine Woche später wurde die Patientin auf eigene Verantwortung aus dem Krankenhaus entlassen, die Blasen waren zu diesem Zeitpunkt vollständig ausgetrocknet und abgeheilt.

Als sie wieder zu Hause war, hatte sie noch einmal brennende Schmerzen beim Wasserlassen, ich verschrieb wieder einige Gaben *Cantharis*. Ihre Haut fiel nicht mehr in Fetzen ab, die Patientin hatte wieder natürliche, gesunde Haut. Sie konnte sehen, essen, trinken, hatte Stuhlgang und konnte wieder Wasser lassen. All dies passierte innerhalb einer Woche! Sie konnte wieder normal arbeiten und ließ sich später konstitutionell wegen ihres Diabetes behandeln.

15

Urtikaria

Synonym

Nesselsucht.

Definition

Weit verbreitetes, klinisches Symptom mit flüchtigen Hautausschlägen, erhabenen, umschriebenen und erythematösen oder ödematösen Schwellungen der oberflächlichen Dermis in Verbindung mit Juckreiz.

Es gibt eine Reihe klinischer Formen, zwei davon sind:

- Angioödem (Quinke-Ödem): ödematöse Reaktion in der Subkutis. Urtikaria und Angioödem treten häufig parallel auf und werden aus Gründen der Praktikabilität zusammengefasst. Ein reines Angioödem ist dabei auf einen hereditären C1-Esteraseinhibitor-Mangel zurückzuführen und weist klinisch- und behandlungsrelevante Unterschiede auf.
- Systemische Anaphylaxe ist ein akut lebensbedrohlicher Zustand und wird durch eine IgE-vermittelte allergische Reaktion verursacht. Zu den Symptomen gehören diffuses Erythem, Juckreiz, Urtikaria, Angioödem, niedriger Blutdruck und Herzrhythmusstörungen. Ein ähnliches klinisches Bild ohne allergische Ursache wird als systemische anaphylaktoide Reaktion bezeichnet.

Klassifikation und Ätiologie

Die Urtikaria kann grob nach Dauer des Ausschlags und nach auslösenden Faktoren unterteilt werden.

Man unterscheidet zwischen akuten und chronischen Formen. Die akute Urtikaria ist in der Regel selbstlimitierend, die Quaddeln heilen innerhalb von 24 Stunden ab, können aber auch bis zu 4–6 Wochen bestehen bleiben. Bei der chronischen Form treten die Quaddeln täglich oder an den meisten Tagen und über einen längeren Zeitraum (mehr als 6 Wochen) auf. Junge Erwachsene beider Geschlechter leiden häufiger unter einer akuten Urtikaria, die chronische Form tritt bevorzugt bei Frauen im Alter zwischen 40 und 50 Jahren auf. Bei der akuten Form gibt es meist klar erkennbare auslösende Faktoren, bei der chronischen Urtikaria ist dies schwieriger.

Auslösende Faktoren sind:

1. **Pharmakologische, physikalische und idiopathische Urtikaria:** Werden durch Granulation von Mastzellen und Histaminausschüttung verursacht, die nicht auf eine Antigen-Antikörper-Reaktion zurückzuführen sind. Die häufigsten Ursachen sind:
   - Medikamente: Anästhetika, Angiotensin-Konversionsenzym-Hemmer,

Aspirin und andere NSAIDs (nichtsteroidale Antiphlogistika), Kodein, Morphin, Penizillin, Cephalosporine, Sulfonamide und andere Antibiotika, Diuretika, Iodide, Bromide, Quinin, Vancomycin, Isoniazid und Antiepileptika.

- Nahrungsmittel: Schokolade, Eier, Fisch, Milch und Milchprodukte, Nüsse, Schweinefleisch, Schalentiere, Erdbeeren, Tomaten und Hefe.
- Nahrungsmittelzusätze: Hydroxybenzoesäure, Salicylsäure, Sulfite und Tartrazin.
- Eingeatmete Substanzen: Federn, Tierhaare, Pollen, Hausstaub, Schimmelpilzsporen, Parfüm.
- Infekte: Pharyngitis, Magen-Darm-Infekte, Harnwegsinfekte, Atemwegsinfekte, Mykosen (z.B. Dermatophytose), Malaria, Amöbiasis, Hepatitis, Mononukleose, Coxsackie-Virus, Mykoplasmen, Schädlingsbefall (z.B. Krätze), HIV, Parasiten (Ascaris, Strongyloides, Schisostoma und Trichinella).
- Systemische Krankheiten: Amyloidose, Krebs, Überfunktion der Schilddrüse, Lymphoma, Polycythaemia vera, rheumatoide Arthritis (RA) und SLE (Systemischer Lupus erythematodes).
- Physikalisch: Kälte, Bewegung, Reibung, Schwitzen, Druck, Sonnenlicht.
- Verschiedenes: Kontakt mit Nickel (z.B. billiger Schmuck, Knöpfe). Latex, Nagellack, Gummi (Handschuhe, Bänder), emotionaler oder physischer Stress, Schwangerschaft (meist im letzten Trimester und bildet sich nach der Geburt spontan zurück), neue Kleidung, Cremes, Reinigungsmittel.

2. **Immunologische Urtikaria:** Bei einigen Urtikariaformen spielt die genetische Disposition eine Rolle, meist in Verbindung mit einer starken familiären Tendenz zu atopischen Beschwerden. Das Angioödem und einige seltene Formen können genetisch bedingt sein aufgrund eines C1-Esteraseinhibitor-Mangels.

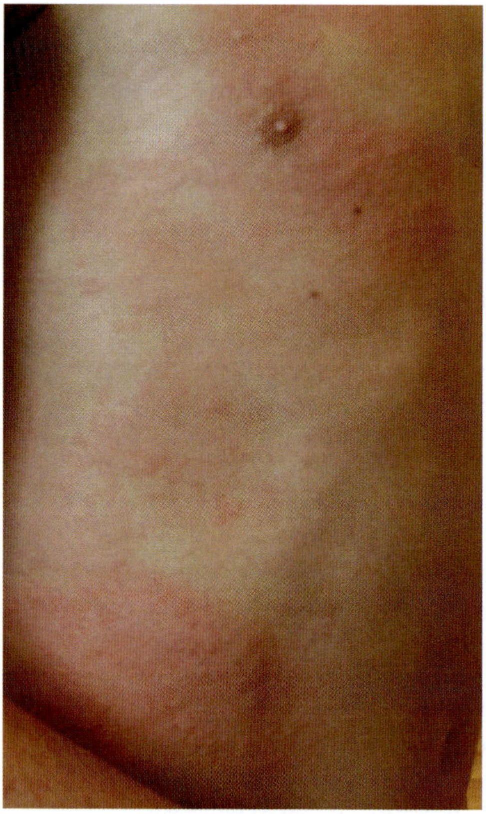

Abb. 69: Urtikaria

Klinisches Erscheinungsbild

Die Läsionen beginnen als juckende erythematöse Maculae, die sich zu blassrosa oder roten, ödematösen und erhabenen Quaddeln unterschiedlicher Größe und Form entwickeln, oft mit einer typischen, die Läsion umgebenden Rötung. Diese für gewöhnlich flüchtigen und wandernden Läsionen können sich zu linearen, annulären oder bogenförmigen Mustern anordnen. Sie treten an beliebigen Körperstellen in unterschiedlichem Ausmaß auf. Die Quaddeln jucken in der Regel stark, insbesondere nachts. Der Patient reibt die betroffenen Stellen eher, als dass er sie kratzt, in der Regel heilen die Läsionen ohne Kratzspuren und zu einer normalen Hautstruktur ab. In wenigen Fällen nehmen die Quaddeln abends oder nachts stark zu, manchmal auch vor den Menses. Bleiben die Quaddeln länger als 24 Stunden bestehen, sollte man an eine Vaskulitis denken.

In etwa der Hälfte der Fälle tritt die Urtikaria in Verbindung mit einem Angioödem auf, mit großen, nicht oder nur leicht juckenden, blass oder pinkfarbenen, diffusen Schwellungen, die unter Druckeinwirkung nicht verblassen. Prädilektionsstellen sind das Gesicht, besonders die Augenlider, Lippen und Zunge, der Rachen und der Kehlkopf, die Hand, Füße, Genitalien, Ohren und der Nacken. Die Läsionen können mehrere Tage bestehen.

In seltenen Fällen systemische Symptome wie Krankheitsgefühl, Fieber, Kopfschmerzen, Schwindel, Übelkeit, Erbrechen, Bauchschmerzen, Durchfall, Arthralgie, Gefühl eines Kloßes im Hals, Heiserkeit, pfeifende Atemgeräusche, Kurzatmigkeit, Ohnmacht und, bei der schweren, akuten Form, anaphylaktischer Schock.

Behandlung

Eine Aufklärung über die auslösenden Faktoren ist unvermeidlich.

Im Falle eines Angioödems oder anaphylaktischen Schocks muss der Patient als medizinischer Notfall versorgt werden – Überprüfung der vitalen Funktionen, insbesondere der Atemwege, wenn nötig Sauerstoffzufuhr. Bei Obstruktion der Trachea durch Angioödem ggf. Intubation und Tracheostomie.

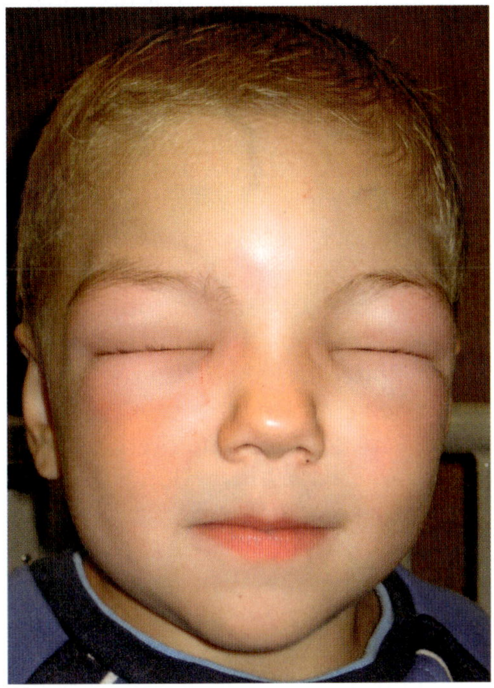

Abb. 70: Quincke-Ödem (Angioödem) bei einem kleinen Jungen

A. Therapie

Die Homöopathie kann hier voll ausgeschöpft werden, da der Schulmedizin für die Behandlung einer Urtikaria lediglich Antihistamine zur Verfügung stehen.

Folgende Punkte sollten bei der Behandlung eines Patienten mit Urtikaria *zwingend* berücksichtigt werden:

- Sie müssen sich der Diagnose sicher sein. Eine typische Urtikaria-Läsion besteht aus einer rosig roten, erythematösen Macula mit ödematösen Quaddeln. Das Erythem verblasst unter Druckeinwirkung.
- Wann verschlimmert sich der Ausschlag? Ich habe festgestellt, dass eine Urtikaria vor allem nachts schlimmer wird.
- Wechselt sich die Urtikaria mit anderen Beschwerden, insbesondere Asthma oder Rheuma, ab?
- Fragen Sie nach, ob dem Ausschlag andere Symptome wie Übelkeit, Frostigkeit oder die Menses vorausgehen.
- Vergewissern Sie sich, in welcher Jahreszeit die Urtikaria auftritt und bei welchen Temperaturen, d.h. im warmem oder im kalten Zimmer, an der frischen Luft, am Meer usw.
- Die Reaktion des Patienten auf warme oder kalte Anwendungen ist *der* wichtige Hinweis auf das richtige Mittel. Schon allein durch Erfragen dieser Modalität können viele Mittel von der Auswahl ausgeschlossen werden.
- Finden Sie heraus, welche Nahrungsmittel den Ausschlag verschlimmern, insbesondere Schalentiere, Süßigkeiten, Fleisch, Schokolade usw.
- Steht der Patient unter psychischem Stress?
- Viele meiner Urtikaria-Patienten haben/hatten Würmer. Es lohnt sich, auch hier nachzufragen. Fragen Sie auch nach Insektenstichen, Kontakt mit bestimmten Pflanzen oder Medikamenten wie Penicillin oder Salicylsäure.
- In manchen Fällen wird die Urtikaria auch durch physische Faktoren wie Sonneneinwirkung, exzessiven Sport und körperliche Anstrengung ausgelöst.

Alle oben genannten Punkte sollten abgefragt werden, um so viele Informationen wie möglich zu erhalten. In seltenen Fällen (Anaphylaxie) kann es zur Obstruktion der Atemwege kommen. Dann muss der Patient umgehend in ein homöopathisches Krankenhaus verlegt werden, um die nötigen Sofortmaßnahmen (Intubation, oral Chlorum) einleiten zu können.

Zur homöopathischen Behandlung gehört auch die Beseitigung der auslösenden Faktoren, z.B. Umstellung der Ernährung, Absetzen ungeeigneter Medikamente; parasitärer Befall muss behandelt, unnötiger physischer Stress gemieden werden. Während eines akuten Ausbruchs sollte der Patient auf Schonkost gesetzt werden und Alkohol, Tee und Kaffee meiden. Die psychologische Unterstützung von Patienten mit chronischer Urtikaria hat ebenfalls einen hohen Stellenwert.

Wichtige homöopathische Mittel

Astacus fluviatilis, Bacillus proteus, Bombyx, Chloralum hydratum, Medusa, Santoninum, Tilia, Boletus luridus, Copaiva.

- Urtikaria, schlimmer nachts: Apis, Bov, Chlol, Cop.
- Urtikaria, abwechselnd mit Asthma: Apis.
- Urtikaria, großflächig: Lyc, Stroph-h.
- Urtikaria, chronisch: Hygroph-s.
- Urtikaria während Fieber: Rhus-t.
- Urtikaria, extrem großflächig: Antip, Bacillus no. 7, Bol-lu, Santin.
- Urtikaria in Verbindung mit großen Ödemen: Cortico.

Homöopathische Mittel für akute Urtikaria

Anthrakokali → Urtikaria nimmt bei allgemeinem Schweiß zu. Intensiver Juckreiz < nachts. Lokalisation an den Händen, Schienbein, Schultern und Fußrücken. Die Ausschläge gehen immer bei Vollmond zurück. Begleitende Symptome sind Wassersucht und intensiver Durst.

Antimonium crudum → Schmutzige, ungesunde Haut. Juckende Urtikaria mit einer weißen Pustel und rotem Hof. Der Juckreiz kommt und verschwindet wieder. Ausgeprägte Verschlimmerung nach dem Verzehr von **Fleisch** und im Bett. Der Juckreiz macht den Patienten reizbar, heiß und durstig. Urtikaria in Verbindung mit Magenbeschwerden und einem charakteristischen, dicken weißen Belag auf der Zunge.

Antipyrinum → Lästiger Juckreiz mit Erythem, vor allem zwischen den Fingern und Zehen. Die Urtikaria kommt und verschwindet plötzlich und wird oft von einem Gefühl der inneren Kälte begleitet. Auch angioneurotisches Ödem mit Anschwellen der Augen und Tränenfluss. Urtikaria in Verbindung mit Tinnitus.

Apium graveolens → Magenschmerzen und Schüttelfrost vor Ausbruch der Urtikaria. Urtikaria mit einem fein stechenden Juckreiz, der schnell von einem Ort zum anderen wechselt.

Apis mellifica → Feines Stechen und Jucken wie von einem Bienenstich < nachts. Der Ausschlag kann sich aus solitären erhabenen Läsionen zusammensetzen, die ziemlich schmerzhaft und berührungsempfindlich sind; später werden diese violett oder livide. Die Urtikaria wird von einer leicht erhöhten Temperatur und heißer Haut mit brennenden Schmerzen begleitet. Urtikaria schlimmer während Frösteln und Fieber.

Manchmal tritt die Urtikaria in Verbindung mit asthmatischen Beschwerden auf. Wetterumschwung, Wärme und Bewegung verursachen eine Urtikaria mit lästigem Juckreiz und Brennen. Generalisiertes Anarsaka als starkes Begleitsymptom der Urtikaria > an der frischen Luft, Entblößen, kalte Bäder.

Arsenicum album → Urtikaria mit Brennen und Ruhelosigkeit. Hilfreich bei hartnäckigen Beschwerden während einer Remission. < Verzehr von Schalentieren, am Meer, Baden im Meer.

Astacus fluviatilis → Kurz wirkendes Mittel mit einer speziellen Affinität für Urtikaria am ganzen Körper mit heftigem Juckreiz. Urtikaria mit Beschwerden der Leber. Der Nesselausschlag kann so heftig sein, dass der Patient eine leichte Miliaria entwickelt. < Fisch oder Schalentiere.

Belladonna → Plötzlich auftretende, heftige Ausbrüche einer roten, heißen und schmerzhaften Urtikaria. Lokalisation – Innenseite der Gliedmaßen, Gesicht. Urtikaria in Verbindung mit Metrorrhagie.

Bombyx chrysorrhea → Große, harte Tuberkel mit rotem Hof. Die Tuberkel sind in der Nähe der Gelenke besonders ausgeprägt. Gefühl eines Fremdkörpers unter der Haut mit Juckreiz am ganzen Körper. Der Juckreiz ist schlimmer abends, wird aber durch nichts gebessert. Gefühl von brennender Hitze am ganzen Körper.

Bovista lycoperdon → Die Urtikaria bedeckt fast den ganzen Körper. Jucken und Brennen < durch Kratzen, < nachts. Durch Teer verursachte Urtikaria. Der Juckreiz wird beim Warmwerden schlimmer. Urtikaria mit Anfälligkeit für Durchfälle. Nach jedem Stuhlgang folgt Tenesmus. Weitere Begleitsymptome sind skorbutisches Zahnfleisch, Entzündung der Augen, Metrorrhagie, verschiedene mentale Symptome. Urtikaria nach Aufregung mit rheumatischer Steifheit, Herzklopfen und Durchfall. Urtikaria < morgens beim Erwachen, < durch Baden. Stumpfheit, Starren und sogar Delirium in Verbindung mit Urtikaria.

Chloralum hydratum → Charakteristische Periodizität. Verschwindet tagsüber und kommt nachts mit intensivem Juckreiz zurück und hält vom Schlafen ab. < Wein, Spirituosen, heiße Getränke. Quaddeln werden durch Verkühlung ausgelöst, > Wärme. Rote Flecken mit heftigem, fein stechendem Juckreiz am ganzen Körper. Erythem mit Herzklopfen, schlimmer durch alkoholische Getränke; verursacht Schmerzen in den Sehnen und Streckmuskeln. Emotionale Erregbarkeit; Halluzinationen.

Copaiva officinalis → Quaddeln mit Fieber und Obstipation. Chronische Urtikaria bei Kindern. Juckreiz < nachts und während Fieber. Urtikaria am ganzen Körper mit rotem Gesicht. Trockene, heiße Haut mit heftigem Juckreiz. Heftige Kopfschmerzen mit Urtikaria.

Dulcamara → Die Quaddeln erscheinen nachts, besonders in kühlen Nächten mit viel Tau und nach einem heißen Tag; oder wenn sich das Wetter von warm nach kühl und feucht ändert. Urtikaria mit heftigem Husten und geschwollenen Drüsen. Fiebrige Urtikaria.

Urtikaria, bei der man kratzen muss, mit Brennen nach dem Kratzen, jedem Ausschlag geht am ganzen Körper ein Gefühl des Stechens voraus. Ausschläge mit weißen, unregelmäßigen und erhabenen Flecken, umgeben von einem roten Hof, die bei Wärme aufblühen und bei Kälte verschwinden. Extremitäten, Gesicht, Brust und Rücken mit heftigem Jucken und Brennen nach dem Kratzen. Kopfschmerzen, Appetitverlust, Übelkeit, bitterer Geschmack, Erbrechen, intensiver wunder Schmerz in der Magengrube und in der Herzgegend, Ruhelosigkeit und Schlaflosigkeit, Nachtschweiße, trüber, dunkler Urin, Durchfall, Gliederschmerzen. Magenbeschwerden lösen Urtikaria aus.

Ichthyolum → Chronische Urtikaria bei Patienten mit harnsaurer oder tuberkulöser Diathese. Urtikaria bei Alkoholikern und besonders bei alten Menschen. Das wichtigste Begleitsymptom ist der enorme Appetit.

Medusa → Gesicht, Arme, Schultern, und Brüste. Ödem – Gesicht, Augen, Nase, Ohren und Lippen. Brennende, stechende und juckende Empfindung in Verbindung mit Urtikaria.

Repertorium

- **Haut, Hautausschläge, Urtikaria:** acon, agra, all-c, alum-p, alum-sil, am-c, am-m, anac, ant-c, ant-t, anthraco, antip, ap-g, apis, arn, ars, ars-i, ars-s-f, arum-d, arum-dru, astac, aur, aur-ars, aur-s, bar-c, bar-m, bar-s, bell, benz-ac, bomb-pr, bov, bry, bufo, calad, calc, calc-s, carb-an, carb-v, carbn-s, caust, cham, chin, chinin-ar, chinin-s, chlol, chlor, cic, cimic, coca, cocc, con, cop, corn, crot-h, crot-t, cub, cupr, dulc, elat, ferr-i, ferr-s, frag, gal-ac, graph, helia, hep, hydr, ign, iod, ip, kali-ar, kali-br, kali-c, kali-i, kali-p, kali-s, kreos, lach, lat-k, led, linu-u, lipp, lyc, lycps-v, mag-c, med, medus, merc, mez, myric, nat-ar, nat-c, nat-m, nat-p, nit-ac, nux-v, pall, petr, ph-ac, phos, physala-p, podo, psor, puls, rhus-t, rhus-v, senec-abv, rob, rumx, ruta, sal-ac, sars, sec, sel, sep, sil, skook, sol-a, sol-o, staph, stram, sul-ac, sul-i, sulph, ter, tet, thro-sin, thuj, til, trios, urin, urt-u, ust, valer, verat, vesp, voes, zinc, zinc-p
- **morgens:** bell.
  – beim Erwachen: bov.
- **nachmittags:** chlol.
  – 16h und abends: hyper.
- **abends:** kreos, nux-v.
- **nachts:** apis, bov, chlol, cop, hydr, nux-v, puls.
- **Abkühlung,** durch: chloral, dulc, rhus-t.
- **abwechselnd** mit:
  – Asthma: calad.
  – Rheumatismus: urt-u.
- **Anstrengung**
  – heftiger nach: con, nat-m, psor, urt-u.
  – Wärme der, amel: hep, sep.
- **Askariden,** mit: urt-u.
- **asthmatischen Beschwerden,** bei: apis.
- **Atmung,** mit schwieriger: apis.
- **Baden,** nach: bov, phos, urt-u.
  – kaltem, nach: calc-p.
  – amel: apis, dulc.
  – durch: dulc.
- **brennend:** cop, sep, urt-u, rhus-t.
- **chronisch:** anac, ant-c, antipyr, ars, astac, bov, calc-c, chloral, condur, cop, dulc, hep, ichth, lyc, mez, nat-m, petr, rhus-t, sep, stroph, sul, urt-u, ver.
- **Diarrhoe,** mit: ars, apis, bov, puls.
- **Druck,** Stellen mit eingedrückter Haut: med.
- **Emotionen:** anac, bov (Aufregung), ign, kali-br.
- **Entkleiden,** agg: puls.
- **Erdbeeren,** durch: bry.
- **Erosionen** auf den Zehen, mit: sulph.
- **Fieber,** während: apis, chlor, cop, cub, ign, rhus-t, rhus-v, sulph.
  – unterdrückt: elat.
- **Fisch** agg.: ars.
  – Schalen: terb, urt-u.
  – Schalentiere, Rogen: camph.
- **flach:** form, lob.
- **Fleisch** agg: ant-c.
- **Folgen von unterdrückter Urtikaria:** apis, urt-u.
- **Freien, im:** nit-ac.
- **Frost**
  – nach: apis, chlol, elat, hep.
  – vor: hep.
  – während: apis, ars, ign, nat-m, rhus-t.
- **Frühling,** jeden: rhus-t.
- **Getränke**
  – heiße, amel: chloral.
  – Spirituosen, durch: chloral.
- **gigantea:** apis, kali-i.
- **Herzklopfen,** mit: bov.
- **Jucken,** brennt nach dem Kratzen, kein Fieber: dulc.
- **juckend,** ohne Jucken: uva.
- **kalte Luft** agg.: nit-ac, rhus-t, sep, caust, dulc, kali-br, nat-s, rumx.
  – amel: calc, dulc.
- **Katarrh,** mit: dulc.

- **Kindern,** chronische Urtikaria bei: cop.
- **Kleidung,** durch den Druck der: med.
- **knötchenförmig:** agar, alum, ant-c, apis, bry, calc, carb-an, carb-v, caust, chel, chlol, cop, dulc, hep, iod, jug-c, kali-br, lach, led, lyc, mag-c, mang, mez, nat-m, petr, puls, rhus-t, ruta, sec, sep, sil, staph, sulph, urt-u, verat.
  - rosa (Erythema nodosum): androc, bell, bor-ac, grin, mez, morg-p, pic-ac, plan, prot, syc, ter, tub, urt-u.
- **Kratzen,** nach: agar, alum, am-c, am-m, ant-c, ars, ars-s-f, bar-c, bry, calc, calc-sil, carb-an, carb-v, carbn-s, caust, chin, chinin-ar, cic, cocc, con, dulc, graph, hell, hep, ip, lach, led, lyc, mag-c, mag-m, mang, merc, mez, nat-c, nat-m, nit-ac, nux-v, olnd, petr, puls, rhus-t, ruta, sel, sep, sil, spig, staph, sulph, thuj, verat, zinc, zinc-p.
- **Krupp,** abwechselnd mit: ars.
- **Lebersymptomen, mit:** astac, myric, ptel.
- **Lesen:** stroph-h.
- **Liegen,** amel: urt-u.
- **livide:** apis.
- **Magenbeschwerden,** durch: ant-c, ars, carb-v, cop, dulc, nux-v, puls, robin, trios.
- **Meer,** am: ars, mag-m.
- **Menopause,** während: morph, ust.
- **Menses**
  - nach: kreos.
  - reichliche: bov.
  - verzögerten, mit: puls.
  - vor: dulc, kali-c.
  - während: bell, bov, cimic, kali-c, mag-c, puls, sec.
- **Nasswerden,** durch: rhus-t.
- **Obst, Schweinefleisch, Buchweizen,** durch: puls.
- **Obstipation,** mit Fieber: cop.
- **Ödem,** mit: apis, vesp.
- **Ohnmacht, plötzliche und heftige:** camph.
- **periodisch,** jedes Jahr, gleiche Jahreszeit: urt-u.
- **Petechien oder erysipelatöse Ausschläge:** frag.
- **Plötzliches Verschwinden und Wiederauftauchen:** antip.
- **Reiben,** amel: elat.
- **rheumatischen Beschwerden,** mit: rhus-t, urt-u.
- **rheumatischer Steifheit,** Herzklopfen und Diarrhoe, mit: bov, dulc.
- **Schauder:** ap-g.
- **Schweiß,** beim: apis, rhus-t.
- **Spirituosen,** nach: chlol.
- **Teer,** durch: bov.
- **Trinken** von kaltem Wasser, agg.: bell.
- **tuberosa:** anac, bol-lu.
- **Übelkeit,** vor: sang.
- **Uterus,** durch Beschwerden des: apis, bell, kali-c, nat-m, puls, sep.
  - Gehen in kalter Luft, agg: sep.
- **violett:** chin-s.
- **Wärme und Anstrengung:** apis, bov, con, dulc, kali-i, led, lyc, nat-m, nit-ac, psor, puls, sulph, urt-u.
  - amel: hep, sep.
- **Wein,** durch: chlol.
- **weiß:** nat-m.
  - Spitze, an der: ant-c, puls.
- **Wetterwechsel:** apis.
- **zurücktretend:** stroph-h.

Lokalisation

- **Kopf:** agar.
- **Gesicht:** am-c, anan, apis, ars, bell, calc, chel, chinin-s, chlol, cop, crot-t, dulc, gels, hep, hydr, kali-i, lach, led, mag-m, mez, nat-m, nit-ac, rhus-t, sep, sil, sulph, urt-u.
  - morgens: chin.
  - Freien, im, amel: calc.
  - symmetrisch: crot-t.
  - Winter, im: kali-i.
- **Äußerer Hals:** bamb-a, bry, kali-i.
- **Abdomen:** merc, nat-c, tub.
- **Männliche Genitalien:** clem, cop, merc, nat-c.
- **Brust:** calad, hydrc, sars, sulph, tub, urt-u.

- **Rücken:** apis, cann-s, choc, lac-ac, lach, sulph.
  - Kratzen, nach: lyc.
  - Zervikalregion: sil.
- **Extremitäten:** acon, ant-c, apis, bell, berb, calc, chin-s, chlol, cop, dulc, hydrc, hyper, indg, kali-br, kali-i, lach, lyc, merc, nat-m, rhus-t, rhus-v, sulph, tarax, urt-u.
  - Schulter: lach.
  - Ellbogen: aran.
  - Unterarm: am-c, calad, chin, clem, lyc, nat-m, sil.
    - morgens: chin.
    - abends: lyc.
    - Hitze, bei: calad.
    - Kratzen, nach: calad, calc, chin.
  - Handgelenk: hep, stann.
  - Hand: apis, berb, bufo, carb-v, hep, hyper, nat-c, nat-m, nat-s, sars, sulph, urt-u.
    - morgens: chin.
    - Handflächen: rhus-v, stram.
    - Handrücken: acon, apis, berb, cop, hyper, indg, sulph, thuj.
    - kalt, wenn die Hände kalt werden: thuj.
    - rot, nach Reiben: nat-m.
  - Finger: hep, thuj, urt-u.
    - kalt, wenn die Finger kalt werden: thuj.
    - zwischen den: hyper, merc.
  - Beine: apis, calc, chlol, clem, kali-i, marb-w, merc, plan, sulph, zinc.
    - Kratzen, nach: clem, spig, zinc.
  - Gesäßbacken: hydr, lyc.
  - Oberschenkel: all-c, caust, clem, iod, merc, sulph, zinc.
    - juckend: caust, dulc.
    - Kratzen, nach: clem, zinc.
  - Knie: zinc.
    - Kniekehle: zinc.
  - Unterschenkel: calc, chlor, marb-w, rhus-t, sulph.
    - Füße: calc, sulph.
    - Wade: carb-v.

Fallbeispiele

Fall 1

Die Frau eines angesehenen Geistlichen konsultierte mich wegen einer so genannten Urtikaria, die sie seit 7 Jahren regelmäßig jedes Jahr am 13. Mai heimsuchte. Dabei brannte und juckte ihre Haut, so dass sie fast den Verstand verlor. Während einer dieser Anfälle besuchte ich sie am Krankenbett. Die gesamte Haut war geschwollen, sie konnte ihre Augen nicht mehr öffnen. Die Quaddeln waren groß und liefen zusammen, so dass man keine einzige gesunde Stelle am Körper der Patientin erkennen konnte. Sie befand sich in großer Not und rief ständig: „Dieses Mal werde ich sicher sterben." Sie hatte Atemnot und zog ihre Bettdecke beiseite. Ich schlussfolgerte aus ihren Bewegungen und ihren Worten, dass sich ihre Haut anfühlte, als stünde sie in Flammen. Die Patientin hatte keinen Durst und die Zeit war knapp. In meiner Eile ließ ich mich dazu verleiten der Patientin *Apis C200* zu geben. Eine reine Verschwendung, denn das Mittel zeigte keine Wirkung. Auch dieser Anfall ging vorüber und ich bat meine Patientin, mich im darauffolgenden Jahr einen Monat *vor* der erwarteten Urtikaria zu kontaktieren.

Sie befolgte meine Bitte und ich hatte genügend Zeit, ein adäquates Symptombild zu erarbeiten. Ich fand heraus, dass der Juckreiz, das Brennen, der Ausschlag und der seelische Zustand der Patientin fast immer durch Hitze gebessert wurden. Obwohl sie ein Verlangen nach Kälte hatte und die Bettdecke wegzog, wurde ihr Zustand dadurch schlimmer. Hatte sie aber die Geistesgegenwärtigkeit, sich während eines Anfalls warm einzuhüllen, wurde sie bald ruhiger und die Urtikaria war erträglicher. In diesem Falle kam *Apis* als Similimum natürlich nicht in Frage und mir wurde klar, warum das Mittel keine Reaktion hervorgerufen hatte – wie in solchen Fällen üblich. Schon oft konnte ich Patienten mit diesem homöopathischen Mittel helfen und den Patienten geht es meist innerhalb einer Stunde viel besser.

Aufgrund der neuen Symptome und Modalitäten gab ich der Patientin 10 Tage vorher eine Gabe *Rhus-rad. C200*. Innerhalb weniger Stunden erklärte sie, dass einer ihrer „Anfälle" unterwegs sei. Es war allerdings nur eine leichte Erstverschlimmerung, ihre Urtikaria kam nie wieder. Seit zwei Jahren ist sie beschwerdefrei und in besserer Verfassung als vorher. Eines Tages sagte sie zu mir: „Doktor, ihre Pillen haben einen neuen Menschen aus mir gemacht." Diese Patientin war schon mit Allopathie, Physiotherapie, Elektrotherapie usw. behandelt worden und immer ohne Erfolg.

Vielleicht war es keine Urtikaria. Ein paar kluge Mediziner sagten ihr, sie sei gegen Erdbeeren allergisch, also verzichtete sie auf Erdebeeren und hatte trotzdem jedes Jahr einen Anfall. Der eine Therapeut sagte dies, der andere das. Was war es wirklich? Ich weiß es nicht und es ist mir auch ziemlich egal. Vielleicht kann mir irgendwann einmal irgendein Pathologe die Wissenschaftlichkeit meiner Behandlungsmethode bestätigen. Ich für meinen Teil weiß, dass, wenn ich das Symptombild einer Krankheit mit dem entsprechenden Arzneimittelbild vergleiche und das Similimum verordnen kann, um diesen Menschen zu heilen, ich keine weitere Erklärung brauche.

In diesem Falle habe ich die höchste Potenz verabreicht, die mir zur Verfügung stand, und musste sie nicht mehr wiederholen. Eine leichte Erstverschlimmerung folgte, dann konnte ich die Heilwirkung des Mittels in Ruhe abwarten. Mit den Ergebnissen bin ich zufrieden – das wird jeder sein, der weiß, wie man Arzneien nach den homöopathischen Prinzipien verordnen kann: das Similimum, die kleinstmögliche Gabe, das potenzierte Arzneimittel. Auf diese Art und Weise können wir uns am besten in den Dienst unserer Patienten stellen.

Fall 2

Eine 20-jährige junge Frau hatte seit vielen Jahren eine Druckurtikaria. Mehrere Behandlungsversuche mit allopathischen und ayurvedischen Mitteln blieben erfolglos. Jedes Mal, wenn die Patientin die Medikamente absetzte, trat die Urtikaria wieder auf. Sie konnte die Urtikaria jederzeit durch Druck hervorrufen, d.h. jedes Mal, wenn sie mit einem spitzen Gegenstand (Fingernagel, Bleistift) über ihre Haut fuhr, konnte sie ein beliebiges Muster zeichnen (Linie, Kreis etc.). Eine Armbanduhr z.B. verursachte einen erhabenen Ausschlag mit Juckreiz um das Handgelenk herum. Der Ausschlag blieb für ein oder zwei Stunden und verschwand dann wieder. Abends oder nachts trat die Urtikaria auch ohne Druckeinwirkung auf, jedes Mal an einer anderen Körperstelle. Sie wollte bald heiraten und ich scherzte mit ihr darüber: „Wenn Sie zu ihrem Ehemann nach Hause gehen, können Sie „Für Kamlesh, in Liebe" auf Ihre Haut schreiben." Auf diese Bemerkung hin brach sie in Tränen aus. Ich war verlegen und entschuldigte mich bei ihr, aber sie hörte mit dem Weinen nicht auf. Ihre Eltern, die sie zu dem Termin begleitet hatten, erzählten mir, dass sie seit kurzem sehr empfindlich und weinerlich sei, auch ohne Grund und vor allem dann, wenn jemand mit ihr oder über sie Scherze mache.

Mit 17 hatte die Patientin eine heftige Masernerkrankung gehabt, aber ohne schlimme Folgen. Nach den Masern hatte sie ihre erste Regelblutung. Sie war eine „heiße" Patientin, der es bei kühlem Wetter besser ging. Sie trug immer dünne Kleidung und hatte wenig Durst, auch im Sommer trank sie vielleicht zwei Gläser mit Fruchtsaft am Tag und kaum Wasser. Sie hatte einen guten Appetit, vertrug aber keine heißen Speisen und trank ihren Tee auch kalt. Sie bevorzugte kalte Speisen. Der Menstruationszyklus war unregelmäßig, manchmal kam die Blutung zu früh, manchmal zu spät. Die Menge variierte auch, mal blutete sie mehr, mal weniger.

Anmerkung zu Allens Keynotes über Pulsatilla

- Die erste große Beeinträchtigung der Gesundheit findet während der Pubertät statt.
- Menstruationsstörungen in der Pubertät. Unregelmäßige, intermittierende Blutungen. Verzögerte Menarche.
- Wechselhafte Symptome. Symptome bleiben nie gleich.

Ich begann die Behandlung mit *Pulsatilla C1000,* 6 Wochen lang eine Gabe 1 x wöchentlich. Dazwischen *Sac-lac.* 3 x täglich. Anschließend gab ich ihr *Pulsatilla C10 000* und *Sac-lac.*, so einzunehmen wie bereits verordnet, für weitere 4 Wochen. Danach war die Urtikaria vollständig verschwunden.

Fall 3

Über „Bombyx" – ein wenig bekanntes Mittel

Ein Kollege stellte mir folgenden Fall für eine Veröffentlichung zur Verfügung.

Vor knapp zwei Monaten (am 21. August) wurde mein 18 Monate alter Enkel von einer Mücke gestochen (Spezies nicht bekannt) und entwickelte eine Urtikaria mit den folgenden Symptomen: „Heftiger Reizzustand des ganzen Körpers mit harten, großen, dicken und roten Quaddeln am ganzen Körper. Die Quaddeln begannen am Gesäß, waren konfluierend und ließen fast den gesamten Körper anschwellen. Die Haut fühlte sich brennend heiß an. 39,5°C Fieber, begleitet von heftigem Gähnen, kein Durst, schlechter Appetit. Er schlief nur auf dem Schoß der Mutter. Er musste häufig urinieren." Ich gab ihm alle zwei Stunden *Rhus tox. C6,* ohne Erfolg. Am 22. August zog ich einen homöopathischen Kollegen hinzu, der 4–5 verschiedene Mittel gab, wiederum ohne Erfolg. Da sich keine Besserung einstellte, sollte der Junge zu einem Schulmediziner gebracht werden. Ich bat um Geduld und las im therapeutischen Index des „Pocket Manual of Homeopathic Materia Medica" nach. Es war mir aufgefallen, dass mein Enkel auch unter einer sehr akuten

Obstipation litt. Nachdem ich den Fall noch einmal im „Dictionary of Practical Materia Medica" nachgeschlagen hatte, gab ich dem kleinen Patienten *Bombyx C30* (was nicht leicht zu finden war), zwei Gaben im Abstand von 5 Stunden und der Ausschlag klang sofort ab.

Fall 4

Diese 50-jährige Patientin kam am 16.03.98 mit Urtikaria in meine Sprechstunde.

Vor zwei Jahren hatte die Urtikaria an ihren Beinen begonnen. Der Ausschlag bestand aus pinkfarbenen bis violetten, heißen Stellen mit Juckreiz gefolgt von Brennen. Die Beschwerden wurden schlimmer nachts, durch Parfum, enge Kleidung und enge Schuhe. Kratzen, kaltes Wasser und Eis besserten die Urtikaria.

Sie war mit Cetirizin, Polaramine, Colestone und Incidal behandelt worden.

Begleitsymptome

An den Fingerkuppen war ihre Haut trocken und rau.

Seit zwei Jahren hatte sie hohen Blutdruck und wurde mit Tenormin und Calciguard behandelt.

Krankengeschichte

Dysenterie, Hysterektomie, Blinddarmentfernung, Depressionen, Hautreaktion nach Absetzen der Pille, die sie drei Jahre lang genommen hatte – die bekam Pusteln mit braunem, fischig riechendem Eiter am ganzen Körper. Dafür nahm sie Kortison und später Homöopathie.

Familiengeschichte

Vater – Bluthochdruck, Ekzem, Nierenversagen, verstarb im Alter von 67 Jahren.

Mutter – Optikusathropie.

Allgemeinsymptome

Appetit: Gut. Wenn sie nervös ist, neigt sie dazu, zu viel zu essen.

Durst: 4–5 Gläser kaltes Wasser.

Verlangen: Eier, saure Speisen, gebratene Speisen, Salat, rohe Zwiebeln.

Stuhlgang: Lockerer Stuhl nach dem Verzehr von scharfen Speisen und sauer eingemachten Speisen.

Schweiß: Reichlich auf der Brust – unter den Brüsten und auf den Handinnenflächen, wenn sie nervös ist.

Menstruation: Vorgeschichte mit starken Regelblutungen mit dunklen Klumpen. 25-Tage-Zyklus, 8–10 Tage Menstruation. Sporadische Leukorrhöe mit reichlichem, weißlichem Ausfluss.

1998 blutete sie 42 Tage lang sehr heftig. Keine Erleichterung durch Medikamente, dann Hysterektomie. Nach der Hysterektomie bekam sie Hitzewallungen, Herzklopfen und wurde nervöser.

Temperaturempfinden: heiß.

Schlaf: Schläft zusammengerollt auf der linken Seite, kann nicht auf dem Rücken liegen. Schläft tief und fest. Schreckt aus dem Schlaf, wenn sie geträumt hat.

Träume: Fällt von einem hohen Ort in die Tiefe. Tod von Menschen.

Lebensumstände und Gemütszustand

Geboren und aufgewachsen in Mumbai. Sie hatte eine sehr glückliche Kindheit.

Der Vater war Automechaniker gewesen und ihre Mutter Hausfrau. In der Schule hatte die Patientin durchschnittliche Leistungen gezeigt, sie war mehr an Sprachen interessiert. Nach ihrem Schulabschluss machte sie eine kaufmännische Ausbildung. Sie verliebte sich in einen jungen Mann, den sie schon aus Schultagen kannte und heiratete ihn 1971.

Die Patientin hat ein mitfühlendes, liebevolles Wesen. Sie ist leicht verunsichert, vor allem, wenn sie alleine ist. Früher war sie ein sorgenfreier, fröhlicher Mensch, jetzt ist sie pessimistisch und schüchtern. Ihr fällt es nicht leicht, mit anderen Leuten zusammen zu sein. Sie kocht gerne und mag Hausarbeit. Aufgrund ihres geringen Selbstvertrauens vermeidet sie es, Verantwortung zu übernehmen und trifft keine selbstständigen Entscheidungen. Sie macht sich immer Sorgen, ob ihr Mann mit ihren Entscheidungen einverstanden ist. Sie hat Angst, ihre Familie zu verlieren, besonders ihre Mutter. Sie sagt: „Was wird mit mir passieren, wenn meine Mutter stirbt oder meine Töchter heiraten?" Sie hat eine Abneigung gegen Menschenansammlungen und geschlossene Räume, vor allem, wenn sie alleine ist. Sie fürchtet sich vor Schmerzen und Leid. Sie weint, wenn sie andere Menschen mit Schmerzen sieht, vermeidet es aber, offen vor anderen zu weinen. Sie denkt, dass sich die Leute dann über sie lustig machen. Sie denkt auch, dass andere Frauen auf sie herabsehen, weil sie nur Hausfrau ist und keinen Beruf hat. Manchmal ist sie lieber allein.

Der Ehemann der Patientin ist das genaue Gegenteil von ihr. Er ist sehr jähzornig, dominant und mag es nicht, wenn sich jemand in seine Angelegenheiten einmischt. Selbst Kleinigkeiten lassen ihn in die Luft gehen, auch wenn seine Frau ihn nur an etwas erinnert. Bei einem Wutausbruch schreit er und wird ausfällig. Manchmal widerspricht ihm meine Patientin, gibt aber auf, weil es keinen Sinn hat und weint. Es gibt Zeiten, da würde sie ihn gerne verlassen, denkt dann aber an ihre Töchter. Sie ist außerdem sehr verunsichert, weil sie kein eigenes Einkommen hat. Ihr Mann hat sich im Leben hochgearbeitet, wegen seines Stiefvaters hatte er eine sehr schwere Kindheit. Seine Eltern waren mit der Heirat nicht einverstanden und die jungen Eheleute mussten zu den Eltern der Braut ziehen. Die großen Probleme begannen vor 6 Jahren, als ihr Mann eine Affäre mit einer anderen Frau hatte. Diese Frau beendete schließlich die Beziehung. Seitdem ist ihr Ehemann sehr gereizt und hat kein Vertrauen in Frauen, nicht einmal in seine Ehefrau. Er überprüft sogar die Ausgaben und das Haushaltsgeld meiner Patientin. Er beschuldigt sie ohne Grund und beleidigt sie vor Freunden und in der Öffentlichkeit. Manchmal droht er mit Scheidung. Er liebt seine Töchter, ist aber sehr streng mit ihnen. Meine Patientin ist nicht in der Lage, ihre Gefühle vor ihrem Mann zu äußern. Ihr Mann vertraut ihr nicht und zeigt keinerlei Zuneigung. Meine Patientin hat ein Verlangen nach Trost und Mitleid. Der Tod ihres Vaters 1985 ging ihr sehr nahe. Für 3 Monate nach dem Tod des Vaters hatte die Patientin keine Menstruation.

Die Patientin hat das grundlegende Gefühl, dass sie das Vertrauen und die Zuneigung ihres Mannes verloren hat, von dem sie komplett abhängig ist. Das macht sie unsicher, pessimistisch und nimmt ihr das Selbstvertrauen.

Sie ist sehr religiös geworden und betet jeden Tag. Lässt sie ihr Gebet einmal ausfallen, bekommt sie Schuldgefühle.

Folgende Rubriken wurden bei der Repertorisierung des Falles berücksichtigt:

- Liebevoll
- Wahnidee, er sei verlassen worden
- Wahnidee, er sei verlassen worden u. keiner würde sich um ihn kümmern
- Wahnidee, er würde verachtet
- Wahnidee, er habe die Zuneigung eines Freundes verloren
- Wahnidee, seine Freunde hätten alles Vertrauen in ihn verloren
- Religiöse Gemütsstörung, zu sehr mit Religion beschäftigt
- Furcht vor Unheil, Unglück

Erörterung

In diesem Fall wurde die Grundeinstellung der Patientin in Rubriken übertragen. Diese Rubriken waren absolut vorrangig. Alle anderen Symptome sind eher peripher und hier ohne große Bedeutung. Würde man bei der Repertorisierung dieses Falles alle Rubriken berücksichtigen, müsste man Mittel wie *Nat-m.*, *Puls.*, *Ign.*, *Bar-c.* oder sogar *Lac-c.* verordnen. Keines dieser Mittel deckt jedoch die essenziellen Empfindungen der Patientin ab.

25.03.1998: Das Mittel *Hura C1000* wurde verabreicht.

Bis zum 22.04.1998 besserte sich der Zustand der Patientin kontinuierlich, bis eine Verschlimmerung der Urtikaria wieder mit dem gleichen Juckreiz und Rötung auftrat. Das Mittel wurde wiederholt.

29.04.1998: Der Patientin geht es viel besser, die Symptome sind stark zurückgegangen.

16

Purpura

Definition
Als Purpura bezeichnet man Verfärbungen der Haut oder der Schleimhäute, die durch Hautblutungen und Extravasation von roten Blutkörperchen verursacht werden. Die Schleimhäute des Mundes, der Nase, der Gebärmutter, der Verdauungsorgane und der Harnwege können ebenfalls betroffen sein.

Ätiologie
Lokalisierte Purpura wird durch lokale Schädigungen der Gefäßwände oder des Bindegewebes, z.B. durch Verletzungen, Verstauchungen, Schläge, Insekten- oder Nadelstiche usw. verursacht.

Eine generalisierte Purpura ist Anzeichen für schwere Schädigungen an den Blutgefäßen, verursacht durch Toxine, Allergene oder Blutgerinnungsstörungen (z.B. Thrombozytopenie, Thrombozytopathie und andere idiopathische Blutgerinnungsstörungen).

Zu den häufigsten Ursachen einer Purpura gehören:

Erbkrankheiten
Hämophilie, Thrombasthenie (Glanzmann-Naegeli-Syndrom) und hereditäre hämorrhagische Teleangiektasie.

Fieber
Meningitis, rheumatisches Fieber, Scharlach, Pocken, Typhus.

Toxisch
Septischer Herd, Schlangengift.

Medikamente
Kortikosteroide, Phosphor, Arsen, Anästhetika, Benzol, Sulfon (Knochenmarkdepression), Chinin, Chinidin, Salicylsäure, Penizillin, Sulfonamide, Rifampicin, Digoxin, Streptomycin, Methyldopa, Karbimazol, Chloramphenicol, Ciclosporin, Tetracyklin, Phenylbutazon usw.

Erkrankungen der Leber und der Milz
Akute Gelbsucht (Medikamente, Leberzirrhose), Splenomegalie.

Erkrankungen der Niere
Chronische Nierenerkrankung.

Störungen der Knochenmarkfunktion und der Blutgerinnung
Thrombozytopenie (idiopatisch und symptomatisch), Thrombasthenie, aplastische Anämie, megaloblastische Anämie, Peritonealkarzinose, akute und chronische Leukämie, Lymphom, Myelofibrose, multiple Myelome, perniziöse Anämie, Myelodysplasie, Medikamente/Drogen, Alkohol.

Ernährung
Skorbut, Kachexie, Vitamin-K-Mangel.

Infekte
Infektiöse Mononukleose, subakute bakterielle Endokarditis, virale Infekte, HIV.

Weitere Ursachen
Cushing-Syndrom, Bluthochdruck, hohes Alter, Amyloidose, Polycythaemia vera, Traumen, systemischer Lupus erythematodes, venöse Thrombose, großflächige Hämangiome, Schamberg-Dermatose, Dysproteinämie, Vaskulitis.

Klinisches Erscheinungsbild
Eine Purpura zeigt sich als Haut- oder Schleimhautblutung in Form von gefärbten Maculae oder Papeln auf der Hautoberfläche, die nicht verblassen, wenn sie eingedrückt werden (anders als beim Erythem).

Petechien, d.h. kleine, purpurne Hautblutungen bis 3 mm im Durchmesser, die in der Regel in Gruppen auftreten. Die Extravasationen bei Ekchymosen, Hämatomen oder blauen Flecken sind großflächiger.

Das in die Haut ausgetretene Blut wird in der Regel innerhalb von 2–3 Wochen abgebaut und führt zu den typischen Verfärbungen (violett, orange, braun und sogar blau und grün), die bei den meisten Petechien zu finden sind. Diese Verfärbungen bilden sich innerhalb weniger Wochen zurück.

Bei einem Thrombozytenwert von unter 100.000/mm^3 spricht man von Thrombozytopenie. Bei diesem Wert ist in der Regel eine leichte Blutungsneigung zu verzeichnen, eine ausgesprochene Gerinnungsstörung tritt meist erst bei Werten unter 50.000/mm^3 auf. Fällt die Anzahl der Thrombozyten unter 20.000/mm^3, setzen schwere Blutungen ein. Das Ausmaß der Blutungen ist nicht immer proportional zum Grad der Thrombozytopenie. Diese kann spontan auftreten oder auch auf kleine Verletzungen folgen.

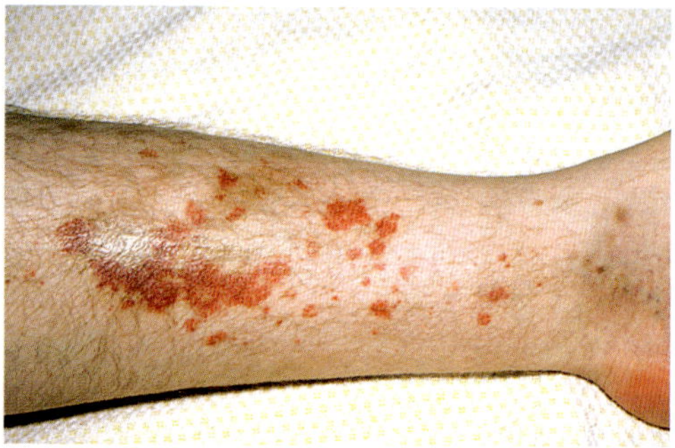

Abb. 71: Purpura

A. Therapie

Viele Patienten kommen wegen kleiner Hautblutungen in die homöopathische Praxis. Aus diesem Grund ordne ich die Purpura an dieser Stelle den Hauterkrankungen zu und erörtere ihre homöopathische Behandlung. Da dieses Krankheitsbild von ganz unterschiedlichen Ätiologien geprägt sein kann, ist es wichtig, vor dem Beginn einer homöopathischen Behandlung in jedem Fall die exakte Ursache festzustellen.

Im Zuge der ersten Ordination sollte dem Patienten nahegelegt werden, ein Blutbild bezüglich der Thrombozytenanzahl, der Blutgerinnungszeit, der Blutungszeit, des Grades der Gerinnselbildung und der Prothrombinzeit anfertigen zu lassen. Sollte eine Diagnose anhand der Testergebnisse nicht bestätigt werden können, sollten weitere, invasive Untersuchungen wie z.B. eine Rückenmarkpunktion veranlasst werden. An dieser Stelle möchte ich einige spezifische Mittel für verschiedene Ätiologien aufführen:

Ätiologie	**Homöopathisches Mittel**
1. Genetische Faktoren	Tief wirkendes Konstitutionsmittel
2. Fieber	Arn, Carb-v, Bapt.
3. Toxisch	Carb-v, Lach, Crot-h.
4. Medikamente	Ars, Carb-v, Sulph.
5. Erkrankungen der Leber	Lyc, Chin, Phos.
6. Erkrankungen der Milz	Phos.
7. Knochenmark	Thyr, Phos.
8. Verletzungen	Arn, Led.

Während der Behandlung eines Patienten mit Purpura sollte sich die homöopathische Begleitung des Falles an den oben genannten Parametern orientieren. Besonderes Augenmerk gilt dabei der Anämie, eine häufige Begleiterscheinung dieser Erkrankungen. Die Patienten sollten immer auf Anzeichen einer Blutarmut untersucht werden. Gelegentlich muss man andere Konstitutionsmittel geben, im Falle einer schweren Purpura müssen die Mittel hauptsächlich aufgrund der hämorrhagischen Diathese ausgewählt werden.

Wichtige homöopathische Mittel

Arn, ars, carb-v, chlor, crot-h, ham, lach, merc, ph-ac, phos, rhus-v, sec, sal-ac, led, kali-i, sul-ac, ter.

Repertorium

- **Haut, Ekchymosen:** aeth, allox, anth, arg-n, arn, ars, bad, bar-c, bar-m, bell, bry, calc, canth, carb-v, carc, cham, chin, chlol, cic, coca, con, crot-h, dulc, erig, euphr, ferr, ham, hep, hyper, iod, lach, laur, led, mill, nux-v, par, petr, ph-ac, phos, plb, puls, rhus-t, ruta, sec, sul-ac, sulph, tarent, ter.
- **Haut, Purpura:** acon, arn, ars, carb-v, chlol, cor-r, crot-h, ham, jug-r, kali-chl, lach, led, merc, ph-ac, phos, rhus-v, sal-ac, sec, sul-ac, tax.
- **Mund, Bluten, Gaumen, nässende Purpura:** crot-h, lach, phos, ter.
- **Nase, Nasenbluten, Purpura haemorrhagica, mit:** crot-h, ham, lach, phos, rhus-t, ter.
- **Schlaf, Schläfrigkeit, Purpura nach:** hell.

Lokalisation

- **Mund:** crot-h, lach, phos, psor, ter.
- **Brust:** kali-l, phos.
- **Rücken, Zervikalregion:** ars.
- **Extremitäten:**
  - Arme: lach, phos, sec, sul-ac, ter.
  - Handrücken: lach, phos.
  - Beine: kali-i, lach, phos, sec, sul-ac, ter.
  - Unterschenkel: kali-i, lach, phos, sec, ter.

17

Windeldermatitis

Eine der häufigsten Formen der Dermatitis bei Kindern. Tritt meist im Alter von 6–12 Monaten im Windelbereich auf. Kann auch bei älteren, inkontinenten Patienten auftreten sowie bei inkontinenten Kindern und Erwachsenen mit Morbus Hirschsprung oder urogenitalen Abnormalitäten.

Charakteristische, erythematöse und papulovesikuläre Dermatitis, die sich über den Unterbauch, die Genitalien, Oberschenkel und die Gesäßbacken ausbreitet. In schweren Fällen kann es zu oberflächlichen Erosionen kommen. Im Gegensatz zur Intertrigo sind die Beugen/Falten in der Regel nicht beteiligt, da sie direkt auf der Windel aufliegen. Durch den Kontakt mit der nassen Windel breitet sich der erythematöse Ausschlag gelegentlich über die Beine aus. Bei manchen Kindern findet man kleine Blutflecken auf der Windel in Verbindung mit reichlichem Harnabgang. Das passiert meist dann, wenn der Penis in Mitleidenschaft gezogen ist und die Erosionen verkrustet sind.

Zu den Komplikationen gehören Geschwüre und Erosionen mit erhabenen Rändern (Jacquet's erosive diaper dermatitis), pseudoverruköse Papeln und Knötchen sowie violette Plaques und Knoten mit 0,5 bis 4,00 cm Durchmesser (Granuloma gluteale infantum).

Typische Satellitenpusteln am Rande des Dermatitisausschlags sind in der Regel auf einen sekundären Befall mit Candida albicans zurückzuführen.

Ätiologie

Nasse, schmutzige Windeln, Waschmittelrückstände, Mazeration der Haut durch zersetzten Harn und Stuhl, schlechter Allgemeinzustand. Die feuchte Haut im Windelbereich wird schneller durch das Reiben der Windel wund, besonders wenn das Kind sich bewegt. Eine nasse Haut wird auch durchlässiger für Reizstoffe (Ammoniak) und fördert die Vermehrung von Bakterien. Diese Bakterien sorgen auch für einen höheren lokalen pH-Wert und für eine gesteigerte, durch Fäkalien bedingte, Lipidase und Protease-Aktivität.

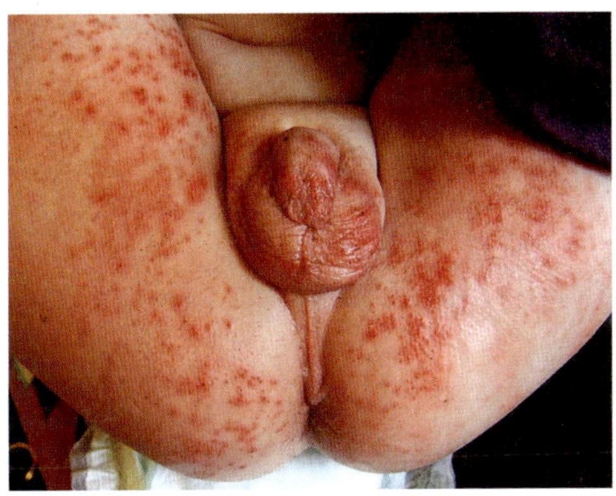

Abb. 72: Windeldermatitis

A. Therapie

Die Prädilektionsstellen beschränken sich in der Regel auf die Oberschenkel, das Perineum und die Genitalien. Folgende Symptome sollten sorgfältig dokumentiert werden:

- Erythem – Ausmaß und Färbung des Ausschlags.
- Empfindungen – z.B. Brennen, Prickeln, fein stechend etc.
- Modalitäten bezüglich der Zeit und Temperaturverträglichkeit.

Da eine Windeldermatitis vorwiegend bei kleinen Kindern auftritt, ist es schwierig, verlässliche Symptome zu bekommen. Aus diesem Grund muss unsere Mittelwahl auf einer möglichst genauen Beobachtung der vorliegenden Symptome basieren.

Bei hartnäckigen Ausschlägen empfiehlt es sich, den Windelbereich mit Calendula und Olivenöl (im Verhältnis 1:4) zu pflegen.

Prophylaxe

Vorbeugen ist die beste Therapie. Der Windelbereich sollte trocken gehalten werden und das Kind sich so oft wie möglich ohne Windeln bewegen können. Latexbeschichtete und synthetische Windeln und Überhosen eignen sich nicht. Die Windeln sollten regelmäßig gewechselt werden. Um Waschmittelrückstände zu vermeiden, sollten Stoffwindeln nach dem Waschen sorgfältig mit klarem Wasser ausgewaschen werden. Gegebenenfalls muss der Allgemeinzustand des Patienten verbessert werden. Bei stark konzentriertem Urin sollte das Kind zwischen den Mahlzeiten zusätzlich Wasser trinken.

Wichtige homöopathische Mittel bei Windeldermatitis

Apis mellifica → Der Ausschlag sieht feurig rot aus; das Kind reibt an der betroffenen Stelle heftig mit seinen Fingern. Das Reiben wird ausgelöst durch die stechenden oder brennenden Empfindungen, die das Kind verspürt, < abends, nachts, warme Anwendungen. > kalte Anwendungen. Die betroffene Stelle ist geschwollen, sieht aufgebläht aus und fühlt sich bei Berührung sehr heiß an. Das Kind fühlt sich sehr unwohl, wenn es zugedeckt wird, und besser an der frischen Luft.

Cantharis vesicatoria → Kleine Ulzerationen mit wässrigem Exsudat und kleinen Blasen. Das Kind ist wegen der brennenden Empfindung ruhelos und fühlt sich beim Waschen mit kaltem Wasser besser. Die betroffene Stelle ist empfindlich, das Kind lässt nicht zu, dass jemand sie berührt.

Rhus toxicodendron → Winzige Bläschen sind das Merkmal des erythematösen Ausschlags. Der Ausschlag verkrustet leicht mit Jucken und Brennen, das durch warme Umschläge gebessert wird. Bei *Rhus tox.* mag das Kind die betreffenden Stellen bedeckt haben, da die Haut empfindlich auf Kälte reagiert. (Beim leisesten Anflug von Feuchtigkeit eitert der Ausschlag, verkrustet und es bilden sich Bläschen mit kleinen Abszessen).

Sulphur → Der Ausschlag ist leuchtend rot mit feinen Schuppen dazwischen. Das Kind fühlt sich nachts im Bett und während des Waschens äußerst unwohl. Die brennende Empfindung wird durch Zugluft, Wind und Waschen verschlimmert. Wollüstiger Juckreiz, das Kind kratzt sich heftig. Der Hautausschlag wechselt sich mit anderen Beschwerden, z.B. Asthma, ab.

Repertorium

- **Extremitäten, Hautausschläge, Gesäß**
  - erythematös: med.
  - Gesäß, Rima ani, Exanthem bei Kindern, Neugeborenen; rotes, flüchtiges: med.

17.1 Intertrigo

Klinisches Erscheinungsbild

Unter Intertrigo versteht man eine oberflächliche, entzündliche Dermatitis in den intertriginösen Bereichen, d.h. an denen sich gegenüber liegende Hautflächen berühren. Als Folge von Reibung (Haut reibt auf Haut), Hitze und Feuchtigkeit wird die betroffene Hautfalte erythematös, mazeriert und oftmals sekundär infiziert. Gegebenenfalls Erosionen, Schrunden und Exsudationen mit Brennen und Juckreiz.

Tritt vorwiegend bei übergewichtigen Personen und bei feuchtwarmem Wetter auf.

Prädilektionsstellen sind der retroaurikulare Bereich, die Augenfalten, Nackenfalte, Achselhöhlen, Gelenkbeugen, Finger- und Zehenzwischenräume, Brustunterfalte, der Nabel, die Leistengegend, das Perineum und die Gesäßfalte.

Durch Mazeration der betroffenen Körperstellen kann es zur sekundären Infektion durch Bakterien oder Pilze kommen. Intertriginöse Candidose ist vor allem in der Brustunterfalte von übergewichtigen Frauen zu beobachten. Prädilektionsstellen für Mykosen (Hefe oder

Dermatophyten) sind auch die Leistengegenden. Streptokokken, Staphylokokken, Pseudomonas oder Corynebakterien können sekundäre bakterielle Infektionen verursachen.

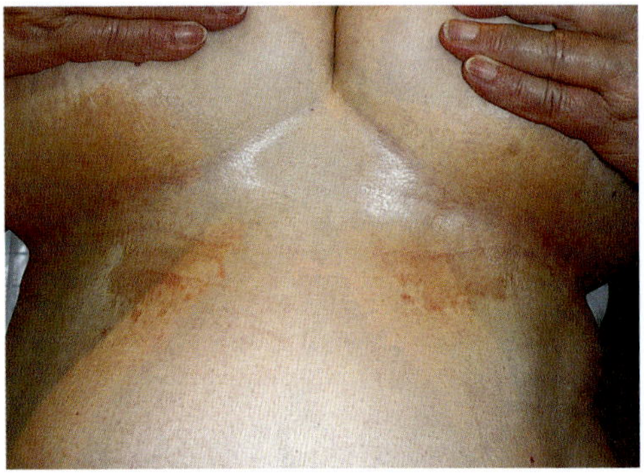

Abb. 73: Intertrigo - submammär

A. Therapie

- Im feuchtwarmen Klima der tropischen Länder wie hier in Indien liegt die Hauptursache bei mangelnder Hygiene und Fettleibigkeit. Bestimmte Gewohnheiten, z.B. den Körper nicht gründlich abzutrocknen oder beim Schlafen Unterwäsche zu tragen, fördern eine Intertrigo.
- Unter den oben genannten Umständen muss die Haut ausreichend und regelmäßig gelüftet werden, besonders die Hautfalten müssen nach dem Waschen gründlich getrocknet werden, um einer Mazeration vorzubeugen.
- Lokale Antimykotika sind zur Behandlung nicht geeignet, besonders dann nicht, wenn der Patient nicht ausreichend auf eine gute Körperhygiene achtet.
- Denken Sie daran, dass eine verlängerte Anwendung von lokalen Antimykotika zu einer exzessiven Pigmentierung der betroffenen Stelle führen kann.

Unter Beachtung der oben genannten Faktoren sollte man sich bei der Behandlung einer Intertrigo an folgenden Punkten orientieren:

- Der Patient sollte lockere Kleidung tragen.
- Auch die Unterwäsche sollte locker sitzen, z.B. Boxershorts. Vermeiden Sie „V“ – förmige Schlüpfer oder G-Strings, da diese in der Gesäßfalte reiben, die Haut fortwährend reizen und damit einen Juckreiz auslösen können.
- Dünne, weiße Baumwolle eignet sich am besten. Meiden Sie synthetische und gefärbte Materialien.
- Die Unterwäsche sollte so geschnitten sein, dass noch Luft zirkulieren kann.
- Wechseln Sie an heißen Tagen mindestens zweimal Ihre Unterwäsche.
- Trocknen Sie nach dem Baden die Hautfalten besonders gründlich ab, vor allem die Achselhöhlen, Leistengegend und Zehenzwischenräume.
- Die Fingernägel **müssen** kurz getragen werden, damit der Patient die Hautreizung nicht durch Kratzen verschlimmert.
- Beim An- und Auskleiden sollte der Patient besonders vorsichtig sein, da beim Kleiderwechsel häufig ein Juckreiz ausgelöst wird.

Wichtige homöopathische Mittel bei Intertrigo

Aethusa cynapium	→ Exkoriationen an den Oberschenkeln < beim Gehen. Juckende Ausschläge um die Gelenke herum. Reichliche Schweißabsonderung. Die Körperoberfläche ist kalt und mit klammem Schweiß bedeckt. Die Lymphdrüsen sind geschwollen. Die Ausschläge jucken bei Wärmeeinwirkung.
Agnus castus	→ Wundfressender Juckreiz an verschiedenen Stellen > durch Kratzen, kommt aber bald wieder. Nagen oder Jucken an verschiedenen Stellen.
Arsenicum album	→ Papulöse, trockene, raue, schmutzig aussehende und schuppige Haut < Kälte und Kratzen. Heiße, juckende und brennende Empfindung auf der Haut – Jucken, Kratzen, Bluten, der Körper fühlt sich eiskalt an. Die Krankheit beginnt mit roten Punkten und breitet sich, ähnlich wie Tinea, mit silbrigen Schuppen bedeckt aus. Betroffene Stellen schmerzen beim Kratzen.
Belladonna	→ Trockene, heiße, brennende Haut, Schwellung, die sich plötzlich ausbreitet. Die Haut ist abwechselnd blass oder gerötet. Gespannte, scharlachrote, geschmeidig glänzende, heiße, juckende und brennende Haut.
Borax veneta	→ Hartnäckige Intertrigo, schwer zu behandeln. Trockene, ungesunde Haut. Alle Verletzungen werden leicht geschwürig. Entzündung der Haut mit Frösteln, gefolgt von Schweregefühl und Pulsieren im Kopf.
Calcium carbonicum	→ Brennen und Jucken schlimmer morgens und im Bett. Trockene, raue, ungesunde Haut; als wäre sie mit einem miliariaartigen Ausschlag bedeckt. Haut an verschiedenen Stellen wund gescheuert. Intertrigo mit linsenförmigen, roten, erhabenen Punkten und großer Hitze. Die Haut ist reibungsempfindlich, man muss sehr vorsichtig waschen. Feuchte Ausschläge mit dicken, schorfigen Krusten.
Causticum	→ Wundheit und heftiger Juckreiz in den Hautfalten, hinter den Ohren, zwischen den Schenkeln; geschwürige Bläschen. Die Haut ist während der Zahnung anfällig für Intertrigo.

Chamomilla → Ausschläge mit Juckreiz und nächtlichem Kitzeln. Ungesunde Haut. Ausschläge bei gestillten Säuglingen, die Haut ist feucht und brennend heiß mit einem wunden (wie geprellt) und brennendem Schmerz.

Fagopyrum esculentum → Allgemeiner und exzessiver Juckreiz, mit oder ohne Ausschlag, vor allem auf der Pubis, der Vulva, dem Bart und allgemein auf den behaarten Körperstellen, < nachmittags von 17 bis 19 Uhr. Die Haut ist heiß und geschwollen.

Graphites → Raue, harte, hartnäckige Trockenheit und fehlende Schweißbildung. Die Haut in den Gelenkbeugen, den Leisten, am Hals und hinter den Ohren ist wund. Ungesunde Haut mit heftigem Juckreiz und Brennen. Aus den Ausschlägen nässt ein klebriges Exsudat.

Juglans regia → Juckreiz am ganzen Körper. Jucken in den Hautfalten, Brennen, Wundheit < nach dem Schwitzen; starke Rötung mit neuen Bläschen und heftigem Brennen und Jucken. Grünlich gelbe Absonderungen von den Ausschlägen. Schwellung und Eiterung der Drüsen < bei Erhitzung, < durch Überanstrengung.

Kalium bromatum → Feuchter Ausschlag. Juckreiz nachts im Bett und bei hohen Temperaturen.

Lycopodium clavatum → Große Trockenheit der Haut. Intertrigo, wunde Stellen bluten leicht. Ungesunde Haut mit wundfressenden Bläschen. Nächtlicher Juckreiz. Intertrigo zwischen den Oberschenkeln und Schamlippen, bildet flache, harte Geschwüre mit entzündeten Rändern. Ausschläge sind zuerst vesikulär, dann trocken. Heftiger Juckreiz, wunde Stellen bluten und sind mit einer dicken Kruste bedeckt, unter der sich faulige Absonderungen befinden.

Mercurius solubilis → Juckreiz so unerträglich, dass er fast zum Wahnsinn treibt, < Bettwärme, > kaltes Bett, > kalte Luft. Fast immer feucht, reichlicher Schweiß, der keine Erleichterung bringt.

Mezereum → Heftiger Juckreiz < im Bett, < bei Berührung, muss kratzen, bis die Epidermis abgetragen ist und die so entblößte Stelle mit einer Borke bedeckt ist, oder die Haut wird immer wieder aufgekratzt.

Oleander → Beißen, Jucken < beim Entkleiden, er muss kratzen. Intensiver Juckreiz und unerträgliches nächtliches Brennen nach dem Kratzen. Auch leichte Reibung verursacht Wundheit und Abschürfungen besonders oberhalb des Nackens und zwischen Skrotum und Oberschenkel – fehlende Schweißbildung.

Oxalicum acidum → Ausgesprochen sensible Haut – schlimmer durch Schweiß, mit Brennen und Wundheit. Gefleckte Haut, kreisförmige Flecken, schwitzt leicht.

Petroleum → Trockene Haut, zusammengezogen, sehr empfindlich, rau und rissig, wie Leder. Juckende, wunde, feuchte Hautoberfläche mit Rötung und Wundheit. Äußerlicher, harter Druck ist nicht schmerzhaft, eine leichte Berührung jedoch unerträglich. Die Risse bluten leicht.

Psorinum → Schmutzig, die Haut sieht schmutzig aus. Kratzen bringt vorübergehend Erleichterung. Juckreiz, wenn der Körper sich erwärmt, < im Bett. Kratzt sich blutig.

Sulphuricum acidum → Livide Haut, Röte und juckende Flecken. Unangenehme, juckende und kribbelnde Haut in Verbindung mit den Ausschlägen.

Sulphur → Trockene, schuppige, ungesunde Haut. Juckende Stellen, schmerzhaft rot und heiß nach dem Kratzen. Blutet nach dem Kratzen und kommt jede Nacht im Bett wieder. Besonders heftig auf den Oberschenkeln und Beinen. Die Haut bleibt nach dem Reiben lange schmerzhaft, als sei sie aufgescheuert und wund. Exkoriation der Hautfalten. Jucken, Brennen, < Kratzen und Waschen.

Tuberculinum → Ausschläge, Juckreiz, Flecken am ganzen Körper mit Ausnahme des Gesichts und der Hände. Intensiver Juckreiz < nachts.

Repertorium

- **Haut**
- **Intertrigo:** acon, aeth, agar, alum, ambr, am-r, am-m, agn, ant-c, apis, arn, ars, ars-i, ars-s-f, aur, bapt, bamb-a, bar-c, bar-s, bell, borx, bry, bufo, cal-c, calc-s, calc-sil, canth, carb-an, carbn-v, carbn-s, caust, chan, chin, chin-s, clem, coff, colch, dros, echi, euphr, fl-ac, fago, graph, hep, hydr, ign, iod, kali-ar, kali-c, kali-chl, kali-m, kali-s, kreos, lyc, lach, laur, mag-m, mang, merc, merc-r, mez, mur-ac, nat-c, nat-m, nat-p, nit-ac, nat-s, nux-v, ol-an, olnd, op, petr, ph-ac, phos, plb, podo, psor, puls, pyrog, phyt, rhus-t, ruta, sabin, sanic, sars, scil, sel, sep, sil, spig, sul, sul-ac, tereb, syph, vinc, zinc.
- **Exkoriation,** Kratzen, muss kratzen, bis es wund ist: agar, alum, am-c, ant-c, arg-met, arn, bar-c, bov, calc, calc-sil, carbn-s, caust, chin, dros, graph, hep, kali-c, kali-sil, kreos, lach, lyc, mang, merc, olnd, petr, phos, plb, psor, puls, rhus-t, ruta, sabin, sep, sil, squil, sul-ac, sulph, tarax, til.
  – Gefühl wie exkoriiert: canth.
    – Berührung agg: ferr.
- **Kinder:** ant-c, bar-c, bell, calc, carb-v, cham, chin, ign, kreos, lyc, merc, puls, ruta, squil, sep, sil, sulph.
  – Absonderungen, an jeder Körperöffnung, scharf, macht die Haut bei Kontakt wund: sulph.
  – Atrophie bei Kleinkindern: petr.
  – aufgeschürft, leicht aufgeschürft durch Gehen oder Reiten: ruta.
  – biliösen Symptomen, mit: nat-s.
  – Erosionen: arum-m, fl-ac.
  – feucht: bar-c, graph.
  – Finger, bohrt mit den Fingern darin: arum-t. (scarlatina).
  – flechtenartig, nässt andauernd und blutet leicht, wenn gekratzt: merc.
  – Fleisch, wie rohes, vergammeltes: corno.
  – Gehen oder Reiten, beim: sul-ac.
  – Gelenkbeugen: sep.
  – Hartnäckig: hydr.
  – Prurigo: graph.
  – Schmerzen, wie exkoriiert: par, plat.
  – Schorf, neigt zu: kali-m.
  – trocknet aus und mumifiziert, neue Blasen bilden sich drum herum: anthr.
  – trocknet aus, wird braun und livide, mit lokaler Schorfbildung: anthr. (hinterlässt eine Narbe).
  – Zahnung, während der: aust.

Lokalisation

- **Abdomen, Leistengegend:** ambr, ars, arum-t, bov, bry, graph, med, nux-v, ph-ac.
- **Rektum:** aesc, agar, agn, all-c, aloe, alum, am-c, am-m, apis, arg-met, ars, ars-s-f, asc-c, aur-m, bar-c, berb, calc, calc-s, carb-an, carb-v, carbn-s, caust, cham, coloc, dirc, ferr, gamb, graph, grat, hep, hydr, ign, kali-ar, kali-c, kali-s, lach, lyc, merc-c, mur-ac, nat-ar, nat-m, nat-p, nit-ac, nux-v, petr, phos, plan, podo, puls, sanic, sep, sulph, sumb, syph, thuj, tub, urt-u, zinc.
  – Feuchtigkeit, scharf: carb-v, merc-c, thuj, zinc.
  – Gehen, agg.: arg-met, caust, graph, nat-m, nit-ac.
  – Gesäßbacken, zwischen den: arg-met, arum-t, berb, calc, carb-v, carbn-s, graph, kreos, nat-m, nit-ac, puls, sang, sep, sulph.
  – Perineum: alum, arum-t, aur-m, calc, carb-an, carb-v, caust, chan, graph, hep, ign, lyc, merc, petr, puls, rod, sep, sulph, thuj.
  – Reiben, muss Anus reiben, bis er roh ist: agar, alum, am-c, arg-n, bor-c, calc, carb-v, carbn-s, caust, graph,

kali-c, lyc, merc, petr, phos, puls, sep, sulph.
- Reiten auf einem Pferd, agg.: carb-an.
- Stuhlabgang, von: aloe, apis, ars, arum-t, asc-c, bapt, coloc, dirc, kreos, mag-m, merc, mur-ac, nit-ac, nux-m, nux-v, rheum, sulph, rub.
- Wagen, in einem: psor.

- **Männliche Genitalien:** cham, hep, podo, sulph.
  - Eichel: alum-sil, anan, asc-t, cor-r, graph, merc, merc-i-r, nat-c, nat-m, nit-ac, sep, sulph, thuj.
  - Penis: cop, kali-i, nit-ac.
  - Skrotum: ars, calc-p, chel, hep, ph-ac, sulph, sumb, thuj.
    - Oberschenkel, zwischen Skrotum und: bar-c, caust, graph, hep, lyc, merc, nat-c, nat-m, nit-ac, petr, rhus-t, sulph, thuj.
    - Seite, an der: berb, sumb, thuj.
  - Vorhaut: anan, carb-v, chin-b, hep, ign, merc, mez, mur-ac, nit-ac, psor, sep, thuj.
    - Koitus, nach: calen.
    - leicht: nat-c.
    - Rand der, am: cann-s, ign, mur-ac, nit-ac, nux-v, rumx.
- **Weibliche Genitalien:** agar, alum, am-c, ambr, ars, berb, calc, calc-s, carb-v, carb-s, caust, fl-ac, graph, hep, kali-c, kali-s, kreos, lac-c, lit-t, lyc, meph, merc, nat-c, nit-ac, petr, sabin, sep, sil, sulph, thuj, til.
  - alte Frauen, bei: merc.
  - Menses, während der: all-c, am-c, bov, carb-v, caust, graph, hep, kali-c, kreos, nat-s, rhus-t, sars, sil, sulph.
  - Perineum: calc, carb-v, caust, graph, hep, lyc, med, merc, petr, sep, sulph, thuj.
  - Vagina: alum, hydr, kali-bi, kali-c, merc, nit-ac.
    - Vagina, um die herum: ign.
- **Brust**
  - Achselhöhlen: ars, aur, carb-v, con, graph, mez, sonic, sep, sulph, zinc.
  - Brustwarzen: alumn, anan, arg-n, arn, calc, calc-p, calc-sil, castor-eq, caust, chan, crot-t, dulc, fl-ac, graph, han, hell, hyper, ign, lyc, merc, nit-ac, phos, phyt, puls, sang, sep, sil, sulph, zinc.
    - Mammae, vom Reiben der: con.
- **Rücken, Steißbein:** arum-t.
- **Extremitäten**
  - Finger, zwischen den: graph.
  - Gelenkbeugen: bell, caust, graph, lyc, mang, ol-an, petr, sep, squil, sulph.
  - Gesäß, Rima ani: arg-met, ars-s-f, arum-t, bufo, carbn-s, graph, nat-m, nit-ac, puls, sep, sulph.
  - Oberschenkeln, zwischen den: aeth, am-c, ambr, anan, ars, ars-s-f, bar-c, bufo, calc, carbn-s, caust, cham, chin, chinin-ar, goss, graph, hep, iod, kali-ar, kali-c, kreos, lyc, merc, nat-ar, nat-c, nat-m, nit-ac, petr, phos, rhod, sang, sep, squil, sul-ac, sulph, zinc.
    - links: lyc.
    - Gehen, agg.: aeth, graph, ruta, sul-ac, sulph.
    - Leukorrhoe, agg.: alum, ars, borx, carbn-s, caul, cham, ferr, ferr-ar, fl-ac, graph, kreos, lyc, merc, nit-ac, phos, puls, sep, sil.
    - Menses, während den: am-c, carb-v, caust, graph, kali-ar, kali-c, kali-n, lac-c, lach, nat-s, nit-ac, rhus-t, sars, sil, stram, sulph.
    - Reiten, agg.: ruta.
    - Zahnung, während der: caust.
  - Kniebeuge: ambr, sep.
  - Unterschenkel: lach.
  - Fuß
    - Ferse: all-c.
    - Fußsohlen: sil.
  - Zehen, zwischen den: aur-m, bamb-a, berb, carb-an, clem, fl-ac, gink-b, graph, hydrog, lach lyc, mang, merc-i-f, mez, nat-c, nat-m, nit-ac, ph-ac, ran-b, sep, sil, syph, zinc.
    - Gehen, agg.: carb-an.

18

Pigmentstörungen

Einleitung

Die Farbe unserer Haut wird bestimmt vom Hämoglobingehalt unseres Blutes und dem Anteil von Carotinoiden und Melanin in unserem Körper. Besonders ausschlaggebend ist dabei die Menge des vorhandenen Melanins.

Melanine werden in den Melanosomen der Melanozyten durch die enzymatische Oxidation (Tyrease) von Tyrosin gebildet. Das Melanin wird an die umliegenden Keratozyten abgegeben. Melanin produzierende Zellen bilden mit den umgebenden Keratinozyten eine sogenannte Melanozyteneinheit. Die Anzahl, Größe, Form, Verteilung und die Verweildauer der Melanosomen in den Keratozyten variieren je nach ethnischer Abstammung stark. Beim Menschen gibt es zwei Formen der Pigmentierung: die genetisch bedingte, „konstitutionelle“ Pigmentierung und die „fakultative“ Pigmentierung, die abhängig ist von der UV-Bestrahlung der Haut, endokrinen Mechanismen (z.B. das Melanozyten stimulierende Hormon in der Schwangerschaft) sowie einer Kombination der beiden Faktoren, z.B. bei einem Melasma und Morbus Addison.

Carotinoide sind gelbe Pflanzenstoffe, die nur über pflanzliche Nahrungsmittel aufgenommen werden können. Sie lagern sich in der Epidermis und im subkutanen Fettgewebe ab.

Das derzeit zuverlässigste Hilfsmittel zur Kategorisierung der Hautfarbe ist das Spektralfotometer.

Pigmentierungsstörungen können durch eine Reihe von genetischen und externen Faktoren ausgelöst werden.

18.1 Hypermelanose

Generalisierte oder lokalisierte Hypermelanosen können in Verbindung mit vielen Erkrankungen auftreten. Die Klassifizierung einer Hypermelanose kann sich dabei an der Hautfärbung oder an der dahinterliegenden Pathologie orientieren (genetisch und nävoid, oder durch verschiedene äußere Faktoren bedingt).

Klassifizierung

Es ist schwierig, die enorm große Anzahl der Pathologien zu klassifizieren, die klinisch mit einer Hypermelanose vergesellschaftet sind. Die bestehende gängige Klassifizierung basiert auf einer Beurteilung der Hautfarbe und der verschiedenen kausativen Faktoren.

Es kann sich dabei um eine genetisch bedingte oder nävoide Hypermelanose handeln oder um Pigmentierungsstörungen, die durch verschiedene äußere Faktoren verursacht werden.

A. Therapie einer Hypermelanose

Obwohl eine Konstitutionsbehandlung natürlich auch in diesem Fall das bevorzugte therapeutische Mittel ist, kann ich an dieser Stelle einige weitere Mittel erörtern, die sich in meiner eigenen Praxis bewährt haben.

- *Berberis vulgaris* ist besonders hilfreich bei umschriebener, brauner Pigmentierung nach ekzematösen Entzündungen.
- Ein Patient mit zahlreichen Muttermalen, pigmentierten Naevi und übermäßig vielen Leberflecken braucht *Carcinosinum*.
- Ein *Nitricum-acidum*-Patient kann die für das Mittel typischen, pigmentierten, warzigen Flecken auf der Stirn haben.
- Bei der Behandlung von Chloasmen haben sich die Mittel *Lilium tig.*, *Caulophyllum* und *Sepia* bewährt.
- Bei *Sepia* findet man den typischen, braun gefärbten „Sattel" über dem Nasenrücken oder auch Sommersprossen oder pigmentierte Flecken auf den Wangen bzw. über den ganzen Körper verteilt.

18.2 Vitiligo

Definition

Hierbei handelt es sich um eine erworbene, idiopathische Pigmentierungsstörung der Haut, die sich klinisch durch weiße, pigmentfreie Flecken mit normal- oder hyperpigmentierten Rändern zeigt. Die Anzahl der Melanozyten der depigmentierten Haut ist stark verringert, die Kapazität dieser Hautflecken auf sensibilisierende, lokal aufgetragene Substanzen zu reagieren, ist eingeschränkt.

Inzidenz

Weltweit verbreitet. Sehr häufig in Indien (Gujarat und Rajasthan), Ägypten und anderen tropischen Ländern. Alle Altersgruppen und beide Geschlechter sind gleich betroffen. Ausbruch der Krankheit häufig im Alter von 5 und 15 Jahren oder während der Wechseljahre.

Ätiopathogenese

Die vier kausativen Faktoren einer Vitiligo (die sich nicht gegenseitig ausschließen) sind autoimmune Mechanismen, neurohumorale Faktoren, Autozytotoxizität und exogene chemische Einflüsse.

Autoimmune Mechanismen

Vitiligopatienten haben häufig erhöhte organspezifische Autoantikörper, einschließlich Antikörper gegen Zytoplasma der Nebenniere und der Schilddrüse, Thyreoglobulin, die Parietalzellen der Magenschleimhaut und die Pankreas-Inselzellen. Autoimmunität wird häufig als Ursache genannt, kann aber nicht wirklich als eigentliche Ursache betrachtet werden, da es sich eher um ein Reaktionsmuster auf eine Kombination von Medikamenten, Infektionen und Toxinen handelt.

Neurohumorale Faktoren

Man vermutet, dass an den freien Nervenendigungen der Haut ein neurotoxischer Wirkstoff, möglicherweise Noradrenalin oder ein anderes Katecholamin, abgegeben wird, welches die Melanogenese hemmt und eine toxische Wirkung auf die Melanozyten haben könnte. Diese Hypothese kann vielleicht am besten die typischen Teilremissionen der Vitiligo erklären, besonders in Hinblick auf die Störungen im autonomen Nervensystem.

Autotoxizität

Auch als „Self-destruct theory of Lerner" bekannt. Dieser Theorie liegt die Annahme zugrunde, dass sich die Melanozyten wegen eines Defekts der natürlichen Schutzmechanismen, durch die die toxischen Melaninvorläufer beseitigt werden, selbst vernichten.

Exogene chemische Einflüsse

Thiole, Phenolverbindungen, Brenzkatechin und seine Derivate, Mercaptoamine und mehrere Chinine können sowohl durch ihre hemmende Wirkung auf die Tyrease als auch durch ihre direkt zytotoxischen Aktivitäten eine Depigmentierung der Haut verursachen.

Ätiologie

Genetische Prädisposition

Autosomal dominant vererbt mit unterschiedlicher klinischer Erscheinung. Familiarität wird anamnestisch von ca. 35% der Patienten angegeben.

Zu den wichtigen auslösenden Faktoren gehören:

Ernährung

Ernährungsbedingter Mangel an Kupfer, Proteinen und Vitaminen. Verdauungsbeschwerden durch Amöbiasis, Würmer, chronische Diarrhö, Dysenterie etc.

Endokrine Faktoren

In Verbindung mit Thyreotoxikose, Diabetes, Schilddrüsenunterfunktion und Akromegalie.

Trophoneurose und Störungen im autonomen Nervensystem

Psychische und emotionale Belastungen.

Infekte und Toxine

Typhus, schlechter Allgemeinzustand und septische Herde.

Medikamente und Chemikalien

Chinin, Guanofuracin, Amylphenol, Chlorothiazide, Breitbandantibiotika, Betablocker und Chloroquin.

Weitere Faktoren

Zusatzstoffe in Nahrungsmitteln, industrielle Chemikalien und Farben, die über kontaminiertes Wasser und Lebensmittel in die Nahrungskette gelangen.
Berichte über Vitiligo im Zusammenhang mit perniziöser Anämie, Down- Syndrom, biliäre Zirrhose, Dysgammaglobulinämie und Magenkarzinom.

Klinisches Erscheinungsbild

Verteilung

Die hellen Flecken einer Vitiligo befinden sich meist an normalerweise hyperpigmentierten Körperstellen, z.B. dem Gesicht, den Achselhöhlen, Lenden,

Brustwarzen und Genitalien, z.B. Hand- und Fußrücken, Ellbogen, Knie und Knöchel. Die Verteilung der Läsionen verläuft in der Regel symmetrisch, in manchen Fällen aber auch unilateral und mit dermatomaler Anordnung. Selten universeller Befall des gesamten Integuments, meist sind noch einige pigmentierte Stellen vorhanden.

Die Depigmentierung kann partiell oder universell verlaufen, bei der so genannten trichromen Vitiligo tritt beides gleichzeitig auf.

Zunächst entstehen hypopigmentierte Flecken auf den exponierten Körperstellen wie Gesicht oder Handrücken. Diese Stellen werden extrem lichtempfindlich und können leicht durch UV-Strahlung verbrennen. Selten Juckreiz ohne begleitenden Sonnenbrand. Schädigung der gesunden Haut führt zu Depigmentierung - so genanntes Köbner-Phänomen.

Charakteristische, völlig depigmentierte Flecken unterschiedlicher Größe und Form, umschrieben von normalen oder hyperpigmentierten Rändern. Nur selten haben die Flecken rote, entzündliche Ränder. Das Haar an den betroffenen Stellen wird in der Regel ebenfalls weiß. Patienten mit Vitiligo haben eine empfindliche Haut, die selbst bei kleinen Verletzungen nur unter Depigmentierung heilt.

Die ersten Läsionen sind häufig blass weiß und nur mäßig umschrieben. Eine Wood-Lampe kann für die Diagnose hilfreich sein.

Der Verlauf der Krankheit ist schleichend, die Flecken wachsen langsam, bleiben oft einige Zeit unverändert und dehnen sich schließlich weiter aus.

Als zosteriforme Vitiligo bezeichnet man Läsionen, die sich entlang einer Nervenbahn verbreiten. Selten entsteht eine Vitiligo um ein Muttermal (Halonävus) herum.

Vitiligo-ähnliche Leukodermie kann bei Melanomapatienten auftreten. Läsionen treten bevorzugt an beschädigten Stellen auf – Köbner-Phänomen.

Die weißen Flecken sind empfindlich gegen UV-Strahlung, eine Vitiligo tritt häufig nach einem schweren Sonnenbrand auf.

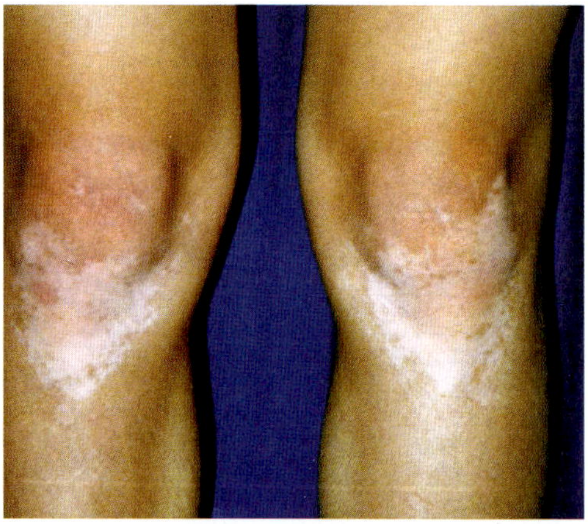

Abb. 74: Vitiligo - Knie

A. Therapie von Vitiligo

Die primäre Vitiligo kann man grundsätzlich dem tuberkulären Miasma zuordnen, während eine sekundäre Vitiligo, also eine Vitiligo, bei der die Zerstörung der Melanozyten als Folge eines Ekzems, eines Phlegmons, einer Dermatitis, nach Verbrennungen oder chemischen Verletzungen auftritt, dem syphilitischen Miasma zuzuordnen ist. Bei der primären Vitiligo begegnen uns keine Symptome, die damit (dem syphilitischen Miasma) assoziiert sind. Man kann sie deshalb zu den *einseitigen* Krankheiten zählen, die Dr. Samuel Hahnemann in § 173 des Organon der Heilkunst beschreibt.

B. Therapie von primärem Vitiligo

Meinen Erfahrungen nach gibt es für die Entstehung einer Vitiligo/Depigmentierung folgende Ursachen, die besonders nach bestimmten Emotionen auftreten:

- Beschwerden durch Sorgen, Kummer
- Kränkung
- Empörung
- Trauer
- Emotionale Erregung
- Unterdrückter Zorn
- Tod eines geliebten Menschen
- Scheidung
- Schock
- Verlegenheit

Auf der körperlichen Ebene konnten in den persönlichen Krankengeschichten der Patienten folgende zusätzliche Faktoren wiederholt bestätigt werden: u. a. Amöbenruhr, chronische Diarrhöe, Tuberkulose, Schilddrüsenerkrankungen und Warzen.

Bei vielen Patienten mit Vitiligo konnten wir begleitende körperliche Beschwerden feststellen, z.B. Würmer, Schilddrüsenerkrankungen, Warzen und Muttermale.

Methodik

Idealerweise sollte man sich den Fall gründlich erarbeiten, um die innerste Gefühlslage des Patienten erfassen zu können, d.h. den Patienten hinter der Vitiligo kennen zu lernen und nicht nur die Vitiligo an sich zu behandeln. Mit anderen Worten, man muss das Konstitutionsmittel des Patienten finden. Hat man ein Mittel gefunden, das die Gemütssymptome zusammen mit den körperlichen Allgemeinsymptomen abdeckt, sollte man dem Mittel genügend Zeit einräumen, damit es seine Wirkung entfalten kann. Ich bevorzuge für die erste Gabe eine mittlere Potenz, nämlich die C200, ohne das Mittel für mindestens 2 Monate zu wiederholen. Tritt eine Reaktion auf das Mittel ein, rate ich von einer wiederholten Gabe ab, bis die Reaktion auf das Mittel vollständig abgeklungen ist. Ist dieser Prozess beendet, wiederhole ich in der Regel die gleiche Potenz noch einmal. Tritt dann keine weitere Besserung ein, wiederhole ich das Mittel in kürzeren Abständen. Sollte dann immer noch keine Reaktion zu beobachten sein, müssen die Symptome erneut überarbeitet und bestätigt werden. Anschließend kann man entweder ein neues Mittel geben oder das bestehende Mittel in einer höheren Potenz verabreichen. Die Behandlung sollte in diesem Sinne weitergeführt werden, bis eine nachhaltige Besserung eintritt.

Nach vielen Jahren klinischer Erfahrung bin ich zu dem Schluss gekommen, dass homöopathische Mittel bei Vitiligopatienten häufiger wiederholt werden müssen. In manchen Fällen muss nicht nur das Mittel in kürzeren Abständen gegeben, sondern auch die Potenz häufig geändert werden.

An dieser Stelle möchte ich eine Warnung aussprechen. Unter keinen Umständen kann ich empfehlen, homöopathische Mittel wie *Thuja* und Nosoden wie *Bacillinum* ohne eine genaue Übereinstimmung der Symptome zu verabreichen, da eine solche Vorgehensweise nur zu einer Verzerrung und gegebenenfalls zu einer Unterdrückung der Symptome führen kann.

Ernährungsempfehlungen und andere begleitende Maßnahmen

Vitiligopatienten sollten die üblichen, mit einer homöopathischen Behandlung kompatiblen Ernährungsempfehlungen beachten. Eine spezielle Diät ist nicht erforderlich.

An letzter Stelle möchte ich noch einmal zusammenfassen, dass eine Konstitutionsbehandlung das A und O einer jeden homöopathischen Behandlung sein sollte.

Auch seltene Mittel wie *Berberis vulgaris, Mica* und *Pituitaria posterior* habe ich in meiner Praxis erfolgreich eingesetzt.

Wichtige homöopathische Mittel

Alum, ant-t, ars, ars-s-f, amm-c, aur, bac, berb, calc, cob, cob-n, calc-f, calc-sil, carbo-an, graph, hydrc, ign, kreos, merc, mez, mica, nat-c, nat-m, nit-ac, nat-ar, phos, pitu, sep, sil, sulph, stann, thuj, tub.

Therapeutische Anregungen

Mein großes Interesse an der Homöopathie hat mich auch auf internationaler Ebene mit vielen Homöopathen zusammengebracht, deren therapeutische Anregungen ich gerne weitergeben möchte:

- *Psoralea cor.*, Q-Potenz, im Verhältnis 1:10 mit Wasser verdünnt und direkt auf die Haut aufgetragen. Eine vergleichbare Anwendung kann mit *Psoralea cor. C30* durchgeführt werden. Diese Empfehlung kommt von homöopathischen Kollegen aus Kalkutta.
- Mein Kollege Dr. Rashid Wadia verschreibt *Hydrocotyle asiatica* in Hochpotenzen.
- Ein homöopathischer Kollege in Muzzafarpur, Bihar, verabreicht mit Erfolg potenziertes *Mica* bzw. *Mica C30* über einen längeren Zeitraum, aber mit seltenen Wiederholungen.

Fallbeispiel

Hier handelt es sich um eine 14-jährige Schülerin, die seit 5–6 Jahren hypopigmentierte Stellen an den Knien und am linken oberen Augenlid hatte. Die betroffenen Stellen jucken gelegentlich.

Begleitsymptome

Obstipation – muss viel pressen, weil der Stuhl hart und trocken ist.

Krankengeschichte

Würmer
Diarrhöe

Familiengeschichte

Schwester: hypopigmentierte Stellen.

Vater: Gallensteine, Magengeschwür.
Mutter: Asthma.
Großvater väterlicherseits: Diabetes, Herzinfarkt.
Großmutter väterlicherseits: Bluthochdruck.
Großvater mütterlicherseits: Asthma, Herzinfarkt.
Großmutter mütterlicherseits: Diabetes.

Allgemeinsymptome

Appetit: gut, ist abends sehr hungrig.
Durst: 7–8 Gläser am Tag. Bevorzugt kaltes Wasser nach den Mahlzeiten.
Verlangen: kalte Getränke (3), Schokolade (2)
Abneigung: Hühnchen.
Schweiß: im Gesicht, Oberlippe, Achselhöhle; übelriechend.
Temperaturempfinden: „heiße" Patientin.
Schlaf: schläft auf dem Rücken.
Gelegentlich vermehrter Speichelfluss.
Spricht manchmal im Schlaf.
Träume: träumt von Prüfungen, Freunden.

Menstruation

Menarche: mit 12 Jahren.
Sie hat einen regelmäßigen Zyklus alle 28 Tage, mäßig starke Regelblutung für 3–4 Tage.

Gemütszustand und Lebensumstände

(Beobachtung: Die Patientin spricht wie eine ältere Person. Im Beisein der Eltern gibt sie nur vage Antworten.)

Seit sie ein Kind war, spricht die Patientin mit ihren Eltern in einem aggressiven Tonfall. Außerdem hat sie die Gewohnheit, sich ein Taschentuch in den Mund zu stecken.

Sie sagt, sie sei sehr jähzornig und ist lieber alleine, wenn sie traurig oder wütend ist. Sie ist sehr nachtragend, wenn sie von jemandem beleidigt oder geärgert wird. Hegt Rachegedanken, hält sich aber zurück.

Wenn ihre Eltern sich streiten, geht es ihr schlecht, sie fühlt sich schuldig und fängt an zu weinen.

Sie macht sich Sorgen um ihre Familie und ihre Gesundheit. Vor Prüfungen und vor den Ergebnissen dieser Prüfungen hat sie eine große Erwartungsspannung. Sie bemüht sich stets, ihre Arbeiten so perfekt wie möglich auszuführen. Geht etwas schief, bereut sie es zutiefst. Wenn sie etwas erreichen will, setzt sie es in der Regel auch durch. Als es in der Schule einmal nicht so gut lief, stach sie sich selbst mit einer Nadel.

Ihre Mutter hat kein Verständnis für sie. Sie sagt, ihre Tochter gäbe zu viel Geld aus. Die Patientin liebt schöne Kleider und Parfum. Sie liebt malen und tanzen – sie hört gern schnelle Musik und tanzt dazu, wenn sie alleine ist.

Sie mag Abwechslung und hasst Routine. Sie mag keine geschlossenen Räume und wird reizbar, wenn sie mit vielen Menschen zusammen sein muss.

Folgende Rubriken wurden bei der Repertorisierung des Falles berücksichtigt:

- Verlangen, kalte Getränke, Wasser.
- Verlangen, Schokolade.
- Abneigung, Hühnchen.
- Schlaf, Lage, auf dem Rücken.
- Empfindlich, Geräusche, Musik.
- Tanzen.
- Trost, agg.
- Zorn über Kleinigkeiten

Rezept und Folgetermin

26.03.1996
Rp: *Nat-m.* C200, 2 Globuli 1 × wöchentlich über einen Zeitraum von 2 Monaten einzunehmen

15.05.1996
Rp: *Nat-m. C200*, 2 Globuli 1 × wöchentlich über einen Zeitraum von 1 Monat einzunehmen

12.06.1996
Nur leichte Hypopigmentierung am oberen rechten Augenlid.
Verschlimmerung an beiden Knien.
Neue Stellen am rechten Daumen und am linken Nasenflügel.
Gelegentlich leichter Juckreiz.
Obstipation unverändert.

Rp: *Nat-m. C1000*, 1 Gabe alle 14 Tage, über 2,5 Monate hinweg einzunehmen

7.09.1996
Neue Flecken an den Fingern, Flecken an den Augenlidern >

Rp: *Nat-m. C1000*, 1 Gabe alle 14 Tage, über 3 Monate hinweg einzunehmen

12.01.1997
Der hypopigmentierte Fleck am unteren Augenlid <
Die neuen Flecken an den Fingern sind unverändert.
Kein Juckreiz.
Keine Obstipation.

Rp: *Nat-m. C1000*, 2 Globuli 2 × wöchentlich, über 2 Monate hinweg einzunehmen

18.03.1997
Neue hypopigmentierte Flecken an der Ohrmuschel und der rechten Fußsohle.
Bestehende Flecken unverändert.

Rp: *Nat-m. C10 000*, 1 Gabe alle 14 Tage, über 2 Monate hinweg einzunehmen

1.05.1997
Rp: *Nat-m. C10 000*, 1 Gabe 1 × wöchentlich, über 1 Monat hinweg einzunehmen

19.06.1997
Rp: *Nat-m. C10 000*, 2 Globuli 1× wöchentlich, über 2 Monate hinweg einzunehmen

10.08.1997
Neue Läsionen hinter den Ohren.
Rechter Ellbogen >
Rechter Finger >
Augenlider unverändert
Knie unverändert
Knöchel unverändert
Obstipation unverändert

Rp: *Nat-m. C10 000*, 2 Globuli 1× wöchentlich, über 2 Monate hinweg einzunehmen

11.10.1997 bis 28.10.1998
Rp: Die Verordnung wird immer wiederholt.

12.12.1998
Rp: *Nat-m. C10 000*, 3 Globuli 1× wöchentlich, über 2 Monate hinweg einzunehmen

21.01.1999
Rp: *Nat-m. C10 000*, 3 Globuli 1× wöchentlich, über 2 Monate hinweg einzunehmen

20.03.1999
Keine neuen Flecken.
Knöchel und Augenlider unverändert
Ellbogen und Knie >

Rp: *Nat-m. C10 000*, 4 Globuli 1× wöchentlich, über 2 Monate hinweg einzunehmen

26.05.1999
Die Flecken an beiden Knien und am linken oberen Augenlid haben sich gebessert.
Keine neuen Flecken.
Keine Obstipation.

Rp: *Nat-m. C10 000*, 2 Globuli 1× wöchentlich, über 1 Monat hinweg einzunehmen

6.06.1999 bis 9.08.1999
Pigmentierung der Augenlider unverändert.
Knie >
Keine neuen Flecken.
Keine Obstipation.
Ab und zu Pickel.

Rp: Die Verordnung wird wiederholt.

18.3 Ichthyose

Eine Gruppe vererbter oder erworbener Verhornungsstörungen der Haut. Charakteristische Merkmale sind Trockenheit, Rauheit und Schuppenbildung als Folge defizienter Absonderungen und gestörter Keratinisierung.

Verhornungsstörungen existieren in der Regel von Geburt an, werden meist im Winter schlimmer und bilden sich bei zunehmend warmem Wetter zurück.

Prädilektionsstellen

- Streckseiten der Extremitäten und des Rumpfes.
- Das gesamte Integument ist unterschiedlich stark ausgetrocknet.

Die Ichthyose verläuft außer einem unangenehmen Gefühl der Trockenheit (schlimmer im Winter) häufig symptomfrei. Die Trockenheit der Haut ist auf eine Verringerung der normalen Hautabsonderungen zurückzuführen.

Leichter Juckreiz. Die psychische Belastung, die mit dieser Erkrankung einhergeht, ist in der Regel dem unattraktiven Aussehen der Haut zuzuschreiben, was vor allem für junge Frauen eine große Belastung darstellt. Nicht mit Atopie vergesellschaftet.

Komplikationen

Häufig folgen chronische Follikulitis und Ekzeme. Eine schwer verlaufende Form der Ichthyose ist die so genannte kongenitale ichthyosiforme Erythrodermie.

Prognose

Die Erkrankung verläuft bis zur Pubertät in der Regel progredient, dann kommt sie häufig zum Stillstand. Keine spontanen

Remissionen. Obwohl man die Krankheit nicht heilen kann, kann man sie therapeutisch gut begleiten.

Behandlung

- Klima: Der Patient sollte bevorzugt in einem milden, leicht feuchten Klima leben.
- Ein guter Allgemeinzustand ist unbedingt erstrebenswert. Hoch dosiertes Vitamin A kann in manchen Fällen hilfreich sein. Kurzfristige Erfolge sind mit Pilocarpinen und Schilddrüsenhormonen möglich.
- Lokale Anwendungen bringen die größte Erleichterung:
    1. Tägliches warmes Bad.
    2. So oft wie möglich warme Ölmassagen durchführen.
    3. Zur Körperpflege sollten nur rückfettende Seifen verwendet werden.
    4. Eucerin/Vaseline/Kokosöl angereichert mit 10% Harnstoff und 5% Milchsäure zur Körperpflege.
    5. Ichthyosis vulgaris kann täglich mit einer rückfettenden Creme oder zwei- bis dreimal in der Woche mit einem rückfettenden Präparat aus 40–60% Propylenglykol in Wasser, als Okklusivverband (über Nacht), behandelt werden.
    6. Bei der lamellären Ichthyose sind lokale Anwendungen mit Retinsäure erforderlich.
    7. Kontrollierte Sonnenbäder oder UV-Bestrahlung können in manchen Fällen helfen.
- Der Patient sollte über die passende Berufswahl aufgeklärt werden, um Ekzeme und Pyodermien zu vermeiden.

A. Therapie

Bei dieser Erkrankung führt nur die Konstitutionsbehandlung zum Erfolg.

Bei Patienten mit einer starken syphilitischen Familiengeschichte habe ich mit LM-Potenzen von *Syphilinum*, über einen längeren Zeitraum hinweg eingenommen, gute Resultate erzielen können.

Zur Behandlung des Juckreizes, der häufig die sehr trockene Haut begleitet, empfehle ich oft auch lokale Anwendungen mit Arnika-Urtinktur, im Verhältnis 2:8 mit Wasser verdünnt.

Repertorium

- **Haut, Hautausschläge, schuppig, Ichthyose:** anag, ars-i, ars, aur, calc, chin, clem, coloc, graph, hep, hydrc, lac-c, lac-d, lyc, mez, nat-c, ol-j, petr, phos, pip-m, platan-or, plb, sep, sil, sulph, syph, thuj, thyr, v-a-b.

19

Pemphigus vulgaris

Epidemiologie

Die Erkrankung ist insgesamt selten. Die Inzidenz ist bei Männern und Frauen etwa gleich. Ausbruch der Krankheit meist im Alter von 25–50 Jahren, nur in seltenen Fällen etabliert sich die Krankheit bereits in der Kindheit.

Ätiologie

Der Pemphigus vulgaris, auch Blasensucht genannt, gehört zu blasenbildenden Autoimmundermatosen. Ursächlich sind IgG-Autoantikörper gegen das Desmoglein 3 („Pemphigus-Antigen"; ein Proteinbestandteil des Desmosoms, einem Zelladhäsionsmolekül).

Klinisches Erscheinungsbild

Der Pemphigus vulgaris wird charakterisiert durch dünnwandige, relativ schlaffe und leicht aufbrechende Blasen, die auf augenscheinlich gesunder Haut und intakten Schleimhäuten auftreten oder sich auf einem leicht erythematösen Untergrund zeigen. Die in den Blasen enthaltene Flüssigkeit ist anfangs klar, kann aber blutig oder sogar seropurulent werden. Die Blasen brechen sehr bald auf, dann folgen Erosionen mit wunden, nässenden und leicht blutenden Oberflächen. Partielle Krustenbildung auf den betroffenen Stellen mit geringer oder fehlender Heilungstendenz, auch Konfluieren der einzelnen Läsionen. Abgeheilte Läsionen hinterlassen in der Regel hyperpigmentierte Stellen, jedoch keine Narben. Die Läsionen treten zuerst auf der Mundschleimhaut auf, anschließend meist in der Leistengegend, auf der Kopfhaut, im Gesicht, im Nacken und in den Achselhöhlen oder den Genitalien. Gelegentlich ist die Primärläsion auch am Nagelfalz *und* auf der Mundschleimhaut zu finden.

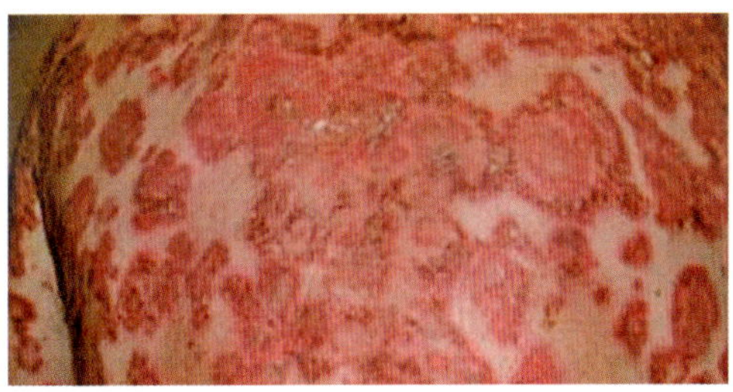

Abb. 75: Pemphigus vulgaris am Rücken

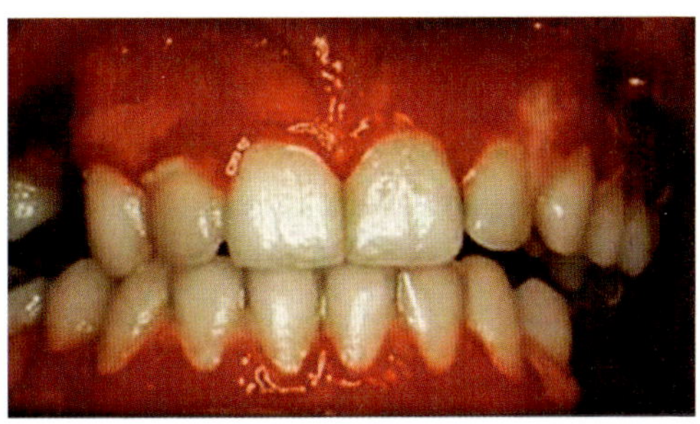

Abb. 76: Pemphigus vulgaris an der Mundschleimhaut

Positives *Nikolski-Phänomen*; d.h. die Kohäsion in der Epidermis ist nur rudimentär vorhanden, die oberen Schichten können durch leichtes Drücken oder Reiben seitlich verschoben werden. Das Nikolski-Phänomen kann auf unterschiedliche Art und Weise ausgelöst werden. Die oberen Schichten der Epidermis können durch eine leicht drehende und drückende Bewegung der Fingerspitzen abgelöst werden, die zurückgelassene Oberfläche ist feucht. Die mangelnde Kohäsion der Hautschichten kann auch durch das so genannte „Asboe-Hansen-Sign" demonstriert werden, wobei sich bei einer intakten Blase unter leichter Druckeinwirkung die Flüssigkeit unter der Haut von der Druckstelle weg bewegt.

In 60% der Fälle treten zuerst orale Läsionen auf; die Blasen brechen schnell auf und die gesamte Mundschleimhaut wird unter der Bildung von Erosionen in Mitleidenschaft gezogen. Die Läsionen breiten sich über die Lippen aus und bilden dort dicke, stark zerklüftete Krusten. Eine Beteiligung des Rachens führt zu Heiserkeit und Schluckbeschwerden. Übelriechender und äußerst unangenehmer Mundgeruch. Die daraus resultierenden Mangelerscheinungen tragen zu einer Verschlechterung des Gesundheitszustandes und einer zunehmenden Schwächung des Organismus bei.

Möglicherweise Beteiligung der Speiseröhre mit röhrenförmiger Ausstülpung der Speiseröhrenschleimhaut (Oesophagitis dissecans superficialis). Bei Wood et al. wird der Fall eines Patienten mit Hämatemesis beschrieben, dessen Ursache ein Pemphigus vulgaris der Speiseröhre war. Die Konjunktiva, die Nasenschleimhaut, die Vagina, der Penis und Anus können ebenfalls beteiligt sein.

Anfangs beschränken sich die Läsionen meist auf den oberen Rumpf und Rücken. Da sich aber die neuen Läsionen schneller entwickeln, als die alten abheilen, breitet sich der Pemphigus allmählich aus - mit Gesicht, Achselhöhle und Leistengegend als Prädilektionsstellen. Die Auffälligkeit dieser verkrusteten Erosionen verschleiert oft die Tatsache, dass der Patient eigentlich an einer bullösen Erkrankung leidet.

Komplikationen des Pemphigus sind unter anderem:

- Sekundäre Impetigo, Ulzeration und mitunter Gangrän.
- Verdauungsbeschwerden/-schwäche.
- Komplikationen der Lunge, z.B. Pneumonie.

Jede dieser Komplikationen kann in Verbindung mit Toxikämie und Erschöpfungszuständen auftreten und letztendlich tödlich verlaufen.

Krankheitsverlauf und Prognose

Der Pemphigus tritt meist bei Erwachsenen ab der Lebensmitte auf. Es handelt sich um eine chronische Erkrankung, die unbehandelt zu schweren körperlichen Beeinträchtigungen führen und unter Umständen tödlich verlaufen kann. Mit entsprechender Behandlung liegt die Sterblichkeitsrate bei ca. 15%. Bei Patienten mit Pemphigus treten unerwartet häufig auch andere Autoimmunkrankheiten auf. Eine geringe, aber signifikante Anzahl von Patienten haben Thymome und andere innere maligne Erkrankungen.

A. Therapie

Jedes Mal, wenn ein Homöopath einen bullösen Hautausschlag vor sich hat, müssen folgende Fragen beantwortet werden:

- Handelt es sich um eine im engeren Sinne lokalisierte Veränderung der Haut, eine an bestimmten Körperregionen auftretende Dermatose oder um einen generalisierten Hautausschlag?
- Ist die Verteilung des Ausschlags symmetrisch oder asymmetrisch?
- Ist er gefurcht oder diskret, polymorph oder monomorph?
- Sind die Schleimhäute beteiligt?
- Treten die Blasen auf normal erscheinender Haut auf, oder haben sie einen erythematösen Untergrund?
- Ist die Haut über den Blasen gespannt oder schlaff, mit serösem oder eitrigem Inhalt?
- Wie groß sind die Blasen, welche Form haben sie?
- Liegt ein positives Nikolski-Phänomen vor?
- Gibt es begleitende Symptome wie z.B. Juckreiz oder Schmerzen?
- Geht der Ausschlag einher mit Krustenbildung oder Schuppung?
- Wie sieht die Hautoberfläche aus, nachdem die Haut über der Blase entfernt wurde?
- Wie ist der gesundheitliche Allgemeinzustand des Patienten? Gibt es Anzeichen für ein toxisches Geschehen?

Eine Konstitutionsbehandlung und gute Krankenpflege sind unabdingbar.

Die Blasen dürfen nicht geöffnet werden, sondern sollten lokal mit verdünnter Calendula-Urtinktur (im Verhältnis 1:4 mit Wasser verdünnt, sterile Kompressen benutzen) behandelt werden, um Sekundärinfektionen zu verhindern.

Der Patient muss vor starker Kälteeinwirkung geschützt werden, die Ernährung sollte ausgewogen sein.

Ist die Mundschleimhaut in Mitleidenschaft gezogen und der Patient leidet an Kau- und Schluckbeschwerden, sollte die Ernährung aus flüssiger oder pürierter Schonkost bestehen.

Ist die Haut im Bereich der Augen betroffen, sollte das Auge vorzugsweise mit der verdünnten Urtinktur von *Euphrasia 130* gereinigt werden.

Wichtige homöopathische Mittel bei Pemphigus

Anacardium orientale → Starkes Brennen auf der Haut mit Scharlachröte am ganzen Körper. Der Körper ist mit stecknadel- bis erbsengroßen Blasen bedeckt. Intensiver Juckreiz mit gereiztem Gemütszustand. Schlimmer am Abend und durch Anwendungen mit heißem Wasser.

Antipyrinum → Erythem mit intensivem Juckreiz. Die Blasen erscheinen und verschwinden bald wieder. Beteiligung der oralen Schleimhäute mit charakteristischem Brennen im Mund und auf dem Zahnfleisch. Ulzeration der Lippen und Zunge mit Ödem und aufgedunsenem Gesicht.

Arsenicum album →	Intensives Jucken, Brennen und Schwellung aufgrund des bullösen Ausschlags, der tendenziell leicht eitert oder gangränös werden kann. Heftiges Brennen und Jucken < kalte Anwendungen, < durch Kratzen. Der Patient ist extrem ruhelos und ist schon zu Beginn der Krankheit sehr erschöpft. Dem Patienten geht es durch warme Anwendungen besser. Es kommt zu einer Verschlimmerung aller Beschwerden.
Arum triphyllum →	Die Haut sieht scharlachrot aus, mit einer wunden, blutigen Hautoberfläche überall. Die Absonderungen, die aus den Blasen austreten, sind sehr scharf und verursachen Entzündung und Zerstörung des umliegenden Gewebes. Besondere Affinität zur oralen Schleimhaut, wo es Pemphigusläsionen hervorruft. Wundes, rohes, brennendes Gefühl in der Mundhöhle. Die Mundwinkel sind wund und rissig. Der Hals ist geschwollen, brennt und ist extrem wund. Dem Patienten ist heiß und wird < im warmen Zimmer.
Bufo rana →	Juckreiz und brennende Empfindung in den Blasen, > Baden in kaltem Wasser. Die Blasen eitern leicht. Blasen, die sich öffnen, eine wunde Hautoberfläche zurücklassen und dabei eine jauchige Flüssigkeit abgeben. Blasen auf den Handinnenflächen und den Fußsohlen. Ausgeprägte Lymphangitis des benachbarten Gewebes.
Caltha palustris →	Die Blasen sind von einem Ring umgeben und jucken sehr stark. Am dritten Tag verkrusten die Blasen. Großer Juckreiz. Das Gesicht ist geschwollen, besonders um die Augen herum. Die Blasen eitern leicht.
Cantharis vesicatoria →	Bullöse Hautausschläge, die exzessiv zum Gangrän neigen. Brennende Empfindung, die durch kalte Anwendungen gebessert wird. Berührung der Läsion verursacht geschwürige Schmerzen. Allgemeine Überempfindlichkeit begleitet von übermäßiger Schwäche. Beschwerden der Harnwege können u. U. wichtige Begleitsymptome sein.

Causticum → Große Blasen auf Brust und Rücken mit einer Empfindung des Wundseins. Dem Patienten geht es im warmen Zimmer und bei warmem Wetter besser. Empfinden von Brennen, Jucken und Wundheit. Fortschreitende Schwäche. Warzen, seit langem bestehende Sorgen und lokale Lähmungserscheinungen sind wichtige Begleitsymptome.

Carboneum oxygenisatum → Die gesamte Haut ist mit großen Blasen und kleinen Vesikeln bedeckt. Schläfrigkeit und Kälte der Hautoberfläche, besonders die Hände sind eiskalt.

Copaiva officinalis → Die Mundschleimhaut ist zuerst betroffen, dann die restliche Haut. Exzessive, stinkende Absonderungen. Gonorrhö in der Krankengeschichte.

Crotalus horridus → Pemphigus mit einem unterschwelligen, septischen Zustand, der an Typhus erinnert. Die Blasenflüssigkeit nimmt ein dunkles, blutiges Aussehen an, mit drohendem Gangrän. Die Ausschläge sind von Ödemen und violett gefleckter Haut umgeben. Der Pemphigus kann sich mit inneren Beschwerden wie Diarrhöe abwechseln.

Dulcamara → Gesicht, Genitalien und Hände. Dicke, bräunlich gelbe Absonderungen nässen (aus den Blasen) hervor, die später verkrusten. Juckreiz, der bei kaltem, nassem Wetter schlimmer wird. Benachbarte Drüsen sind vergrößert und eitern. Hautausschläge < während den Menses.

Juglans cinerea → Die Hautausschläge beginnen in den Achselhöhlen und breiten sich über Brust und Rücken aus. Juckreiz und Brennen > durch Kratzen. In Verbindung mit dem Pemphigus treten oft begleitende Verdauungsbeschwerden auf.

Lachesis mutans → Die Hautausschläge sind bläulich schwarz. Die Blasenflüssigkeit ist blutig und die einzelnen Blasen sind von einer violettbläulichen Verfärbung umgeben. Die Hautausschläge neigen zu gangränösen Zuständen, die sich später zu gangränösen Geschwüren entwickeln. Ausgeprägte Schwäche, Entzündung, Fieber, schneller, unregelmäßiger Puls, Ohnmacht, Übelkeit, krampfartiges, galleartiges Erbrechen, Konvulsionen und kalter Schweiß.

Mancinella	Sehr große Blasen, die im reifen Stadium schwere, braune Krusten bilden. Das Serum, welches aus den Blasen austritt, ist extrem klebrig. Depressiver Gemütszustand und Schmerzen im Daumen.
Mercurius corrosivus	Brennen und Rötung der Haut mit Blasenbildung. Die Hautausschläge gehen allmählich in Geschwüre über, mit Anschwellen der Drüsen. Gonorrhö oder blutige Ruhr in der Krankengeschichte sind wichtige Begleitumstände.
Ranunculus bulbosus	Rezidivierende Ausschläge bzw. Blasen, die eine übelriechende, klebrige und Krusten bildende Substanz abgeben und von der Mitte der Läsion heraus abheilen. Die scharfen Absonderungen machen das umliegende Gewebe wund. Brennen und Jucken < durch die leiseste Berührung. Die Haut ist gegenüber kalter Luft empfindlich.
Ranunculus scleratus	Große, einzeln stehende Blasen, die aufbrechen, Geschwüre bilden und scharfe, eitrige Sekrete absondern, die das umliegende Gewebe wund machen. Bohrende, nagende Schmerzen in den Blasen.
Rhus toxicodendron	Konfluierende Blasen mit milchiger oder wässriger Blasenflüssigkeit, die Haut schält sich. Die Haut sieht rot und geschwollen aus. Der bullöse Ausschlag eitert sehr leicht. Brennen und Jucken < durch Kratzen; > lokale Hitze; < nachts, nasses Wetter; > trockenes Wetter.
Scrophularia nodosa	In den und um die Ohren herum; bullöse Hautausschläge werden gangränös.
Thuja occidentalis	Bullöse Hautausschläge an bedeckten Körperstellen. Extrem übelriechende Absonderungen. Jucken und Brennen < abends, nachts, nach dem Kratzen, > durch Berührung.

Repertorium

- **Haut, Hautausschläge, Pemphigus:**
  acon, anac, antip, ars, arum-t, bry, bell, bufo, calc, calth, canth, carbn-o, caust, chin, chin-s, cop, chloral, crot-h, cur, dulc, gamb, hep, hydrc, jug-c, lach, lipp, lyc, manc, merc, merc-c, merc-s, merc-pr-rub, nat-m, nat-s, nat-sal, nit-ac, ph-ac, phos, psor, ran-b, ran-s, raph, rhus-t, sars, scroph-xyz, sep, sil, sul-ac, sulph, syph, thuj.
  - **besonders wenn schmerzhaft:** thuj.
  - **Blasen**
    - ständig rezidivierend, mit faul riechenden, klebrigen Absonderungen, die verkrusten und von der Mitte her abheilen: ran-b.
    - 5, 7,5 oder 10 cm im Durchmesser: ran-b, sil.
    - groß, brechen auf und hinterlassen eine rohe Oberfläche: ran-b.
    - jede hat einen roten Hof: rhus-t.
    - klein, auf hoch entzündlichem Grund (Tonsillitis): lyc.
  - **blattartig:** ars, chin-ca, lach, lyc, phos, sep, thuj.
    - blattartig, die Epidermis auf einem Drittel des Körpers und fast der Hälfte des Rückens ist erhöht wie durch eine enorme Blase, seröse Flüssigkeit entweicht durch kleine Öffnungen: thuj.
  - **bösartig:** kali-p.
  - **gutartig:** hydrocort.
  - **Kindern,** (Neugeborenen) bei: acon, bell, bry, calc, cham, dulc, merc, psor, ran-b, rhus-t, sulph.
  - **Ruhelosigkeit:** ran-b.
  - **Säuglinge:** ran-s.
  - **Scharlachröte** am ganzen Körper: anac.
  - **schuppig:** sars.
  - **Schwäche:** ran-b.
  - **sieht aus wie eine Pocke,** oft konfluierend und hartnäckig rezidivierend: syph.
  - **Unterschwelliges Fieber,** betroffene Stellen bläulich gefärbt, Absonderungen spärlich, verzögert oder dunkle Flüssigkeit, ungesund: crot.
  - **Zustand ähnlich dem Typhus,** die Flüssigkeit wird dunkel oder blutrot, es droht ein Gangrän: crot-h.

Lokalisation

- **Mund:** phos.
- **Extremitäten**
  - Arme: sep, ter.
  - Handgelenk: sep.
  - Handrücken: sep.
  - Finger: lyc.
  - Daumen: lyc.

20

Skabies

Synonym
Krätze.

Definition
Hier handelt es sich um eine weitverbreitete, infektiöse, parasitäre Erkrankung, die durch die Milbe *Sarcoptes scabiei* verursacht wird. Charakteristisches Merkmal sind die juckenden Papeln und Milbengänge, in denen sich die Weibchen mit ihren Larven einnisten.

Ätiologie
Skabies wird von der Krätzemilbe *Sarcoptes scabiei* verursacht. Diese gehört der natürlichen Ordnung Acarina und der Klasse Arachnida an. Die Milbe hat einen ovalen Körper mit einem abgeflachten Hinterteil. Das ausgewachsene Weibchen ist ca. 0,4 x 0,5 mm groß, ein Männchen dagegen mit 0,2 x 0,15 mm etwas kleiner. Der Körper ist weiß und quer gefurcht, die dorsale Oberfläche mit Borsten und Zähnchen besetzt. Die Milben haben vier Paar Stummelbeine, von denen die zwei vorderen Paare in verlängerten Pedunculi enden, an deren Ende sich kleine Sauger befinden. Bei den weiblichen Nymphen enden die zwei hinteren Paare in langen Härchen (Setae).

Krätzemilben werden durch engen persönlichen Kontakt übertragen, weniger häufig durch das Benutzen gemeinsamer Badetücher, Bettlaken oder Kleidung. Zu den prädisponierenden Faktoren gehören beengte Wohnverhältnisse, Armut und mangelnde Hygiene. Die Sensibilisierung des Wirtes gegenüber der Milbe macht sich ca. 2–4 Wochen nach Befall durch heftigen Juckreiz bemerkbar. Bei einem wiederholten Befall durch den Parasiten tritt der Juckreiz jedoch sofort auf.

Klinisches Erscheinungsbild
Die charakteristischen Milbengänge erscheinen als leicht erhöhte, bräunlich oder grau gefärbte, gerade oder geschlängelt verlaufende Linien oder Punkte auf der Haut. An der Eintrittsstelle der Milbe in die Haut bilden sich Schuppen, am Ende des Milbenganges ist ein Bläschen oder eine Pustel sichtbar, in der sich die weibliche Milbe befindet.

Die häufigste Komplikation dieser Erkrankung ist der hartnäckige und heftige Juckreiz, der 3–4 Wochen nach dem Erstbefall auftritt und meist nachts und durch Wärme schlimmer wird.

Prädilektionsstellen sind die Interdigitalräume, das Handgelenk, Handinnenflächen und Fußsohlen, die Ellenbeuge, Achselhöhlen, die Brustwarzen (vor allem bei Frauen), im Bereich des Nabels, auf dem Unterbauch, die Genitalien (vor allem bei Männern), das Gesäß und die Innenseite der Oberschenkel. Bei Erwachsenen sind die Kopfhaut und das Gesicht nur selten betroffen.

Bei Kindern und Patienten mit einem geschwächten Immunsystem können die Läsionen auf dem ganzen Körper zu finden sein und besonders im Gesicht und auf der Kopfhaut.

Der Verlauf der Erkrankung ist abhängig vom Klima, dem Immunstatus und der körperlichen Verfassung des Wirtes sowie den vorangegangenen Behandlungen.

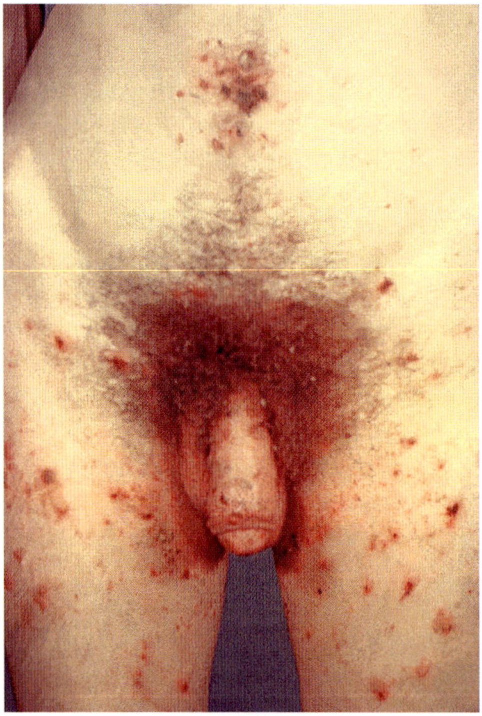

Abb. 77: Skabies

Im aktiven Stadium der Krankheit können besonders in den Achselhöhlen, am Skrotum, in den Leisten und am Penis matt rote, verhärtete, ca. 3–5 mm große Knötchen auftreten. Diese Knötchen können, müssen aber nicht jucken und können sogar über mehrere Wochen oder Monate hinweg nach dem Abschluss der Behandlung bestehen bleiben.

Bei Patienten mit einer guten Körperhygiene sind die Symptome in der Regel recht unauffällig, was eine korrekte klinische Diagnose erschweren kann. Bei Patienten mit einem schlechten Immunstatus, Anzeichen von Mangelernährung oder empfindlicher Haut können sich bullöse oder verkrustete Läsionen entwickeln. In hartnäckigen und persistierenden Fällen können Ekzeme, Lichenifikation, Impetigo oder Furunkulose auftreten.

Komplikationen

- Sekundärinfektionen können zu Pyodermien führen, z.B. Impetigo, Follikulitis, schwerer Urtikaria und sekundärem eitrigem Ekzem, sowie Allgemeinsymptome wie Fieber, allgemeines Krankheitsgefühl und Appetit- und Gewichtsverlust hervorrufen.
- Bei Säuglingen und Kleinkindern kann man häufig ein Ekzem auf Gesicht und Beinen beobachten, das einem atopischen Ekzem sehr ähnlich ist.
- In seltenen Fällen kann eine Glomerulonephritis auftreten.

Behandlung

Der Patient und alle Personen, zu denen er Kontakt hat, müssen gleichzeitig behandelt werden. Der Patient sollte sich in einem heißen Bad gründlich mit Wasser und Seife abschrubben. Alle Kleidungsstücke und Bettwäsche müssen gründlich gereinigt werden. Bei einem entzündlichen Krätzebefall muss die Sekundärinfektion vorrangig behandelt werden, bevor die Behandlung des Parasiten erfolgt.

Wichtige homöopathische Mittel bei Skabies

Arsenicum album → Hautausschläge erscheinen in den Kniekehlen. Die Ausschläge können trocken oder voller kleiner Pusteln sein. Brennen und Jucken < nachts, Anwendungen mit kaltem Wasser; > lokale Wärme. Die Skabies wechselt sich tendenziell mit Asthma ab.

Anthrakokali → Juckende Hautausschläge kommen nachts und verschwinden tagsüber; der Ausschlag nimmt während des Vollmonds ab. Hautausschläge auf dem Skrotum, den Händen, dem Schienbein und den Fußrücken. Intensiver Durst.

Carbo vegetabilis → Trockene Hautausschläge fast am ganzen Körper, besonders schlimm auf den Extremitäten. Juckreiz < abends nach dem Entkleiden. Die Skabies kann nach Missbrauch von Merkursalzen auftreten. Begleitende Symptome wie Verdauungsstörungen, Aufstoßen und Abgang von Winden. Wenn sich die Milbe etabliert hat – scharfe, blutige, faulige Absonderungen. Der Eiter riecht nach Asafoetida. Exzessives Brennen in der Läsion, das durch heiße *und* kalte lokale Anwendungen schlimmer wird.

Causticum → Skabies, die durch lokale Anwendungen mit Merkur und Sulfur unterdrückt wurde. Nachts exzessiver Juckreiz am ganzen Körper; bei Sekundärinfektionen sind feuchte Bläschen vorhanden, aus denen fressender Eiter austritt. Extreme Empfindlichkeit gegen kalte Luft. Begleitsymptome – gelbliche Hautfarbe, Warzen, unwillkürlicher Harnabgang beim Husten, Niesen oder Laufen.

Croton tiglium → Hautausschläge auf den Genitalien, dem Scheitel, den Schläfen, Extremitäten usw. Heftiges Jucken und Brennen in den Läsionen, die Haut wird durch Kratzen wund, > durch sanftes Reiben. Der Ausschlag wird mit der Zeit pustulös, bricht auf und verkrustet.

Hepar sulphuris → Krätzeartige Hautausschläge in den Hautfalten, an Händen und Füßen. Pustulöse, verkrustete Ausschläge aus denen faulige Absonderungen austreten, die wie alter Käse riechen. Die Haut ist extrem empfindlich gegen kalte Luft. Juckreiz < nachts, > warme Anwendungen. Skabies bei Personen mit Hautausschlägen, die durch Quecksilber unterdrückt werden.

Lycopodium clavatum → Hautausschläge auf der Kopfhaut, den Extremitäten, den Genitalien und dem Abdomen. Die Ausschläge sind gelblich, braun, feucht und eitrig. Juckreiz und Brennen < durch Wärme, > besonders durch kalte Anwendungen, Juckreiz während des Brennens > heiße lokale Anwendungen. Begleitende Verdauungsbeschwerden wie schwache Verdauung, Verlangen nach Süßigkeiten und Blähungen können bei der Arzneimittelwahl hilfreich sein.

Mercurius solubilis → Ellenbeugen, Genitalien, Extremitäten usw. Die Haut sieht schmutzig, gelb, rau und trocken aus. Sekundärinfektionen treten früh auf, mit Pusteln, die einen blutigen, fressenden, zähen, klebrigen und übelriechenden Eiter absondern. Heftiger, wollüstiger Juckreiz am ganzen Körper, prinzipiell abends oder nachts. Schlimmer durch Bettwärme und wird manchmal nach dem Kratzen durch ein Brennen begleitet. Der Juckreiz ist so heftig, dass er den Patienten vom Schlafen abhält. Der Patient neigt allgemein zu reichlich Schweißbildung, das Schwitzen erleichtert aber nicht.

Psorinum → Die Nosode ist besonders geeignet für Fälle von rezidivierender Skabies oder für Patienten, bei denen die Krätze mithilfe konventioneller Medikamente unterdrückt wird, dies aber zu inneren Erkrankungen wie Asthma, Migräne oder Herzbeschwerden führt. Die Hautausschläge befinden sich in den Ellenbeugen. Die Skabies tritt jedes Jahr im Winter auf und verschwindet im Sommer wieder. Heftiger Juckreiz < Bettwärme, < durch Kratzen.

Rhus venenata → Vesikuläre Hautausschläge, die einem Erysipel gleichen. Die Haut sieht dunkelrot aus. Juckreiz > durch heißes Wasser.

Sepia officinalis → Die Hautausschläge neigen dazu, rissig und geschwürig zu werden, sobald sie erscheinen. Juckreiz und brennende Empfindungen < abends, an der frischen Luft, > im warmen Zimmer. Die Skabies tritt periodisch jedes Jahr im Frühling auf. Hilfreich auch in Fällen, bei denen die Krätze bereits mit Sulfur behandelt wurde.

Sulphur → Eines der herausragenden homöopathischen Mittel zur Behandlung von falsch therapierten, hartnäckigen oder unterdrückten Fällen von Skabies, auch als Folge einer unangebrachten homöopathischen Behandlung, oder wenn die Läsionen mit quecksilber- oder schwefelhaltigen Präparaten behandelt wurden. Wollüstiges Kribbeln und Jucken in den Gelenkbeugen und zwischen den Fingern, < sobald er im Bett warm wird, < beim Entkleiden. Brennen und Wundheit nach dem Kratzen. Die Haut sieht rau und schuppig aus mit kleinen Bläschen und Pusteln.

Repertorium

aloe, ambr, ant-c, ant-t, anthraco, ars, aster, bar-m, bry, calc, canth, carb-ac, carb-an, carb-v, carbn-s, caust, chrysar, cic, clem, coloc, con, cop, crasp-v, crot-t, cupr, dulc, eppa-an, graph, guaj, gynu-ce, hep, kali-s, kreos, lach, led, lyc, m-ambo, maesa-t, mang, merc-i-f, merc, mez, mur-ac, nat-c, nat-s, nat-m, nat-c, nat-m, nux-v, ol-lav, olnd, petr, ph-ac, psor, puls, psor, raphis-g, rhus-v, sabad, sel, senec-fa, sep, sil, squil, staph, sul-ac, sulph, ter, tarax, sulph, tod-a, valer, verat, vinc, viol-t, zinc.

Lokalisation

- **Gesicht:** mez, sars.
- **Abdomen:** nat-c.
- **Penis**
  - Vorhaut: thuj.
- **Extremitäten**
  - Ellenbogen, Ellenbeuge: bry, merc.
  - Knie, Kniebeuge: ars, bry, merc.

21

Lepra

Synonym
Hansenkrankheit, Aussatz, Miselsucht.

Definition
Bei der Lepra handelt es sich um eine hochgradig infektiöse, kontagiöse, chronische, granulomatöse Erkrankung der Haut mit Störungen der peripheren Nerven. Erreger ist das *Mycobakterium leprae*. Die Lepra ist auch nach dem Entdecker dieses Bazillenstammes als Hansen – Krankheit bekannt.

Ätiologie und Epidemiologie
Beim Menschen und bei Tieren wird die Lepra vom säureresistenten *Mycobakterium leprae* verursacht. Der Erreger wird dabei getrennt von anderen Mycobakterien klassifiziert, da es bis heute nicht gelungen ist, das Bakterium in vitro zu kultivieren. Es handelt sich um pleomorphe, unbewegliche, leicht gebogene, stäbchenförmige und säureresistente Bakterien, die gebündelt (wie Zigarren) in den Phagozyten, den so genannten Leprazellen, ansiedeln. Der Mensch ist neben wild lebenden Gürteltieren der einzige natürliche Wirt dieses Erregers.

Obwohl sich die Erkrankung auf dem Rückzug befindet, ist sie weiterhin in den Tropen und in Entwicklungsländern wie Bangladesch, Burma, Brasilien, Indien, Indonesien, Zentralafrika, Süd- und Zentralamerika, den pazifischen Inseln, den Philippinen und Hawaii endemisch.

- Bei dieser Erkrankung besteht eine gewisse genetische Suszeptibilität, die Inzidenz ist bei eineiigen Zwillingen besonders hoch.
- Man hat ebenfalls festgestellt, dass sich die Krankheit in Gegenden mit niedriger Suszeptibilität der Bevölkerung, bei Mangelerscheinungen, ärmlichen Wohnverhältnissen und ungenügenden sanitären Einrichtungen besonders schnell ausbreitet.
- Enger und lang anhaltender Kontakt zu einer infizierten Person bieten ideale Voraussetzung für eine Übertragung der Krankheit. Die Infektion erfolgt über Tröpfchenübertragung, wobei sie meist durch Husten oder Niesen an nicht infizierte Personen weitergegeben wird. Eine Übertragung kann auch durch direkten Kontakt mit Trägern des Bakteriums wie z.B. Gürteltieren, Kakerlaken oder Mäusen erfolgen. Kinder sind in diesen Situationen wahrscheinlich anfälliger für eine Infektion als Erwachsene. Eine indirekte Übertragung durch gemeinsames Nutzen von Kleidungsstücken oder Gebrauchsgegenständen infizierter Personen ist ebenfalls möglich. Der Erreger dringt entweder über die Haut oder die Schleimhäute der Atemwege

oder des Verdauungstraktes in den menschlichen Organismus ein.

- Immer mehr Menschen lassen sich aus ästhetischen Gründen tätowieren. Durch infizierte Nadeln kann das Bakterium auf den Menschen übertragen werden.
- Erwachsene Männer sind in der Regel häufiger betroffen als Frauen. Die Krankheit tritt meist im Alter von 10–15 Jahren und zwischen dem 30. und 50. Lebensjahr auf.
- Die Inkubationszeit beträgt 2–5 Jahre, kann aber auch deutlich länger ausfallen, besonders bei der lepromatösen Lepra, bei der die Inkubationszeit 8–12 Jahre betragen kann.

Klinisches Erscheinungsbild

Nach Art der Gewebereaktion werden zwei Formen unterschieden – die tuberkuloide Lepra und die lepromatöse Lepra. Die frühen Anzeichen dieser schleichenden Erkrankung sind häufig sehr unbestimmt und werden oft nicht erkannt. Dazu gehören Sensibilitätsstörungen an einer oder mehreren Körperstellen, vereinzelte, leicht hypopigmentierte Hautflecken oder selten eine rote, erythematöse, nur schlecht umschriebene Hautveränderung. Prädilektionsstellen sind die Wangen, Oberarme und Oberschenkel, die Gesäßbacken und der Rumpf.

Zu den frühen sensorischen Veränderungen gehört der Sensibilitätsverlust für heiß und kalt, die Fähigkeit, auch leichte Berührungen wahrzunehmen, geht besonders in den Händen und Füßen verloren. Die peripheren Nerven sind nicht vergrößert, in diesem Stadium gibt es noch keine Plaques oder Knötchenbildung.

Dieser Zustand kann über wenige Tage hinweg bestehen, danach entwickeln sich die entsprechenden polaren Formen. Bei Patienten mit einem guten Immunstatus kann es zu diesem Zeitpunkt zu einer spontanen Remission kommen, die typischen Leprasymptome bleiben aus.

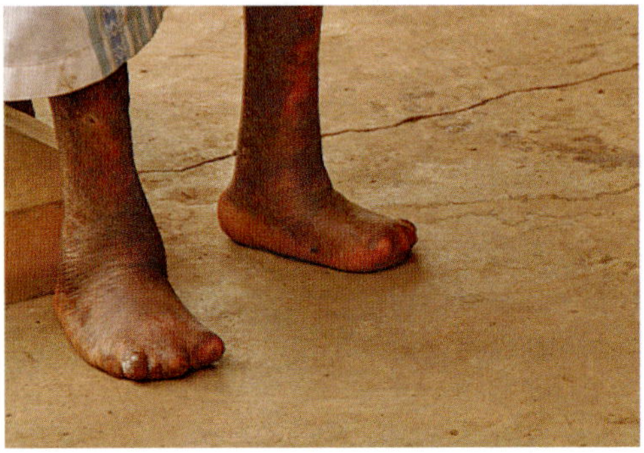

Abb. 78: Lepra

Behandlung

Neben der homöopathischen Behandlung müssen wir entsprechende Vorkehrungen treffen, um eventuellen Komplikationen und sekundären Reaktionen vorzubeugen. In diesem Sinne ist es unerlässlich, den Patienten über die sensorischen Veränderungen in seinen Händen oder Füßen aufzuklären und mit ihm zusammen Wege zu finden, mit diesen umzugehen. Der Patient sollte sich täglich nach Verletzungen, Hämatomen, Geschwüren oder Blasen untersuchen. Das Tragen von Handschuhen am Arbeitsplatz oder im Haushalt hat sich hier schon vielmals bewährt. Die Schuhe müssen ebenfalls sorgfältig ausgewählt werden und sollten außen durch eine feste Sohle guten Halt geben, innen aber weich gepolstert sein, um unnötige Erschütterungen zu vermeiden.

Bei Schwäche oder Lähmungserscheinungen sollte der Patient regelmäßig physiotherapeutisch behandelt werden. Patienten mit Kontrakturen sollten lernen, durch krankengymnastische Übungen eine Fixierung der Gliedmaßen zu vermeiden.

Muskel- und Nervenfunktionstests sollten routinemäßig durchgeführt werden, um neue Schädigungen des Nervensystems frühzeitig erkennen zu können.

Die soziale und psychologische Rehabilitation des Patienten ist von zentraler Bedeutung, da Leprakranke noch immer gesellschaftlich geschasst werden. Aufklärung, angemessene Beschäftigung und Unterstützung durch die Familie und Freunde verbessert die Heilungschancen.

A. Therapie

Im Vergleich zu anderen Homöopathen in Indien sind meine Erfahrungen mit dieser Krankheit relativ begrenzt. Aus den Fällen, die ich bisher behandelt habe, konnte ich folgende Schlüsse ziehen:

1. Das Symptombild der Leprapatienten fällt meist sehr dürftig aus, in Bezug auf die Haut und auf die konstitutionellen Merkmale des Patienten. Es sind kaum merkwürdige, seltsame oder seltene, auffällige Symptome vorhanden. Bei den meisten Leprapatienten in meiner Praxis konnte ich eine Unterdrückung von Hautausschlägen oder Allergien der oberen Atemwege in der Krankengeschichte beobachten.
2. Ungefähr 50% der Patienten sprechen nicht auf eine Konstitutionsbehandlung an, die sich ja auf die Hahnemannsche Lehre der Gesamtheit aller Symptome beruft.
3. Bei einem Großteil der Patienten dominiert das syphilitische oder das tuberkulöse Miasma. Das zugrundeliegende Miasma ist jedoch fast immer das tuberkulöse.

Während des Verlaufs einer Lepraerkrankung treten die Allgemeinsymptome meist in den Hintergrund und nur die lokalen Symptome bleiben präsent. Zur Behandlung dieser lokalen Symptome benötigen wir in der Regel entweder antisyphilitische Mittel oder eine Nosode, wie z.B. *Tuberculinum* oder *Bacillinum*.

Die sogenannte *Leprareaktion*, die als allergische Reaktion auf Produkte zerfallender Mykobakterien auftritt, kann miasmatisch als eine akute Verschlimmerung des syphilitischen Miasmas interpretiert werden. In manchen Fällen ist dann die Anwendung von *Tuberculinum* oder *Bacillinum* indiziert. Außerdem ist eine Lepraerkrankung meist mit enormer sozialer Ausgrenzung verbunden, die bei dem Patienten zu Depressionen führen kann. Dieser Aspekt sollte bei der Auswahl des Mittels ebenfalls berücksichtigt werden.

Als Schlussfolgerung möchte ich anregen, bei einem Leprapatienten immer die Gesamtheit der Symptome, mit denen der Patient sich während der Anamnese vorstellt, gründlich zu erfassen und anschließend mit dem entsprechenden anti-miasmatischen Mittel zu behandeln.

Achten Sie äußerst genau auf jede Veränderung der Symptome und der miasmatischen Phase, in der der Patient sich befindet. Die Verschreibung sollte dann entsprechend geändert werden.

Behandeln Sie den Patienten in diesem Sinne über einen langen Zeitraum hinweg mit häufigen Wiederholungen der Mittel in niedrigen Potenzen.

Repertorium

- **Haut, Hautausschläge**
  - Lepra: alum, am-c, ambr, anac, ant-t, ars, bar-c, calc, carb-ac, carb-an, carb-v, carbn-s, caust, chaul, coloc, com, con, crot-h, cupr, daph, diphtox, drym-cor, elae, form, graph, hell, hura, hydrc, iod, iris, kali-i, lach, kali-ar, kali-c, mag-c, mang, maeso-f, merc-sul, meph, mitra-st, nat-c, nat-m, nit-ac, nuph, pentac-m, phos, psor, petr, pip-m, ricino-h, sec, sep, sil, strych-g, sulph, thyr, tub, vac, zinc.
  - Tuberkel, lepraartig: nat-c, sil, phos.

Lokalisation

- **Gesicht:** ant-t, alum, graph, mag-c, phos, sec.
- **Kinn:** calc, hir.
- **Arme:** meph, phos.
- **Gesäß,** ringförmige Flecken: graph.
- **Bein:** graph, nat-c.
- **Zehen,** lepraartige Geschwüre: graph.

22

Tuberkulose der Haut

Einleitung

Die Tuberkulose der Haut, auch kutane Tuberkulose genannt, ist eine seltene extrapulmonale Tuberkulose. Früher war die Inzidenz in den Entwicklungsländern hoch, geht aber Dank der verbesserten hygienischen Verhältnisse und gesundheitlichen Zugewinne deutlich zurück.

Ätiologie

Es ist bekannt, dass die Mycobakterien *Mycobacterium tuberculosis* und *Mycobacterium bovis* Menschen und Tiere mit Tuberkulose infizieren können. Beim Menschen erfolgt die Infektion in der Regel durch Tröpfchenübertragung, wobei der Erreger über die Atemwege in den Organismus gelangt. Es gibt aber auch Fälle, in denen der Erreger durch direkten Kontakt über die Tonsillen, den Verdauungstrakt, die Haut oder die Schleimhäute in den Körper eindringt. Von dort breitet er sich über das Lymphsystem und den Blutkreislauf im gesamten Körper aus.

Klassifizierung

Bei der kutanen Tuberkulose unterscheidet man mehrere klinische Formen, die abhängig sind vom Übertragungsmodus, der Morphologie der Läsionen, vom individuellen Immunstatus, der Suszeptibilität, dem Alter des Patienten und der Lokalisation der Erkrankung. Bei einem Primärinfekt ist der Tuberkulintest negativ, alle anderen Formen testen positiv, wobei die Reaktivität sehr unterschiedlich ausfällt.

22.1 Der primäre Tuberkulosekomplex

Synonym

Inokulationstuberkulose, tuberkulöser Schanker.

Ätiologie

Tuberkulöse Erstinfektion bei einem bislang nicht infizierten Menschen. Das Mycobakterium dringt über kleine Verletzungen oder Perforationen in die Haut oder Schleimhäute ein. Der Erreger kann auch im Rahmen einer Tätowierung, unfachmännisch durchgeführter Beschneidung, durch verschmutzte Spritzen oder durch Mund-zu-Mund-Beatmung übertragen werden.

Besonders häufig bei Kindern, Eintrittsstellen vor allem im Gesicht oder an den Extremitäten. Bei Erwachsenen folgt die Infektion häufig einem akuten Trauma/Verletzung.

Klinisches Erscheinungsbild

2–4 Wochen nach der Inokulation bildet sich an der Inokulationsstelle eine bräunlich-rote Papel, die sich anschließend zu einem verhärteten Knötchen entwickelt und in ein unregelmäßiges, nur mäßig umschriebenes Geschwür mit granulomatösem, hämorrhagischem Untergrund übergehen kann. Nach und nach wird der Rand des Geschwürs fester, eine dünne, fest haftende Kruste bildet sich. Diese Kruste ist als tuberkulöser Schanker bekannt.

Innerhalb von 3–8 Wochen nach der Infektion kommt es zu einer lokalisierten Lymphadenopathie, das letzte Glied im so genannten „kutanen Komplex".

In seltenen Fällen bilden sich über den Lymphknoten kalte, eitrige und nässende Läsionen.

Meist heilt die Läsion innerhalb eines Jahres spontan ab, an der Stelle des Geschwürs bleiben in der Regel eine Narbe und ein lokal verhärteter und verkalkter Lymphknoten zurück. In wenigen Fällen bildet sich ein kalter Abszess oder Sinus. Weitere Komplikationen können die Dissemination der Läsion oder eine verspätete Eiterung des betroffenen Lymphknotens sein, was zu einem Lupus vulgaris führen kann. Ein Erythema nodosum oder eine Miliartuberkulose können ebenfalls in seltenen Fällen als Komplikationen auftreten.

22.2 Tuberculosis cutis verrucosae

Synonym

Warzentuberkulose.

Ätiologie und Inzidenz

Diese Form der Tuberkulose ist das Resultat einer exogenen Inokulation von Tuberkulosebazillen in die Haut einer bereits infizierten Person, wobei in der Regel eine hohe oder mäßig hohe Immunität gegen M. tuberculosis vorhanden ist.

Dabei kann die Ansteckung durch externe Quellen erfolgen, hier sind die behandelnden Ärzte, Pathologen oder anderes klinisches Personal ebenfalls einem gewissen Risiko ausgesetzt. Eine Infektion kann aber auch bei Patienten mit offener TB oder bei Personen mit hoher Suszeptibilität für den Erreger durch externe oder Autoinokulation mit infiziertem Sputum erfolgen.

Diese Form ist in den asiatischen Ländern, vor allem in Hongkong und Vietnam, weit verbreitet, in Afrika und den westlichen Ländern jedoch kaum anzutreffen.

Klinisches Erscheinungsbild

Anfangs kleine, schmerzlose, verhärtete, in der Regel solitäre Papel, die durch Hyperkeratinisierung der betroffenen Haut einer Warze sehr ähnlich sieht. Die Läsion entsteht an Körperstellen, die durch Traumen, infiziertes Sputum oder anderem tuberkulösem Material geschwächt sind. Prädilektionsstellen bei Erwachsenen sind der Handrücken und die Finger, bei Kindern die Knöchel, Knie und Gesäßbacken.

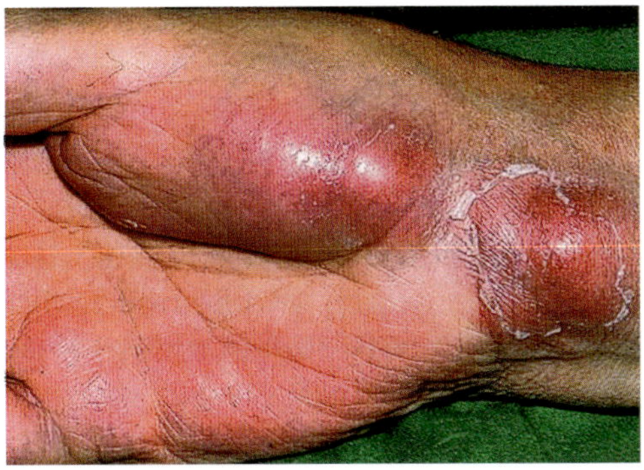

Abb. 79: Tuberculosis cutis verrucosae

Diese Läsion breitet sich allmählich aus, wird größer (in manchen Fällen bis zu mehreren Zentimetern im Durchmesser) und bildet eine verruköse Plaque mit unregelmäßigen Rändern. Es kann sich eine riesige, bräunliche oder rötliche, papillomatöse und feste Wucherung bilden, in seltenen Fällen mit Rhagaden auf der Oberfläche, aus denen eitrige Absonderungen hervortreten.

Eine Lymphadenitis ist bei diesen Läsionen selten, kann aber in einzelnen Fällen als Folge einer sekundären bakteriellen Infektion auftreten.

Prognose

Die Erkrankung breitet sich nur sehr langsam aus, die Läsionen können über Monate oder Jahre hinweg inaktiv bleiben. In seltenen Fällen kommt es zu einer spontanen Remission.

22.3 Miliartuberkulose

Synonym

Disseminierte Tuberkulose.

Inzidenz

In Fällen von plötzlicher Lungentuberkulose oder bei meningealer Beteiligung kann besonders bei Säuglingen und Kindern eine Miliartuberkulose der Haut oder anderer Organe auftreten. Auch Patienten, deren Immunstatus durch z.B. AIDS oder andere Infektionskrankheiten (Masern) geschwächt ist, können betroffen sein.

Klinisches Erscheinungsbild

Akute hämatogene Dissemination bei dieser oft tödlich verlaufenden Form der Tuberkulose mit zahlreichen, generalisierten, bläulich oder erythematösen Hautausschlägen, die aus maculopapulösen, vesikulösen, pustulösen oder blutenden Läsionen bestehen. In seltenen Fällen erythematöse, subkutane Knötchen. Die Läsionen können sehr schmerzhaft sein.

In subakuten und weniger schweren Fällen kommt es zur Nekrose der Papeln oder Bläschen mit resultierender Ulzeration.

22.4 Lupus vulgaris

Definition

Progressive Form der kutanen Tuberkulose bei einem Patienten mit mäßiger oder hoher Immunität. Die Läsionen bestehen aus Plaques, die aus hellen Knötchen („Apfel-Gelee") bestehen und sich ganz unregelmäßig ausbreiten. In wenigen Fällen starke Narbenbildung, die über Jahre hinweg zu einer erheblichen Destruktion des Gewebes führen kann.

Inzidenz

In den westlichen Ländern fast ausgerottet, in Indien aber noch weit verbreitet. Häufiger bei Kindern und jungen Erwachsenen, vor allem bei jungen Frauen und Mädchen. Ein kühles, feuchtes und mäßiges Klima begünstigt die Krankheit.

Ätiologie

Infektion durch direkte Inokulation oder durch Ausbreitung über bereits infizierte Drüsen oder Gelenke. Es ist auch bekannt, dass sich die Krankheit von infizierten Schleimhäuten der Nase oder des Mundes über das Lymphsystem im Körper ausbreitet. Nur sehr selten breitet sich der Erreger hämatogen aus und führt so zu einem Lupus vulgaris.

Klinisches Erscheinungsbild

In der Regel treten die Läsionen an der Stelle der Primärinokulation, eines Scrofuloderms oder eines BCG-Stempeltests auf. Gesunde Haut kann aber ebenfalls betroffen sein. Die Läsionen sind vorwiegend auf dem Kopf, Nacken und im Gesicht zu finden, besonders im Bereich der Nase. Nur wenige sind auf dem Rumpf, den Armen und Beinen zu finden. Die Läsionen stehen meist solitär, es können aber mehrere zur gleichen Zeit auftreten. Bei den meisten Patienten ist mindestens ein weiteres Organsystem mit Tuberkulose infiziert und muss nach gründlicher Untersuchung diagnostiziert werden.

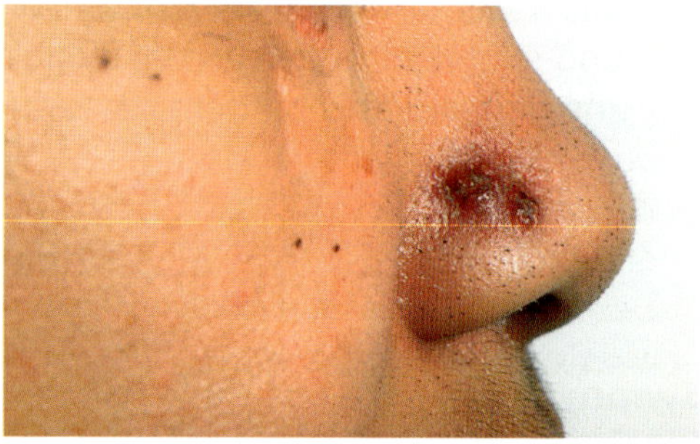

Abb. 80: Lupus vulgaris

In der Regel solitär stehende Plaque, die sich aus winzigen, rötlich braunen, flachen Flecken zusammensetzt, mit einer weichen, fast gelatineartigen Konsistenz, die einer Sommersprosse ähnelt. Die Plaque ist tief und sehr diffus in die betroffene Dermis eingebettet. Über Monate oder Jahre hinweg wächst die Läsion sehr langsam, bis sie sich zu einem großen, erhabenen Fleck entwickelt, mit deutlich umschriebenen Rändern und um einige Schattierungen dunkler braun gefärbt. Über der Läsion befinden sich fest sitzende Schuppen.

An den Rändern der Läsion bilden sich dann helle oder blasse, bräunlich gelbe und sehr weiche Knötchen, die an Apfelgelee erinnern. Die Läsionen heilen langsam ab, wobei an anderer Stelle neue Papeln entstehen. Während des Abheilens sieht die Narbe wie zerknittertes Seidenpapier aus. Die Läsionen an Händen, Füßen, Knien und Gesäßbacken werden dick und rau, manchmal sogar verrukös.

Prognose und Komplikationen

- Die Krankheit kann schon in der Kindheit ausbrechen und ein Leben lang bestehen. Obwohl die Läsionen chronisch sind und sich sehr langsam ausbreiten, können sie besonders bei ausbleibender Behandlung sehr hartnäckig sein, auch wenn später mit einer medikamentösen Behandlung begonnen wird. Es ist auch bekannt, dass sich die Krankheit schneller ausbreitet, je älter der Patient zum Zeitpunkt der Infektion ist.
- Eine spontane Remission ist möglich, dann entstehen weiße Narben, die aufbrechen können oder ein Keloid bilden. Oft kommt es in den Narben wiederholt zu einem aktiven Lupus vulgaris.
- In seltenen Fällen Kontrakturen, Atropie, Vernarbung und Gewebszerstörung mit deutlichen Schäden an den Augen, der Nase, dem Mund und den Ohrläppchen. Die Nasenspitze kann sich stark zuspitzen oder die Nase bis auf die Nasenöffnung zerstört werden. Auf der Zunge tiefe, unregelmäßige, schmerzhafte Risse, die Zunge ist etwas verkleinert.
- Die Ulzerationen können sich entzünden oder in chronischen Fällen kann es zu Plattenepithelkarzinomen, Basalzellenkarzinomen oder Sarkomen kommen.

22.5 Therapie bei Tuberkulose der Haut

Eine Tuberkulose der Haut muss man immer, ungeachtet der lokalen Symptome, konstitutionell behandeln.

- Die Nosoden *Tuberculinum Koch* und *Bacillinum* kann man gut als Zwischenmittel bei der Behandlung von Tuberkulose einsetzen.
- Bei einer stark sykotischen Familiengeschichte sollte man immer an Mittel wie *Thuja* denken.
- Wenn ein typisches tuberkulöses Geschwür oder eine Lupus-Wunde vorliegen, sollte man an *Hepar sulph.* denken.
- Weitere Mittel, die bei der Behandlung von Tuberkulose nützlich sein können, sind *Arsenicum album, Arsenic iod., Aurum met., Calcium iod., Cistus canadensis, Graphites, Hydrastis, Hydrocotyle, Kalium bich., Kali iod., Sulphur* und *Thiosinaminum.*

Repertorium

Fälle von Tuberkulose sollten unter Berücksichtung folgender Rubrik bearbeitet werden:

- **Haut, Hautausschläge, Tuberkel:** agar, alum, am-c, am-m, anac, ang, ant-c, apis, aran, ars, aur, bar-c, bar-m, bar-s, bell, bry, calc-p, calc-s, calc, carb-an, carb-v, carbn-s, caust, cic, cocc, con, crot-h, dulc, fl-ac, graph, hell, hep, hydrc, kali-ar, kali-bi, kali-br, kali-c, kali-i, kali-n, kali-s, lach, led, lyc, mag-c, mag-m, mag-s, mang, merc-c, merc, mez, mur-ac, nat-ar, nat-c, nat-m, nit-ac, nux-v, olnd, petr, ph-ac, phos, rhus-t, sec, sel, sep, sil, stann, staph, sul-ac, sulph, syph, tarax, thuj, tub, valer, verat, zinc.
- **abschilfernd:** sang.
- **bösartig:** ars.
- **brennend:** am-c, am-m, calc, carb-an, cocc, dulc, kali-i, mag-m, mag-s, mang, merc, mur-ac, nit-ac, nicc, phos, staph.
- **eiternd:** am-c, bov, caust, fl-ac, kali-bi, nat-ar, nat-c, nit-ac, sil.
- **entzündet:** am-m, thus-t.
- **erhaben:** olnd, rhus-v, valer.
- **erysipelatös:** nat-c, phos, sil.
- **feucht:** kali-n, sel, thuj.
- **gelb:** ant-c, rhus-t.
- **genabelt:** kali-bi, kali-br.
- **geschwürig:** am-c, bov, caust, fl-ac, kali-i, nat-c, sec.
- **hart:** am-c, am-m, ant-c, bar-c, bry, bov, con, lach, mag-c, mag-s, nat-m, phos, rhus-t, valer.
- **höckerig:** kali-bi, nat-c, phos, sil, tub.
- **juckend:** am-m, aur, canth, carb-an, cham, cocc, dulc, graph, kali-c, kali-n, lach, lyc, mag-c, mag-s, mur-ac, nat-m, nit-ac, op, rhus-t, staph, stram, stront-c, tub, zinc.
- **Kratzen, agg. nach:** mang, zinc.
- **lepraartig:** nat-c, phos, sil.
- **Miliaria:** nat-m.
- **nagend:** rhus-t.
- **purpurn,** blaurot: tub.
- **reißend:** cham, con.
- **rot:** am-c, berb, bov, carb-an, carb-v, dig, hep, lach, led, kali-chl, kali-i, mag-c, mag-m, merc, mur-ac, nat-m, nit-ac, op, ph-ac, puls, sep, spig, sulph, thuj, verat.
  – Hof: cocc, dulc, ph-ac.
- **schleimig:** fl-ac, nit-ac, thuj.
- **schmerzhaft:** am-c, ars, bell, bov, lach, lyc, ph-ac, zinc.
- **schmerzlos:** arn, bell, graph, ign, led, olnd, squil, verat.
- **skrofulös:** dulph.
- **Sommer:** kali-bi.
- **spannend:** caust, mur-ac.
- **stechend, fein:** calc, caust, dulc, kali-i, led, mag-c, phos, rhus-t, squil, stram.
- **Stichwunde, nach einer:** dep.
- **syphilitisch:** ars, ars-i, dulc, fl-ac, hep, kali-bi, kali-i, merc, nit-ac, phyt, sil, thuj.
- **warzenförmig:** lyc, thuj.
- **wässrig:** graph, mag-c.
- **weiß:** ant-c, dulc, sep, sulph, valer.
- **Winter:** kali-br.
- **wund, schmerzhaft, wie:** ant-c, caust, nit-ac, ph-ac, sep.
- **ziehend,** schmerzhaft: cham.

23

Geschlechtskrankheiten

23.1 Ulcus molle

Synonym

Weicher Schanker.

Definition

Der so genannte weiche Schanker ist eine infektiöse, kontagiöse Geschlechtskrankheit, die durch den gramnegativen Bacillus *Haemophilus ducreyi* verursacht wird. Im Vergleich zu anderen Geschlechtskrankheiten wie Syphilis oder Gonorrhö kommt der weiche Schanker relativ selten vor.

Inzidenz

Gehäuftes Vorkommen in den Tropen, besonders in sozioökonomisch schlechter gestellten Bevölkerungsgruppen und bei unzureichender Intimpflege. Männer sind in der Regel häufiger betroffen als Frauen, die meist als asymptomatische Träger die Infektion weitergeben.

Ätiologie

Erreger ist der gramnegative Streptobacillus Haemophilus ducreyi. Die Infektion wird fast ausschließlich über Geschlechtsverkehr übertragen, in seltenen Fällen kann die Infektion unbeabsichtigt über infiziertes Material erfolgen.

Klinisches Erscheinungsbild

Charakteristisches Merkmal sind die oberflächlichen oder tiefen Geschwüre auf den Genitalien, die zur Eiterung neigen und in ca. 50% der Fälle in Verbindung mit einer schmerzhaften Schwellung der Drüsen in der Leistengegend auftritt.

1–7 Tage nach dem Geschlechtsverkehr entzündliche Flecken oder Papeln an der Eintrittsstelle. Den anfänglichen entzündlichen Hautveränderungen folgen weitere Läsionen im benachbarten oder gegenüberliegenden Gewebe. Die lokalen Drüsen schwellen an und können eitern. Bei Männern befinden sich die Läsionen typischerweise auf der Eichel oder am Frenulum des Penis, in der perianalen Gegend, der Corona glandis, unter der Vorhaut und an der äußeren Harnröhre. Bei Frauen sind die Vulva, Zervix, die Labien, die perianale Gegend und die Leistenfalte betroffen. Seltene Fälle von extragenitalem Ulcus molle an den Händen, den Augenlidern, Lippen oder Brüsten sind ebenfalls bekannt. Durch Autoinokulation können nahe beieinander liegende Läsionen entstehen, die rosettenartig auftreten.

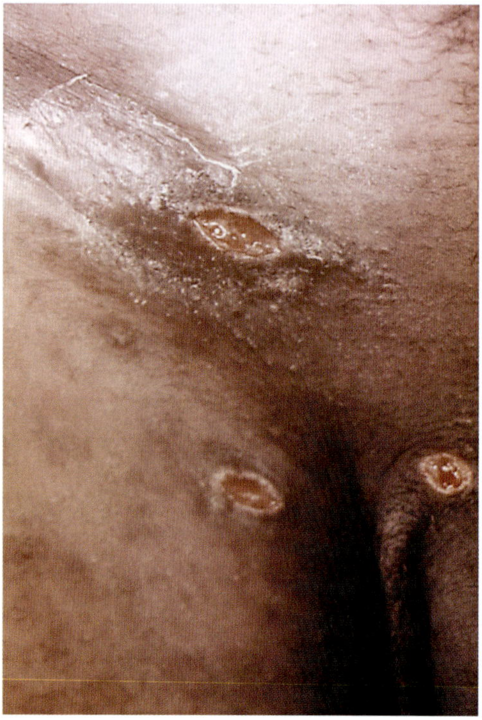

Abb. 81: Ulcus molle

Die entzündliche Primäreffloreszenz bricht auf und entwickelt sich zu einem Geschwür mit zackigen, unterminierten, unregelmäßigen Rändern und leichter Hyperämie des umliegenden Gewebes. Das Geschwür ist weich und hat nicht die typische Verhärtung eines Schankers. Der Untergrund des Geschwürs sieht wund und blass rot aus, durch die entzündlichen Prozesse verdickt und mit einem eitrigen, schmutzigen Exsudat bedeckt. Das Geschwür ist schmerzempfindlich und blutet bei Kontakt mit Kleidungsstücken bzw. bei der Untersuchung. Die einzelnen Läsionen können mit anderen zu großen, unregelmäßigen Effloreszenzen verschmelzen.

Weitere Allgemeinsymptome sind gelegentliche Kopfschmerzen, leichtes Fieber, besonders in Verbindung mit sekundärer Infektion durch pyogene Organismen. Eine solche Sekundärinfektion kann auch zu einer Verbreitung der Läsionen führen. In ca. 50% der Fälle Schwellung der lokalen Drüsen.

Weitere klinische Formen des Ulcus molle sind: Ulzerationen, die einem Lymphogranuloma venereum ähnlich sind, schleichende Ulzerationen, flüchtiger weicher Schanker, sowie follikuläre und papulöse Formen.

Komplikationen

Die Infektion kann spontan nach wenigen Wochen abklingen. Bei sekundären Infektionen, anhaltender lokaler Reizung oder fortschreitender Infektion können folgende Komplikationen auftreten:

- Entzündliche Balanitis und Phimose mit anschließendem Ödem der Vorhaut.
- Im frühen Stadium der Erkrankung Schwellung und Eiterbildung (Bubonen) in den Lymphdrüsen der Leistengegend. Die Schwellung ist in der Regel einseitig, geschmeidig, weich, bei Berührung schmerzempfindlich und kann spontan (mit nur einer Öffnung) aufbrechen (vgl. Bubonen der Lymphogranuloma venereum, mit multiplen Öffnungen). Das Geschwür hat unregelmäßige Ränder auf schmutzigem, schuppigem Untergrund und gibt kontinuierlich sero-sanguinöse und eitrige Absonderungen ab.
- Unbehandelte, eitrige Bubonen können zu einer gangränen Balanitis oder Phagedänismus führen, meist als Folge einer sekundären Infektion mit

Mikroorganismen wie Vincent Spirillum oder fusiformen Bazillen. Charakteristische Merkmale sind chronische, schmerzhafte, hässliche, destruktive und stinkende Geschwüre, die am Präputium oder der Glans beginnen und sich von dort schnell über den Penis ausbreiten. Selten werden das Skrotum oder die Schamgegend in Mitleidenschaft gezogen. Das Granulationsgewebe des Geschwürs blutet leicht und sondert ein dickes, eitriges und schmutziges Exsudat ab. Diese Form der Ulzeration ist eine eher seltene Komplikation.

A. Therapie

Für Angaben zur homöopathischen Behandlung schlagen Sie bitte unter „Syphilis" (Seite 373) nach.

Repertorium

- **Haut, Hautausschläge, Schanker:** acet-ac, ail, apis, arg-n, asc-t, aur-m, cinnb, cor-r, crot-h, iodof, jac-c, jug-r, kali-i, lac-c, lach, merc, merc-act, merc-c, merc-i-f, merc-i-r, nit-ac, ph-ac, plat-m, sulph.
- **Haut, Geschwüre, Schanker:** cinnb, protg.

Lokalisation

- **Harnröhre, Geschwüre:** alumn, arg-n, canth, hep, ip, kali-bi, merc, nit-ac, sabin, sulph, thuj.
  - Meatus: abrot, eucal, lac-c, merc-c, nit-ac.
    - Stechen, mit: nit-ac.
    - zurückgehalten, mit Gefühl, als würde der Urin: canth.
- **Weibliche Genitalien,** Geschwüre, Schanker: kali-i, merc.
- **Männliche Genitalien,** Geschwüre, Schanker
  - Penis: anan, apis, arg-n, ars, ars-i, ars-met, asaf, aur, aur-ar, aur-m, aur-m-n, aur-s, borx, caust, cinnb, con, cor-r, dulc, graph, hep, iod, kali-bi, kali-chl, kali-i, kali-m, lac-c, lach, lyc, merc, merc-c, merc-i-f, merc-i-r, mygal, nit-ac, ph-ac, phos, phyt, plat, plat-m, rhus-t, sars, sep, sil, staph, still, sulph, syph, thuj, viol-t.
    - brennend: ars, ars-met, hep.
    - erhabene Ränder: ars, cinnb, hep, kali-bi, lyc, merc, nit-ac, ph-ac.
    - phagedänisch: ars, aur-m-n, caust, cinnb, hydr, kali-p, lach, merc-c, nit-ac, sil, sulph.
  - Skrotum: aur-m.

23.2 Gonorrhö

Die Gonorrhö zählt weltweit zu den häufigsten Geschlechtskrankheiten. Sie wird fast ausschließlich über homo- oder heterosexuellen Geschlechtsverkehr übertragen. (Obwohl es sich bei dieser Krankheit nicht um eine ausgesprochene Dermatose handelt, wird sie hier unter dem Aspekt der sexuell übertragenen Krankheiten erörtert).

Ätiologie und Inzidenz

Erreger ist der gramnegative Diplokokkus *Neisseria gonorrhoeae*, der vor allem das nicht verhornte Zylinder- bzw. kubische Epithel des Urogenitaltraktes befällt, indem er sich mithilfe von Härchen an die Zellen haftet und dort eine Infektion auslösen kann. Die Organismen werden von polymorphen Zellen einverleibt und können so längere Zeit unbeschadet im menschlichen Körper überdauern.

Ausbruch der Krankheit typischerweise im Alter von 15–30 Jahren, wobei ca. die Hälfte der Fälle bei Jugendlichen auftritt. Personen mit sexuellem Risikoverhalten, z.B. Prostituierte und ihre Klienten, sind natürlich besonders häufig betroffen.

Bei Frauen kommt es vermehrt zu unspezifisch oder asymptomatisch verlaufenden Infekten. Dadurch leiden diese häufiger unter Komplikationen oder fungieren als asymptomatische Träger des Erregers.

Pathologie

Gonokokken siedeln sich vorwiegend im Zylinder- und Übergangsepithel an, die Infektionsherde befinden sich somit in der Regel in der Urethra, dem Rektum, der Konjunktiva, der Pharynx und im endozervikalen Epithel. Lokale Eiterbildung. Direkte Ausbreitung vom Infektionsherd führt bei Frauen zu Komplikationen wie Endometritis, Salpingitis, Peritonitis und Bartholinitis. Bei Männern sind periurethrale Abszesse, Epididymitis, Orchitis und Prostatitis zu beobachten. Das Bindehautgewebe kann ebenfalls betroffen sein. Metastasen können zu Arthritis, Dermatitis, Endokarditis, Meningitis, Myokarditis und Hepatitis führen.

Klinisches Erscheinungsbild

Die Inkubationszeit beträgt 1–5 Tage. Im Vergleich zu dem Krankheitsbild bei der Frau nimmt die Erkrankung bei Männern in der Regel einen hochakuten Verlauf.

Gonorrhö des Mannes

Beim heterosexuellen Mann äußert sich eine unkomplizierte Gonorrhö oft in Form einer Urethritis, seltener als Pharyngitis. Beim homosexuellen Mann kann sich eine Infektion klinisch als Proktitis oder Urethritis präsentieren.

Diagnose einer Urethritis (in der Regel ist die vordere Wand der Harnröhre betroffen) erfolgt anhand der entsprechenden Symptome, z.B. Dysurie, anhaltende brennende Empfindung im Penis und Absonderungen (oft eitrig) aus der Harnröhre. Bei manchen Patienten sind die Absonderungen schleimig, was es mitunter sehr schwierig machen kann, sie von anderen Infektionen zu unterscheiden. Entzündungen des Meatus und ödematöse Veränderungen am Penis können ebenfalls auftreten. Bei einem geringen Prozentsatz aller Fälle bleibt ein gonokokkaler Infekt völlig asymptomatisch. Als Komplikationen einer Streuung des Infektionsherdes können Epididymitis, chronische Prostatitis und Entzündungen der Samenstränge und Hoden auftreten.

Bei ausbleibender Behandlung können die akuten Symptome dieser Erkrankung innerhalb einiger Wochen oder Monate abklingen. Exazerbationen treten jedoch als Folge übermäßiger sexueller Aktivität, Alkoholismus oder gesteigerter körperlicher Anstrengung häufig auf. Chronische Beschwerden können zur Verengung der Harnröhre führen. Weitere Komplikationen sind periurethrale Abszesse mit fistelnden Öffnungen, bei denen der Urin an multiplen Stellen hervortreten kann (engl. *watering-can-scrotum*). Bei ca. 10% der Patienten ist die Läsion asymptomatisch und muss anhand gründlicher Untersuchungen diagnostiziert werden.

Gonorrhö der Frau

Bei der heterosexuellen Frau äußert sich eine unkomplizierte Gonorrhö oft in Form einer Vulvovaginitis und Zervizitis, seltener als Pharyngitis. Ein gonokokkaler Infekt des Rachenraumes wird in der Regel durch oralen Sex übertragen.

Bei einer beachtlichen Anzahl von Patientinnen verläuft die Krankheit völlig asymptomatisch oder mit nur sehr unspezifischen Symptomen. Zu den häufigsten Symptomen gehören Scheidenausfluss oder Leukorrhöe, Unbehagen im Bereich der Scheide, Dysurie, abnorme Menstruation und Anzeichen von entzündlichen Prozessen in der Beckengegend.

Bei ca. 40% der betroffenen Frauen kommt es durch Kontamination mit Scheidenabsonderungen auch zu Läsionen am Rektum. Eine Streuung der Gonokokken vom endozervikalen Herd kann zur Salpingitis oder Oophoritis führen. Exazerbationen können während den Menses bzw. bis zu ein oder zwei Wochen danach auftreten. Eine durch Gonokokken verursachte Salpingo-Oophoritis ist eine häufige Ursache von Fruchtbarkeitsstörungen.

Rektale und oropharyngeale Infektion

Rektale Gonorrhö bei homosexuellen Männern und heterosexuellen Frauen als Folge von analem bzw. oralem Geschlechtsverkehr. Bei Frauen kann die Infektion auch direkt durch Scheidenabsonderungen auf den Analbereich übertragen werden. Das Symptombild reicht vom leichten analen Juckreiz und mukopurulenten Absonderungen bis zur schweren Proktitis mit rektalen Schmerzen und Tenesmus.

Pharyngitis und Tonsillitis als Folge oralen Geschlechtsverkehrs findet man bei beiden Geschlechtern. Der Großteil der Patienten begibt sich dabei mangels eindeutiger klinischer Symptome nicht in medizinische Behandlung. Unter Umständen sind größte klinische Sorgfalt und mikrobiologische Untersuchungen erforderlich, um die Erkrankung korrekt zu diagnostizieren.

Okulare Gonorrhö

Bei Erwachsenen ist eine Beteiligung des Auges selten. Neugeborene können jedoch während der Geburt über den Geburtskanal der Mutter infiziert werden. Eine Infektion kann bei Neugeborenen zu einer akuten eitrigen Konjunktivitis führen, die auch die tieferen okularen Strukturen in Mitleidenschaft ziehen kann. In seltenen Fällen kann dies zu Panophthalmie und Erblindung führen. Eine Dissemination der Infektion kann ebenfalls stattfinden und beim Neugeborenen zur Arthritis führen.

Gonokokkensepsis

Charakteristische Merkmale einer Gonokokkensepsis sind hämorrhagische vesiko-pustulöse Hautausschläge (besonders auf den Extremitäten), Fieber und Arthralgien. Die Läsionen werden zuerst als winzige erythematöse Flecken sichtbar und entwickeln sich dann entweder zu berührungsempfindlichen Vesiko-Pusteln mit einem tief erythematösem Untergrund oder zu purpurfarbenen Flecken, die im Durchmesser bis zu 2 cm groß werden können. Diese purpurfarbenen Läsionen befinden sich vorwiegend auf den Handinnenflächen, Fußsohlen und auf den Gelenken und treten häufig in Verbindung mit Fieber, Schüttelfrost, Krankheitsgefühl, wandernden Polyarthralgien, Myalgien und Sehnenscheidenentzündungen auf. Eine Rückbildung der Läsionen erfolgt meist innerhalb von 4 Tagen.

Ein Großteil der Patienten sind Frauen mit asymptomatischer, genitoanaler Gonorrhö, bei denen sich die Infektion im Zuge einer Schwangerschaft oder während der Menstruation ausbreitet. Eine gestörte Leberfunktion, Myokarditis, Perikarditis, Endokarditis und Meningitis gehören zu den Komplikationen.

Komplikationen

- Bei Männern gehört die Epididymitis mit einseitiger, schmerzhafter und berührungsempfindlicher Schwellung zu den häufigsten Komplikationen. Weitere Komplikationen sind Entzündung der Samenstränge und Hoden, periurethrale Abszesse und chronische Prostatitis.
- Zu den häufigen Komplikationen bei Frauen gehören die Salpingo-Oophoritis und andere Unterleibsentzündungen. Symptome sind Unterleibsschmerzen und berührungsempfindliche, entzündliche Veränderungen der inneren Geschlechtsorgane, die während der vaginalen Untersuchung ertastet werden können. Bartholinitis und Unfruchtbarkeit sind ebenfalls nicht selten.
- Zu den selteneren Komplikationen gehört die so genannte Gonokokkensepsis, welche sich klinisch als akutes Arthritis-Dermatitis-Syndrom äußern kann. Das Risiko einer Dissemination ist abhängig von dem Typus und der Virulenz des Erregers. Eine Dissemination geht in der Regel von einem latenten Infektionsherd aus, z.B. in Rachen, Rektum oder Endozervix. Diese Komplikation tritt bei ca. 30% aller infizierten Patienten auf, 80% davon sind Frauen. Zum klinischen Erscheinungsbild gehören kutane Läsionen, septische Arthritis, Septikämie, Endokarditis, Myokarditis und sehr selten Perikarditis oder Meningitis. Symptome der kutanen Läsionen sind Bläschen und nekrotische, nicht ulzerierende Pusteln (bevorzugt am distalen Ende der Extremitäten).

A. Therapie

Patienten mit Gonorrhö können eine homöopathische Praxis mit einer Vielzahl von Symptomen aufsuchen:

- Akute Gonorrhö
- Chronische Gonorrhö (Sykose)
- Gonorrhoische Strikturen
- Prostatitis gonorrhoica
- Cystitis gonorrhoica
- Gonorrhoische Ophthalmie
- Rheumatismus
- Gonorrhoische Penisschaftkrümmung (Chordee)
- Gonokokkensepsis

Um eine ernsthafte und schwer wiegende Erkrankung wie die Gonorrhö behandeln zu können, sollte man mit der Theorie und den philosophischen Grundlagen der chronischen Miasmenlehre eng vertraut sein.

Wenn die typischen, gonorrhoischen Absonderungen unterdrückt werden (wie es bei einer nicht homöopathischen Behandlung der Fall ist), ist die Krankheit in 90% der Fälle nicht geheilt, sondern bleibt latent bestehen – nicht nur im Sinne des lokalen Symptombildes sondern auch in Bezug auf die Konstitution des Patienten, wir sprechen von einer „sykotischen Konstitution“. Der unwissende Patient bleibt über lange Zeit hinweg im Dunkeln, bevor die Symptome der Sykose in folgender Form an die Oberfläche treten:

- Schlechter Gesundheitszustand
- Unfruchtbarkeit
- Rheumatische Beschwerden
- Blumenkohlartige Wucherungen etc.

Immer wenn ein Homöopath einen Patienten behandelt, dessen Symptome sykotische Merkmale aufweisen und in dessen Kranken-/Familiengeschichte eine Gonorrhö zu finden ist, dann sollte dieser Patient so lange mit einem antisykotischen Mittel behandelt werden, bis die ursprünglichen Absonderungen wieder zum Vorschein kommen. Erst dann können wir diesen Menschen als geheilt betrachten.

Um das richtige antisykotische Mittel zu finden, muss der Therapeut zwei Hürden überwinden:

- Den sykotischen Zustand mittels einer detaillierten Fallaufnahme erkennen,
- während der Behandlung angemessene Zwischenmittel wie *Medorrhinum*, *Sycotic Co* und *Thuja* nach rationalen Überlegungen und zum richtigen Zeitpunkt geben.

Bei der Anamnese sollten folgende Punkte sehr genau beachtet werden:

- Dokumentieren Sie die bestehenden Symptome des Patienten sorgfältig und in chronologischer Reihenfolge. Evaluieren Sie Komplikationen, Chronizität und um welche Gonorrhö es sich dabei handelt (disseminiert, genital, im Oropharynx etc.).
- Überarbeiten Sie die Ihnen vorliegenden Befunde und bestätigen Sie anhand der Ergebnisse Ihre Diagnose.
- Bei der Dokumentation der Symptome sollten folgende Punkte besonders berücksichtigt werden:
  1. Charakteristische Merkmale der Absonderungen
  2. Das lokale Erscheinungsbild der Genitalien
  3. Die persönliche Sexualgeschichte des Patienten inkl. Erektionen
  4. Symptome in Verbindung mit den Hoden
  5. Bericht über vorangegangene Behandlungen
  6. Eigentümliche Empfindungen in Verbindung mit Harnröhre und Blase, z.B. „als liefen Tropfen die Harnröhre hoch und runter“; Empfindung von Trockenheit in der Harnröhre etc.

Wichtige homöopathische Mittel bei Gonorrhö

Agave americana → Extrem schmerzhafte Erektionen. Große Schwierigkeiten, Wasser zu lassen, begleitet von Hitze, Schmerzen und Tenesmus am Blasenhals. Penisschaftkrümmung. Ziehen in den Samensträngen und den Hoden, zieht so heftig bis in die Oberschenkel, dass er am liebsten sterben würde.

Agnus castus → Hoden kalt, geschwollen, hart. Der Penis ist klein und schlapp. Impotenz mit Katarrh, vor allem bei Personen, die schon häufig mit Gonorrhö erkrankt sind. Gelbe, eitrige Absonderungen aus der Harnröhre, besonders bei alten Sündern, oder nachdem die Entzündung abgeklungen ist. Unangenehmes Gefühl im hinteren Teil der Harnröhre. Fast vollständiger Verlust der Libido. Der Penis ist so schlaff, dass selbst wollüstige Phantasien keine Erektion hervorrufen. Abgang von Prostatasekret beim Pressen; beim Urinieren. Juckreiz an den Genitalien.
Frauen: Transparente Leukorrhöe; Erschlaffung der Genitalien. Leukorrhöe hinterlässt gelbe Flecken auf den Bettlaken.
Gemüt: Todesfurcht; wiederholt immer wieder, dass sie bald sterben wird. Extreme Geistesabwesenheit; hat Schwierigkeiten zu lesen oder den (gedanklichen) Faden zu behalten.

Argentum nitricum → Häufig indiziert bei akuter Gonorrhö. Geschwürschmerz wie ein eingestoßener Splitter in der Mitte der Harnröhre. Harndrang; Brennen beim Urinieren und Schwellungsgefühl der Harnröhre mit einer Empfindung als bliebe der letzte Tropfen zurück, was ein Gefühl von innerem, wundem Anschwellen hervorruft. Gegen Ende des Harnens Gefühl, als wäre die Harnröhre verknotet oder geschlossen.

Jucken in der Harnröhre. Penisschaftkrümmung. Impotenz; Erektionen, die jedoch aufhören, sobald der Koitus angestrebt wird. Schmerzhafter Koitus, Harnröhre wie gespannt; empfindlich an der Mündung. Schmerzhaft spannende Erektionen. Bluten aus der Harnröhre, flüchtige Stiche in der Harnröhre von hinten nach vorne. Schmerzhaftes Kribbeln in Hoden und Skrotum.

Camphora officinalis

→ Gonorrhö mit anhaltendem Zusammenkleben des Meatus. Strangurie durch Striktur. Dünnstrahliger, sehr scharfer Harn. Brennender Schmerz beim Urinieren. Penisschaftkrümmung. Mangel an Geschlechtstrieb. Plötzliche Erschlaffung des Penis. Drücken an der linken Seite der Peniswurzel, im Stehen Herauspressen, wie bei einem Leistenbruch.

Cannabis indica

→ Brennender, brühendheißer oder fein stechender Schmerz in der Harnröhre vor, während oder nach dem Urinieren. Harndrang mit starkem Pressen, es geht jedoch kein Tropfen ab, oder er muss eine Zeit lang warten, bis der Urin fließt. Reichlicher farbloser Harn. Herauströpfeln des Harns, nachdem der Harnstrahl aufgehört hat. Scharfes Stechen in der Harnröhre, so heftig, dass ein Schauer in die Wangen und Hände läuft. Priapismus.

Cannabis sativa

→ Die Absonderungen aus der Harnröhre sind dünn, wässrig und übelriechend. Eitrige Absonderungen aus der Harnröhre. Brennen beim Urinieren, aber besonders kurz danach. Geteilter Harnstrahl. Tropfenweiser Abgang wenigen blutigen Harns. Brennender Schmerz in Harnröhre und Blase vor und beim Urinieren.

Entzündete und bei Berührung schmerzende Harnröhre. Eichel und Vorhaut sind dunkelrot. Vorhaut stark angeschwollen, Phimose. Der Meatus schmerzt bei Berührung. Wundschmerz des ganzen Penis, wie verbrannt, besonders beim Gehen; geht mit gespreizten Beinen. Geschwulst der Prostata. Drücken und Ziehen in den Hoden, beim Stehen. Kalte Genitalien.
Frauen: Schneidender Schmerz in den Schamlippen beim Urinieren. Die Harnröhre ist mit Eiter verstopft. Drohender Abort, durch Gonorrhö erschwert. Starke Erregung mit Sterilität.

Cantharis vesicatoria → Heftige Libido mit häufigen, schmerzhaften und lang anhaltenden Erektionen (bei Gonorrhö); wie bei Priapismus. Heftiger Schmerz in der Blase mit häufigem Harndrang, unerträglicher Tenesmus. Heftige, brennende, schneidende Schmerzen im Blasenhals, erstrecken sich zur Fossa navicularis urethrae; < vor und nach dem Urinieren. Vergebliches Bemühen, den Harn abfließen zu lassen. Unaufhörliches Brennen, Drängen zum Urinieren, der Harn geht tröpfchenweise ab, oft mit Blut gemischt.

Gelbe oder blutige Absonderungen. Harnverhaltung und Tenesmus vesicae, wenn die Absonderungen durch Injektionen unterdrückt werden. Schmerzhafte Harnverhaltung. Schneidender Schmerz in der Harnröhre vor, während und nach dem Urinieren. Frauen: Brennende Schmerzen der äußeren Geschlechtsteile. Anschwellung der Vulva und Vagina mit Jucken, Brennen und einem dicken, weißen Ausfluss (Carleton).

Capsicum annuum → Eitrige, blutige Absonderungen aus der Harnröhre. Die Harnröhre ist schmerzhaft bei Berührung, mit einem cremigen Ausfluss. Die Vorhaut ist geschwollen. Brennende, beißende oder schneidende Schmerzen in der Harnröhre zwischen Harnabgängen, besonders ausgeprägt am Meatus. Strangurie, Tenesmus des Blasenhalses; häufiger, aber fast vergeblicher Harndrang.

Schmerzhafte Erektion nachts. Besonders indiziert bei fettleibigen und trägen Personen mit schlaffem Gewebe. Impotenz und Kälte der Genitalien. Schrumpfung der Hoden. Bei verliebten Tändeleien ein unbändiges Zittern des ganzen Körpers.

Chimaphila umbellata → Harnröhrenstriktur; Urinieren ist schwierig. Große Mengen an dickem, Faden ziehendem Schleim im Urin. Tenesmus vesicae. Akute und chronische Zystitis. Kann nicht urinieren ohne mit breit gespreizten Beinen dazustehen. Akute Prostatitis, hat im Sitzen das Gefühl, als drücke ein Ball gegen den Beckenboden. Der Harn ist stark mit blutigem, grünlichem oder rötlichem Sediment gefärbt.

Cinnabaris

→ Gonorrhö mit sykotischen Zügen oder kompliziert durch eine seit langem bestehende Syphilis, mit großem Wundschmerz beim Urinieren. Warzen auf der Vorhaut, die bei der leichtesten Berührung bluten mit Schwellung, Juckreiz und Wundheit beim Urinieren. Heftiger Juckreiz auf der Corona glandis mit reichlicher Eiterabsonderung.

Das sexuelle Verlangen ist stark erregt mit großer Lust zum Beischlaf und einem starken Bedürfnis nach Essen und Trinken. Beim Gehen stinkender und wundfressender Schweiß zwischen dem Skrotum und den Oberschenkeln.

Clematis erecta

→ Schmerzhaft entzündete und geschwollene Hoden. Verhärtung der Hoden, die sich steinhart anfühlen. Rechter Samenstrang empfindlich, Hoden hochgezogen. Brennender Schmerz beim Urinieren, besonders heftig zu Beginn des Harnabgangs. Schleim, aber kein Eiter im Urin.

Verringerte Harnmenge, die letzten Tropfen verursachen heftiges Brennen. Kontraktion der Harnröhre, wobei der Harn plötzlich aufhört oder nur tröpfchenweise fließt; wiederholtes, einem Zucken ähnliches Ziehen im vorderen Teil der Harnröhre. Abscheu vor sexuellem Vergnügen, als hätte er seinen Geschlechtstrieb übermäßig befriedigt.

Digitalis purpurea

→ Brennen in der Harnröhre mit eitrigem Ausfluss, dick, hell und gelb. Entzündete Eichel mit reichlich dickem Eiter auf der Oberfläche. Entzündung des Blasenhalses. Schmerzen im rechten Hoden, wie gequetscht. Penisschaftkrümmung. Ödematöse Schwellung der Vorhaut. Ödematöse Schwellung der Genitalien mit Nymphomanie. Harnverhaltung.

Dringliches und höchst vergebliches Verlangen zu urinieren, mit Abgang von äußerst geringen Mengen heißen, brennenden Harns. Häufiger Abgang geringer Mengen wasserfarbenen Urins. Im Liegen kann der Urin lange zurückgehalten werden.

Gelsemium sempervirens → Indiziert für das Anfangsstadium einer Urethritis (Acon.) mit großen Schmerzen und spärlichen Absonderungen oder wenig Schmerzen mit viel Hitze, der Urin geht in ausreichenden Mengen ab, eher häufig, mit Brennen am Meatus, weißliche Absonderungen. Genitalien kalt und schlaff; Zerren in den Hoden, unterdrückte Gonorrhö; gefolgt von Rheumatismus oder Orchitis.

Katarrh mit Striktur der Harnröhre; Gefühl als bliebe beim Urinieren etwas zurück, der Strahl hört auf und beginnt wieder zu fließen. Kontinuierliches Harntröpfeln wegen Muskelschwäche. Schmerzhafte Röte an der Harnröhre (sekundäre Gonorrhö). Kopfschmerzen > häufiges Urinieren.

Hydrastis canadensis → Akute oder chronische Form. Im zweiten Stadium reichliche, anhaltende Absonderungen ohne Schmerzen oder Wundheit in der Harnröhre; die Absonderungen sind dick, gelb und zäh. Harn mit dickem, Faden ziehendem, schleimigem Sediment. Katarrh mit reichlichen, schmerzlosen Absonderungen und Schwäche. Gefühl von Ohnmacht und Schwäche nach dem Stuhlgang. Zerren in der rechten Leiste zum Hoden; dann zum linken Hoden, dann zur linken Leiste.

Kalium bichromicum → Katarrh mit reichlichen, Faden ziehenden oder gallertartigen Absonderungen. Schmerzen quer über den Rücken bei rotem Urin. Nach dem Urinieren Brennen im hinteren Teil der Harnröhre, mit der Empfindung, als sei ein Tropfen Harn zurückgeblieben, mit vergeblichen Versuchen, ihn auszuscheiden. Perforierende, sykotische Geschwüre im Bereich der Eichel und Vorhaut. Zusammenschnürende Schmerzen an der Peniswurzel (morgens beim Erwachen). Heftige Schmerzen im Steißbein < wenn er zum Urinieren aufsteht, nachdem er lange gesessen hat. Fehlendes sexuelles Verlangen bei beleibten Personen. Schlimmer durch Koitus.

Medorrhinum

→ Brennen im Meatus beim Urinieren, Gefühl von Wundheit in der Harnröhre, nach dem Harnabgang Gefühl, als bliebe etwas in der Harnröhre zurück; reichliche, gelbe und eitrige Absonderungen, vor allem morgens, wo sie die Körperöffnungen verkleben; geht häufig zum Wasserlassen. Unterdrückte Gonorrhö. Ohnmacht nach dem Urinieren.

Mercurius solubilis

→ Gonorrhö in Verbindung mit Phimose und weichem Schanker. Grünliche Absonderungen < nachts. Die Mündung des Meatus ist rot und entzündet. Die Glans penis ist dunkelrot und heiß, mit brennenden, stechenden und juckenden Schmerzen in der Harnröhre. Strangurie, Tenesmus, schmerzhafte Erektionen. Ständiges Ziehen und Zerren an der Vorhaut. Eichel und Vorhaut sind entzündet; Phimose, die durch kalte Luft schlimmer wird. Zystitis gonorrhoica. Trüber Urin. *Frauen:* Entzündung der Vulva, die geschwollen, rot und heiß ist.

Mezereum

→ Ab und zu erscheint an der Öffnung der Harnröhre ein Tropfen klebriger, eiweißhaltiger Flüssigkeit. Absondern von wässrigem Schleim, schlimmer durch körperliche Betätigung. Jucken der Vorhaut. Hitze, Schwellung und Kitzeln entlang der Harnröhre. Das Perineum ist berührungsempfindlich. Katarrh mit grünen Absonderungen, wenn kein anderes Mittel hilft. Absonderung von reichlichem Smegma hinter der Eichel, wie bei einer Balanitis gonorrhoica. Beißen und Brennen im vorderen Teil der Harnröhre gegen Ende des Harnabgangs. Nach dem Harnabgang juckt es an der Vorhaut.

Natrium muriaticum

→ Chronische Gonorrhö nach Missbrauch mit Silbernitrat. Klare, manchmal gelbliche Absonderungen im Katarrh. Schneidende Schmerzen in der Harnröhre nach dem Urinieren, mit krampfhaftem Zusammenziehen im Unterleib. Die Genitalien riechen stark und übel. Die Schamhaare fallen aus. Pollutionen nach dem Koitus.

Nitricum acidum

→ Gonorrhö in Verbindung mit Warzen und Schanker. Kleine Blasen an der Öffnung der Harnröhre und an der Innenseite der Vorhaut. Blutiger Schleim oder eitriger Ausfluss. Nadelstiche in der Harnröhre. Beim Urinieren brennt es in der Harnröhre. Geschwüre in der Harnröhre. Katarrh, Phimose. Der Harn riecht übel, wie der Urin eines Pferdes. Kalt abgehender Urin. Jucken, Schwellung und Brennen in Vulva und Vagina. Dünner Harnstrahl, als wäre die Harnröhre verengt. Abgang von Prostatasekret nach diffizilem Stuhlgang.

Pareira brava

→ Urethritis in Verbindung mit Beschwerden der Prostata. Heftige Schmerzen in der Harnröhre. Strangurie; beim Herauspressen des Urins heftige Schmerzen in der Glans penis. Schleimabsonderungen aus der Harnröhre. Nahezu knorpelige Verhärtung der Blasenschleimhaut.

Anfälle von heftigen Schmerzen in Verbindung mit der Strangurie; er schreit laut auf und muss sich zum Urinieren auf alle Viere niederlassen und seinen Kopf fest auf den Boden drücken; er muss ca. 10–20 Minuten in dieser Position verharren; er bricht in Schweiß aus und endlich beginnt der Urin mit Unterbrechungen herauszutröpfeln, begleitet von reißenden, brennenden Schmerzen in der Glans penis.

Pulsatilla nigricans

→ Die Absonderungen aus der Harnröhre sind dick, schleimig, eitrig, gelb oder gelblich grün. Rheumatismus gonorrhoica, Orchitis gonorrhoica, Prostatitis gonorrhoica. Beschwerden durch unterdrückte Gonorrhö. Jucken, Brennen, an der Innenseite und seitlich oben an der Vorhaut. Entzündliche Schwellung der Hoden und Samenstränge (manchmal nur auf einer Seite), mit drückenden und ziehenden Schmerzen, die zum Unterleib und den Lenden ausstrahlen, das Skrotum ist heiß und gerötet (durch unterdrückte Gonorrhö), Übelkeit und Brechreiz.

Sarsaparilla officinalis	→	Rheumatismus nach unterdrückter Gonorrhö. Gonorrhö, die durch nasses Wetter oder Quecksilber unterdrückt wird. Heftige Schmerzen gegen Ende des Harnens. Heftiger Tenesmus der Blase unter Abgang weißer, trüber Materie, mit Schleim durchsetzt. Kann nur im Stehen urinieren. Brennen in der Harnröhre mit Harninkontinenz < tagsüber, < wenn der Urin stark gefärbt ist; < nach dem Genuss von Bier. Alte, trockene, sykotische Warzen bleiben nach der Behandlung gichtiger Schmerzen mit Quecksilber zurück.
Sepia officinalis	→	Katarrh, keine Schmerzen; Abgang von Absonderungen nur nachts, ein Tropfen färbt das Bettlaken gelblich. Der Harn ist trübe und riecht übel. Kondylome als Folge einer durch adstringierende Injektionen unterdrückte Gonorrhö. Chronische Zystitis. Der Urin stinkt so sehr, dass er sofort weggespült werden muss. Stinkender Urin mit rötlichem, lehmfarbenem Sediment, welches an der Toilettenschüssel hängen bleibt. Beim Urinieren brennt es in der Harnröhre.
Sulphur	→	Beim Urinieren brennt es am Ausgang der Harnröhre. Der Ausgang der Harnröhre ist hellrot und entzündet. Die Absonderungen sind dick und eitrig oder dünn und wässrig. Phimose mit stinkenden, eitrigen Absonderungen. Phimose; die Vorhaut ist verhärtet und entzündet. (Bei *Digitalis* ist die Vorhaut nicht verhärtet, sondern hat tiefe Risse, mit Brennen und Rötung). Sekundäre Gonorrhö. Kleiner, intermittierender Harnstrahl. Abgang von Prostatasekret vorwiegend beim Urinieren oder beim Stuhlgang.
Terebinthinae oleum	→	Gonorrhö mit Strangurie, Tenesmus der Blase, Brennen in der Harnröhre; schmerzhafte Penisschaftkrümmung; muss alle 10 Minuten Wasser lassen > durch Harnabgang. Hämaturie. Rheumatismus gonorrhoica. Harnröhrenstriktur. Krampfhaftes und einschneidendes Ziehen in den Hoden und den Samensträngen.

Thuja occidentalis → Schmerzhafte Samenstränge als Folge einer unterdrückten Gonorrhö. Kondylome auf der Eichel und der Vorhaut, feucht, juckend und eiternd, besonders bei zunehmendem Mond. Rote Wucherungen auf der Innenseite der Vorhaut, wie Feigwarzen. Feigwarzen riechen nach altem Käse oder Lake.

Prostatabeschwerden als Folge einer unterdrückten oder schlecht behandelten Gonorrhö. Gonorrhö; brühend heißer Schmerz beim Urinieren, die Harnröhre ist geschwollen. Gespaltener Harnstrahl, als ob ein Tropfen zurückbliebe. Absonderungen gelblich grün, wässrig. Warzen und rote Erosionen auf der Eichel; subakute oder chronische Fälle; besonders wenn mit Injektionen behandelt und die Prostata in Mitleidenschaft gezogen wurde. Gonorrhö mit einer weichen Wucherung an der linken Seite des Frenulums, mit einer Abschürfung darauf; die Wucherung ist klein und schmerzlos.

Rezidivierende Gonorrhö nach Koitus. Rucken und wollüstiges Ameisenlaufen in der Fossa navicularis. Nach dem Urinieren bleibt das Gefühl, als wäre ein Tropfen zurückgeblieben; Kitzel, als würde in der Harnröhre noch ein Tropfen vorlaufen; häufiger Harndrang, hastiges Urinieren mit unterbrochenem Strahl. Schweiß auf den Genitalien, besonders das Skrotum riecht nach süßem Honig. Prostatitis als Folge von unterdrückter Gonorrhö. Impotenz. Schwäche in den Extremitäten, wie von einer Parese. Haarausfall. Der Urin ist beim Wasserlassen klar, wird aber trüb, wenn er eine Weile steht.

Repertorium

- **Harnröhre, Absonderungen, gonorrhoisch:** acon, agav-a, agn, aloe, alum, alum-p, alumn; aur-m, anag, ant-c, apis, arg-met, ars, ars-s-f, aur, aur-m, bar-m, benz-ac, bism, borx, cajan, calad, calc, calc-p, calc-s, camph, cann-i, cann-s, canth, caps, caust, cedr, cham, chel, chim, chin-b, clem, cob, coc-c, coch, cop, crot-h, cub, cupr-ar, dig, dor, epiph, equis-h, erech, erig, ery-a, eucal, euph-pi, fab, ferr, ferr-i, ferr-p, ferr-s, fl-ac, frag, gels, hedy, hep, hib-sa, hydr, hydrc, hygroph-aur, ichth, jac-c, jac-g, kali-c, kali-chl, kali-i, kali-s, lac-c, lact-v, lant-t, lappa, led, lup, lyc, med, merc, merc-c, merc-n, nat-m, nat-s, nit-ac, nux-v, oci-car, oci-g, ol-an, ol-sant, petr, petros, ph-ac, phos, phyt, pin-c, pip-m, plb, polyg-xyz, psor, pub, rat, rhod, rumx-ab, sabad, sabal, sabin, sal-n, salol, sars, senec, sep, sil, sil-mar, still, sul-i, sulph, tarent, ter, thlas, thuj, trad, tus-p.

- Absonderung

- nachts: merc, merc-c, sep.
  - nur nachts: sep.
- chronisch, gonorrhoisch: alum, alumn, arg-m, brom, calc, calc-p, calc-s, chim, chlor, cinnb, colch, cub, cupr, ferr, hydr, kali-s, med, mygal, myric, nat-m, nat-s, petr, petros, plb, psor, sep, sil, sulph, thuj.
- blutig: ant-c, calc-s, canth, caps, ham, merc-c, nit-ac, puls.
  - Schleim: nit-ac.
  - wässrig, schimmernd: mill.
- dick: calc-s, cann-s.
  - nachts, agg: merc.
  - dick, nach sechs Wochen: cub.
  - dünn, zuerst; danach dick: merc-c.
  - Eiter, mit dickem: clem, cub.
  - grünlich: kali-i.
  - Verstopfung der Harnröhre, mit häufiger: cub.
- Drogen, dünne Absonderung mit Brennen beim Urinieren und häufigem Stuhldrang; nach Missbrauch von Copaiva u. Kubeben-Pfeffer-Drogen: nux-v.
- dünn, durchsichtig, durchzogen von trübem, weißlichem Schleim, der das Laken gelb färbt: med.
- Eiter, mit: chel, sil.
  - wie blutiger: sil.
- eitrig: agn, bar-c, cann-s, caps, chel, con, cop, nat-m, phos, ph-ac.
  - gelber Schleim oder grünlich: kali-s.
- eitrig schleimig: benz-ac.
  - gelbgrün: agn, alum, arg-n, cann-s, canth, caps, cob, cop, cub, dig, hep, hydr, jac-c, kali-i, kali-s, merc, merc-c, nat-m, nat-s, ol-sant, pub, sep, sil, sulph-n, thuj, tus-fr, zing.
  - schmerzlos: cann-s.
- eiweißartig, gelb: petros.
- eiweißartiger Schleim: cann-i, cann-s, cop, cupr-ar, graph, hydr.
- erstes Stadium (entzündlich): acon, cann-s, cop, ferr-p, gels.
- Fieber, fiebrige Beschwerden während des entzündlichen Stadiums: acon, cop, gels.
- frei und schleimig: merc-i-r.
- gelb: agn, ars-s-f, calc-s, canth, caps, cop, hep, nat-m, nit-ac, sars, thuja.
  - nachts, agg: merc.
  - dick gelb, oder gelbgrün: puls.
  - gelblich oder blutig: nit-ac.
  - gelblich weiß: cann-i.
  - hellgelb, färbt das Hemd, nicht reichlich: tarent.
  - Wochen, nach sechs: cub.
  - gelblich, grün
  - dick: nat-s.
  - verhärtet: arg-n.
  - Verstopfung der Harnröhre, mit häufiger: cub.
- Gonorrhö („Bonjourtropfen"), Absonderung morgens bei: agn, alum-p, bar-m, benz-ac, bov, calad, cann-i, cann-s, cinnb, cub, dor, erig, ery-a, graph, hydroph, kali-s, mez, mill, nat-m, petrol, petros, phyt, sabin, sel, sep, still, sulph, tereb, thuja, zinc-mur, zinc.
- grün: cam-s, merc, merc-c, nit-ac, thuja.
  - eitrig, nachts agg: merc.
  - schmerzlos: merc.
- Hautausschläge, unterdrückter Gonorrhö, nach: clem.
- klar, durchsichtig: mez, nat-m, ph-ac.
- klebrig: cub.
- klumpig: calc-s.
  - nimmt zu, nachdem es schon abgenommen hat: bry, sep, sulph, thuj.
- milchig: cop, lach, petros.
- reichlich: ars-s-f.
- sahneartig, cremig: caps.
- scharf: arg-n, aur-mur, caps, cop, gels, hydr, kreos, merc-c, sars, thuj.
- schleimig: caps, ferr, kali-bi, nat-m, petr, puls, sep.

– schwach, in Fetzen: sil.
– schwarz: nat-m.
– spärlich: coch.
  – dick: rhus-t.
– stetig: ars-s-f.
– stinkend: benz-ac, carb-v, puls, sil.
– trocken: canth.
– übermäßig: arg-n, cann-i.
  – hochgradige Entzündung: petr.
  – Eiter, nach zwei Monaten wie: cub.
  – brühendheißer Urin: cub.
  – gelb, eitrig, morgens am reichlichsten: med.
  – gelblich weiß: sep.
– wässrig: cann-s, fl-ac, mez, nat-m, sep, sulph, thuj.
  – schleimig: cann-s, fl-ac, mez, nat-m, thuj.
  – durchsichtig, aber scharf und reichlich, durchzogen von einer cremigen Flüssigkeit, die das Laken braun färbt: med.
– weißlich: gels.

- **Allgemeines, Entzündung, Drüsen,** gonorrhoisch: acon, apis, bell, hep, merc.
- **Brennen beim Urinieren:** carb-an.
- **Chorda:** acon, agar, anac, arg-n, aur-m, bell, berb, bry, camph, camph-br, cann-i, cann-s, canth, caps, clem, cop, chlol, cub, cur, dig, ery-a, fl-ac, hep, hyos, jac-c, kali-br, kali-m, kali-chl, kali-i, merc, mygale, merc-c, nat-c, nit-ac, nux-v, oena, ol-sant, petr, phos, pic-ac, pip-m, pip-n, puls, sabad, sal-n, sep, stram, still, ter, tussil, thuj, yohimb, zinc, zing.
  – Chorda begleitet von, häufigem Priapismus: petr.
  – Chorda im zweiten Stadium: kali-m.
  – Chorda kann nur im kalten Wasser erleichtert werden: caps.
  – Chorda, begleitet von, Empfindlichkeit der Harnröhre, übermäßiger: caps.
  – Chorda, begleitet von, Brennen in der Harnröhre: calc-p.
- **Entzündliches Stadium, akutes:** acon, arg-n, atrop, cann-s, canth, caps, gels, petros.
- **Harnröhre, Entzündung, Cowper-Drüsen:** acon, cann-s, hep, merc-c, petros, pichi, sabal, sil.
- **Koitus, erneut durch:** thuj.
- **Konstitution bei blutarmen Personen,** chronisch: calc-p.
  – bei älteren Männern, Urinieren schwierig: agro.
  – bei blonden Männern von leichtem Temperament: puls.
  – bei dunklen, reizbaren, rachsüchtigen Männern: nit-ac.
  – bei Katarrh bei alten Sündern: agn.
  – bei schüchternen, nervösen Männern, akut: gels.
  – bei starken Männern, besonders mit hydrogenoider Konstitution: nat-s.
  – mit Skrofulose: hep.
  – sanguinisch, vollblütig: acon.
- **Leistenlymphknoten, geschwollene:** aur-m-n, bad, bufo, carb-an, lac-c, lach, merc, merc-c, nit-ac, phyt, syph.
- **Subakutes Stadium, chronisches:** arg-n, cann-s, cop, cub, erig, hep, hydr, kali-s, merc-c, merc, naph, nat-s, ol-sant, pin-c, psor, rhod, sabal, sep, sil, stigm, sulph, thuj.

23.3 Syphilis

Definition

Bei der Syphilis handelt es sich um eine durch den Erreger *Treponema pallidum* verursachte, kontagiöse Infektionskrankheit. Die Übertragung erfolgt in erster Linie durch Geschlechtsverkehr, aber auch über Bluttransfusionen oder in utero durch die infizierte Mutter.

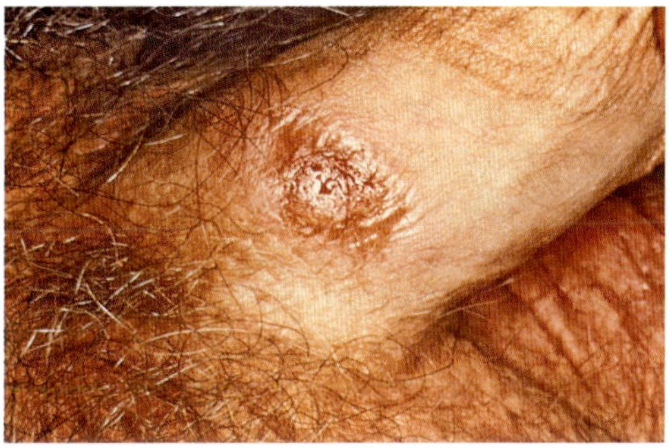

Abb. 82: Syphilis

Folgende Stadien werden unterschieden:

Primär- und Sekundärstadium (Frühsyphilis), Tertiär- und Quartärstadium (Spätsyphilis); latente Syphilis.

Pathophysiologie

Das Bakterium *T. pallidum* dringt bei direktem Kontakt in kleinste Haut- oder Schleimhautschrunden ein und disseminiert anschließend über die Blut- und Lymphbahnen, wo es Gefäßveränderungen verursacht. Nach einer Inkubationszeit von 10 Tagen bis 3 Monaten entsteht an der Eintrittsstelle der so genannte Primärkomplex, der innerhalb von 3–8 Wochen spontan abheilt. Dissemination des Erregers erfolgt in der Regel bereits vor Erscheinen dieses Primärkomplexes.

„Das Sekundärstadium" kann in manchen Fällen den Primärkomplex überlagern, tritt aber in der Regel 4–10 Wochen später auf. In diesem Stadium großer Formenreichtum der Symptome, die vor allem auf der Haut, den Schleimhäuten und den Lymphknoten auftreten. Das Symptombild des Sekundärstadiums heilt auch bei ausbleibender Behandlung ab und geht schließlich in das klinisch symptomlose, latente Stadium über, die so genannte Lues latens. Bei der Lues latens wird zwischen der frühen latenten Syphilis und der späten Form unterschieden.

Als frühe Lues latens bezeichnet man die ersten 1–2 Jahre der Erkrankung, die geprägt wird durch mehrfaches Rezidivieren der aktiven sekundären Läsionen. Bei der späten Lues latens ist der Patient weitgehend ohne Symptome und in der Regel nicht ansteckend.

Bei etwa einem Drittel aller Patienten kommt es nach Jahren oder Jahrzehnten im latenten Stadium der Krankheit zum Tertiärstadium mit Gummen, Mesaortitis luica, tubero-serpiginösen Syphiliden und neurologischen Symptomen. Im Tertiärstadium der Syphilis kommt es in der Regel zu schweren Symptomen und starken körperlichen und psychischen Beeinträchtigungen, die Sterblichkeitsrate liegt bei unbehandelten Patienten bei ca. 20%.

Inzidenz

Männer sind häufiger betroffen als Frauen, die Gefahr der Ansteckung bei Personen mit einem ausgeprägtem Sexualleben ist besonders hoch.

Klinisches Erscheinungsbild

Bei Verdachtsfällen ist eine gründliche Anamnese inklusive einer detaillierten Beschreibung des akuten Krankheitsverlaufs, der Symptome und der akuten Läsionen unerlässlich. Außerdem sollte die Sexualgeschichte des Patienten mit Informationen über den Gebrauch von Kondomen und die Anzahl und eventuelle Symptome aller Sexualpartner eruiert werden.

A. Primäre Syphilis

- Solitäre, nur in sehr seltenen Fällen multiple Primärläsion in der Form eines genitalen Schankers. Der Schanker beginnt als schmerzlose, rote Macula, entwickelt sich anschließend zu einer Papel und wird dann sehr schnell zu einem oberflächlichen, harten Geschwür mit verhärteten Rändern und hartem Untergrund und ist bei Berührung schmerzhaft.
  Bei heterosexuellen Männern befindet sich der Schanker in der Regel auf dem Penis, bei homosexuellen Männern kann er auch im Anus, im Mund oder auf den äußeren Genitalien zu finden sein. Bei Frauen sind die Prädilektionsstellen an der Zervix und auf den Schamlippen. In seltenen Fällen extragenitale Läsionen auf den Lippen, den Brustwarzen und anderen Körperstellen, die mit infiziertem Sekret in Berührung kommen.
- In Verbindung mit der Primärläsion immer Lymphadenopathie in der Leistengegend. Die Lymphknoten sind diskret, fest, beweglich, nicht berührungsempfindlich und schmerzlos. In der Regel keine Veränderungen der darüberliegenden Hautstrukturen.

B. Sekundäre Syphilis

- Dieses Stadium ist in der Regel asymptomatisch, es können aber folgende Allgemeinsymptome auftreten: Krankheitsgefühl, Hals- und Kopfschmerzen, Appetitlosigkeit, Fieber, Myalgien und Arthralgien mit diffusem Ausschlag auf der Haut und den Schleimhäuten und generalisierter, schmerzloser Lymphadenopathie.
- Die typischen, frühen Läsionen sind runde, diskrete, nicht juckende und bilateral symmetrische Maculae, Papeln oder Knötchen mit Lokalisation auf dem Rumpf, dem Gesicht und proximal auf den Extremitäten. Die Läsionen sind so gut wie nie vesikulär. In diesem Stadium heilen die Läsionen entweder völlig ohne bleibende Hautveränderungen ab oder hinterlassen Anzeichen einer Hypo- oder Hyperpigmentierung. Hyperpigmentierte Läsionen auf den Fußsohlen oder den Handinnenflächen sind charakteristisch und können auch schuppig sein.
- Oberflächliche, feuchte, verhärtete, schmerzlose und ulzerierende oder intakte Papeln können sich auf Zunge, Mundschleimhaut, Lippen, Schamlippen, Scheide, Penis, im Bereich des Anus sowie in Hautfalten entwickeln – die so genannten „feuchten Papeln" oder „Condylomata lata". Diese Läsionen sind hoch infektiös. Die Läsionen auf der Mundschleimhaut sind in der Regel flache, gräulich weiße Flecken mit rotem Hof, die zu den charakteristischen „Schneckenspur"-Geschwüren konfluieren.
- Alopecia specifica (mottenfraßartiger Haarausfall) ist ebenfalls möglich.

- Generalisierte oder bilateral symmetrische, asymptomatische, diskrete, schmerzlose und nicht adhärente Lymphadenopathie, besonders in den hinteren zervikalen, den epitrochlearen und den suboccipitalen Lymphknoten.
- In seltenen Fällen Hepatosplenomegalie, Meningitis, Nephropathie, Proktitis, Arthritis und optische Neuritis.

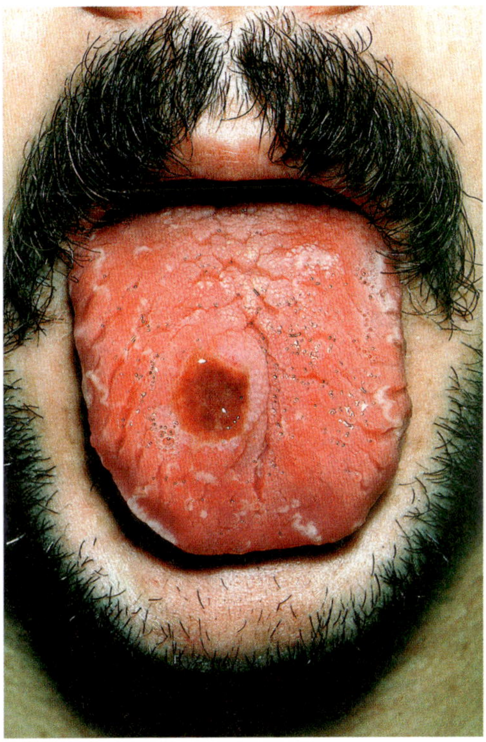

Abb. 83: Sekundäre Syphilis

C. Lues latens

- Bei diesen Patienten lässt sich die Erkrankung ausschließlich anhand entsprechender Blutuntersuchungen nachweisen.
- Dieses Stadium kann lebenslang bestehen, kann aber auch nach relativ kurzer Zeit durch das Auftreten rezidivierender Läsionen des Sekundärstadiums oder durch den Übergang zur tertiären Syphilis beendet sein.

D. Tertiäre Syphilis

- In diesem Stadium finden chronische, progressive Prozesse statt, die schließlich Jahre oder Jahrzehnte nach der ursprünglichen Infektion zu klinischen Symptomen führen.
- Charakteristische Merkmale sind die so genannten „Gummen". Hierbei handelt es sich um asymmetrische, verhärtete und schmerzlose, verschmelzende, granulomatöse Infiltrate, die bevorzugt auf der Haut, den Schleimhäuten und in den Knochen auftreten, aber im Grunde jedes Organ befallen können. Die Läsionen führen oft zur lokalen Zerstörung des betroffenen Organgewebes.
- Zu Beginn schmerzlose, subkutane Knötchen mit Beteiligung der darüberliegenden Haut. Anschließend bilden sich ausgestanzte Geschwüre mit zentraler Atropie und peripherer Ausbreitung. Der Untergrund der Gummen ist matt rot und erinnert an Chamoisleder. Prädilektionsstellen sind der Bereich über dem Sternum, dem Sternoklavikulargelenk, an den Schienbeinen und auf der Kopfhaut. Läsionen auf den Schleimhäuten können sich auf das submuköse Gewebe ausbreiten und den harten und weichen Gaumen sowie die Nasenscheidewand in Mitleidenschaft ziehen. Dies führt in der Regel zu sauber ausgestanzten Perforationen. Ist die Uvula betroffen, wird sie meist völlig zerstört. Die Zunge

schwillt an, ist gefurcht oder glatt und papillenfrei, eine stellenweise Leukoplakie ist möglich. Eine Beteiligung des Kehlkopfs führt zu Heiserkeit. Periostitis und frisches Knochengewebe sind in der Regel vorhanden. Möglicherweise destruktive Osteitis in den flachen Knochen (Schädel).

- Bei Beteiligung des Herz-Kreislauf-Systems befinden sich die Läsionen in erster Linie an der Aorta, am Aortenbogen, an der Aortenklappe und an den Mündungen der Herzkranzgefäße. Im selteneren Fällen Mesaortica luica und Gefahr eines Aortenaneurysmas.
- Bei Beteiligung des zentralen Nervensystems besteht die Gefahr einer syphilitischen Meningitis, meningovaskülären Lues oder parenchymatösen Neurosyphilis.
- Die syphilitische Meningitis tritt meist mehrere Jahre nach der Erstinfektion auf. Zu den typischen Symptomen gehören Kopfschmerzen, Übelkeit, Erbrechen und Photophobie, aber kein Fieber. Möglicherweise abnorme Veränderungen der Hirnnerven.
- Meningo-vaskuläre Lues tritt ca. 5–10 Jahre nach Erstinfektion in Erscheinung. Ursache ist eine Endarteriitis der kleinen Blutgefäße der Meningen, des Gehirns und des Rückenmarks. Patienten haben Symptome einer vaskulären Insuffizienz des zentralen Nervensystems oder eine richtige Apoplexie.
- Parenchymatöse Neurosyphilis tritt meist 15–20 Jahre nach Erstinfektion auf und ist auf einen direkten Befall des Parenchyms des zentralen Nervensystems durch T. pallidum zurückzuführen. Symptome sind Ataxie, Inkontinenz, Parästhesie mit Verlust des Empfindens für die Lage des eigenen Körpers, für Schwingungen, Schmerz und Temperaturen. Progressive Paralyse mit Veränderung der Persönlichkeit und Demenz.
- Tabes dorsalis, optische Atrophie und Veränderungen der Pupillenreaktion (z.B. Argyll-Robertson-Zeichen).

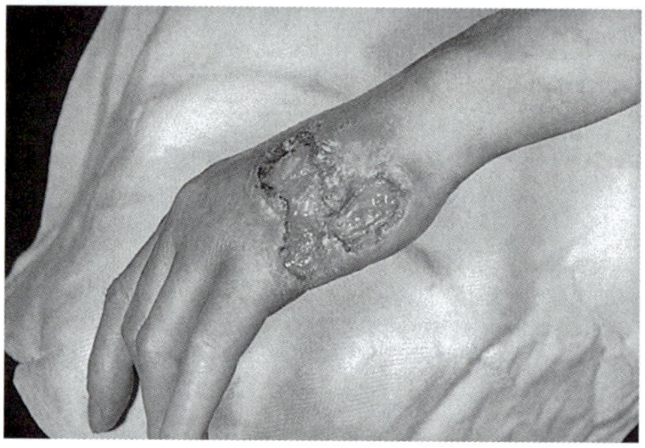

Abb. 84: Tertiäre Syphilis

Prävention

Aufklärung über Safer Sex, Kondome.

Komplikationen

- Herz-Kreislauf-Erkrankungen
- Erkrankungen des zentralen Nervensystems
- Membranöse Glomerulonephritis
- Paroxysmale Kältehämoglobinämie
- Irreversible Schädigung der Endorgane
- Jarisch-Herxheimer-Reaktion

Prognose

Die Prognose für primäre und sekundäre Syphilis ist ausgezeichnet, im tertiären Stadium dagegen nicht. Dann kann eine Behandlung den Verlauf der Krankheit aufhalten, bereits entstandene Schäden können jedoch nicht mehr therapiert werden.

E. Therapie

Ich persönlich habe wenig Erfahrung mit der Behandlung von Syphilis, da die Aufklärungsarbeit und Medienpräsenz zum Thema Safer Sex in den letzten 20 Jahren zu einem drastischen Rückgang der Krankheit geführt hat. Es ist jedoch sehr wichtig, dass wir die Behandlung einer tatsächlichen Syphilis nicht mit der Therapierung einer Krankheit des *syphilitischen Miasmas* verwechseln.

Anhand der wenigen Fälle von Syphilis in meiner Praxis konnte ich jedoch feststellen, dass für die Behandlung dieser Krankheit ein gründliches Verständnis der chronischen Krankheiten, insbesondere des syphilitischen Miasmas und seiner Behandlung mit den entsprechenden Mitteln unerlässlich ist. Das Organon gehört hier zur Grundlagenliteratur. Diesen ersten, grundlegenden Schritt sollte man gemacht haben, bevor man einen Syphilispatienten in Behandlung nimmt.

Lassen Sie uns mit der Behandlung der primären Syphilis beginnen, d.h. bei der Primärläsion, die innerhalb von 3–8 Wochen auftritt. Wie Sie wissen, beträgt die Inkubationszeit bei Syphilis 3–12 Wochen. Nach der Inkubationszeit, wenn die Dissemination der Bakterien im Körper bereits stattgefunden hat und die Suszeptibilität des Patienten für diese Krankheit hoch ist, versucht die Krankheit sich zu lokalisieren – der Schanker entsteht. In diesem Stadium ist der Schanker lediglich anhand dieser ovalen, ulzerierenden, verhärteten, roten und schmerzlosen, nässenden Läsion mit begleitender lokalisierter Adenopathie zu erkennen. Es ist äußerst wichtig, *die Krankheit zu diesem Zeitpunkt nicht lokal zu behandeln*! Unsere Materia Medica und Fachbücher sind vollgestopft mit homöopathischen Mitteln für die lokale Behandlung von syphilitischen Geschwüren und Schanker. Behandelt man die Krankheit mit kleinen, lokal wirkenden Mitteln, oder verschreibt man lokale Anwendungen für das Geschwür, heißt das, man versucht die Syphilis zu unterdrücken. Als Folge davon kann die Krankheit zu einem späteren Zeitpunkt für einige Wochen, Monate oder Jahre verschwinden, bricht dann aber explosionsartig – wie ein Vulkan – mit bösen Konsequenzen für den Patienten wieder aus. Aus diesem Grund muss die Behandlung immer *sehr konsequent konstitutionell* durchgeführt werden. Dazu gehört ein tiefes Verständnis des zugrunde liegenden oder prädisponierenden Miasmas, man muss immer versuchen, die persönliche Geschichte des Patienten zu verstehen, die allgemeinen Merkmale des Falls zu erfassen, das Gemüt des Patienten zu analysieren, und anschließend das entsprechende Konstitutionsmittel verabreichen. In diesem Fall sollte man eine hohe Potenz wählen, *vorausgesetzt die Suszeptibilität des Patienten für dieses Mittel ist hoch.* Es kann durchaus sein, dass man das Mittel nicht oft wiederholen muss, aber man sollte 3–4 Gaben des hoch potenzierten Mittels verabreichen und dann den Fall beobachten.

Die Beobachtung des Fallverlaufes ist hier ausschlaggebend. Man sollte sich immer vor Augen halten, dass die primären Symptome bzw. der Schanker in der Regel nach 2–3 Wochen spontan verschwinden, d.h. die Krankheit zieht sich von selbst zurück. Eine Besserung der lokalen Symptome sollte daher nicht automatisch als Heilungserfolg gewertet werden. Aus diesem Grund hat die Auswertung der Allgemeinsymptome einen hohen Stellenwert. Ebenfalls wichtig sind neue Symptome, die nach der Mittelgabe auftreten. Man muss den Patienten in den nächsten 6 Monaten sehr genau beobachten um feststellen zu können, was in seinem Körper passiert.

Schon oft konnte ich beobachten, dass ein Ausbruch neuer Hautsymptome von neuen Allgemeinsymptomen begleitet wurde, z.B. der Menstruationszyklus ändert sich, neue Verlangen oder Abneigungen treten zu Tage, die Schlafgewohnheiten des Patienten sind anders oder es tritt eine völlig neue Krankheit auf einer anderen körperlichen Ebene auf. Anfangs, d.h. beim Ausbruch der Primärläsion, bewegt sich die Krankheit auf der Oberfläche, also auf der Haut, aber dann findet ein Etagenwechsel statt und der Patient bekommt vielleicht Asthma.

Diese Situation muss sehr sorgfältig beobachtet werden. Denn schon Hahnemann betonte in seinen „Chronische Krankheiten", dass es bei der Syphilis immer wieder durch Symptome der Psora oder der Sykose zu Komplikationen kommen kann. Aus diesem Grund muss man bei der Behandlung einer Syphilis in der Regel auch *antipsorische* oder *antisykotische* Mittel anwenden, um einen umfassenden und tief greifenden Behandlungserfolg bewirken zu können. Es ist deshalb unumgänglich, die bestehenden Symptome auch in diese Richtung genauestens zu analysieren.

Bei Patienten, die *bereits lokal, d.h. mit äußerlichen Anwendungen, wegen Syphilis behandelt wurden*, muss der Behandlungsansatz ebenfalls rein konstitutionell sein. In diesen Fällen gebe ich allerdings eine andere Potenz. Ich bevorzuge zu Beginn der Behandlung eine *sehr niedrige Potenz* mit häufigen Wiederholungen, bis eine Reaktion auf das Mittel zu erkennen ist. In der Regel warte ich, bis die Reaktion eintritt, dann setze ich das Mittel ab und beginne mit der Beobachtung des Patienten.

Die Wahl der homöopathischen Potenz ist also das wesentliche Unterscheidungsmerkmal für die Behandlung von Patienten, die bereits medikamentös behandelt wurden, und Patienten, die auf lokale Medikamente verzichten und sich gleich in homöopathische Behandlung begeben.

Lassen Sie uns nun das Sekundärstadium der Syphilis anschauen, welches zwischen 2 Monate bis zu 3 Jahre nach der Erstinfektion in Erscheinung treten kann. Charakteristische Merkmale sind die lokalisierten, meist schmerzlosen subkutanen Läsionen, die entweder als Kondylome oder Läsionen an den mukokutanen Übergängen, wie z.B. Anus, Genitalien oder Mund, zu finden sind. Eine Beteiligung des gesamten Organismus kann sich zum Beispiel als Periostitis der Knochen oder Gelenke äußern; sind die Viszera betroffen, können Hepatitis, Splenitis, Nephritis oder Meningitis etc. vorliegen. In diesen Fällen ist die Situation sehr bedenklich, da die *Suszeptibilität des Patienten nicht sehr hoch ist*, der Therapeut aber weiterhin *konstitutionell* behandeln muss. In diesen Fällen beginne ich die Behandlung mit einer *mittleren Potenz*. Ich wiederhole diese nach konstitutionellen Gesichtspunkten ausgewählte Potenz *nicht häufig*. Zu diesem Zeitpunkt (d.h. nach Beginn der homöopathischen Behandlung) werden Sie feststellen, dass nacheinander viele neue Symptome auftreten werden.

Ein Patient kommt zum Beispiel mit einer Läsion auf der Haut in die Praxis – sagen wir mal, es handelt sich dabei um eine papillomatöse Läsion auf der Handinnenfläche. Sie führen eine Biopsie durch und können eine Syphilis nachweisen, ansonsten befindet sich der Patient in bester Gesundheit. Sie beginnen die homöopathische Behandlung mit einer mittleren Potenz, wiederholen das Mittel nur gelegentlich und stellen nach einiger Zeit fest, dass bei dem Patienten Probleme mit dem Sehen auftreten. Der Arzt diagnostiziert eine Uveitis, diese wird behandelt und eine Weile später stellen Sie bei dem Patienten ein Papillenödem fest. Solche sich verändernden Muster findet man bei diesen Fällen häufig.

Zu diesem Zeitpunkt sollte man nicht ausschließlich nach dem Ähnlichkeitsprinzip behandeln, sondern auch die miasmatischen Hintergründe des Falles berücksichtigen. Das Mittel, das mir zusammen mit dem passenden antisyphilitischen Mittel am meisten geholfen hat, ist *Tuberculinum*. In Fällen von sekundärer Syphilis habe ich *Tuberculinum* schon oft erfolgreich als Zwischenmittel verabreichen können.

Was das dritte, so genannte tertiäre, Stadium der Syphilis betrifft, kann dieses irgendwann innerhalb von 5–20 Jahre nach Erstinfektion auftreten. In meiner Praxis habe ich noch keine Patienten in diesem Stadium behandelt und kann keine konkreten Empfehlungen bezüglich einer homöopathischen Therapie aussprechen, kann aber sagen, dass der grundlegende Ansatz derselbe bleibt. Da die Suszeptibilität des Patienten sehr gering ist, sollte man die Behandlung mit einer *sehr niedrigen Potenz* beginnen, diese nur selten wiederholen und so versuchen, eine Ebene nach der anderen zu behandeln. Das heißt, wenn Sie ein Mittel gegeben haben und die Symptome verschwinden, müssen Sie dem Körper Zeit lassen zu reagieren, um den zweiten Symptomschub hervorbringen zu können. Erst dann können Sie zum (zu den) Folgemittel(n) übergehen. Dieser Prozess sollte von einem *Zwischenmittel*, idealerweise einer *Nosode*, unterstützt werden.

Für den homöopathischen Arzt ist es wichtig zu wissen, dass nur die Anfangsstadien der Syphilis (d.h. das primäre und frühe sekundäre) erfolgreich mit Homöopathie behandelt werden können. Bei den angeborenen und latenten Formen sind keine Heilungschancen gegeben, da in solchen Fällen schon irreversible strukturelle Veränderungen im Körper stattgefunden haben. In solchen Fällen müssen wir uns auf palliative Maßnahmen beschränken. Bei der Behandlung eines Patienten mit primärer Syphilis ist es außerdem notwendig, alle Sexualpartner der vorangegangenen 4–8 Wochen ausfindig zu machen, sie ebenfalls zu untersuchen und gegebenenfalls zu behandeln. Patienten, die einer Risikogruppe angehören, sollten über den Gebrauch von Kondomen und notwendige hygienische Maßnahmen (die Genitalien nach dem Geschlechtsverkehr mit Wasser und Calendulaseife waschen) aufgeklärt werden.

Bei der Behandlung eines Syphilispatienten sollte auch der homöopathische Arzt die notwendigen klinischen Untersuchungen durchführen.

Wichtige homöopathische Mittel bei Syphilis

Anacardium orientale → Syphilitische Patienten, oft mit Gedächtnisstörungen, Depressionen und Reizbarkeit. In der Regel ist eine Beeinträchtigung des Geschmackssinns, der Sehfähigkeit und des Hörens zu beobachten. Heftiges Brennen an der Eichel während und nach dem Urinieren. Der Patient hat ein ungeheures sexuelles Verlangen, mit Abgang von Prostatasekret während des Stuhlgangs.

Arsenicum album → Phagedänische Schanker, meist von livider Färbung in Verbindung mit einem intensiven Brennen. Gelegentlich auch abschälender Schanker mit blühendem Granulationsgewebe nach Gebrauch von Quecksilber. Die Ränder der Geschwüre sind hart und bluten bei der leichtesten Berührung. Diese Geschwüre sondern ein dünnes, übel riechendes Sekret ab. Die Drüsen in der Leistengegend sind geschwollen, verhärtet und sehr schmerzhaft. Unbeschreibliches Gefühl von Schwäche, gelegentlich begleitet von Wassersucht und malignen Geschwüren.

Asafoetida → Tertiäre Syphilis, vor allem nach Missbrauch von Quecksilber. Geschwüre, vor allem an den Knochen, mit jauchigem, stinkendem und dünnem Eiter, extrem berührungsempfindlich. Syphilitische Karies und Nekrose mit stinkenden und blutigen Absonderungen. Patienten mit hysterischen und hypochondrischen Symptomen, unerträglich nervös und überempfindlich.

Aurum metallicum

→ Sekundäre Syphilis und Syphilis bei Kindern, besonders nach Missbrauch von Quecksilber und Kaliumsalzen. Iritis mit einem Gefühl des Spannens und großen Schmerzen um das Auge herum, als käme es von den Knochen. Die Schmerzen erstrecken sich von außen nach innen und werden < durch Berührung.

Bohrende Schmerzen im Warzenfortsatz mit Karies in den Nasenknochen. Der Schädel schmerzt beim Daraufliegen. Fauliger Mundgeruch mit Karies des Gaumens, in Verbindung mit übel riechenden, jauchigen Absonderungen. Syphilitische Tumoren des Gehirns oder der Meningen. Große Niedergeschlagenheit und Schlaflosigkeit wegen der übermäßigen Schmerzen. Alle Schmerzen bessern sich an der frischen Luft. Selbstzerstörung.

Aurum muriaticum

→ Schanker auf Vorhaut und Skrotum; geschwollener Leistenlymphknoten links. Schnupfen bei Kindern mit angeborener Syphilis, mit flachen, eine stinkende Jauche abgebenden Geschwüren am Skrotum; sekundäre Syphilis mit Exostosen und Knochenschmerzen in beiden Schienbeinen. Niedergeschlagenheit mit verminderter Vitalität. Vaginitis und gonorrhoische Absonderungen mit Geschwülsten in beiden Leisten.

Badiaga

→ Syphilis bei Kleinkindern mit Vergrößerung der Drüsen. Geschwollene Leistenlymphknoten und Schanker mit heftigen brennenden Schmerzen nachts. Erhöhte, verfärbte Narben nach Unterdrückung eines Schankers durch Quecksilbersalben. Der Patient ist ausgezehrt und seine Haut mit Sommersprossen und Rhagaden bedeckt. Auch indiziert für Krebserkrankungen, insbesondere Brustkrebs, bei denen es eine schlecht behandelte Syphilis in der Krankengeschichte gibt.

Belladonna

→ Große, schmerzhafte, syphilitische, geschwollene Leistenlymphknoten mit starker Entzündung der Haut, die sich großflächig mit einem tiefroten Farbton ausbreitet. Sehr schmerzhafte Hautausschläge. Phlegmonöse Phimose oder Paraphimose; erysipelatöse Balanitis.

Benzoicum acidum → Syphilitische Pickel und Flecken. Syphilitischer Rheumatismus mit sehr schmerzhaften Knoten. Warzen im Bereich des Anus, die als Folge eines unterdrückten gonorrhoischen Schankers auftreten. Der Urin riecht für gewöhnlich widerwärtig.

Carbo animalis → Konstitutionelle oder tertiäre Syphilis. Kupferrote Flecken auf der Haut, vor allem im Gesicht. Die Drüsen schwellen langsam und unter Schmerzen an und verhärten sich. Geschwollener Leistenlymphknoten, der besonders nach misslungener Behandlung, wie zum Beispiel operativen Eingriffen oder Verätzung, steinhart wird. Große, furchtbare Geschwüre mit wulstigen Rändern und übel riechenden, jauchigen Absonderungen.
Die Leistenlymphknoten sind meist linksseitig verhärtet und geschwollen mit lanzinierenden und schneidenden Schmerzen. Sobald sie zu eitern beginnen, werden sie extrem berührungsempfindlich. Syphilitischer Schnupfen.

Carbo vegetabilis → Syphilitische Geschwüre mit erhabenen Rändern. Nach lokaler Behandlung werden diese Geschwüre in der Regel noch gereizter. Geschwüre mit scharfen, zerfransten, unterminierten Rändern und dünnen, scharfen und übel riechenden Absonderungen. Sie sind schmerzhaft und bluten bei Berührung leicht und reichlich.
Bläschen und Blasen auf der Vorhaut; brennende Schmerzen auf den Schamlippen.

Causticum → Bläschen unter der Vorhaut, die sich zu eitrigen Geschwüren entwickeln. Wässrige, grünliche, wundfressende Absonderungen mit ruckenden Schmerzen. Schanker mit fungoiden Wucherungen.
Sogar die geschwollenen Leistenlymphknoten sondern eine scharfe, wundfressende Jauche ab, in Verbindung mit verschiedenen Allgemeinerkrankungen wie zum Beispiel Skorbut oder Gicht.

Cinnabaris → Verhärtete oder vernachlässigte Schanker. Sie sehen feurig rot und entzündet aus, sie sind hart und geschwollen und sondern einen dünnen Eiter ab. Der Schanker ist nicht besonders druck- oder berührungsempfindlich. Wenn Merc. sol. offensichtlich indiziert ist, aber keinen Erfolg bringt. Es ist auch ein gutes Mittel für syphilitische Iritis. Wichtige Begleitsymptome sind (1) aufgesprungene Mundwinkel, (2) kleine, feuerrote Geschwüre am Gaumen und an der Zungenspitze.

Corallium rubrum → Wird aus der roten Koralle gewonnen. Syphilitische Geschwüre erinnern stark an rote Korallen. Rote, flache Geschwüre auf der Eichel und an der Innenseite der Vorhaut mit reichlichen, gelblichen, jauchigen, stinkenden Absonderungen. Die Geschwüre sind extrem berührungsempfindlich. Begleitsymptome sind ständiges Tröpfeln von Schleim aus den Choanen in den Nasenrachenraum und glatte kupferfarbene Flecken auf den Handinnenflächen und den Fingern.

Fluoricum acidum → Symptome, die eine angeborene Syphilis vermuten lassen, in Verbindung mit Ulzerationen im Mund und im Hals. Die Knochen neigen tendenziell zur Karies, die Ossa temporalia und der Processus mastoideus sind besonders anfällig, charakteristisch für die Schmerzen sind eine brennende und bohrende Empfindung, die Absonderungen aus der Karies sind dünn, scharf und wund schmerzend. Was das Gemüt betrifft, hat der Patient ein ungeheures Verlangen nach Sex, ist extrem schlecht gelaunt, findet in allem Fehler und hat sehr viele eingebildete Ängste.

Hepar sulphuris → Extrem berührungsempfindliche Schanker mit splitterartigen Schmerzen. Die Ränder des Geschwürs sind erhöht, sehen schwammig aus und haben Granulationsgewebe in der Mitte. Sie bluten leicht. Sehr schmerzhafte, geschwollene Leistenlymphknoten, die leicht eitern; wenn sie aufbrechen, setzen sie eine käsige, stinkende Masse frei. Die Knochen, insbesondere die Nasen-, Gesichts- und Schädelknochen, sind entzündet und nekrotisiert. Deswegen ist die Nase abgeflacht oder völlig zerstört; Ozäna.

Jacaranda caroba

→ Der Schanker ist umgeben von juckenden Pickeln. Die Vorhaut ist schmerzhaft und geschwollen. Indiziert bei syphilitischer Arthritis mit morgendlicher Gelenksteifheit und Muskelschmerzen.

Kalium bichromicum

→ Syphilitische Geschwüre an der Eichel und der Peniswurzel. Die Geschwüre sind tief perforiert mit verhärteten Rändern. Die Ränder sind wie ausgestanzt. Das Geschwür sondert ein gallertartiges, gelbes Sekret ab. Zusammenschnürende Schmerzen an der Peniswurzel < nachts. Eingedrückte, runde Narben nach Abheilen des syphilitischen Geschwürs. Syphilitischer Schnupfen mit Beteiligung der Mund-, Nasen- und Halsschleimhäute. Perforierende Geschwüre in Mund und Hals. Destruktive Ozäna mit dickem, gelbem Nasensekret.

Kalium iodatum

→ Geschwüre an den Genitalien mit scharfen, dicken, fauligen Absonderungen. Exostosen am Schädel und den Schienbeinen. Syphilitischer Rheumatismus, insbesondere in den Fingern und Zehen. Wund machender syphilitischer Schnupfen mit Blasenbildung an den Nasenlöchern und am Mund. Bohrende Schmerzen < heiße lokale Anwendungen, nachts, nach Quecksilbermissbrauch. Von großem Nutzen bei syphilitischen Kopfschmerzen.

Kreosotum

→ Angeborene Syphilis: Haarausfall, heiße, scharfe, brennende Tränen, Taubheit, chronischer Nasenkatarrh, sehr schneller Zahnverfall mit fauligem, ekligem Mundgeruch.

24

Tumoren der Haut

Als Tumor bezeichnet man eine lokalisierte Vermehrung von Zellen des gleichen Typs, deren Teilungs- und Wachstumsmuster bei normaler Differenzierung eine gewisse Autonomie erkennen lässt. Unter „Hamartomen" versteht man gutartige Tumoren, die durch fehlerhaft differenziertes Keimgewebe entstehen. Bei einem Carcinoma in situ handelt es sich um eine Ansammlung von - morphologisch betrachtet - malignen Zellen des gleichen Typs, welche die Basalmembran noch nicht durchdrungen haben. Bei einem bösartigen, also malignen, Tumor ist diese Fähigkeit jedoch vorhanden. Er kann sich über die Lymphgefäße streuen und an anderen Stellen Metastasen bilden.

24.1 Gutartige Tumoren

A. Fibrome

Definition

Fibrome sind gutartige mesenchymale Geschwulste, die aus gefäßreichem Bindegewebe bestehen.

Klinisches Erscheinungsbild

Fibrome können an jeder Stelle des Körpers entweder solitär oder multipel auftreten. Sie sind hart oder weich, in der Regel gestielt und von unterschiedlicher Größe. Meist sind sie hautfarben, können aber auch eine glatte rosa oder rötliche Oberfläche besitzen. Sie neigen zu kontinuierlichem Wachstum und sind nicht ausschließlich auf beschädigter Haut zu finden.

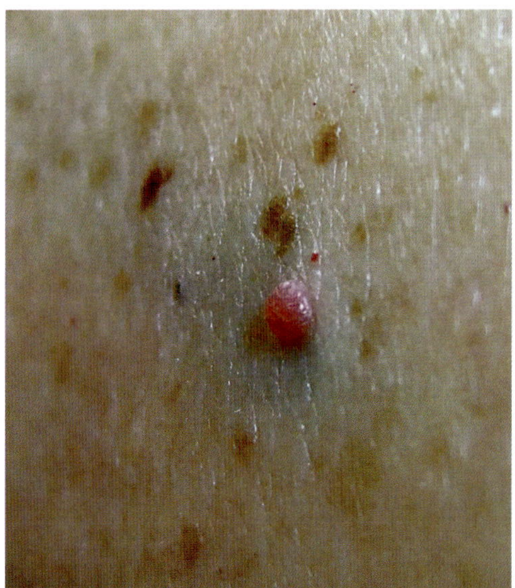

Abb. 85: Fibrom

B. Dermatofibrom

Synonym
Histiozytom, Fibroma durum, Nodulus cutaneus, Dermatofibroma lenticulare.

Definition
Gutartiger, kleiner, derber, halbkugeliger Hauttumor, der aus der Dermis hervorgeht.

Ätiologie
Genaue Ursachen sind nicht bekannt. Der Tumor entsteht möglicherweise als Reaktion auf kleine Schädigungen der Haut, z.B. Insektenstiche oder stumpfe Verletzungen. Tritt meist bei Erwachsenen mittleren Alters, selten bei Kindern auf.

Klinisches Erscheinungsbild
Die Läsion besteht aus einer solitären, festen, tastbaren, runden oder ovalen Papel oder Knötchen von ca. 1 cm Durchmesser. Diese ist rötlich braun, gelegentlich mit gelblicher Einfärbung. Das Knötchen ist mit der darüberliegenden Epidermis verbunden und kann mit dem Finger eingedrückt werden. Das so entstandene Grübchen wird als Dimple-Phänomen bezeichnet. Über die tiefer liegenden Gewebe lassen sich die Knötchen frei bewegen. Prädilektionsstellen sind die Beine, Dermatofibrome können aber auch seitlich am Rumpf oder an den Ellbogen auftreten.

In seltenen Fällen können die Läsionen einen Durchmesser von mehr als 5 cm haben.

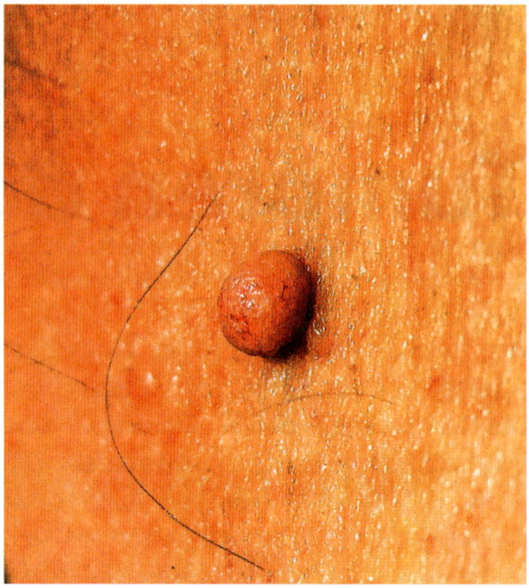

Abb. 86: Dermatofibrom

C. Fibroma molle

Synonym
Akrochordon, Fibroma pendulans.

Definition
Weit verbreitetes, gutartiges, weiches Fibrom mit Ausstülpung von Korium und Epidermis. Kleine, multiple, stecknadel- bis linsengroße, hautfarben bis dunkelbraune, gestielte Papeln, vor allem im Bereich von Achseln, Hals, Augenlidern und seltener in der Leistenbeuge.

Inzidenz
Besonders häufig bei Frauen während oder nach der Menopause, auch bei adipösen Personen oder während der Schwangerschaft.

Klinisches Erscheinungsbild
Die Größe der Läsionen kann variieren, meist handelt es sich jedoch um sehr

kleine, runde, weiche und lang gestielte Tumoren. Die Papeln sind in der Regel hautfarben, können aber auch hyperpigmentiert sein. Prädilektionsstellen sind Achseln, Hals und Augenlider, in selteneren Fällen auch Rumpf, Gesicht und die großen Gelenkbeugen. Treten oft in Verbindung mit kleinen seborrhoischen Keratosen auf.

Komplikationen

Wird an den Fibromen aus Gewohnheit häufig gedreht oder gedrückt, können sie sich entzünden, werden schmerzempfindlich oder gar gangränös.

D. Keloid und hypertrophe Narben

Definition

Hier handelt es sich um gutartige, derbe, unregelmäßige und gut umschriebene Bindegewebswucherungen als Reaktion auf Verletzungen. Die ursprüngliche Verletzung kann dabei sehr gering sein. Im Gegensatz zu hypertrophen Narben dehnt sich das Keloid auf benachbarte, unbeschädigte Haut aus. Bei hypertrophen Narben beschränkt sich die Wucherung auf das beschädigte Gewebe und bildet sich in der Regel nach einiger Zeit zurück.

Ätiologie und Inzidenz

Beide Formen treten als Reaktion auf ein Trauma auf, z.B. eine entzündliche Veränderung der Haut (Akne), Insektenstiche, Verbrennungen, Ohrlöcher und andere Piercings, Operationsnarben. Spontanes Auftreten ist umstritten, die Ursache ist bislang unbekannt.

Keloide treten meist nach der Pubertät bis zum 30. Lebensjahr auf, selten bei Kindern und alten Menschen.

Keloide sind in den folgenden ethnischen Gruppen besonders häufig verbreitet: Schwarzafrikaner, Mongolen, Chinesen und Japaner. Frauen sind häufiger betroffen als Männer, eine Schwangerschaft kann ein auslösender Faktor sein oder zur Verschlimmerung eines bestehenden Keloids führen.

Klinisches Erscheinungsbild

Die Läsionen können überall am Körper auftreten, sind aber meist auf den Gliedmaßen, den Ohrläppchen, dem Nacken, den Schultern oder der Brust zu finden. Spontane Keloide entstehen meist über dem Sternum oder im oberen Brustbereich. Keloide sind oft multipel, mit unterschiedlicher Größe und Anzahl.

Bei beiden Formen entstehen ca. 3–4 Wochen nach dem ursprünglichen Trauma feste, pinkfarbene oder rote, erhabene und verdickte Läsionen. Diese können über Monate oder sogar Jahre hinweg wachsen. Die Wucherungen können zwar flach, aber deutlich über das Niveau der Haut hinausragen. Sie können aber auch wulstartige Verdickungen bilden. Die Haut über der Läsion ist glatt, glänzend und durch den konstanten Druck sehr dünn.

Eine hypertrophe Narbe bildet sich in der Regel nach einiger Zeit zurück und ist meist nach ein paar Monaten nicht mehr zu erkennen. Ein Keloid dagegen wird geschmeidiger, runder und dehnt sich auf das benachbarte Gewebe aus. Sie können sich auch nach Jahren spontan zurückbilden oder permanent bleiben.

In beiden Fällen werden die Veränderungen von Juckreiz, Hautreizungen und Empfindlichkeitsreaktionen begleitet, Keloide können außerdem berührungs- und schmerzempfindlich werden.

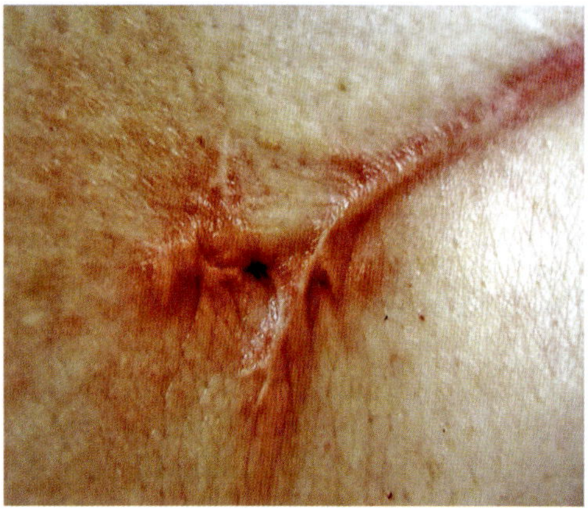

Abb. 87: Narbenkelloid

Prognose
Gut bei hypertrophen Narben und kleineren Keloiden. Große oder multiple Keloide haben eine deutlich schlechtere Prognose.

Behandlung
Personen mit einer Disposition zur Keloidbildung sollten besonders sorgfältig auch mit kleineren Verletzungen umgehen und diese angemessen versorgen lassen. Jeder operative Eingriff sollte gut überlegt sein, um Wulstnarben zu vermeiden.

E. Lipom

Definition
Gutartige, langsam wachsende, gut abgegrenzte, weiche, abgerundete, verschiebliche, knötchenförmige lokalisierte Vermehrung von Fettgewebe.

Ätiologie und Inzidenz
Keine Ursache bekannt.

Klinisches Erscheinungsbild
Weiche, gelappte, subkutane Knötchen von unterschiedlicher Größe und Anzahl. Sie wachsen sehr langsam und sind in der Regel nicht mit der darüberliegenden Epidermis verbunden und können beim Betasten frei bewegt werden. Lipome sind in der Regel asymptomatisch, können aber u. U. auf Nervenbahnen drücken und dann schmerzhaft werden.

Können überall am Körper auftreten, Prädilektionsstellen sind dabei der Nacken, die Gliedmaßen, der Rücken und die Schultern.

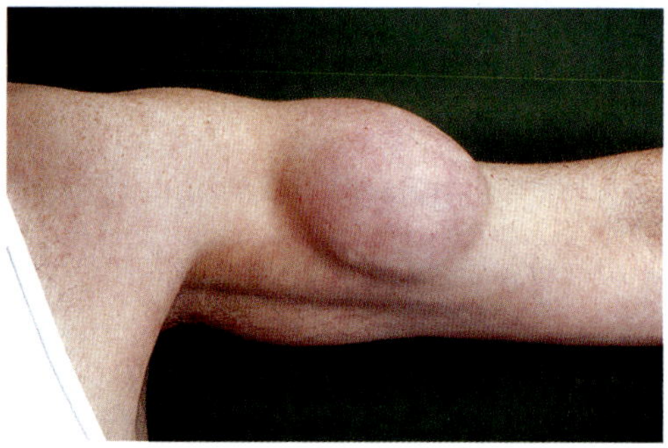

Abb. 88: Lipoma

F. Seborrhoische Keratose

Synonym
Seborrhoische Warze, Alterswarze, Basalzellpapillom.

Definition
Gutartige, hyperpigmentierte Tumoren mit papillomatöser Epithelproliferation, besonders bei älteren Menschen. Prädilektionsstellen sind das Gesicht und der obere Brustkorb.

Ätiologie und Inzidenz

Genetische Disposition (autosomal dominant). Besonders weit verbreitet bei hellhäutigen Bevölkerungsgruppen, nur selten bei Menschen mit dunkler Hautfarbe.

Betroffen sind vorwiegend Männer zwischen dem 40. und 50. Lebensjahr.

Klinisches Erscheinungsbild

Multiple, ovale, leicht erhöhte, hyperpigmentierte, weiche, juckende Läsionen. Prädilektionsstellen sind Gesicht, Hals und oberer Brustkorb. Können jedoch überall auftreten, mit Ausnahme der Handinnenflächen und der Fußsohlen. Die Oberfläche der Läsionen ist glatt, glanzlos, warzig und granulös, mit gut umschriebenen Rändern. Die Läsionen breiten sich langsam in Größe und Anzahl aus.

Läsionen auf den Augenlidern und in den Gelenkbeugen sind in der Regel gestielt und weniger keratotisch. Irritationen oder Infektionen verursachen Schwellung, Blutungen, Nässen, Krustenbildung und erhöhte Pigmentierung.

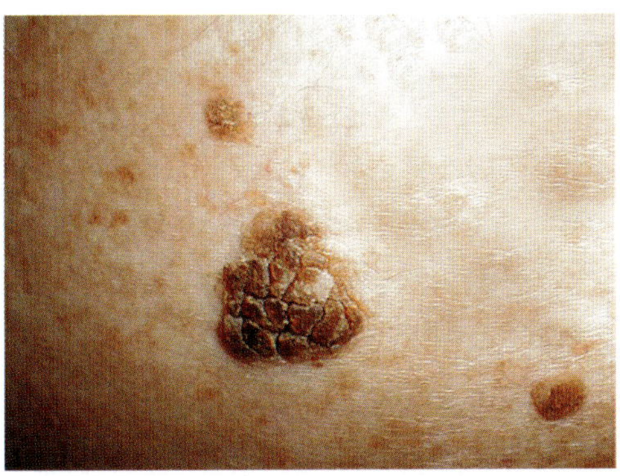

Abb. 89: Seborrhoische Keratose

G. Zysten

Dermoidzyste

Definition

Bei der Dermoidzyste handelt es sich um einen Hohlraum, der von Oberhautgewebe ausgekleidet ist und Gewebestrukturen wie Muskulatur, Knorpel, kleine Knochen und Haare enthält. Eine Dermoidzyste kann sich in den Eierstöcken und im Kopfbereich bilden.

Ätiologie

Bei der Dermoidzyste handelt es sich um eine embryonale Fehlentwicklung, wobei epidermale Strukturen in das subkutane Gewebe integriert werden.

Klinisches Erscheinungsbild

Obwohl es sich hier um einen angeborenen Fehler handelt, bilden sich die Symptome in der Regel erst mit 5–10 Jahren aus. Die Zyste erscheint als kleines, weiches, dehnbares, ovales oder halbrundes, subkutanes Knötchen von ca. 0,5–5 cm Durchmesser. Beim Betasten der Läsion fühlt sie sich teigig an. Prädilektionsstellen bei Kindern sind auf dem Kopf, im Bereich der Augen, auf der Nase oder an der Nasenwurzel, am Gaumen, am Nacken oder am vorderen Brustkorb. Bei Erwachsenen befinden sich die Zysten meist im genito-analen Bereich.

Die Zysten sind in der Regel nicht mit der darüberliegenden Haut verbunden und daher frei beweglich. Bei intrakranieller Beteiligung ist die Zyste in Knochengewebe eingebettet.

Komplikationen

- Osteomyelitis, Meningitis und Erosion des Knochengewebes durch Druckeinwirkung.

- Wird die Augenhöhle in Mitleidenschaft gezogen, kann es zu einer Beeinträchtigung des Sehvermögens kommen.

Epidermiszyste

Synonym
Talgretentionszyste, falsches Atherom.

Definition
Epidermiszysten sind weit verbreitete prallelastische Zysten. Sie liegen dermal oder subkutan und sind mit Hornlamellen gefüllt.

Ätiologie und Inzidenz
Weit verbreitet, v.a. bei jungen Erwachsenen und Erwachsenen mittleren Alters.

Viele Epidermiszysten entstehen als Folge einer entzündlichen Veränderung eines oder mehrerer Haarfollikel. Junge Menschen mit schwerer Akne vulgaris sind hier besonders häufig betroffen.

In seltenen Fällen als Folge einer Verletzung, wobei Fragmente der Epidermis in die darunterliegenden Gewebe gelangen (so genannte traumatische Zyste).

Klinisches Erscheinungsbild
Epidermiszysten sind von den Haarfollikeln ausgehende, mehrere Millimeter bis ca. 2 cm große, kugelige oder unregelmäßig geformte, prallelastische, hautfarbene Zysten. Sie sind mit der oberen Hautschicht verbunden, lassen sich aber über den tieferen Gewebsschichten frei bewegen. Die über der Zyste prall gespannte Haut ist in der Regel glatt und glänzend. Die Zysten sind meist schmerzlos und wachsen langsam. Durch Infektionen und sekundäre Entzündung können sie jedoch schmerzhaft werden und vereitern.

Prädilektionsstellen sind Gesicht, Nacken, Rumpf, Kopfhaut, Schultern und Skrotum. Meist multiples Auftreten, seltener auch solitär.

Milia

Synonym
Hautgrieß.

Definition
Hier handelt es sich um kleinste epidermale Einschlusszysten, die ihren Ursprung in Vellushaarfollikeln oder in den Ausführungsgängen ekkriner Schweißdrüsen haben. Die kleinen weißlichen Papeln treten vor allem an den Wangen, auf den Augenlidern und der Stirn auf. Nur in seltenen Fällen sind die Genitalien betroffen.

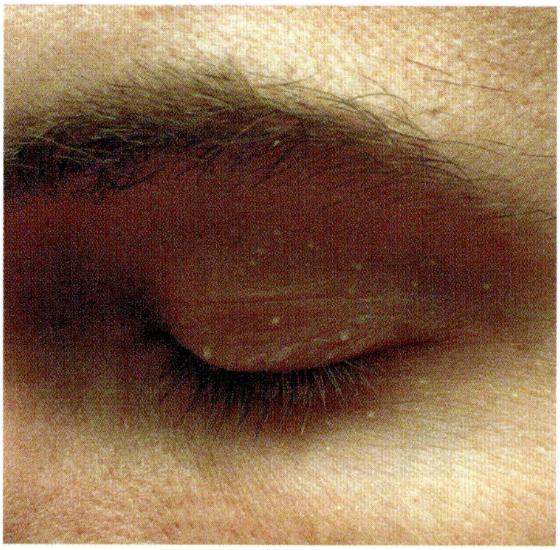

Abb. 90: Milia

Ätiologie und Inzidenz
Eine eindeutige Ursache ist nicht bekannt. Hautgrieß kann in jedem Lebensalter auftreten, auch bei Kindern, nimmt jedoch vor allem bei Frauen zu.

Klinisches Erscheinungsbild

Diese kleinen, gleichförmigen, glatten, kugeligen Läsionen treten meist in großer Zahl auf. Die Zysten sind stecknadelgroß und selten mehr als 1–2 mm im Durchmesser. Sie sind in der Regel perlweiß bis gelblich und sitzen direkt unter der Epidermis. Eventuell auftretende Probleme sind kosmetischer Natur, ansonsten ist der Hautgrieß asymptomatisch. Werden die Milia punktiert, tritt eine kleine, weiße Masse hervor, die an ein Reiskorn erinnert.

H. Therapie gutartiger Tumoren

Die homöopathische Behandlung aller gutartigen Hauttumoren fällt unter das sykotische Miasma. Von antisykotischen und Zwischenmitteln wie *Thuja*, *Sycotic Co*, *Graphites*, *Calcium fluor.*, *Calcium carb.*, *Lapis albus*, *Silicea*, *Epihysterinum*, *Aurum mur. natronatum*, *Carcinosinum*, *Vaccininum* habe ich in meiner Praxis reichlich und mit großem Nutzen Gebrauch gemacht.

Wenn ich an dieser Stelle Bilanz ziehe und feststelle, dass ich in diesen Fällen nach dem Ähnlichkeitsprinzip und nicht nach empirischen Gesichtspunkten verschrieben habe, muss ich sagen, dass die homöopathische Behandlung der oben genannten Krankheiten nicht einfach ist. Auch ich konnte nicht immer erfolgreich behandeln, da sich bei vielen dieser Dermatosen erst nach vielen Jahren eine Besserung erkennen lässt. Bei Patienten mit Fibroma molle sollte man immer eine Diabetes ausschließen, da etwa die Hälfte der Patienten innerhalb von 10 Jahren eine Diabetes entwickeln.

Viele Homöopathen behandeln diese Hautkrankheiten lokal, ein Ansatz, von dem ich sehr stark abrate.

Wie bei anderen sykotischen Krankheiten muss man auch in diesen Fällen das geeignete Mittel häufig wiederholen. Es ist völlig unbedenklich mit einer LM-Potenz zu beginnen und allmählich bis zur höchsten Potenz zu steigern. Bei etwa 40–50% meiner Patienten mit Fibroma molle blieb der gewünschte Behandlungserfolg aus.

Paradoxerweise sind andere Fibrome sehr gut homöopathisch zu behandeln, hier liegt die Erfolgsquote bei ca. 80%.

Was die Behandlung von Lipomen betrifft, kann ich auch nach 23 Jahren Erfahrungen mit klassischer Homöopathie keine befriedigenden Erfolge vorzeigen. Ein homöopathischer Therapeut sollte sich nie auf eine Behandlung multipler Lipome einlassen, da sich nicht alle Lipome vollständig zurückbilden werden. Es ist auch wichtig, keine falschen Heilungserfolge zu versprechen und dem Patienten zu suggerieren, es werden keine neuen Lipome mehr auftreten. Ich habe viele Homöopathen kennengelernt, die dies tun, aber damit nur dem Ruf der Homöopathie als Wissenschaft schaden. Man sollte auch nicht 100%ig davon ausgehen, dass alle Lipome grundsätzlich gutartig sind, da v.a. bei Lipomen im Oberschenkelbereich sarkomatöse Veränderungen auftreten können. Bei der Behandlung von Lipomen haben sich zwei seltene Mittel als sehr hilfreich erwiesen: die Darmnosode *Bacillus No. 10* und *Uricum acidum*.

24.2 Bösartige Tumoren der Haut

A. Therapie

Ich habe nur sehr wenig Erfahrung mit der Behandlung maligner Tumoren. Mein Ansatz dabei ist klassisch, ich versuche eine lokale Behandlung so weit es geht zu vermeiden. Auch in diesen Fällen suche ich nach den tiefer greifenden, konstitutionellen Symptomen.

Viele Patienten mit Hautkrebs leiden unter den Komplikationen der Strahlentherapie. Die Mittel der Wahl für diese Patienten sind potenziertes *X-ray (Radium bromid), Cobaltum, Kali-ars etc.*

Bei Hautkrebs empfehle ich oft begleitend zur homöopathischen Behandlung eine Therapie mit Mistelpräparaten, wie z.B. Iscador.

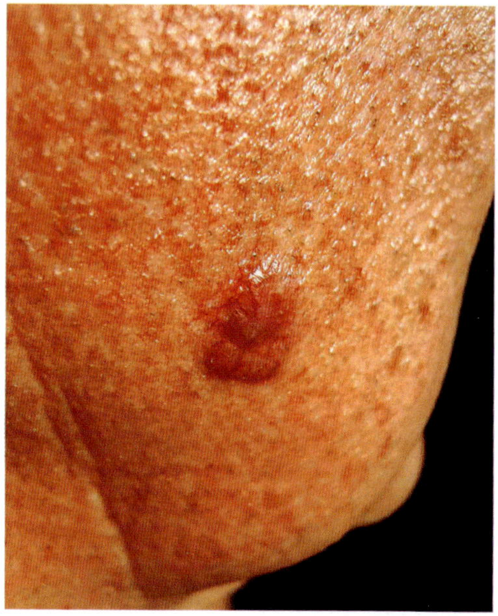

Abb. 91: Bösartiges Basaliom - Wange

Repertorium

- **Allgemeines, Tumoren, zystisch:** bar-c, calc, graph, phos.
- **Haut**
  - Wucherungen: calc, caust, graph, lyco, nit-ac, staph, thuj.
  - Keloid: graph, nit-ac, sil.
  - Naevi: acet-ac, fl-ac, phos.

25

Erkrankungen der Talgdrüsen

Bei den Talgdrüsen handelt es sich um in der Lederhaut ansässige holokrine Drüsen, wobei der Aufbau der Talgdrüsenwand dem *Stratum basale* (Basalzellschicht) der Epidermis sehr ähnlich ist. Sie besitzt eine Keimschicht, die kontinuierlich neue Sebozyten produziert. Die neu entstandenen Zellen wandern in die Mitte der Drüse und beginnen mit der Produktion von Lipiden. Diese sammeln sich in den Drüsen, bis sie platzen. Die Zellen werden dadurch selbst zum Bestandteil des Talges. Wenn sich dieser Talgbrei (Sebum) dann durch den Follikelausgang auf die Haut schieben will, reißt er beim Hochschieben noch verhornte Zellen von der Follikelwand ab und nimmt diese mit nach oben auf die Haut. Beim Menschen beträgt die durchschnittliche Lebensdauer von Keimzelle bis Talgabsonderung ca. 7,4 Tage.

Talgdrüsen gibt es überall auf dem Körper mit Ausnahme der Handflächen und der Fußsohlen. Auf Hand- und Fußrücken sind sie nur spärlich verteilt. Große und zahlreiche Talgdrüsen befinden sich in der vorderen und hinteren Schweißrinne am Rumpf, der Stirn, dem Gesicht, im äußeren Gehörgang und im Bereich der Genitalien und des Anus.

Manche Talgdrüsen schieben das Sebum nicht über ein Follikel an die Oberfläche, sondern öffnen direkt auf die Haut. Beispiele hierfür sind die Meibom-Drüsen auf den Augenlidern und die Tyson-Drüsen der Vorhaut.

Das Sebum besteht hauptsächlich aus Lipiden und beeinflusst das Hautmilieu wesentlich. Der Talg dient auch dem Schutz vor Hautkrankheiten und Krankheitserregern.

Die Talgproduktion ist eng mit dem endokrinen System verflochten. Bei beiden Geschlechtern wird die Talgproduktion über die Androgene gesteuert. Sind die Drüsen in der vorpubertären Zeit noch sehr klein, explodieren sie förmlich während der Pubertät, wo beispielsweise die Talgproduktion bei männlichen Jugendlichen um das Fünffache ansteigt. Androgene steigern die Talgproduktion, müssen aber anscheinend in den Talgdrüsen in Testosteron umgewandelt werden. Die Auswirkung von Progesteron auf die Talgdrüsen ist umstritten. Die Einnahme von Progesteron kann eine Akne auslösen und bei älteren Frauen regt es die Talgproduktion an. Dieser Zusammenhang konnte bei jungen Frauen jedoch nicht nachgewiesen werden. Die Hypophyse dagegen hat einen maßgeblichen Einfluss auf die Talgdrüsen. Die Hypophyse wirkt sich dabei sowohl indirekt (über verschiedene zwischengeschaltete Drüsen) als auch direkt auf die Sebumproduktion aus. Gonadotropine stimulieren bei Männern die Talgproduktion, haben aber sehr wahrscheinlich keine unabhängige Wirkung auf die Talgdrüsen. Der Wirkmechanismus für Thyreotropin verhält sich ähnlich. Über die Androgene kann das ACTH ebenfalls die Talgproduktion beeinflussen. Patienten mit einer Unterfunktion der Hirnanhangdrüse oder isoliertem Wachstumshormonmangel haben eine verringerte Talgproduktion, während Patienten mit Akromegalie eine erhöhte Talgproduktion haben. Östrogene dagegen unterdrücken die Aktivität der Talgdrüsen. Möglicherweise ist dies auf eine durch Östrogene verursachte, reduzierte endogene Androgenproduktion zurück zu führen.

25.1 Akne vulgaris

Synonym
Akne, Pickel.

Definition
Bei der Akne vulgaris handelt es sich um eine chronische Entzündung der Talgdrüsenfollikel. Typischerweise entstehen Komedone, erythematöse Papeln und Pusteln, seltener auch Knötchen oder Pseudozysten. In einigen Fällen kann es beim Abheilen der Läsionen zur Narbenbildung kommen.

Inzidenz
Die Akne tritt bedingt durch verstärkten Androgeneinfluss während der Pubertät auf und klingt spätestens zum Anfang des dritten Lebensjahrzehnts ab. Weil ihre Ursachen in Veränderungen des Körperstoffwechsels liegen, gehört die Akne vulgaris zu den endogenen Akneformen. Bei Frauen tritt die Akne in der Regel früher auf als bei Männern, was sich auf deren früheren Eintritt in die Pubertät zurückführen lässt. Dafür hat eine Akne bei Jungen meist einen schweren Verlauf. Eine Akne im fortgeschrittenen Erwachsenenalter, hier üblicherweise nach dem 25. Lebensjahr, tritt bei Frauen wegen der stärkeren hormonellen Einflüsse häufiger auf als bei Männern. Mehrere Studien konnten eine genetische Suszeptibilität nachweisen.

Ätiologie
Die erhöhte Talgproduktion macht sich bei dem Patienten als Seborrhö (fettige Haut) bemerkbar. Aktive, funktionierende Talgdrüsen sind die Voraussetzung für diese Erkrankung. Männliche und weibliche Aknepatienten produzieren überdurchschnittlich viel Sebum, wobei die Schwere der Erkrankung in der Regel mit der Talgproduktion steigt.

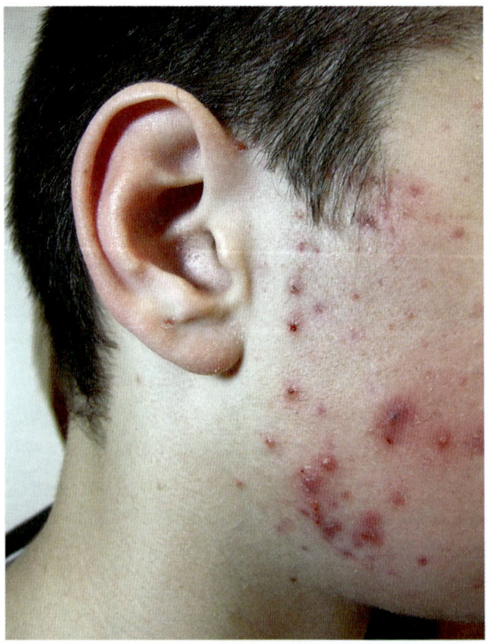

Abb. 92: Akne vulgaris

Hormone
Während der Pubertät führt die erhöhte Ausschüttung von Sexualhormonen zu einer gesteigerten Talgproduktion. Dabei ist die Talgproduktion vorwiegend abhängig von der Androgenproduktion der Keimdrüsen und der Nebennieren. Eine gesteigerte Talgproduktion kann also auf eine allgemein erhöhte Androgenproduktion zurückzuführen sein oder durch einen Mangel von sexualhormonbindenden Globulinen (SHBG)verursacht werden. Androgene und Progesteron bewirken eine Hyperplasie der Talgdrüsen (kein Eunuch leidet unter fettiger Haut). Experten sind sich einig, dass bei Männern mit Akne keine erhöhten Testosteronwerte im Plasma nachzuweisen sind.

Ernährung
Die Ernährung kann in der Pubertät und somit auch für eine pubertäre Akne durchaus eine wichtige Rolle spielen. Eine Akne entwickelt sich in der Regel kurz nach Beginn der Geschlechtsreife. Die Geschlechtsreife wiederum beginnt meist dann, wenn ein Körpergewicht von ca. 48 kg erreicht ist. Eine fett- und kohlenhydrathaltige Ernährung kann zu dieser Entwicklung beitragen.

Genetische Faktoren
Besonders bei schwerer Akne mit Narbenbildung kann eine genetische Veranlagung vorliegen.

Prämenstruelles Syndrom
Ca. 70% aller Frauen leiden 2–7 Tage vor der Menstruation unter einer erhöhten Talgabsonderung. Dabei ist es unwahrscheinlich, dass sich diese Fluktuation auf natürliche zyklische Veränderungen des Talghaushalts zurückführen lässt. Möglicherweise liegt die Ursache bei einer prämenstruell erhöhten Wassereinlagerung im Bereich der Talgdrüsen. Progesteron und Östrogen haben eine entzündungshemmende als auch eine entzündungsfördernde Wirkung.

Schwitzen
Bis zu 15% aller Aknepatienten berichten, dass ihre Akne durch Schwitzen gebessert wird. Das trifft vor allem auf Patienten zu, die in einer warmen, feuchten Umgebung leben oder arbeiten (z.B. als Koch). Dieses Phänomen könnte auf die erhöhte Wasserzufuhr zu den Talgdrüsen zurückzuführen sein.

UV-Strahlung
Patienten und Ärzte sind sich einig, dass sich natürliche Sonneneinstrahlung positiv auf eine Akne vulgaris auswirkt, wissenschaftliche Belege gibt es dafür allerdings nicht. Vielleicht ist der kosmetische Effekt einer sonnengebräunten Haut der ausschlaggebende Faktor. Künstliche UV-Strahlung erzielt keineswegs den gleichen Effekt und kann sogar eine Akne auslösen.

Psychische Stressfaktoren
Studien haben belegt, dass viele Aknepatienten unter Scham (70%), Verlegenheit und Ängsten (63%), mangelndem Selbstvertrauen (67%), sozialer Isolation (57%) und Schwierigkeiten mit der Berufswahl leiden. Schwere Akne kann zu Empfindungen von Wut und Ängsten führen. Der begleitende psychosoziale Stress ist dann besonders hoch, wenn die Aknepickel routinemäßig aufgekratzt und dadurch besonders unansehnlich werden.

Berufsbedingte Faktoren
Patienten, die an ihrem Arbeitsplatz vermehrt mit Öl oder ölhaltigen Substanzen in Berührung kommen, sind

anfällig für eine akneiforme Follikulitis, vor allem auf Rumpf und Gliedmaßen.

Außerdem können Obstipation, sitzende Tätigkeiten sowie der großzügige Gebrauch von rückfettenden Kosmetika und Pflegeprodukten eine Akne begünstigen.

Klinisches Erscheinungsbild

Lokalisation

Akne ist eine sehr vielfältige Erkrankung, die Prädilektionsstellen befinden sich jedoch auf Wangen, Nase, Stirn und Kinn.

Verteilung

Meist beidseitig symmetrisch.

Die Primäreffloreszenz der Akne ist der Komedo oder Mitesser, ein Pfropfen, der die Hautpore mit getrocknetem Sebum, Hautzellen und Keratinschuppen verstopft.

Der Komedo wird schließlich erythematös, eine Papel bildet sich – dieses Stadium ist als Akne pustulosa bekannt. Viele der Papeln bilden sich jetzt wieder zurück. Kommt es jedoch zur Sekundärinfektion durch Erreger wie Staphylokokken, entstehen eitrige Pusteln – Akne pustulosa. Bei der Akne indurata bilden sich feste perifollikuläre Knötchen, die in der Regel sehr hartnäckig sind. Obwohl viele der Läsionen schließlich ganz oder teilweise resorbiert werden, können sich äußerst hartnäckige eitrige Zysten (Akne cystica) entwickeln.

Vernarbung

Eine häufige Folgeerscheinung der Akne ist die Vernarbung der Läsionen. Bei der Akne conglobata dominieren eitrige, zystenartige Läsionen, die in der Regel zu einer schweren Vernarbung führen. In manchen Fällen liegen die Vernarbungen so nahe beieinander, dass die Haut fast „wurmstichig" erscheint.

Zu den Sonderformen der Akne gehören:

Akne excoriee

Hier handelt es sich um eine Akneform, deren Hauptproblem nicht in der Erkrankung der Haut, sondern dem ständigen Kratzen und Drücken besteht. Bei teilweise minimaler Akne kann so eine stark entstellende Wirkung durch permanent aufgekratzte Hautareale entstehen. Oft können die Betroffenen (meist Frauen) auch bereits entzündete oder verkrustete Stellen nicht abheilen lassen. Die Vernarbungsgefahr ist entsprechend hoch. Das eigentliche Problem ist jedoch meist psychisch bedingt.

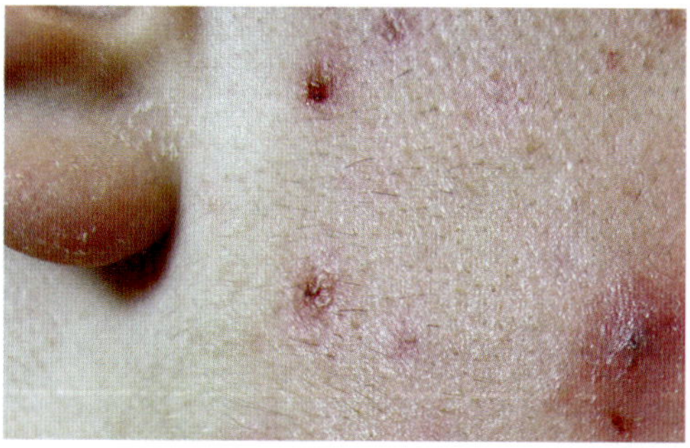

Abb. 93: Akne exkoriiert

Akne medikamentösen Ursprungs/ Akneiforme Hautausschläge

Diese Formen der Akne werden meist durch bestimmte Medikamente wie Iodide und Bromide (keine Komedone, dafür meist ein leichter Juckreiz), ACTH, Androgene und Anabolika (nicht in Verbindung mit Komedone, sondern oft Hypertrichose), hervorgerufen. Diese Form der Akne findet man oft bei Frauen, die hoch dosiertes Testosteron zur Behandlung eines Brustkrebses erhalten oder ACTH gegen rheumatoide Arthritis. Die Verabreichung von Phenytoin bei Patienten mit einer bestehenden Akneerkrankung kann sich negativ auf den Krankheitsverlauf auswirken.

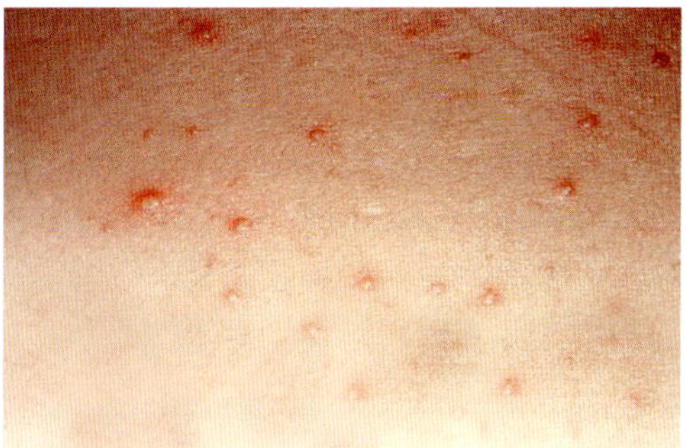

Abb. 94: Akne medikamentösen Ursprungs

„Hormonelle" Akne

Die Rolle der Hormone bei der Entstehung einer Akne wurde bereits an anderer Stelle erörtert. Weibliche Patienten haben meist keine Symptome eines Virilismus, weitere Untersuchungen sind nicht notwendig. Der Begriff „hormonelle Akne" sollte für klinisch evidente Hormonstörungen wie Cushings-Syndrom, dem androgenitalen Syndrom und dem Überstimulationssyndrom benutzt werden.

Prognose

Bei der hormonellen Akne handelt es sich um eine chronische und tendenziell progressive Erkrankung mit schlechten Behandlungsaussichten.

Behandlung

- Alle Genussmittel, die Hitzewallungen hervorrufen können, sollten gemieden werden, z.B. heißer Tee, Kaffe, Alkohol und scharfes Essen.
- Vegetarische Kost ist zu empfehlen.
- Plötzliche Temperaturschwankungen sollten weitgehend vermieden werden.
- Nervöse Anspannung sollte so weit wie möglich reduziert und entsprechende Behandlungsmöglichkeiten genutzt werden.

Verlauf und Prognose

Der Höhepunkt einer Akneerkrankung liegt in der Regel in der Pubertät, danach findet eine kontinuierliche Besserung statt. Gelegentlich kann sich die Krankheit weit über das 40. Lebensjahr hinaus halten. Frauen sind von dieser langwierigen Form besonders häufig betroffen.

In der Regel verläuft die Krankheit jedoch bei Männern schwerer. Zystenartige Läsionen, wie man sie häufig bei Männern vorfindet, sind bei Frauen relativ selten. Bei Frauen ist dagegen oft eine prämenstruelle Verschlimmerung zu beobachten. Während einer Schwangerschaft klingt die Akne nach dem ersten Trimester in der Regel ab, wird aber häufig nach der Geburt oder nach dem Abstillen schlimmer. Es ist schwer zu sagen, welchen Verlauf die Krankheit nehmen wird, wenn sich ein junger Patient zum ersten Mal in der Praxis vorstellt. Zystenartige Veränderungen und eine familiäre Vorbelastung wirken sich meist negativ auf die Prognose aus.

Bei einer unbehandelten Akne klingen die einzelnen Papeln und Pusteln durchschnittlich nach 7–10 Tagen ab. Normalerweise kommt es nicht zur Narbenbildung, auch wenn die Läsionen ab und zu aufgekratzt werden. Größere Papeln und Zysten heilen erst nach mehreren Wochen vollständig ab und selbst dann kann man in vielen Fällen noch Monate später lokale Pigmentierungsstörungen sehen. Narbenbildung kann bei tief sitzenden Papeln auftreten. Zysten heilen in den meisten Fällen nur unter Narbenbildung ab.

A. Therapie

Die Akne vulgaris gehört zu den Krankheiten, die ein Homöopath sehr häufig in seiner Praxis behandeln muss. Diese Erkrankung sollte dabei niemals mit oberflächlich wirkenden lokalen Medikamenten behandelt werden. Sobald der Therapeut die Gesamtheit der Symptome erfasst hat, sollte der Patient sorgfältig und mit tief wirkenden Konstitutionsmitteln behandelt werden.

Zur Behandlung einer Akne sollten die folgenden Punkte berücksichtigt werden:

- Eruieren Sie den genauen Typus: Akne vulgaris, rosacea etc.
- Die Lokalisation des Ausschlags ist hier für die Wahl des geeigneten Mittels sehr nützlich, z.B. habe ich oft *Carbo veg.* für Akne auf dem Rücken verschrieben, wenn keine anderen Symptome vorlagen. Die charakteristische Stelle für eine *Carbo veg.*-Akne ist der Rücken (siehe Kents Repertorium, Rücken, Hautausschläge, Akne: Carbo veg.).
- Vergewissern Sie sich, ob
  - der Patient Symptome hat oder ob er seine Akne bereits prophylaktisch behandelt.
  - es sich um eine pustulöse oder zystische Variante handelt, die dem Patienten Schmerzen bereitet.
  - aufgrund der Akne schon viele Narben oder sogar Entstellungen beim Patienten zu erkennen sind.

Diese Differenzierung ist absolut notwendig, da sie den Behandlungsansatz und deren weiteren Verlauf wesentlich beeinflusst.

Vom homöopathischen Standpunkt aus betrachtet können unterschiedliche kausative Faktoren benannt werden, z.B.

- Menstruation und Schwangerschaft
- Masturbation
- Ernährungsmuster und Allergien
- Emotionen

Es lohnt sich dabei immer, die Ursache der Erkrankung sorgfältig und gewissenhaft zu ergründen. Folgende weitere Ursachen sind mir in meiner eigenen Praxis häufig begegnet:

- belastende, stressige Situationen, besonders unter Jugendlichen,
- nach dem Missbrauch von Kosmetika,
- berufsbedingt durch den Einfluss verschiedener organischer und anorganischer Chemikalien.
- Die Modalitäten bezüglich Besserung oder Verschlimmerung sollten festgehalten werden, z.B. Akne agg. im Sommer – Bovista.
- Alle Begleitsymptome, die üblicherweise in Verbindung mit Akne auftreten, sollten dokumentiert werden. Wir haben festgestellt, dass Obstipation und Verdauungsstörungen dabei zu den häufigsten Begleitbeschwerden zählen.

Empfehlungen

- Dem Patienten sollte unbedingt nahegelegt werden, seine Akne *nicht* äußerlich zu behandeln, da eine lokale Behandlung nicht die eigentliche Ursache beseitigen kann. Der Patient sollte sein Gesicht 6–8mal am Tag mit reinem Wasser waschen (ohne Seife und andere Pflegeprodukte), um Schmutz und Bakterien zu entfernen.
- Der Patient sollte außerdem regelmäßig und ausgewogen essen. Folgende Nahrungsmittel sollten dabei gemieden werden:
  - Stark gewürzte und scharfe Lebensmittel
  - Fette
  - Kohlenhydrate, Süßigkeiten und Schokolade. Der Patient sollte stattdessen viel frisches Gemüse, Obst und Salat essen.
  - Regelmäßige Bewegung an der frischen Luft ist das I-Tüpfelchen der Behandlung.
- Eine langfristige Behandlung mit Antibiotika ist nicht zu empfehlen.
- Bei Patienten mit starker psychischer Belastung kann eine psychotherapeutische Begleitung sehr hilfreich sein.

Die Tatsache, dass eine Akne bevorzugt im Gesicht auftritt, macht sie zu einer sehr entstellenden und damit belastenden Krankheit. Eine Akne ist meist chronisch, in vielen Fällen rezidivierend und nur schwer zu behandeln. Mit guter Ernährung, angemessener Körperpflege und homöopathischer Behandlung kann die Akne in der Regel innerhalb von wenigen Wochen oder Monaten erfolgreich therapiert werden.

Die meisten Aknefälle in der Praxis sind Patienten mit einer Akne simplex, d. h. es liegt ein Symptomkomplex mit entzündeten und nicht entzündeten Komedonen, Pickeln und verstopften Hautporen vor. Sekundärinfektionen mit Staphylokokken oder anderen pyogenen Erregern führen zu eitrigen Veränderungen. Eine weitere Sonderform der Akne ist die Akne rosacea mit Hypertrophie, Rötung, erweiterten Blutgefäßen und u. U. neoplastischen Tuberkeln.

Die Akne simplex begegnet uns am häufigsten in der Praxis. Sie tritt meist während der Pubertät auf. Zu den Ursachen gehören lokale Faktoren wie direkte Hautreizung durch Kosmetika, mangelnde Hygiene, Hitze, Kälte, Wind und pyogene Erreger, die in die Haut eindringen. Zu den allgemeinen Ursachen zählen unangemessene Ernährung, Masturbation, sexuelle Ausschweifungen, Menstruationsbeschwerden und alle Krankheiten, die den Organismus belasten und damit schwächen. Akne steht in enger Verbindung mit Störungen oder Überfunktion der Geschlechtsorgane, wie sie besonders während der Pubertät auftreten. In dieser Zeit sind die Haarfollikel und Talgdrüsen besonders aktiv und der junge Mensch durchlebt eine Reihe einschneidender Veränderungen.

Folgende Medikamente und Substanzen können im Gesicht zu akneiformen Hautausschlägen führen – Teer, Kaliumbromid (auf der Stirn) und Kaliumjodid. Regelmäßiger Genuss von Alkohol, vor allem wenn er in großen Mengen konsumiert wird, ist ebenfalls ein begünstigender Faktor.

Wichtige homöopathische Mittel bei Akne

Antimonium crudum → Wangen und Kinn. Unkomplizierte Akne mit Pickeln, die sich allmählich zu Beulen entwickeln. Pickel in Verbindung mit Verdauungsstörungen. Brennende und juckende Empfindungen in Verbindung mit Akne < nachts. Neigt zu Rissen und Warzen. Akne bei Alkoholikern (Led, Nux-v.).

Berberis aquifolium → Die Akneausschläge brechen als Flecken aus. Die restliche Haut ist trocken und schuppig. Die Pickel erstrecken sich vom Gesicht bis zum Nacken. Ein sehr altes Mittel, um den Teint zu verbessern. Akne in Verbindung mit unregelmäßiger Menstruation.

Bovista lycoperdon → Beschwerden durch Kosmetika. Akne mit verhärteten Papeln.

Bromum → Akne bei skrofulösen Personen mit vergrößerten Drüsen (*Calc-s, Merc-s.*). Akne mit verhärteten Papeln.

Carbo animalis → Akne rosacea mit Brennen und Wundheit. Die Haut neigt zu Geschwüren mit verhärteten Drüsen, besonders im Bereich des Nackens, den Achselhöhlen und der Leisten. Akne mit unansehnlichen Narben (Kali-br.). Verhärtete Papeln.

Chrysarobium → Akne rosacea, die leicht verkrustet. Akne in Verbindung mit heftigem Juckreiz.

Calcium phosphoricum → Das Gesicht ist blass, gelblich, erdig und voller Pickel. Diese werden schnell geschwürig und hinterlassen tiefe Narben. Tendenz zur Eiterbildung. Akne vulgaris bei großen, schlanken, anämischen Personen mit geschwollenen Drüsen; mit Kopfschmerzen am Scheitel und Verdauungsbeschwerden mit Blähungen > durch Essen.

Calcium sulphuricum → Indiziert bei eitriger Akne, bei der sich immer dann neuer Eiter bildet, nachdem gerade Eiter abgegangen ist. Das Gesicht ist mit Pickeln und Pusteln bedeckt. Die Absonderungen sind dick, gelb, klumpig und blutig. Hartnäckige Pickel, die nur sehr schlecht abheilen. Obwohl tendenziell warmblütig, geht es dem *Calc-s.* Patienten durch lokale Wärme besser.

Carbo vegetabilis	→	Pickel mit marmorierten Wangen und roter Nase. Indiziert bei fettleibigen, trägen, alten, faulen und kraftlosen Personen mit eitrigen und übelriechenden Pickeln. Akne in Verbindung mit Verdauungsstörungen.
Cimicifuga racemosa	→	Junge Frauen mit Pickeln und unreinem Teint. Pickel in Verbindung mit Beschwerden der Eierstöcke und der Gebärmutter. Akne bei nervösen, depressiven und überempfindlichen Personen. Akne in Verbindung mit Magenbeschwerden.
Conium maculatum	→	Kleine, rote und brennende Pickel, die zeitgleich mit einer spärlichen Menses auftreten und danach wieder verschwinden. Heftig juckende, pustulöse Akne im Gesicht. Die Haut ist gerötet. Die Pusteln brechen auf und bilden dicke Krusten. Die Akne wechselt sich mit inneren Symptomen, z.B. Durchfall, ab. Akne mit verhärteten Papeln.
Eugenia jambosa	→	Besonders indiziert bei verhärteter und schmerzhafter Akne mit Komedonen. Die Pickel bleiben ziemlich lange schmerzhaft. Ebenfalls hilfreich bei Akne rosacea. Die Haut im Bereich der Zehen ist rissig. Fissuren zwischen den Zehen und nächtliche Krämpfe in den Fußsohlen sind wichtige Begleitsymptome. Akne in Verbindung mit unregelmäßiger Menstruation.
Graphites	→	Akne mit klebrigen, feuchten Absonderungen, blutet leicht und neigt dazu, dicke Krusten zu bilden. Akne vulgaris vor der Menstruation. Die Hautsymptome wechseln sich mit Verdauungsbeschwerden ab.
Juglans regia	→	Akne mit heftig juckenden Komedonen im Gesicht. Wenn die Akne aufbricht, bilden sich dicke Krusten. Akne in Verbindung mit unregelmäßiger Menstruation.
Kalium bromatum	→	Das Gesicht sieht rot und fleckig aus mit multiplen, verhärteten Akneläsionen bei korpulenten jungen Leuten mit derben Gepflogenheiten, besonders während der Pubertät. Akne als Folge sexueller Exzesse. Bläulich rote Pusteln im Gesicht, auf der Brust und den Schultern. Akne mit unansehnlichen Narben und unregelmäßiger Menstruation.

Kalium arsenicosum →	Pustulöse Akne schlimmer während den Menses. Die Haut ist trocken, schuppig und welk. Unerträglicher Juckreiz, schlimmer durch Wärme.
Ledum palustre →	Rote Pickel auf Stirn und Wangen, die bei Berührung stechen. Pickel als Folge unterdrückter Absonderungen oder exzessiven Alkoholgenusses (*Nux-v., Rhus-t., Ant-c., Bar-c.*). Akne mit Rheumatismus (*Rhus-t*).
Medorrhinum →	Die Akne bricht mit rötlichen Pusteln während der Menstruation aus; schlimmer nach den Menses. Die Absonderungen der Akne riechen nach Fisch. Sykose in der Kranken-/Familiengeschichte.
Nux vomica →	Beschwerden durch Käse, exzessiven Alkoholgenuss. Pickel in Verbindung mit Magenbeschwerden.
Phosphoricum acidum →	Akne als Folge von Onanie (*Aur.*). Akne, die sich allmählich zu kleinen, schmerzhaften Beulen mit stinkenden, eitrigen Absonderungen entwickelt. Akne mit Haarausfall am Bart.
Psorinum →	Akne rosacea mit schmutziger, rauer, schorfiger, fettiger Haut.
Robinia pseudoacacia →	Akne mit verhärteten Papeln und Magenbeschwerden.
Sarsaparilla officinalis →	Akne in Verbindung mit unregelmäßiger Menstruation. Akne während der Schwangerschaft (*Sep, Bell, Sabina.*).
Sulphur →	Blasses, kränkliches Gesicht mit leuchtend roten Lippen und multipler, schmerzhafter Akne. Akne mit trockener, rauer, faltiger und schuppiger Haut. Akne mit brennender und juckender Empfindung < nachts im Bett. Die Akne wechselt sich mit anderen Beschwerden, z.B. Asthma, ab.
Sulphuricum acidum →	Akne rosacea mit hartnäckiger Obstipation.

Repertorium

- **Weibliche Genitalien, Menses, spärlich, Akne, mit:** sang.
- **Schweiß, ölig:** agar, arg-met, arn, ars, aur, bry, bufo, calc, chin, fl-ac, lyc, mag-c, med, merc, nat-m, nux-v, ol-j, petr, plb, psor, rhus-t, rob, sel, stram, sumb, thuj, thyr.
  - tagsüber: bry.
  - morgens: bry, chin.
  - nachts: agar, bry, croc, mag-c, merc.

Lokalisation

- **Nase,** knotige Schwellungen, umgeben von einer roten Schwellung wie bei Akne rosacea: cann-s.
- **Gesicht:**
  - Farbe, schwarz, Flecken, Akne, durch unterdrückte: glycyr-g.
  - Hautausschläge, Akne: abrot, agar, ail, ambr, ant-c, ant-s-aur, ant-t, anthraci, arist-cl, ars, ars-br, ars-i, ars-s-f, ars-s-r, asim, aster, aur, aur-m, aur-s, bar-c, bar-s, bell, bell-p, berb, berb-a, brom, bov, bry, bufo, calc, calc-f, calc-p, calc-pic, calc-s, calc-sil, carb-ac, carb-an, carb-v, carbn-s, carc, caust, chel, chim, chlorpr, cic, con, cop, cortico, crot-h, dig, dios, dros, dulc, echi-p, eug, fl-ac, foll, graph, hep, hir, hydrc, ign, thuj, tub, uran-met, uran-n, zinc
  - Alkoholikern, bei: ant-c, ars, bar-c, carbn-s, kreos, lach, led, nux-v, puls, rhus-t, sulph.
  - chronisch: merc.
  - Drüsen, mit Schwellung der: arom, calc-s, merc-sul.
  - Entbindung, nach der: sep.
  - Erhitzung, Warmwerden, durch: caust.
  - Feuer, nahe einem: ant-c.
  - hartnäckig: hir.
  - jungen Menschen, bei beleibten, roher Lebensweise und bläulichen, roten Pusteln im Gesicht, an Brust und Schultern, mit: kali-br.
  - Kachexie, bei: ars, carb-v, nat-m, sil.
  - Kaliumiodid, durch Missbrauch von: aur.
  - Käse, durch: nux-v.
  - Kinn: hydr, ichth, jug-r, prot, sanic, sulfa, thuj, verat, viol-t.
  - Komedonen: abrot, ant-c, ars, aster, aur, aur-ar, aur-s. bar-c, bell, brom, bry, calc, calc-sil, carb-v, carbn-s, chel, dig, dros, eug, graph, grat, hep, hydr, jug-r, kali-br, lach, lyc, mez, nat-ar, nat-c, nat-m, nit-ac, petr, plb, psor, sabad, sabin, sel, sep, sil, sul-i, sulph, sumb, thuj, tub
    - geschwürig: dig, sel, tub
    - Kinn: dros, jug-r, tub.
      - Oberlippe, und: sulph.
    - Nase: dros, graph, mez, nit-ac, sabin, sel, sulph, sumb, tub.
    - Stirn: sulph.
  - Kosmetika, durch: bov.
  - Mädchen, bei anämischen: ars-br, aster, bar-c, calc, graph, hep, kali-c, nat-c, nat-m, sabin, sel, sulph, thuj.
  - Magens, mit Beschwerden des: ant-c, carb-v, cimic, lyc, nux-v, puls, rob.
  - Masturbation, durch: crot-h, ph-ac.
  - Menses
    - nach, agg: med.
    - spärlich: sang.
    - unregelmäßige Menses: aur-m-n, bell, bell-p, berb, berb-a, calc, cimic, con, eug, graph, kali-br, kali-c, kreos, nat-m, psor, puls, sang, sars, thuj, verat.
    - verzögerte Menses: crot-h.
    - vor, agg: graph, mag-m, pitu-a, psor, sep.

- **Gesicht:**
  - Menses:
    - während, agg: cycl, dulc, kali-br, mag-m, med, psor.
  - Narben, mit häßlichen, unansehnlichen: carb-an, kali-br, merc, sil, thuj.
    - rot: bell.
  - Obstipation, mit: calc-sil, nux-v.
  - Papeln, mit verhärteten: agar, arn, ars-i, berb, bov, brom, carb-an, cic, cob, con, eug, iod, kali-br, kali-i, nat-br, nit-ac, rob, sulph, thuj.
  - Pubertät, in der: podp.
    - Mädchen, bei anämischen, mit Scheitelkopfschmerzen und Blähungen, essen amel: calc-p.
  - punctata, Akne: kali-br, sulph-i.
  - pustulös: kali-ar, kali-br, merc.
  - Quecksilber, durch Missbrauch von: kali-i, mez, nit-ac.
  - Rheumatismus, bei: led, rhus-t.
  - rosacea, Akne: agar, ars, ars-br, ars-i, aur, aur-ar, aur-m, aur-s, bell, bufo, calc, calc-p, calc-sil, cann-s, canth, caps, carb-ac, carb-an, carb-v, carbn-s, caust, chel, chrys-ac, cic, clem, cortico, eug, guare, hep, hydr-ac, hydrc, iris, kali-bi, kali-br, kali-i, kreos, lach, led, mez, morg-p, nux-v, ov, petr, plb, psor, rad-br, rad-met, rhus-r, rhus-t, ruta, sars, sep, sil, sul-ac, sul-i, sul-ac, sulph, syc, tub, verat, viol-o, viol-t.
    - bläulich: lach, sulph.
    - Gruppen, in: caust.
    - Nase, an der: ars-br, calc-p, calc-pic, cann-s, carb-an, caust, kali-i, psor, rhust-t, sars.
  - Schwangerschaft, agg. während der: bell, sabin, sars, sep.
  - sexuellen Exzessen, mit: aur, calc, eug, kali-br, ph-ac, rhus-t, sep, thuj.
  - skrofulösen Personen, bei: bar-c, brom, calc, calc-p, con, iod, merc-sul, mez, sil, sulph.
  - Stirn: ant-c, aur, aur-ar, bar-c, bell, calc, calc-pic, caps, carb-an, carb-v, carbn-s, caust, clem, cic, clem, hep, hydr, kali-bi, kali-br, kreos, led, nat-m, nit-ac, nux-v, ph-ac, psor, rhus-t, sep, sil, sulph.
  - symmetrisch verteilt: arn.
  - Syphilis, durch: aur, kali-i, merc-sul, nit-ac.
  - tuberkulös, Kindern, bei: tub.
  - zystisch: nit-ac.
- **Hautausschläge, Papeln:** aur, borx, calc, carb-v, crot-h, cub, dig, dulc, galeoc-c-h, gels, hydrc, kali-c, kali-i, lyc, ol-an, petr, pic-ac, sabal, sep, sil, sulfa, syph, zinc.
  - Kinn: borx, calc, caust, crot-h, lyc, merc, nit-ac, sars.
  - Nasenloch, Innenseite, rechts: chen-a.
  - Oberlippe: zinc.
  - schmerzhaft: calc.
  - Stirn: cycl, mur-ac.
  - Wangen: borx.
- **Hautausschläge, Pickel:** agar, agath-a, aids, alum, alum-p, am-m, ambr, anac, anan, ant-c, apis, arg-met, ars, ars-i, ars-s-f, arum-t, aster, aur, aur-ar, aur-i, aur-s, bar-c, bar-i, bar-m, bar-s, bell, berb, borx, bov, calc, calc-p, calc-s, calc-sil, caps, carb-an, carb-v, carbn-s, caust, chel, cic, clem, cocc, coli, coloc, con, crot-h, cub, cycl, cystein-l, dros, eug, fuma-ac, gels, ger-i, glon, graph, hep, hir, hura, hydrc, idgn, iod, jug-r, kali-ar, kali-c, kali-chl, kali-m, kali-n, kali-s, kali-sil, kreos, lac-d, lach, led, lyc, lyss, mag-c, mag-m, meny, meph, merc, mosch, mur-ac, nat-ar, nat-c, nat-m, nat-p, nat-s, nit-ac, nux-v, ol-an, pall, pant-ac, par, petr, ph-ac, phos, psor, puls, rhus-t, sabin, sanic, sars, sep, sil, sol-t-ae, stann, staph, suis-hep, sul-ac, sul-i, sulph, tarax, tarent, tell, tere-la, thuj, til, verat, vero-o, vinc, zinc, zinc-p.
  - bläulich: lyss.
  - brennend: aphis, cic, graph, kali-c, nat-c, sars.
    - Berührung agg: coloc, nat-s.
  - entzündet: bry, chel, nat-sil, sars, stann, sulph.

- erhabene Ränder: verat.
- feucht, nach dem Kratzen: graph.
- grünlich: cupr.
- Insektenbisse, Pickel wie durch: ant-c.
- juckend: agar, ant-c, asc-t, calc, caust, clem, con, dulc, ephi-si, graph, hep, mur-ac, ol-an, pall, psor, sars, sep, stann, staph, til, zinc.
- Kiefer, Unterkiefer: ars, coli, lac-lup, meph, par, sil.
- kalte Luft agg: ars.
- Kinn: alum, ambr, amp, ant-c, arg-n, aster, borx, calc, caust, chel, clem, cloi, con, crot-h, dulc, ferr-m, fuma-ac, hep, kali-chl, lyc, mag-c, mag-m, merc, nat-c, nat-pyru, nat-s, nit-ac, nux-v, par, ph-ac, psor, rhus-t, sars, sep, sil, succ-ac, suis-hep, thuj, zinc.
- kupferfarben: kali-i.
- Leberfleck, auf dem: con.
- Lippen: agar, am-m, arn, aur, bell, berb, borx, bov, bufo, calc, caps, carb-v, chin, dulc, ferr-m, graph, guaj, hep, hyos, ip, kali-c, kali-chl, kali-p, mag-m, merc, mur-ac, nat-c, nit-ac, nux-v, pall, par, petr, ph-ac, positr, rhus-t, ruta, sep, spig, spong, staph, thuj.
  - brennend: aur, hep, ph-ac, staph.
  - juckend: am-m, kali-c, nit-ac, thuj.
  - Innenseite: mag-m.
  - Oberlippe: acon, am-m, amph, ant-c, arn, bell, bufo, calc, caps, carb-v, caust, cench, clem, dig, kali-c, led, lyc, mag-m, mang, nat-c, nat-sil, nux-v, par, positr, rhus-t, sars, sep, sil, spig, squil, staph, stront-c, thuj, zinc.
    - brennend: aphis, graph.
    - juckend: graph, lyc.
    - rot: positr, zinc.
    - wund schmerzend, bei Berührung: zinc.
  - Unterlippe: bell, bry, calc, caps, caust, ign, kali-chl, mang, merc, mur-ac, nat-c, nicc, nit-ac, pall, rhus-t, samb, sil, spig, sulph, teucr, zinc.
- Menses
  - vor, agg: dulc, mag-m, sol-ecl.
  - während, agg: dulc, eug, graph, kali-c.
- Mund, um den: agar, bar-c, bov, calc, dulc, kali-c, mag-c, mur-ac, phos, rhus-t, sep, sil, zinc.
  - Mundwinkel: ant-c, arg-n, bar-c, bell, calc, canth, caust, coloc, lyc, mag-m, mang, merc, mur-ac, nat-c, nat-m, petr, phos, rhod, rhus-t, sil, tarax, verat.
- nachts, agg: mag-m.
- Nase: agar, alum, am-c, anac, ant-c, arum-d, asc-t, aur, bar-c, bell, berb, borx, bov, brom, calc, cann-s, cath, caps, carb-an, carb-v, caust, clem, cob, coc-c, cocc, coli, con, dulc, euph, euphr, fl-ac, graph, guaj, kali-c, kali-i, kali-n, lach, led, lyc, m-arct, mag-m, mag-s, mang, merc, nat-c, nat-m, nicc, ol-an, ox-ac, pall, petr, ph-ac, phos, plan, plb, podo, psor, rat, rhus-t, sars, sel, sep, sil, stram, stront-c, suis-hep, sul-ac, sulph, syph, teucr, thuj, zinc.
  - brennend: alum, aphis, canth, kali-n, ol-an.
  - innen in der: arn, calad, calc, carb-an, chin, graph, guaj, kali-c, ox-ac, petr, phos, rat, sep, sil, tub.
  - Nasenflügel: anac, bar-c, chel, chin, nat-m, phos, tarax, zing.
    - Hof, mit purpurfarbenen: merc.
    - Kratzen, agg: alum.
    - links: gl-ac.
    - Perforation, mit erbsengroßer: fl-ac.
    - rot: aids, coli, ephe-si, kreos, lach, ph-ac, phos, zinc.
    - Schläfen: arg-met, carb-v, cocc, mur-ac, nit-ac.
    - schmerzhaft bei Berührung: petr.
    - Schnauzbart: agar, ambr, calc, calc-s, graph, lach, nit-ac, pall, sulph.
    - stechend: staph.
    - warm, wenn: ant-c, coc, til.

- Hautausschläge, Pickel:
- Nase:
  - Nasenflügel:
    - Waschen, agg: nux-v, sulph.
    - weiß: agath-a, aids, coloc, graph, mag-m, sinus, zinc.
    - Zimmer, warmes, agg: mag-m.
  - Nasenlöcher: chin, sep.
    - Links: acon-ac, calc, dulc, graph, kali-c.
    - Rechts: aphis, ox-ac, phos, rat.
    - schmerzhaft, nur wenn die Muskeln von Gesicht und Nase bewegt werden: calc.
  - Nasenrücken, auf dem, entzündeter Basis, mit: fl-ac.
  - Nasenspitze: am-c, asaf, caust, cench, clem, coc-c, cund, lyc, nit-ac, pall, ph-ac, spong.
    - blutet bei Druck: pall.
    - wund: lyc.
  - Nasenwinkel: dulc, rhus-g, tarax.
  - Nasenwurzel: bell, caust, cench, clem, led.
  - nässend: ol-an.
  - rot: ant-c, aur, calc-p, ph-ac, plan, sulph.
  - Seite: aster, sil.
    - klein und hart: agar.
    - links: caps, nat-c.
    - rechts: alum, euphr, lach, ox-ac, sars.
  - Septum: arg-n, asc-t, calad, chin, nat-m, ol-an, teucr.
    - nässend: ol-an.
    - unterhalb des: nat-m.
  - um die Nase: carb-v, nat-m, pall, par, plan, sep, tarax.
  - unter der Nase: caps, dig, oxal-a, par.
  - weiß: carb-v, kali-c, nat-c, nat-m.
- Stirn: acon-ac, agar, alum, alum-p, am-c, am-m, ambr, anac, ars, aur, aur-ar, aur-s, bell, berb, bov, bry, calc, calc-p, canth, carb-v, chel, chin, cic, clem, con, cycl, ferr-m, gels, gran, hep, hura, hyper, indg, kali-bi, kali-br, kali-chl, kreos, lac-d, lac-h, lach, lachn, led, mag-m, meph, mez, mur-ac, nat-c, nat-m, nat-p, nat-sil, nit-ac, nux-v, olnd, par, ph-ac, phos, positr, psor, puls, rhod, rhus-v, sabin, sep, sol-ni, suis-hep, sulph, suprar, tab, tarent, zinc, zinc-p, zing, ziz.
  - brennend: ars, bell, canth, cic.
  - juckend: alum, calc, mag-m, sulph, ziz.
  - rot: ambr, anac, bell, carb-v, led, nat-c, nat-m, nux-v, sep, sol-ni.
  - schmerzhaft: ambr, clem, indg, sep, staph, sulph.
  - stechend, beim Reiben: sulph.
  - Waschen, beißend beim: nux-v.
  - Wein agg: zinc.
  - weiß: carb-v, kali-br, sulph, zinc.
  - wund schmerzend, bei Berührung: ambr, hell, led, ph-ac, zinc.
- zusammenfließend: cic, psor, tarent.

- Hautausschläge, Pusteln: am-c, anac, ant-c, ant-t, arn, ars, ars-i, ars-s-f, aur, aur-ar, aur-s, bell, bov, calc, calc-p, calc-s, carb-v, carbn-s, caust, chel, cic, cimic, clem, con, crot-t, cund, cycl, dros, dulc, eug, eup-per, graph, grat, grin, hep, hydr, hyos, ind, iris, jug-c, kali-bi, kali-br, kali-c, kali-i, kali-n, kreos, lach, lyc, mag-c, mag-m, mag-s, merc, mez, morg-p, nat-c, nat-p, nit-ac, nux-m, pall, petr, ph-ac, phos, propl, psor, puls, rhus-t, sars, sulph, syph, tarax, thuj, tub, verat, viol-t, zinc.

- Hautausschläge, eiternd: ant-c, cic, lyc, psor, rhus-t.

- Hautausschläge, Tuberkel: alum, ant-c, ars, asaf, bar-c, calc, carb-v, cic, con, dulc, fl-ac, graph, hep, kali-bi, kali-c, kali-i, kali-n, lach, led, lyc, mag-c, mag-m, merc, nat-c, nit-ac, olnd, phyt, puls, sil, sumb, syph, thuj, zinc.
- Brust: amph, bar-c, carc.
- juckend: kali-n.
- Kiefer, Unterkiefer: graph, nat-c, staph, verat.
- Kinn: carb-an, euph, hep, mag-m, olnd.

- Mund, um den: ars, bar-c, bry, caust, con, mag-m, sep, sil, sulph.
  - Mundwinkel: mag-c.
- Nase
  - Nasenwurzel, schmerzlose Tuberkel: sep.
  - Seite, an der rechten, schmerzlose Tuberkel: Nat-c.
  - Nasenflügel: hippoz.
- ölig: agar, apis, arg-n, ars, aspar, aur, aur-m-n, bar-c, bry, bufo, calc, carc, card-m, caust, chin, con, cortico, des-ac, ferr-ar, hydr, iod, lyc, mag-c, mand, med, merc, merc-c, nat-m, olnd, phos, plb, psor, rhus-t, sel, sep, sil, stram, sulph, syc, thuj, tub.
  - Lippen: am-m.
  - Stirn: hydr, psor.
- Rücken: amph, carb-v, carc, morg-p, ros-d, rumx, sulph, tub-r.
- schmerzhaft: sep.
- Stirn: ant-c, fl-ac, led, lyc, olnd, sep, sulph.
- Zervikalregion: amph, jug-r, pitu-a.

Fallbeispiele

Fall 1

Eine Angestellte unseres Krankenhauses kam in die Sprechstunde, um ihre Akne behandeln zu lassen. Sie hatte den Hautausschlag erst, seit sie in der Wäscherei arbeitete. Ihre Regelblutung war zweimal ausgeblieben und ihre Füße waren immer kalt und feucht. Sie erzählte uns davon, ohne dass wir danach gefragt hätten. *Calcium carbonicum* wirkte Wunder und ihre Akne war innerhalb von drei Wochen verschwunden. (Dr. Burnett)

Fall 2

Ein 30-jähriger Patient hatte schon seit mehreren Jahren eine Akne. Er litt unter chronischen rheumatischen Schmerzen und trank viel Whisky, der seine Schmerzen linderte, die Akne in seinem Gesicht aber sehr verschlimmerte. Die Schmerzen waren in der Ruhe schlimmer und wurden durch Bewegung gebessert. Der Patient ist schwach und klagt darüber, dass er wegen seiner Schwäche nur wenig arbeiten kann. Der Patient wurde angewiesen, keinen Alkohol mehr zu trinken und bekam *Rhus tox. C30*. Nach 10 Wochen war er wieder gesund. (Dr. Burnett).

Fall 3

Ein 16-jähriger Patient klagte über Akne simplex auf beiden Gesichtshälften. Die Gesichtshaut war gelb und ungewöhnlich berührungsempfindlich. Akne ist normalerweise nicht schmerzhaft oder empfindlich. Die extreme Empfindlichkeit, die vergrößerten Drüsen und die Pusteln deuteten auf *Hepar sulph.* hin. Nach drei Wochen war bereits eine Besserung zu erkennen. In der vierten Woche nahm der Patient das Mittel nicht mehr und die Akne wurde wieder schlimmer. Das Mittel wurde noch einmal verordnet und der Fall gelöst. (Dr. Burnett)

Fall 4

Hier handelt es sich um eine 22-jährige Patientin mit Akne simplex. Sie hat eine dicke, gelbe Haut, selbst kleine Verletzungen eitern. Die Akne ist immer vor und nach der Mens schlimmer, die Drüsen im Nacken sind geschwollen. Die Patientin bekam 6 Wochen lang *Hepar sulph.*, worauf der Ausschlag vollständig abheilte und sich auch der Allgemeinzustand der Patientin besserte.

Die Symptome waren in beiden Fällen sehr ähnlich und verlangten nach *Hepar sulph*. Der Anamnesebericht ist bei beiden Fällen nicht vollständig, aber im Allgemeinen kann man sagen, dass *Hepar sulph*. sehr berührungsempfindlich ist, mit geschwollenen Drüsen, Eiterbildung, ungesunder Haut und einem gelben Teint. (Dr. Nash)

Fall 5

Ein 22-jähriger Patient hatte schon seit mehreren Jahren eine Akne, die er mit Schwefelsalzen und anderen Hausmitteln behandelt hatte. Der Mann erkältet sich leicht und trinkt häufig Wein. Die Drüsen im Hals waren vereitert gewesen und ich verordnete *Baryta carb*., was den Fall löste.

Fall 6

Dieser 25-jährige Patient hatte Syphilis gehabt, die er ausgiebig mit *Kalium iodatum* behandelte. Einige Wochen zuvor hatte er im Gesicht einen Hautausschlag entwickelt. Der junge Mann ging davon aus, dass er wieder Syphilis habe und hegte ernsthafte Selbstmordabsichten – er wollte sich in einem See ertränken. Wegen seines Gemütszustandes bekam er *Aurum* und der Ausschlag heilte innerhalb von 2 Monaten vollständig ab.

Viele andere Mittel haben sich bei der Behandlung von Akne bewährt, allen voran *Nux vomica, Graphites, Lycopodium, Ledum und Pulsatilla*. Außerdem sind viele weitere Mittel in den jeweiligen Repertorien unter der Rubrik „Akne" zu finden. (Dr. Kent)

Fall 7

Hier handelt es sich um eine 26-jährige, unverheiratete Patientin, die am 26.02.1998 wegen Akne in die Klinik kam.

Hauptbeschwerden zu Fall 7

Lokalisation	Empfindung	Modalitäten
Haut - Gesicht		
Seit 5–7 Jahren	Vermehrter Haarwuchs im Gesicht	
Seit 3–4 Jahren	Pickel mit Narben	< vor der Mens < wenn angespannt < Schokolade < Butter, Käse < gebratene, fettige Speisen < Eiskrem
Seit 5 Monaten	Juckreiz ohne Hautausschlag am ganzen Körper, aber vor allem an den Händen	< nachts > heißes Wasser
	Haarausfall, Schuppen	

Begleitsymptome

Allgemein: Vertigo mit Hunger.
Kopf: Kopfschmerzen < Belastung der Augen durch Arbeiten am Computer

Krankengeschichte

Unauffällig.

Familiengeschichte

Großvater mütterlicherseits- Kehlkopfkrebs
Jüngere Schwester – Hämorrhoiden.

Allgemeinsymptome

Appetit: normal. Mehr Hunger am Abend.
Durst: 5–6 Gläser pro Tag. Bevorzugt kalte Getränke.
Verlangen: pikante Speisen, Eiskrem, Fisch, Garnelen, sauer eingelegte Speisen, Obst.
Abneigung: Milch
Stuhlgang: normal.
Urin: normal.
Schweiß: reichlich unter den Armen und am Rücken.
Temperaturempfinden: toleriert beides, heiß und kalt.
Sonne < den Ausschlag auf dem Rücken.

Menstruation

Menarche mit 12 Jahren. 28-Tage-Zyklus, Menstruation 5–6 Tage. Die Blutung ist regelmäßig, mäßig, hellrot mit Klumpen.

Vor der Mens: Schmerzen im Unterleib.
Während der Mens: Schmerzen in der Brust.
Nach der Mens: Leukorrhöe, mit Klumpen, die Flecken lassen sich manchmal nur schwer auswaschen.

Gemütszustand und Lebensumstände

Die Patientin wurde in Mangalore, Südindien, geboren und wuchs in Mulund auf. In der Schule war sie eine durchschnittliche Schülerin. Nach ihrem Schulabschluss machte sie eine kaufmännische Ausbildung und arbeitete seit 4 Jahren als kaufmännische Angestellte.

Als Kind fürchtete sie sich sehr vor ihren Eltern, besonders ihre Mutter war sehr streng. Aber ihre Eltern und vor allem ihre Schwestern waren sehr fürsorglich und liebevoll.

Die Patientin hat ein sehr reserviertes Wesen, ihr fällt es schwer, Kontakte zu knüpfen, und sie spricht ungern mit Fremden. Sie öffnet sich nicht gerne. Sie kann nur offen zu einem Menschen sein, wenn ihr Gegenüber freundlich ist und sie ihm vertrauen kann. Die Patientin hatte eine Beziehung zu einem verheirateten Mann, der das Verhältnis jedoch ein Jahr zuvor beendet hatte. Sie wollte allerdings nicht darüber reden und sagte nur, dass ihr Vertrauen missbraucht wurde. Jetzt will sie niemandem mehr vertrauen und findet, dass sie ausgenutzt worden ist.

Sie ist nervös, wenn sie mit Männern spricht, und hat Angst vor dem anderen Geschlecht. Sie fürchtet sich auch vor Echsen.

Der Patientin mangelt es an Selbstvertrauen und sie ist sehr unsicher wegen ihres Aussehens und ihrer Kleidung. Sie möchte immer etwas anderes als die anderen machen.

Sie weint schnell, vor allem, wenn sie zurechtgewiesen wird. Ist beim Weinen lieber alleine, wird aber gerne getröstet.

Sie ist sehr empfindlich gegen Grobheiten. Widerspricht nicht, aber denkt sehr lange darüber nach, manchmal zahlt sie es der betreffenden Personen noch nach Monaten oder Jahren heim.

Ist leicht reizbar, besonders, wenn sich jemand über sie lustig macht. Sie sagt aber nichts. Seit ihrer unglücklichen Beziehung regt sie sich über Kleinigkeiten auf. Wenn sie wütend ist, zittert sie am ganzen Körper. Sie hört gerne Musik.

Schlaf

Schläft in Seitenlage; mehr auf der linken als auf der rechten Seite.

Wenn sie aufgewühlt ist, kann sie vor 2–3 Uhr nicht einschlafen und wacht um 6 Uhr wieder auf.

Träume

Träumt manchmal von Freunden.

Rubriken

- Allgemein, Speisen, Gewürze, Würzmittel, stark gewürzte Speisen
- Allgemein, Speisen, Eiskrem, Verlangen nach
- Allgemein, Speisen, Obst, Verlangen nach
- Gemüt, Musik amel.
- Gemüt, zurückhaltend
- Gemüt, Schüchternheit, Öffentlichkeit, beim Auftreten in der Öffentlichkeit
- Gemüt, Weinen, Ermahnung, durch
- Gemüt, Beschwerden durch Enttäuschung
- Gemüt, Gedanken, hartnäckige

Rezept

Rp: *Natrium mur. C1000*, 2 Globuli 1 x wöchentlich, über einen Zeitraum von 15 Tagen hinweg einzunehmen

Folgetermin

28.03.1998

Juckreiz > Akne>
Schuppen und Haarausfall unverändert

Rp: *Nat-mur. C1000*, 2 Globuli 1 x wöchentlich, über einen Zeitraum von 15 Tagen hinweg einzunehmen

11.04.1998

Pickel schlimmer? < Sonne
Juckreiz am Körper wieder da
Schuppen – juckende Kopfhaut

Rp: *Sac-lac.*, 6 Tage lang

18.04.1998

Juckreiz > Pickel<
Schuppen, Haarausfall unverändert

Rp: *Nat-m. C1000*, 2 Globuli 1 x wöchentlich, über einen Zeitraum von 15 Tagen hinweg einzunehmen

25.04.1998

Übelriechender Körperschweiß

Rp: *Nat-m. C1000*, 2 x über einen Zeitraum von 6 Tagen einzunehmen

09.05.1998

Juckreiz am Körper >>
Pickel im Gesicht seit 7 Tagen schlimmer
Größe und Intensität weniger geworden
Schuppen u. Haarausfall unverändert
Übelriechender Körperschweiß unverändert, färbt die Wäsche gelb

Rp: *Nat-m. C10 000*, Einzelgabe/ 15 Tage

06.06.1998
Pickel im Gesicht seit 15 Tagen
Haarausfall u. Schuppen unverändert
Körperschweiß übelriechend, färbt die Wäsche gelb

Rp: *Nat-m. C10 000*, Einzelgabe/ 10 Tage

04.07.1998
Pickel auf der Stirn und auf den Wangen wieder da
Haarausfall unverändert
Schuppen >
Schweiß übelriechend, färbt die Wäsche aber nicht mehr

Rp: *Nat-m. C10 000*, Einzelgabe/ 15 Tage

19.07.1998
Pickel kommen immer wieder mal
Haarausfall u. Schuppen unverändert
Schweiß >>

Rp: *Nat-m. C10 000*, Einzelgabe/ 15 Tage

01.08.1998
Neue Pickel
Schuppen >
Haarausfall unverändert

Rp: *Nat-m. C10 000*, 2 Gaben/ 10 Tage

29.08.1998
Neue Pickel
Schuppen

Rp: *Nat-m. C10 000*, 2 Gaben/ 15 Tage

19.09.1998
Akne >
Schuppen >
Haarausfall unverändert

Rp: *Nat-m. C10 000*, 2 Gaben/ 15 Tage

Fall 8

Eine 31-jährige Patientin kam am 7.05.1998 wegen Akne und Kopfschmerzen in die Klinik.

Sie hatte eine zystische und sehr schmerzhafte Akne, seit sie 17–18 Jahre alt war. Der Ausschlag ist pustulös mit gelbem Eiter und Blut und hinterlässt Narben.

Seit 1,5-2 Jahren leidet sie außerdem unter pulsierenden Kopfschmerzen. Die Schmerzen beginnen an der Stirn und breiten sich über den gesamten Kopf aus. Die Kopfschmerzen werden schlimmer durch Sonne, schlechte Nachrichten, durch Aufregung und durch nasse Haare, besonders wenn sie anschließend unter einem Ventilator sitzt.

Begleitsymptome

Seit 6–8 Monaten hat sie Würmer im Stuhl.
Der Juckreiz am Anus ist schlimmer nach dem Stuhlgang und kann sich stundenlang hinziehen.
Das Brennen am Anus wird schlimmer im Sitzen, bessert sich im Stehen, beim Gehen und durch kalte Anwendungen.

Krankengeschichte

Gelbsucht.
Epilepsie (von der 3. bis zur 9. Klasse)

Familiengeschichte

Vater – ischämische Herzerkrankung
Großvater väterlicherseits – Herzinfarkt.

Allgemeinsymptome

Appetit: gut, sie isst gerne Snacks.

Durst: 5–6 Gläser kaltes Wasser, morgens beim Aufwachen hat sie Durst.
Verlangen: Fisch (3), saure Speisen (3) – sauer Eingemachtes und unreife Mangos.
Abneigung: Milch.
Agg: Schalentiere – lockerer Stuhlgang.
Fettige Speisen: Blähungen > Aufstoßen, > durch Abgang von Flatus.
Stuhlgang: Obstipation beim Verreisen, muss immer pressen, egal ob weicher oder harter Stuhl.
Schweiß: Oberlippe, Achseln.
Sexualität: Empfindliche Scheide beim Geschlechtsverkehr, sehr schmerzhaft.
Schlaf: Fest, in jeder beliebigen Lage. Wird durch Licht gestört, es muss völlig dunkel sein.
Träume: Unfälle, fürchterliche Träume; träumt, dass jemand stirbt.

Menstruation

Menarche: mit 12 Jahren; letzte Mens: 26.05.1998
Ihre Regelblutungen sind unregelmäßig und hellrot.
Ihr Zyklus dauert 30–60 Tage, Regelblutung 4 Tage.
Vor der Mens: Reizbarkeit, Leukorrhöe (weiß, manchmal wässrig)
Heftige Schmerzen im Unterleib vor und am ersten Tag der Menstruation.

Kann jede Temperatur ertragen.

Gemütszustand und Lebensumstände

Die Patientin wuchs in Mumbai auf. Ihre Eltern schickten sie mit 11 oder 12 Jahren auf ein Internat, um ihr eine bessere Schulbildung zu ermöglichen. Anfangs hatte sie großes Heimweh, fand sich aber nach einiger Zeit mit ihrer Situation ab.

Ihr Vater war Angestellter in einer Mühle. Er war aufbrausend, aber auch sehr liebevoll. Er stand der Patientin sehr nahe. Ihr Vater musste sein ganzes Einkommen an seine Stiefmutter abgeben, deshalb war die Mutter der Patientin oft in den Golfstaaten, um den Lebensunterhalt der Familie zu verdienen. Gelegentlich stritten sich die Eltern. Die Patientin hat ein enges Verhältnis zu ihren Eltern und Brüdern. Ihre Familie ist für sie das Wichtigste in ihrem Leben.

Sie war eine durchschnittliche Schülerin, aber schwach in Mathematik. Seit ihrem Schulabschluss arbeitete sie als Sekretärin.

Sie ist seit Dezember 1996 verheiratet. 4 Monate nach der Hochzeit verlor ihr Mann seine Anstellung wegen Unstimmigkeiten zwischen seinen Chefs. Im Zuge der Streitigkeiten begann einer der Firmenpartner, den Ehemann der Patientin zu diffamieren und er musste die Firma verlassen. Danach riefen eine Zeit lang ihr unbekannte Frauen an, um ihr zu sagen, dass sie eine Affäre mit ihrem Mann hätten. Die Patientin stand unter enormem Druck, erzählte aber ihren Eltern nichts davon, um sie nicht zu belasten. Anschließend fand ihr Mann eine neue, bessere und gut dotierte Anstellung.

Seit ihrer Hochzeit leidet sie unter Depressionen, da sie nicht mehr bei ihrer Familie sein kann.

Sobald das Telefon klingelt, befürchtet sie, dass es schlechte Nachrichten sein könnten. Sie kann keine Unfälle sehen. Kommt ihr Mann etwas später als sonst nach Hause, bekommt sie Angst und macht sich Gedanken, dass etwas

Schlimmes geschehen sein könnte. Sie ist sehr empfindlich gegenüber Kritik, und wenn sie sich von jemandem verletzt fühlt, bricht sie die Beziehung komplett ab. Sie ist leicht gereizt, wenn jemand sie verspottet. Wenn sie wütend ist, hat sie das Verlangen zu schlagen, sie schreit und sagt gemeine Dinge. Sie will dann nicht mehr mit diesem Menschen reden und will alleine gelassen werden. Sie mag keinen Trost. Sie weint schnell, wenn sie jemanden leiden oder mit Schmerzen sieht.

In unbekannten Situationen wird sie nervös, sie redet nicht gerne mit Fremden.

Sie möchte, dass alles eine bestimmte Ordnung hat, sonst wird sie nervös und wütend. Sie möchte, dass alles schnell erledigt wird.

Sie fasst schnell Vertrauen zu anderen und wurde sogar schon von ihren Freunden betrogen. Sie erinnert sich immer an die Person, die sie beleidigt hat, und will sich rächen. Ihr größter Kummer im Leben ist, dass ihre Mutter nicht da war, als sie und ihre Familie sie so dringend gebraucht hätten.

Sie hört gerne Musik, sieht gerne fern und liest gerne. Sie hasst Nähen und Kochen.

Musik hat einen beruhigenden Einfluss auf sie.

Folgende Rubriken wurden bei der Repertorisierung des Falles berücksichtigt:

- Verlangen Fisch
- Verlangen saure Speisen
- Abneigung Milch
- Verschlimmerung durch Schalentiere
- Rektum, Anus um den, Jucken, nach Stuhlgang agg.
- Kopf, Schmerzen, durch Aufenthalt in der Sonne
- Furcht vor Unglück
- Furcht vor hochgelegenen Orten
- Furcht vor Hunden
- Heimweh
- Gewissenhaft
- Musik amel.
- Zorn mit Schweigsamkeit
- Heftiger Zorn

Rezept und Folgetermin

2.06.1998
Nat-m. C1000, Einzelgabe. Das Mittel sollte zweimal innerhalb eines Monats wiederholt werden.

9.07.1998
Akne >>
Die Kopfschmerzen, die sie sonst jeden Tag bekommen hatte, hatte sie nur noch einmal in der Woche. Die Schmerzen sind weniger heftig.
Menstruationszyklus weiterhin unregelmäßig. Würmer unverändert.

26

Erkrankungen des Haares

Die Kopfbehaarung des Menschen erfüllt keine essenziellen physiologischen Funktionen. Betrachtet man das menschliche Haar jedoch von einem psychologischen Standpunkt aus, gewinnt es an Bedeutung. Besonders für die weibliche Identität spielt es eine große Rolle. Unsere Haare wachsen, wie bei allen anderen Säugetieren auch (mit Ausnahme vielleicht des Merinoschafes und des Pudels), nicht kontinuierlich. Jedes Haar wächst bis zu einer bestimmten Länge, bleibt eine Zeit lang ohne weiteres Wachstum erhalten und wird schließlich abgestoßen und durch ein neues Haar ersetzt.

26.1 Alopecia areata

Bei dieser Form des Haarausfalls fällt das Haar bündelweise und relativ schnell aus. Es bleiben in der Regel mehrere runde bzw. ovale unbehaarte Stellen zurück, diese befinden sich meist auf dem Kopf, am Bart oder an anderen dicht behaarten Körperstellen.

Inzidenz

Männer und Frauen sind etwa gleich betroffen. Eine Alopezie kann in jedem Lebensalter auftreten, meist jedoch zwischen dem 20. und 50. Lebensjahr. Auf Hawaii lebende Japaner leiden auffällig oft an einer Alopecia areata.

Ätiologie

Es gibt keine eindeutige bekannte Ursache. Viele Faktoren weisen jedoch auf autoimmune Mechanismen hin, in einigen Studien konnten auffällige zellvermittelte Immunreaktionen in Verbindung mit Alopecia areata nachgewiesen werden. Eine genetische Veranlagung scheint dabei ebenfalls eine Rolle zu spielen, bei etwa 20–30% der betroffenen Patienten gibt es Familienmitglieder mit Alopecia areata.

Bei Patienten mit einer schweren Form der Alopecia areata ist die Wahrscheinlichkeit sehr hoch, dass sie schilddrüsenspezifische Autoantikörper besitzen.

Emotionaler Stress spielt auch eine wichtige Rolle, obgleich es sich nicht immer eindeutig sagen lässt, ob die emotionale Belastung die Ursache des Haarausfalls ist oder eine Folge davon. Studien zur objektiven Evaluierung mithilfe standardisierter psychiatrischer Testverfahren (Rorschach Test) zeigten, dass bei über 90% der Patienten mit Alopecia areata psychologische Probleme auftraten. Bei bis zu 29% gab es familiäre Belastungen oder andere psychologische Faktoren, die den Ausbruch bzw. den Verlauf der Krankheit beeinflusst haben könnten.

Klinisches Erscheinungsbild

Die typische Primärläsion besteht aus einer umschriebenen, kahlen und glatten Stelle, die oftmals zufällig von Familienangehörigen, Freunden oder dem Friseur entdeckt wird. Für gewöhnlich treten bald weitere runde oder ovale unbehaarte Stellen auf, meist auf dem Kopf, am Bart oder an den Augenbrauen und Wimpern, selten an anderen behaarten Körperstellen. Die kahlen Stellen sind ca. 1–5 cm groß und voneinander getrennt, selten verschmelzen sie. Die Haare am Rand der Flecken sitzen locker, brechen leicht ab und lassen kurze Stoppelhaare zurück.

An der Primärläsion wächst das Haar in der Regel innerhalb von wenigen Monaten wieder nach. Die Alopezie verläuft meist zyklisch mit weiteren kahlen Stellen, die in ganz unterschiedlichen Abständen auftreten können. Dabei können kleinere, diskrete Stellen ineinander übergehen und die Alopezie großflächig werden lassen. Andererseits kann das Haar auch in großen Mengen ausfallen, ohne dabei ausgesprochen kahle Stellen zu hinterlassen. Das nachwachsende Haar ist in der Regel sehr fein und nicht pigmentiert, wird aber mit der Zeit wieder kräftiger und nimmt die normale Färbung an. Erneuter Haarausfall, während ältere, kahle Stellen nachwachsen, ist nicht ungewöhnlich.

In mehr als 60% der Fälle tritt der Haarausfall zuerst am Kopf auf. Augenbrauen und Wimpern fallen bei den meisten Patienten ebenfalls aus. Bei der Alopecia areata kann sich der Verlust des Haares auf diese Stellen beschränken. Eine Sonderform der Alopecia areata stellt die Ophiasis dar, wobei der Haarausfall entlang des Haaransatzes verläuft. Eine konsequent einseitige Form der Alopecia a. kann in seltenen Fällen als Folge von Kopfverletzungen auftreten.

Obwohl die Alopecia areata in der Regel nicht mit anderen Erkrankungen vergesellschaftet ist, tritt sie gehäuft in Verbindung mit folgenden Krankheiten auf: atopisches Ekzem, Down-Syndrom, Lichen planus und autoimmunen Erkrankungen wie z.B. SLE (Systemischer Lupus erythematodes), Thyreoiditis, Myasthenia gravis und Vitiligo.

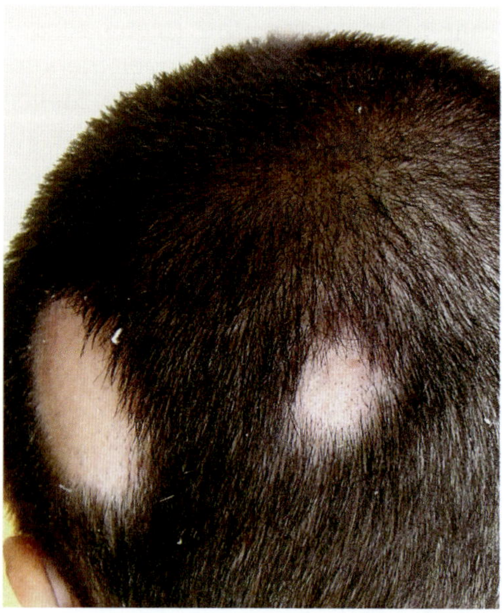

Abb. 95: Alopecia areata

Krankheitsverlauf und Prognose

Bei einer reversiblen Alopecia areata lässt sich in den meisten Fällen ein typischer Krankheitsverlauf erkennen. Bei den Patienten treten anfangs wenige kleine haarlose Stellen auf, die maximal 2–3 cm groß werden und dann für 6–12 Monate stabil bleiben. Danach wächst das anfangs meist weiße Haar wieder nach; das volle Haar ist in der Regel nach 18 Monaten wiederhergestellt.

Bei Patienten, bei denen die Alopezie vor der Pubertät beginnt, fällt die Prognose wesentlich schlechter aus. Das gleiche gilt für Patienten mit sehr großen und/oder zahlreichen Läsionen. Die einzelnen kahlen Stellen können dabei über mehrere Monate hinweg kontinuierlich größer werden, bevor sich die Situation stabilisiert.

Eine schlechte Prognose besteht auch für die atopische Variante der Alopecia areata. Kommt es bereits vor der Pubertät zum kompletten Haarausfall, ist es sehr unwahrscheinlich, dass das Haar vollständig nachwachsen wird.

Unglücklicherweise gibt es immer wieder Patienten mit progressiver Alopezie, die letztendlich zum totalen Haarverlust (Alopecia areata) führt. Bei Patienten, deren Haar komplett wieder nachgewachsen ist, besteht eine 25-prozentige Wahrscheinlichkeit, dass der Haarausfall zu einem späteren Zeitpunkt wieder auftreten wird. Haarausfall am ganzen Körper nennt man Alopecia universalis.

Komplikationen

In vielen Fälle sind auch die Nägel betroffen. Das Symptombild variiert hier von auffälligen Veränderungen der Nagelstruktur bis hin zu diffusen Rillen (längs oder quer). Die Nägel können sich auch ablösen oder gar verkümmern. Trachyonychie, Onychomadesis und rote oder gefleckte Nagelmonde sind eher selten.

Es liegen viele klinische Berichte vor, die die Alopecia totalis mit Katarakt in Verbindung bringen. Das Horner-Syndrom, die ektopische Pupille, Atrophie der Iris oder Tortuositas vasorum retinae sind ebenfalls mit Alopecia areata in Verbindung gebracht worden.

26.2 Telogenes Effluvium

Einleitung und Ätiologie

Dem diffusen Haarausfall (diffuse Alopezie, telogenes Effluvium) liegt eine eine Störung des Haarzyklus zugrunde. Bei gesunden jungen Erwachsenen befinden sich ca. 80–90% der Haarfollikel in der anagenen Phase des Haarzyklus. Andere Faktoren wie Alter, Geschlecht und ethnische Abstammung spielen ebenfalls eine Rolle. Der Begriff „Telogenes Effluvium" wurde von Kligman eingeführt und beschreibt ein frühes, diffuses und exzessives Abstoßen von gesundem Haar als Folge eines verfrühten Übergangs der anagenen Follikel (aktiv) in die telogene Phase (passiv). Dieser Prozess findet in der Regel als Reaktion auf vielfältige Formen von Stress statt. Der Haarfollikel selbst ist dabei gesund und nicht entzündet.

Zu den auslösenden Faktoren gehören: Fieber, Entbindung, eine schwere Geburt, operative Eingriffe, Blutungen (auch Blutspende), Medikamente und Drogen, eine plötzlich und drastisch verringerte Lebensmittelzufuhr („Crash"-Diäten), emotionale Belastung und Kwaschiorkor. Weitere mögliche Ursachen sind eine Schilddrüsenunterfunktion sowie Infektionskrankheiten. Vermehrter Haarausfall kann ebenfalls nach dem Absetzen von oralen Kontrazeptiva auftreten, wenn diese über lange Zeit hinweg eingenommen wurden.

Verlauf und Umfang des Haarausfalls sind mitunter abhängig von der Schwere der auslösenden Faktoren. Zum Teil spielt auch die persönliche Suszeptibilität eine große Rolle.

Inzidenz

Tritt meist im Alter von 30–60 Jahren auf.

Klinisches Erscheinungsbild

Die Patienten kommen meist mit vermehrtem Haarausfall in die Praxis, der sich beim Kämmen oder Haarewaschen bemerkbar macht. Der Haarausfall ist in der Regel diffus, es ist keine deutliche Ausdünnung oder Alopezie zu erkennen.

Der normale, gesunde Haarausfall liegt zwischen 100–150 Haaren täglich, bei einem telogenen Effluvium kann sich das auf über 1000 Haare pro Tag steigern. Bei einem relativ geringen Haarverlust kommt es bei den meisten Patienten zu keiner sichtbaren Ausdünnung des Kopfhaares. Verliert der Patient allerdings große Haarmengen über einen längeren Zeitraum hinweg, wird das Haar schütter. Nur in sehr seltenen Fällen kommt es zum kompletten Haarverlust.

Frauen sind häufiger betroffen als Männer mit Höhepunkten nach einer Entbindung und nach Absetzen oraler Kontrazeptiva. Diese Muster lassen eine hormonelle Beteiligung vermuten. Haarausfall kann allerdings auch als Folge psychischer und physiologischer Belastungen auftreten und deutet auf weitere noch unbekannte Mechanismen hin.

Das postpartale telogene Effluvium beginnt 2–6 Monate nach der Entbindung. Der Haarausfall ist diffus und macht sich in den meisten Fällen am vorderen Drittel der Kopfbehaarung bemerkbar. Der Haarausfall kann 6 Monate oder länger anhalten.

Das postpartale telogene Effluvium betrifft Neugeborene im Alter von wenigen Tagen bis 4 Monaten. Das Haar wächst in der Regel innerhalb von 6 Monaten nach.

Das medikamentös induzierte telogene Effluvium wird mit folgenden Substanzen in Verbindung gebracht: Amphetamine, Aminosalizylsäure, Bromocriptin, Captopril, Kumarin, Carbamazepin, Cimetidin, Danazol, Enalapril u.a.

Krankheitsverlauf und Prognose

Eine ausgesprochene Alopezie tritt in der Regel nicht auf. Bei den meisten Patienten kommt es nach 6–12 Monaten zu einer spontanen Besserung des Haarausfalls, vorausgesetzt, die auslösenden Faktoren können beseitigt werden. Gibt es einen bestimmten auslösenden Faktor, der beseitigt oder behandelt werden kann, ist die Prognose in der Regel sehr gut. Schwieriger ist es bei den chronischen Fällen. In Ausnahmefällen kann lang anhaltendes, hohes Fieber (Typhus) die Haarfollikel dauerhaft zerstören, so dass nur noch eine teilweise Regeneration möglich ist. Bei schwerem, wiederholtem postpartalen telogenem Effluvium kann es ebenfalls zu einer unvollständigen Regeneration kommen.

26.3 Androgenetische Alopezie

Synonym

Bei der androgenetischen Alopezie wird häufig von einem männlichen Verteilungsmuster gesprochen. Dieser Begriff ist allerdings zu eng gesteckt und kann besonders bei weiblichen Patienten zu falschen Diagnosen führen.

Inzidenz

Diese Form des Haarausfalls beginnt nach der Pubertät, bei Männern oft im Alter von 20 Jahren, bei Frauen etwas später (30 J.). Bei Frauen verläuft die androgenetische Alopezie meist diffuser als bei Männern.

Ätiologie

Genetische und hormonelle (androgene) Faktoren spielen vor allem bei Männern eine wichtige Rolle.

Klinisches Erscheinungsbild

Ein erstes Anzeichen für eine androgenetische Alopezie kann ein Ausdünnen der Haare an den Schläfen sein. Die Haarfollikel produzieren feinere, kürzere und hellere Haare, bis die Haare überhaupt nicht mehr nachwachsen. Diese feinen Miniaturhaare ersetzen nach und nach das gesunde, kräftigere Kopfhaar.

Bei Männern gibt es ein typisches Verteilungsmuster. Der Haaransatz an der Stirn und an den Schläfen geht zurück, es entsteht die typische hohe Stirn, anschließend lichtet sich der Scheitel. Der Haarverlust ist dabei an den Schläfen und am Scheitel am meisten ausgeprägt. Der hintere und seitliche Haaransatz ist in vielen Fällen nicht betroffen. Wie stark der Haarausfall im einzelnen Fall ist, hängt hauptsächlich von genetischen Faktoren ab.

Die androgenetische Alopezie bei Frauen stimmt in vielen Fällen nicht mit dem typischen männlichen Verteilungsmuster überein. Hier beginnt der Haarausfall in der Regel am Haaransatz der Stirn und entlang des Scheitels. Als Resultat wachsen so genannte sekundäre Vellushaare zwischen gesunden Haarfollikeln. Der offensichtliche Haarverlust ist oft auf die Scheitellinie begrenzt, an anderen Stellen ist er eher diffus. Das klassische männliche Verteilungsmuster findet man häufiger bei Frauen nach den Wechseljahren.

Krankheitsverlauf und Prognose

Der Verlauf ist in vielen Fällen fluktuierend, mit unveränderter Alopezie über einen langen Zeitraum hinweg oder progressiver Verschlimmerung, was besonders nach den Wechseljahren der Fall sein kann.

In Fällen, in denen keine eindeutige Ursache benannt werden kann, gestaltet sich eine spezifische Behandlung als äußert schwierig.

26.4 Trichotillomanie

Zu Trichotillomanie neigen v.a. Kinder, die die Haare häufig nachts ausreißen und anschließend oft verschlucken. Mädchen unter 10 Jahren sind am häufigsten betroffen.

Klinisches Erscheinungsbild

Eine lokalisierte Alopezie mit Haarwuchs unterschiedlicher Länge ist typisch. Das Haar ist spröde und bricht leicht ab. Das zwanghafte Haareausreißen gehört zu den neurotischen Störungen, in manchen Fällen tritt es aber auch in Verbindung mit Depressionen oder Angstzuständen auf. Eine psychotherapeutische Begleitung ist in diesen Fällen unumgänglich.

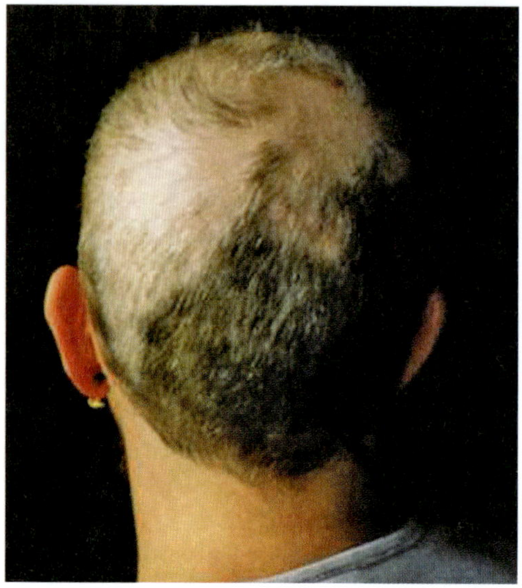

Abb. 96: Trichotillomanie

26.5 Ernährungsbedingte Alopezie

Schon eine beginnende Mangelernährung (Eiweiß- und Kalorienmangel) führt zu Veränderungen in der Haarstruktur und der Haarfarbe. Die Haarfollikel bilden sich zurück (bis zu einem Drittel ihrer eigentlichen Größe), mit Verlust der inneren und äußeren Haarwurzelscheide. Das Haar wird fein, trocken, brüchig und matt. In den frühen Stadien einer ernährungsbedingten Alopezie befinden sich die anagenen und telogenen Phasen noch im Gleichgewicht. Schwarzes Haar kann sich üblicherweise zu diesem Zeitpunkt rötlich färben. Bei vielen Patienten verengt sich auch der Haarschaft und macht es anfälliger für Spliss.

Eisenmangel kann zu diffusem Haarausfall führen, auch wenn keine weiteren Symptome einer Anämie zu erkennen sind.

Bei Zinkmangel tritt der Haarausfall in Verbindung mit anderen Hautsymptomen auf. Ein Mangel an Zink und essenziellen Fettsäuren, was vor allem in Fällen von langer parenteraler Ernährung auftritt, führt zu Erythema, Schuppenbildung auf dem Kopf und auf den Augenbrauen, Blasen und Haarausfall mit trockenem und widerspenstigem Haar. Eine lokale Behandlung mit Distelöl kann in vielen Fällen das Problem beheben.

Bei der Homocystinurie, einer angeborenen Störung des Methioninstoffwechsels, dünnt das Haar aus und wird feiner und heller. Mikroskopische Befunde sind normal, das Haar schimmert aber orangerot, wenn es mit Acridinorange gefärbt und anschließend unter der UV-Lampe untersucht wird. Weitere Merkmale sind geistige Behinderung, ein watschelnder Gang, Wangenröte und Skelettveränderungen.

26.6 Hirsutismus

Definition

Als Hirsutismus bezeichnet man ein männliches Verteilungsmuster der Terminalhaare bei der Frau. Die vermehrte Behaarung befindet sich im Bereich der Koteletten, der Oberlippe, des Kinns, des Brustkorbs und der Brüste, die Schambehaarung dehnt sich auf die Oberschenkel und den Unterleib aus. Weitere Merkmale sind eine veränderte, tiefere Stimmlage, Haarausfall, Hypertrophie der Klitoris, Amenorrhöe und Akne.

Inzidenz

Ein Hirsutismus kommt bei ca. 5–10% der Frauen vor. Die Grenze zwischen Normalzustand und Hirsutismus ist fließend und abhängig vom ethnischen und kulturellen Hintergrund. Hellhäutige Frauen haben im Gesicht, in der Schamgegend und an den Beinen einen stärkeren Haarwuchs als schwarze oder asiatische Frauen.

Ätiologie und charakteristische Merkmale

Stress ist eine der Hauptursachen des Hirsutismus. Gleichzeitig ist Stress eine der wichtigsten Folgeerscheinungen dieser Erkrankung.

Die Mehrzahl der Frauen mit Hirsutismus ist übergewichtig und hat einen unregelmäßigen Menstruationszyklus. Gelingt es den betroffenen Frauen, ihr Gewicht zu reduzieren, nehmen in der Regel auch die Zyklusstörungen und die Körperbehaarung ab.

Die Ursachen sind vielfältig, sind aber in vielen Fällen auf eine erhöhte Produktion von Androgenen zurückzuführen. Ursachen hierfür können ein polyzystisches Ovarialsyndrom, ein Hypophysenadenom oder androgenproduzierende Tumoren der Eierstöcke oder der Nebenniere sein.

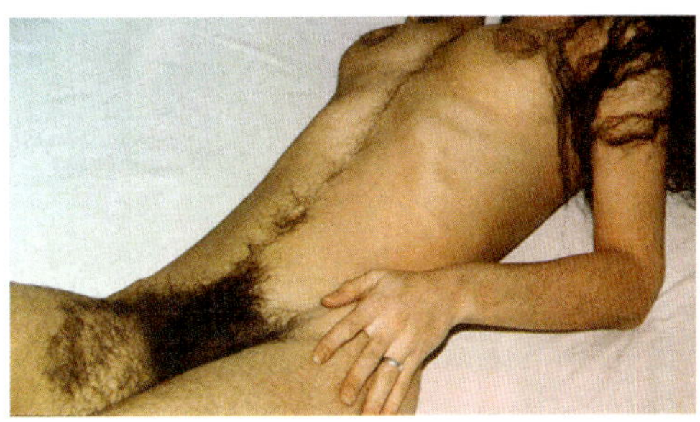

Abb. 97: Hirsutismus

A. Therapie zur Behandlung eines Hirsutismus

Wie Sie wissen, ist eine medizinische Behandlung der Ursache in diesen Fällen unerlässlich. In meiner Praxis gehört das polyzystische Ovarialsyndrom zu den häufigsten Ursachen. An dieser Stelle möchte ich noch einmal betonen, dass spezifische Mittel wie *Thiosinaminum* überhaupt keinen Nutzen haben und in vielen Fällen Schaden anrichten können. Das gleiche gilt für viele Methoden zur Haarentfernung. Wirklich hilfreich sind Zwischenmittel wie *Thyreoidinum, Thuja, Carcinosinum, Medorrhinum und Syphilinum.* Man sollte sich immer vor Augen führen, dass die Behandlung eines Hirsutismus sehr langwierig ist (3–5 Jahre) und viel Überzeugungsarbeit mit der Patientin nötig sein wird, sich auf die Behandlung einzulassen. In den ersten 3–6 Monaten nach Behandlungsbeginn ist die Reaktion meist verhalten, auch wenn das richtige Mittel gegeben wurde. Das Mittel sollte in einer niedrigen Potenz häufig wiederholt werden, um eine Erstverschlimmerung zu vermeiden. Eine gute Alternative bieten hier auch die LM-Potenzen.

26.7 Pruritus der Kopfhaut

Inzidenz
Am häufigsten sind ältere Menschen oder Menschen im mittleren Alter betroffen.

Ätiologie
Eine eindeutige Ursache ist nicht bekannt.

Klinisches Erscheinungsbild
Hier handelt es sich um einen meist krampfhaften und heftigen Juckreiz. In vielen Fällen kommt es bei Stress oder Müdigkeit zu einer Verschlimmerung.

26.8 Tinea capitis

Synonym
Tinea capitis superficialis, Tinea capillitii.

Inzidenz
Bei der Tinea capitis handelt es sich um eine infektiöse Dermatophytose, die vor allem bei Schulkindern auftritt. Kleinkinder und ältere Menschen sind weniger häufig betroffen. Jungen sind besonders anfällig für diese Krankheit, da sie in der Regel ihr Haar kürzer tragen, öfter die Haare schneiden lassen und ihre Mützen tauschen.

Ätiologie
Zu den Erregern gehören unterschiedliche Arten von Microsporum und Trichophyton. Eine Übertragung von Tieren auf den Menschen ist möglich.

Klinisches Erscheinungsbild

Die Infektion kann klinisch in zwei verschiedenen Varianten verlaufen: entzündlich und nicht entzündlich. Tinea capitis zeichnet sich durch runde oder ovale, schuppige Herde aus, in denen die Haare kurz über dem Haarboden abbrechen. Sind die Haare nicht mehr zu tasten, kann man sie in der Regel als kleine schwarze Punkte innerhalb der kahlen Stellen erkennen. Prädilektionsstellen sind der Hinterkopf und die Seiten des Kopfes über den Ohren. Das klinische Bild kann je nach Erreger unterschiedlich ausgeprägt sein, aber es kommt immer zu Haarverlust mit Rötung und Schuppung in unterschiedlichem Ausmaß.

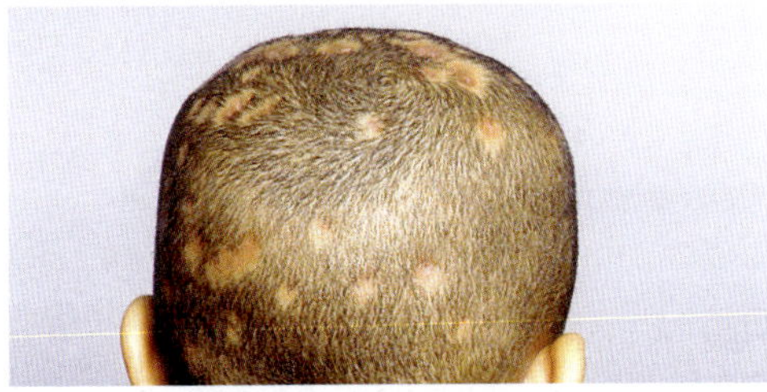

Abb. 98: Tinea capitis

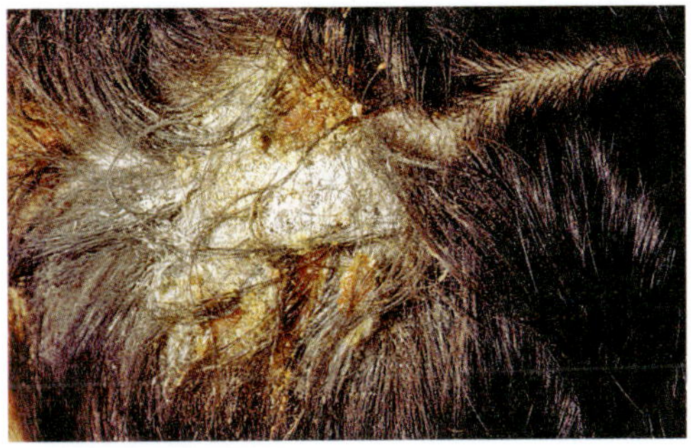

Abb. 99: Tinea capitis Nahaufnahme

26.9 Tinea amiantacea

Synonym

Keratosis follicularis amiantacea, Pityriasis amiantacea.

Definition

Eine durch massive Krusten bildende, die Kopfhaare verklebende, durch silbrige Schuppung gekennzeichnete Reaktion am behaarten Kopf, wobei die Kopfhaut gerötet sein kann. Die Erkrankung ist der Psoriasis und der seborrhoischen Dermatitis sehr ähnlich und kann leicht mit ihr verwechselt werden.

Ätiologie

Die Reaktion tritt sehr wahrscheinlich als Komplikation (sekundäre Infektion) einer seborrhoischen Dermatitis, Psoriasis oder Lichen simplex auf.

Klinisches Erscheinungsbild

Das klinische Bild besteht aus dicken, asbest ähnlichen (amiantacea), glänzenden, silbrig weißen oder mattgrauen Schuppen oder Krusten, die übereinander liegen und sich schichtweise um die Haare herumlegen. Die Läsionen sind in der Regel scharf begrenzt und relativ klein, können sich aber in Ausnahmefällen über die gesamte Kopfhaut verteilen. Die Kopfhaut ist meist gerötet und feucht oder erythematös und schuppig. Es können auch Symptome einer Psoriasis, seborrhoischen Dermatitis oder eines Lichen simplex vorliegen. In den meisten Fällen kommt es an den stark schuppenden Stellen zu Haarausfall. Das Haar wächst wieder, sobald die Krankheit erfolgreich behandelt werden konnte und die Schuppung verschwindet.

26.10 Therapie bei Erkrankungen des Haares

Haarausfall

In der homöopathischen Praxis gehört der Haarausfall zu den häufigen Beschwerden. Als Arzt sollte man immer sorgfältig behandeln und auch in diesen Fällen gründlich untersuchen, um eine Atrophie oder Vernarbung der Kopfhaut ausschließen zu können. Eine Atrophie kann man anhand der runzeligen, dünnen Kopfhaut mit reduzierter Spannkraft erkennen. Eine Vernarbung der Haut führt zu einer verdickten, glänzenden Hautoberfläche, die Haut wird runzelig und verliert an Spannkraft. Man muss hier ebenfalls bedenken, dass auf einer vernarbten Kopfhaut kein Haarwuchs mehr möglich ist. Schon allein aus diesem Grund sollte man die Ursache des Haarausfalls ausfindig machen und erst dann mit der Behandlung beginnen. Es lohnt sich immer, mit dem Patienten über die Bedeutung einer guten, ausgewogenen Ernährung und einer angemessenen Haarpflege zu sprechen. Wichtig ist auch ein guter allgemeiner Gesundheitszustand.

Empfehlungen für den Patienten

- Vermeiden Sie unnötiges Kämmen und eine häufige Haarwäsche.
- Bleiben Sie bei bewährten Pflegeprodukten und vermeiden Sie einen häufigen Wechsel des Shampoos.
- Besonders Patienten mit seborrhoischer Dermatitis sollten Haaröl und ölhaltige Produkte meiden.

Haarausfall aufgrund infektiöser Vorgänge fällt unter das tuberkulinische Miasma. Ist der Haarausfall jedoch auf eine Zerstörung der Haarwurzel, wie es zum Beispiel bei Psoriasis und den Pyodermien der Fall ist, zurückzuführen, ist die Ursache ausschließlich syphilitisch. Haarausfall als Folge einer Seborrhö ist dem sykotischen Miasma zuzuordnen. Haarausfall, der einem männlichen Verteilungsmuster folgt, ist fast immer syphilitisch bedingt, der Haarausfall bei Alopecia areata tuberkulinisch. Die miasmatischen Besonderheiten sind wichtig, da sie bei der Wahl des passenden Zwischenmittels sehr hilfreich sind.

Man sollte Haarausfall niemals rein symptomatisch mit spezifischen Mitteln wie *Wiesbaden aqua, Phosphorus* oder *Thallium* behandeln. Mit diesen Mitteln kann man lediglich kurzzeitige Ergebnisse erzielen, langfristig aber keine Veränderung in der Suszeptibilität des Patienten bewirken.

Auch in diesen Fällen hat sich die Konstitutionsbehandlung bewährt und ich möchte an dieser Stelle ein paar Empfehlungen für die Praxis festhalten:

- Wenn Sie einen Patienten behandeln, dessen Symptombild sich auf Haarausfall beschränkt und bei dem keine weiteren systemischen Beschwerden vorliegen, verabreichen Sie eine Einzelgabe des Konstitutionsmittels in einer hohen Potenz. Achten Sie darauf, das Mittel nicht zu oft zu wiederholen.
- Behandeln Sie einen Patienten mit sekundärem Haarausfall als Folge einer anderen Erkrankung wie Anä-

mie, Diabetes, Infektionen, Schuppen etc., dann geben Sie ein Konstitutionsmittel und wiederholen dies häufig.

- Gibt man Zwischenmittel, dann sollte man die Nosoden oft und in hohen Potenzen verabreichen, besonders bei Fällen von Alopecia areata und Alopezie mit männlichem Verteilungsmuster.
- In den frühen Jahren meiner Praxis habe ich für Alopecia areata oft *X-ray* erfolgreich verschrieben. Später bin ich dann auf Leprominium (ein Mittel, das aus potenzierten Leprabazillen gewonnen wird) umgestiegen. Seit kurzem verordne ich oft Methotrexate und Adrenomycin.

Tinea

Tinea ist eine infektiöse Krankheit und fällt somit unter das tuberkulinische Miasma. Der Behandlungsansatz ist auch hier konstitutionell, die Anwendung von Nosoden als Zwischenmittel kann aber den Heilungsprozess beschleunigen.

Trichotillomanie

Die Trichotillomanie ist eine psychische Störung und gehört zum sykotischen Miasma. Begleitend zur homöopathischen Behandlung empfehle ich eine psychotherapeutische oder psychoanalytische Begleitung des Patienten. Der Schlüssel in der Behandlung dieser Patienten liegt darin herauszufinden, woher der Stress und die Frustration in ihrem Leben kommen, und ihnen dabei zu helfen, diese zu überwinden.

Wichtige homöopathische Mittel bei Erkrankungen des Haares

Aloe socotrina	→	Das Haar fällt büschelweise aus und hinterlässt kahle Stellen. Die Wimpern fallen ebenfalls aus; häufig in Verbindung mit einem Stirnkopfschmerz.
Ammonium muriaticum	→	Große Ansammlungen von Schuppen wie Kleie, begleitet von Haarausfall. Das Haar sieht leblos und stumpf aus mit heftigem Juckreiz auf dem Kopf.
Antimonium crudum	→	Haarausfall durch nervösen Kopfschmerz.
Arsenicum album	→	Das Berühren der Haare bereitet Schmerzen, kahle Stellen an oder nahe der Stirn. Die Kopfhaut ist mit trockenen Schuppen bedeckt, sieht rau und schmutzig aus, was sich manchmal sogar bis zur Stirn, zum Gesicht und zu den Ohren erstreckt.
Aurum metallicum	→	Syphilitische Alopezie.
Anantherum muriaticum	→	Haarausfall von Bart und Augenbrauen.

Barium carbonicum →	Alopezie besonders am Scheitel. Die Kopfhaut von jungen Menschen ist sehr berührungsempfindlich.
Borax veneta →	Das Haar ist rau und widerspenstig, es lässt sich nicht glatt kämmen. Die Haarspitzen sind verworren und kleben zusammen.
Calcium carbonicum →	Das Haar fällt vor allem beim Kämmen aus. Trockenes Haar, die Kopfhaut ist sehr empfindlich mit gelblichen oder weißen Schuppen. Empfindung von Kälte außen um den Kopf herum.
Cantharis vesicatoria →	Das Haar fällt vor allem während der Schwangerschaft und der Stillzeit beim Kämmen aus. Enorm viele Schuppen, die Kopfhaut ist ebenfalls schuppig.
Carbo vegetabilis →	Haarausfall mit großer Druckempfindlichkeit nach einer schweren Erkrankung oder Missbrauch von Quecksilber. Besonders viel Haarausfall am Hinterkopf nach einer schweren Erkrankung oder nach der Entbindung.
Cinchona officinalis →	Viel Schweiß am Haar mit Haarausfall.
Fluoricum acidum →	Große, völlig kahle Stellen. Das nachwachsende Haar ist trocken, matt und bricht leicht ab. Der Patient muss sein Haar oft kämmen, wodurch es an den Spitzen verfilzt. Haarausfall mit Juckreiz auf dem Kopf. Haarausfall als Folge von Syphilis.
Graphites →	Haarausfall am Bart und an den Augenbrauen.
Helleborus niger →	Ausfallen der Augenbrauen und der Schamhaare.
Hepar sulphuris →	Sporadischer Haarausfall mit kleinen kahlen Stellen.
Hypericum perforatum →	Alopezie als Folge von Kopfschmerzen, die durch eine Gehirnerschütterung entstanden sind.
Kalium carbonicum →	Alopezie nach Fieber, rezidivierender Haarausfall mit trockenem Haar und Schuppen.

Lycopodium clavatum	→	Die Haare werden vorzeitig grau. Haarausfall nach Erkrankungen des Verdauungstraktes oder nach der Entbindung, mit Brennen und Jucken der Kopfhaut, besonders tagsüber beim Warmwerden durch körperliche Anstrengung.
Mancinella	→	Haarausfall nach akuten, schweren Erkrankungen.
Mercurius solubilis	→	Haarausfall an den Seiten und Schläfen ohne Kopfschmerzen.
Natrium muriaticum	→	Haarausfall bei Berührung, hauptsächlich an der Stirn, den Schläfen und am Bart. Die Kopfhaut ist sehr empfindlich. Die Gesichtshaut glänzt, als sei sie fettig.
Nitricum acidum	→	Reichlicher Haarausfall, vor allem an der Haarkrone, dort mit Hautausschlag. Kann als Folge von Syphilis, nervöser Kopfschmerzen, Schwäche oder Auszehrung auftreten. Die Kopfhaut ist sehr empfindlich.
Petroleum	→	Juckreiz auf dem Kopf mit heftig vielen Schuppen und Haarausfall.
Phosphoricum acidum	→	Das Haar verändert sich bei jungen Menschen als Folge von nagendem Kummer.
Phosphorus	→	Runde, völlig unbehaarte Stellen am Kopf, das Haar fällt über der Stirn und an den Seiten über den Ohren büschelweise aus; die Haarwurzeln scheinen trocken zu sein, die kahlen Stellen sehen hell, weiß und glatt aus. Reichlich viele Schuppen.
Plumbum metallicum	→	Das Haar ist sehr trocken und fällt sogar am Bart aus.
Sarsaparilla officinalis	→	Mercuro-syphilitische Beschwerden des Kopfes mit Haarausfall und empfindlicher Kopfhaut.
Selenium metallicum	→	Das Haar fällt beim Kämmen aus; Haarausfall auch vom Bart, den Koteletten und den Augenbrauen. Kribbeln und Jucken auf der Kopfhaut, die sich zusammengezogen und gespannt anfühlt.
Sepia officinalis	→	Haarausfall nach chronischen Kopfschmerzen.

Silicea terra →	Vorzeitige Kahlköpfigkeit. Juckreiz auf der Kopfhaut vor den Menses.
Sphingurus martini →	Haarausfall, vor allem an Bart und Backenbart.
Staphysagria →	Das Haar fällt vorwiegend am Hinterkopf und an den Ohren aus, mit Schuppen oder einem feuchten, stinkenden Hautausschlag auf der Kopfhaut.
Sulphur →	Das Haar ist sehr widerspenstig – körnig, hart und matt, wächst in alle Richtungen. Wundes Gefühl, wenn man die Kopfhaut berührt. Heftiger Juckreiz am Kopf, der durch Bettwärme schlimmer wird.
Thuja occidentalis →	Weiße Schuppen mit trockenem Haar.
Vinca minor →	Haarausfall an vereinzelten Stellen, das nachwachsende Haar an diesen Stellen ist weiß. Die Kopfhaut nässt und verfilzt das Haar. Unwiderstehliches Verlangen zu kratzen.
Wiesbaden aqua →	Dieses Mittel lässt das Haar schneller und mit einer dunkleren Schattierung nachwachsen.

Repertorium

- **Kopf, Haare, Kahlköpfigkeit:** abrot, all-s, ambr, anac, apis, arn, aur, bar-c, fl-ac, graph, hell, hep, lyc, med, morg-p, nat-m, phos, pix, rosm, sep, sil, sulph, syc, syph, thal, vinc, zinc.
  - Flecken, in: apis, ars, calc, calc-p, carb-an, cupr-s, fl- ac, graph, hep, kali-p, kali-s, lyc, morg-p, phos, psor, sep, tell, tub, vinc.
  - Gonorrhö, nach: kali-s.
  - jungen Menschen, bei: arund, bac, bar-c, lyc, sil, tub.
- **Kopf, Haare, Haarausfall:** abrot, ail, all-c, alum, alum-p, am-c, am-m, ambr, ant-c, ant-t, anthraco, apis, arn, ars, ars-i, ars-s-f, art-v, arund, asc-t, aur, aur-ar, aur-m, aur-m-n, aur-s, bac, bar-c, bar-s, bell, bov, bry, bufo, calc, calc-i, calc-p, calc-s, calc-sil, canth, carb-an, carb-v, carbn-s, carl, caust, cean, cere-b, chel, chin, chlol, chrysar, cinch, colch, con, cop, crot-c, crot-h, cupr-s, des-ac, dulc, elaps, ferr, ferr-ar, ferr-m, ferr-ma, ferr-p, fl-ac, form, glon,

graph, hell, hell-f, hep, hipp, hippoz, hyper, ign, iod, jab, kali-ar, kali-bi, kali-c, kali-i, kali-n, kali-p, kali-s, kali-sil, kreos, lach, mag-c, manc, med, merc, merc-c, mez, morg-p, naja, nat-c, nat-m, nat-p, nat-sil, nit-ac, nuph, oena, ol-j, op, osm, par, ped, petr, ph-ac, phos, pilo, pitu-p, pix, plb, psor, rein, rhus-t, rhus-v, rosm, sabin, sanic, sars, sec, sel, sep, sil, sphing, spira, staph, streptoc, stry-ar, sul-ac, sul-i, sulph, syc, syph, tab, tax, tep, thal, thal-act, thal-met, thuj, thyr, tub, ust, vesp, vinc, weis, zinc, zinc-p.

- eine Hand voll: carb-v, lyc, mez, phos, rein, sulph, syph, thal.
- Entbindung, nach der: calc, canth, carb-v, hep, lyc, nat-m, nit-ac, sep, sil, sulph.
- Erkrankung
  - Abdomens, nach Erkrankung des: lyc.
  - akute, erschöpfende Erkrankung folgend, auf: carb-v, manc, thal.
- Hinterkopf: calc, carb-v, chel, hep, merc, petr, phos, sep, sil, staph, sulph.
- Kämmen der Haare, beim: canth.
- Kummer, durch: caust, graph, ign, lach, lyc, nat-m, ph-ac, staph.
- Laktationsperiode, in der: nat-m.
- Menopause: lyc, phos, sep.
- Scheitel, am: bar-c, graph, lyc, thuj.
- Schmerz im Kopf, mit: ant-c, nit-ac, sep, sil, syph, thuj.
- Schwangerschaft, agg. während der: lach.
- Seiten: ars, bov, calc, graph, kali-c, merc, ph-ac, phos, staph, zinc.
- Stellen, an kleinen: alum, apis, ars, bac, calc, calc-p, canth, carb-an, chin-b, cortiso, fl-ac, graph, hep, ign, iod, kali-p, lepr, lyc, nat-m, petr, phos, psor, syph, tell, tub.
  - ersetzt durch, und wird graues, weißes, wolliges Haar: vinc.
  - Gefühlen, nach unterdrückten: staph.
  - Kummer, nach: ign, staph.
- Stirn: ars, bell, hep, merc, nat-m, phos, sil.
- Verletzung, nach einer: hyper.

- Auge, Haare, Haarausfall, Wimpern: alum, apis, ars, aur, aur-ar, bufo, calc-s, chel, chlol, euphr, kali-c, lepr, med, merc, nat-m, petr, ph-ac, psor, rhus-t, sel, sep, sil, staph, sulph.

- Brust, Haarausfall: ph-ac.

- Gesicht, Haare, Haarausfall

- Augenbrauen: agar, ail, alum, anan, aur-m, bell, borx, caust, hell, kali-c, merc, mill, nit-ac, par, ph-ac, plb, pl-act, sanic, sel, sil, sulph.
  - seitliche Hälfte: lach, thuj.
- Backenbart: agar, alum, ambr, anan, aur-m, calc, carb-an, graph, kali-c, nat-c, nat-m, ph-ac, plb, sanic, sel, sil.
  - Kummer, nach: ph-ac.
- Bart: psor, tub.
- Schnurrbart: bar-c, kali-c, nat-m, plb, sel, tub.
  - Links: tub.

- Männliche Genitalien, Haarausfall: alum, bell, hell, merc, nat-c, nat-m, nit-ac, ph-ac, rhus-t, sars, sel, zinc.

- Weibliche Genitalien, Haarausfall: alum, hell, nat-m, nit-ac, ph-ac, rhus-t, sel, sulph, zinc.

- Entbindung, nach der: nat-m.
- Leukorrhöe, agg.: alum, graph, lyc, nat-m, phos, sulph.

- Haut, Haare, Haarausfall: alum, ars, calc, carb-an, carb-v, graph, hell, hist, kali-c, lach, lat-m, nat-m, op, phos, sabin, sec, sel, sulph, tub.

- Allgemeines, Haare, Haarausfall: alum, ph-ac, sel.

Fallbeispiel

Tinea capitis

Eine 55-jährige Patientin ließ sich wegen eines Ausschlags am Kopf behandeln, der sich fast über die gesamte Kopfhaut, die Ohren und die Stirn zog. Die Borken waren gelbgrün, groß und dick. Das Haar klebte durch den Eiter zusammen und die Stirn war feuerrot. Die betroffenen Stellen juckten und waren sehr schmerzhaft. Die Patientin ist leicht reizbar und sagt, dass sie sich nicht wohlfühlt, obgleich sie im Großen und Ganzen gesund ist. Als junge Frau hatte sie einmal eine Tinea capitis gehabt, die schulmedizinisch behandelt worden war. Seitdem war sie mit konventionellen Medikamenten behandelt worden, der Ausschlag war unterdrückt worden und wurde jetzt schlimmer.

Sie bekam *Mezereum C1000*. Nach einer Woche hatte sich der Ausschlag verändert: Der Ausschlag auf der Stirn war fast vollständig verschwunden. Die Patientin berichtete außerdem, dass sie sich seit langem nicht mehr so wohl gefühlt habe. Seit sie das Mittel genommen hatte, hatte die Patientin dreimal eine hellrote Blutung aus dem Rektum gehabt; die Blutungen waren reichlich, sie hatte aber keine Schmerzen oder fühlte sich krank. Das Mittel wurde nicht wiederholt, der Gesundheitszustand der Patientin verbesserte sich kontinuierlich und der Ausschlag verschwand allmählich. Die Patientin sagte, sie fühle sich so wohl wie ein junges Mädchen.

Wegen der dicken, gelbgrünen Borken kam ich auf das Mittel *Mezereum*. Bei *Lycopodium* sind die Borken feucht und *Rhus*-Ausschläge zerstören das Haar. *Staphysagria* hat auch einen krustigen Ausschlag, allerdings fehlte in diesem Fall ein wichtiges *Staphysagria*-Symptom, denn bei *Staphysagria* wechselt der Juckreiz beim Kratzen die Stelle und die betroffene Stelle wird feuchter (Dr. Burnett).

27

Erkrankungen der Nägel

Bei einer Untersuchung der Nägel sollte man folgende Merkmale festhalten: Form und Umriss, Glanz, Transluzenz, Beschaffenheit, Verformungen und Struktur. Zur Beurteilung der Nagelstruktur sollten Hypo- und Eponychium, der Nagelwall, das Nagelbett, die Nagelplatte mit Wurzel, Lunula sowie der eigentliche Nagel mit einbezogen werden.

Für die klinische Praxis ist es äußerst wichtig, den Aufbau und die Beschaffenheit der Nägel akkurat beschreiben zu können, um die oft so vagen Aussagen bezüglich möglicher pathologischer Veränderungen zu vermeiden. Bei den Symptomen werden Form, Oberflächenbeschaffenheit und Farbe unterschieden.

27.1 Veränderungen der Nagelform

A. Trommelschlägelfinger

Synonym
Kolbenfinger.

Ätiologie
Man unterscheidet zwei Varianten: Idiopathische Trommelschlägelfinger (TSF) sind vererbt und werden auch als „untypische" Trommelschlägelfinger bezeichnet, da sie kein Symptom einer Erkrankung im herkömmlichen Sinne sind. Sekundäre TSF treten als Symptom bei bestimmten Erkrankungen auf, insbesondere bei Lungenerkrankungen (Karzinom, Abszesse, interstitielle Fibrose, Bronchiektasen etc.), Herzkrankheiten (infektiöse Endokarditis, Herzfehler mit Rechts-Links-Shunt etc.), Erkrankungen der Leber (biliäre Zirrhose), Erkrankungen der Verdauungsorgane (entzündliche Darmerkrankungen) oder Erkrankungen der Schilddrüse. Typisch ist eine begleitende Periostitis mit periostaler Knochenneubildung in den Phalangen, den Mittelhandknochen und in den distalen Enden von Ulna und Radius.

Klinisches Erscheinungsbild
Bei den so genannten Trommelschlägelfingern kommt es zu deutlich sichtbaren Auftreibungen von Finger- und Zehenendgliedern als Folge einer chronischen Hypoxie. Typische Merkmale

sind die sowohl transversale als auch longitudinale Wölbung der Nägel und die Auftreibung des Nagelbettes.

B. Koilonychie

Synonym
Löffelnägel, Hohlnägel

Ätiologie
Bei einem Großteil der betroffenen Patienten besteht eine familiäre Belastung mit einer autosomal dominanten Veranlagung. Hohlnägel können aber auch aufgrund eines chronischen Eisenmangels oder in Verbindung mit dem Plummer-Vinson-Syndrom oder einer Hämochromatose auftreten.

- Koilonychie kann außerdem mit folgenden Krankheiten vergesellschaftet sein: Syphilis, Polyzythämie, Acanthosis nigricans, Psoriasis, Lichen planus, Raynaud-Krankheit, Sklerodermie, Akromegalie, Über- und Unterfunktion der Schilddrüse, Monilethrix, palmare Hyperkeratose und Steatocystoma multiplex.
- Eine signifikante Anzahl der Fälle ist idiopathisch.
- Eine Verletzung der Hände in Verbindung mit Kälteeinwirkung kann u. U. zu Hohlnägeln führen.

Klinisches Erscheinungsbild
Als Koilonychie (vom Griechischen *koilos*: hohl, onych: Nagel) bezeichnet man Nägel mit muldenförmiger Eindellung der Nagelplatte und erhöhter Brüchigkeit. Bei Löffelnägeln verformt sich die normalerweise konvex gekrümmte Nagelplatte im Zentrum konkav, bzw. löffelartig, wodurch die Nagelränder nach oben gebogen werden. Die Nagelplatte kann dabei verdickt, ausgedünnt, weich oder völlig normal sein. Die löffelartige Form ist meist so stark ausgeprägt, dass sich ein Tropfen Wasser auf der gekrümmten Nageloberfläche sammeln kann ohne abzulaufen.

Alle Finger- und Zehennägel können betroffen sein, am augenscheinlichsten ist die Koilonychie jedoch meist am Daumen und am großen Zeh.

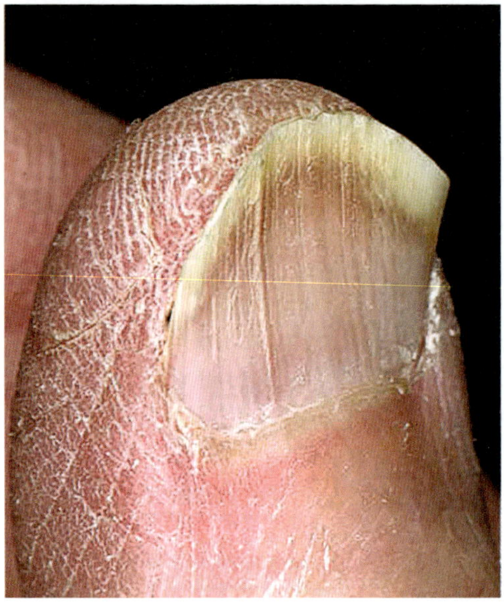

Abb. 100: Koilonychie

C. Lockere Nägel

Ein Verlust der Finger- oder Zehennägel kann folgende Ursachen haben:

- Eine Onychomadesis (Ablösen der Nagelplatte) kann idiopathisch bedingt sein und beginnt in diesen Fällen meist am proximalen Ende. Die Nagelplatte kann sich auch als Folge einer systemischen Erkrankung ablösen oder auf eine Penizillinallergie, eine neurologische Störung, eine Peritonealdialyse oder eine Mykose zurückzuführen sein.

- Die Onychomadesis kann als Folge von Dermatosen, Lichen planus, Psoriasis pustulosa und Paronychie auftreten.
- Berichte über traumatisch bedingten, familiär veranlagten oder nicht entzündlichen Nagelverlust sind ebenfalls bekannt, meist sind die Veränderungen dann mit Zahnerkrankungen vergesellschaftet.

D. Onycholyse und Onychomykose

Bei der Onycholyse findet eine spontane (distal und/oder lateral beginnende), nach proximal fortschreitende Ablösung der Nagelplatte vom Nagelbett statt. In Fällen von Psoriasis beginnt die Ablösung des Nagels als ovaler, subungualer Psoriasisherd („Ölfleck") in der Mitte der Nagelplatte.

Die Nagelplatte selbst ist glatt und fest ohne Anzeichen von entzündlichen Prozessen. Schmerzen treten in der Regel nur bei bestehenden Verletzungen oder aktiven Infektionen auf. Unter den Stellen, an denen sich der Nagel ablöst, sammeln sich Luft, Hautpartikel, Exsudate und Bakterien, sie sind deshalb weiß oder gelb verfärbt. Das Nagelbett ist an den betroffenen Stellen meist rötlich braun verfärbt, was die darunter liegenden entzündlichen Prozesse erkennen lässt. Bei einer dauerhaften Onycholyse (mehrere Monate) färbt sich das Nagelbett dunkel und wird unregelmäßig dick. Frauen sind häufiger betroffen als Männer. Die Onycholyse tritt in der Regel sekundär als Folge einer Nagelverletzung oder Infektion mit Candida albicans oder Pseudomonas pyocyanea auf. Bei hartnäckigen und lang anhaltenden Infektionen nimmt die Wahrscheinlichkeit einer vollständigen Regeneration des Nagels stetig ab, da das freiliegende Nagelbett zunehmend verhornt und ein Anwachsen des Nagels nicht mehr möglich ist.

Ist die Onycholyse auf eine Infektion mit dem Dermatophyten *Trichophyton rubrum* zurückzuführen, spricht man von einer Onychomykose (Tinea unguium). Im Verlauf einer Onychomykose sammelt sich weiches, gelb gefärbtes Keratin zwischen der losen Nagelplatte und dem Nagelbett an. Schließlich löst sich die Nagelplatte komplett ab, der Nagel verformt sich, wird dick und färbt sich gelb. Druck durch eng sitzende Schuhe kann an den betroffenen Nägeln Schmerzen verursachen.

Eine Onychomykose befällt vorzugsweise den großen Zeh, Männer sind häufiger betroffen als Frauen, Kinder nur in seltenen Fällen.

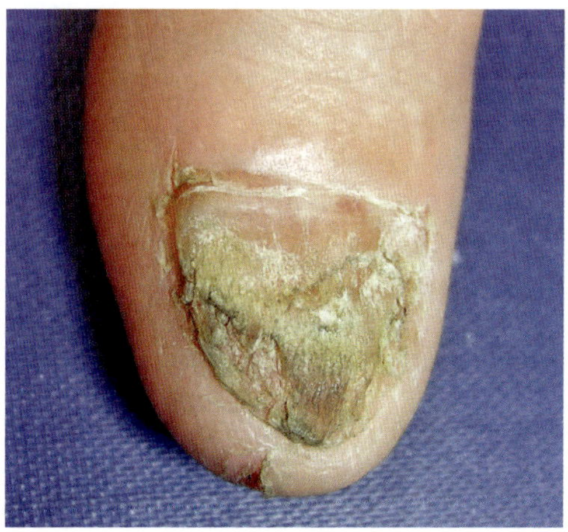

Abb. 101: Onychomykose

Ätiologie
Neben den bekannten Infektionsmechanismen gibt es die so genannte „idiopathische" Onycholyse, die spontan und ohne ersichtliche Ursache auftritt.

Behandlung
Ein erkrankter Nagel sollte vorsichtig zurückgeschnitten und jegliches weitere Trauma vermieden werden. Bei Onychomykosen sollte man darauf achten, dass das Nagelbett sauber und trocken gehalten wird, um eine Ausbreitung des Pilzes zu vermeiden.

E. Pterygium unguis

Beim Nagelpterygium wächst das Nagelhäutchen über die Nagelplatte. Der Nagel hat eine flügelähnliche Form mit einer zentral verlaufenden Hautbrücke, die den Nagel (meist in zwei) Stücke teilt.

Dem Nagelpterygium gehen immer entzündliche Veränderungen voraus, durch die die Nagelmatrix zerstört und durch fibrotisches Gewebe ersetzt wird. Die resultierende Fibrose führt zu einer Fusion des proximalen Nagelwalls mit dem darunter liegenden Nagelbett und somit zu einer Beeinträchtigung des gesunden Nagelwachstums.

Ätiologie
Das Nagelpterygium ist besonders häufig vergesellschaftet mit:

- Traumen
- Lichen planus
- Lepra
- Idiopathischer Atropie des Nagels
- Störungen der peripheren Zirkulation
- Sarkoidose

F. Pterygium inversum unguis

Beim ventralen Pterygium (Pterygium inversum unguis) ist das distale Nagelbett betroffen, dem die ventrale Oberfläche der Nagelplatte aufliegt. In diesem Fall dehnt sich das Epithel des Nagelbettes nach vorne aus und führt zu einer Verlängerung des Hyponychiums in eine mehr distale und ventrale Lage (ähnlich wie Klauennägel). Der darüber liegende Nagel kann dabei völlig intakt sein, das benachbarte Gewebe ist jedoch meist schmerzhaft, vor allem dann, wenn die Finger bewegt oder berührt werden (Schreiben, Maniküre).

Ätiologie
In seltenen Fällen angeboren, meist aber im Gefolge von Traumen, systemischer Sklerose, systemischem Lupus erythematodes oder Raynaud-Phänomen.

G. Subunguale Hyperkeratose

Bei der subungualen Hyperkeratose führt die Verhornung des Nagelbetts und des Hyponychiums zu einer Verdickung der Nagelplatte und weiteren sehr unterschiedlichen lokalen Veränderungen. Die Nagelplatte verhindert dabei eine Abstoßung des überschüssigen squamösen Zellmaterials vom Epithel des Nagelbettes. Dieses Zellmaterial verfestigt sich und kann nur noch distal als trockene, weiße oder gelbliche Masse mit dem wachsenden Nagel abgestoßen werden.

Ursachen für eine subunguale Hyperkeratose können u. a. folgende Krankheiten sein: Onychomykose, Warzen, Psoriasis, Pityriasis rubra pilaris, Ekzeme, Skabies etc.

H. Niednagel

Ein Niednagel ist ein abgelöster, aber noch fest sitzender schmaler Hautstreifen zur Seite der Nägel. Dieser kann schmerzhaft einreißen und vereinzelt auch Entzündungen verursachen. Die Hautstreifen können sehr störend sein, was die meisten Patienten dazu veranlasst den Hautstreifen abzubeißen, was zu schmerzhaften Entzündungen führen kann. Um dies zu vermeiden, sollte man den Niednagel möglichst nahe am Ansatz abschneiden.

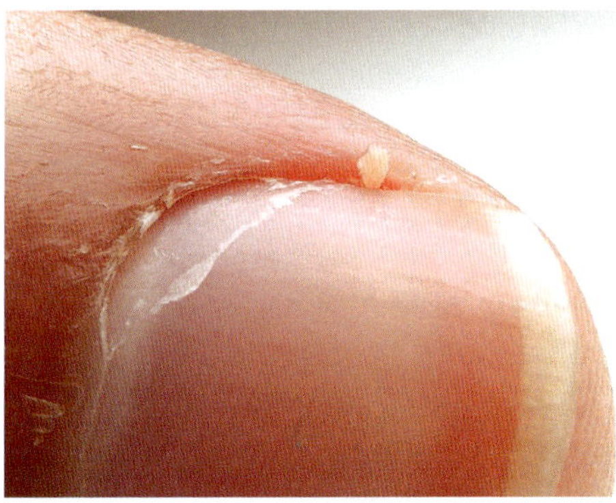

Abb. 102: Niednagel

I. Verdickte Nägel

Eine Beeinträchtigung der peripheren Blutzirkulation und insbesondere der Durchblutung des Nagelbetts können zu einer Verdickung und Gelbfärbung der Nagelplatte führen und ist meist – je nach Ursache - mit einer Verformung des Nagels verbunden.

Zu den häufigsten Ursachen gehören Psoriasis, Ekzeme, Traumen und Onychomykose.

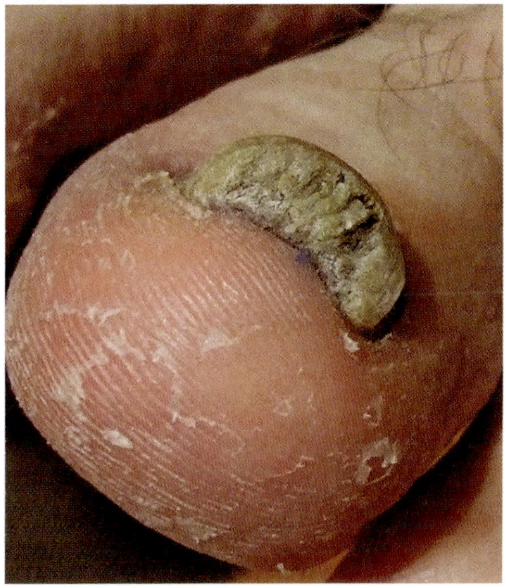

Abb. 103: verdickter Nagel

J. Onychocryptosis

Synonym

Unguis incarnatus, eingewachsener Zehennagel.

Ätiologie

Die Ursache liegt meist bei schlecht sitzenden oder engen Schuhen. Außerdem kann eine falsche Nagelpflege (der Nagel wird vor allem seitlich zu tief zurückgeschnitten) dazu führen, dass der vordere Teil des Nagels in den Nagelfalz hineinwächst, und dabei große Schmerzen verursachen.

Klinisches Erscheinungsbild

Diese äußerst schmerzhafte Veränderung des Nagels betrifft vor allem den großen Zeh. Die Nagelplatte schiebt sich dabei seitlich in den Nagelfalz, wodurch sich das benachbarte Gewebe entzündet. Weil die Haut verletzt ist, bildet sich Granulationsgewebe, das über den Nagel wächst und diesen noch tiefer in das Nagelbett drückt.

Nicht selten kommt es zu sekundären bakteriellen Infektionen.

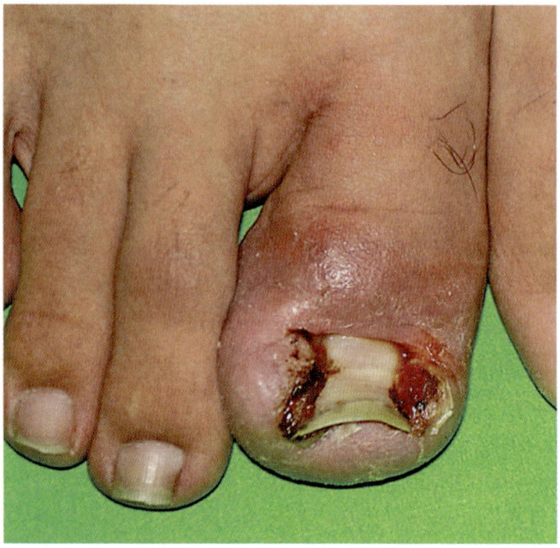

Abb. 104: Onychocryptosis

27.2 Veränderungen in der Oberflächenbeschaffenheit der Nägel

A. Längsfurchen

Längsfurchen sind schmale Rillen auf der Nagelplatte, die sich ganz oder teilweise über den Nagel ziehen. Die Größe kann dabei von einem kleinen Schlitz zu einer großen Längsrille variieren. Längsfurchen treten meist symmetrisch an beiden Händen auf, die Daumen sind am häufigsten betroffen. In manchen Fällen verschwinden die Furchen nach einigen Monaten oder Jahren wieder, bei den meisten Patienten bleibt jedoch eine wellenartige Erhöhung zurück, an denen später rezidivierende Furchen auftreten können.

Die häufigste Längsfurchung der Nägel ist die Dystrophia unguis mediana canaliformis mit einer zentralen, oft irreparablen Längsrinnenbildung auf der Nagelplatte. In vielen Fällen erinnert die Form der Längsfurche an einen Tannenbaum.

Ätiologie

Oft berichten die Patienten von einer vorangegangenen Verletzung, es gibt aber auch Fälle, bei denen eine familiäre Veranlagung eine Rolle spielt.

Zu den häufigeren Ursachen gehören außerdem:

- Lichen planus
- Tumoren, Papilloma oder Zysten, die auf die Matrix drücken und dadurch eine Längsfurche entstehen lassen
- Morbus Darier
- Periphere Gefäßerkrankung
- Rheumatoide Arthritis
- Hohes Alter
- Orale Retinoid-Therapie

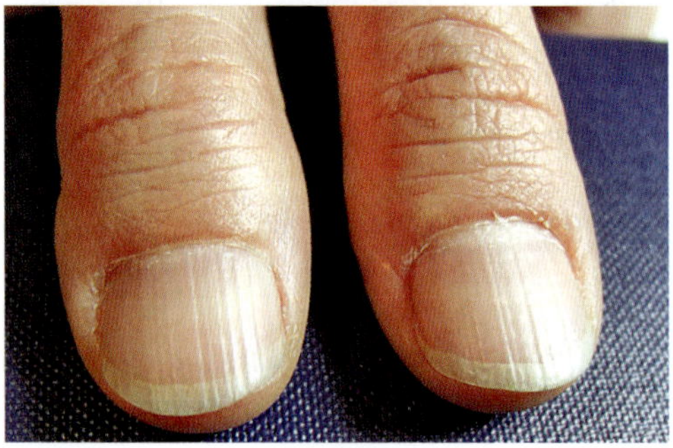

Abb. 105: Längsfurchen

B. Querfurchen und Beau-Reil-Querfurchen

Querfurchen verlaufen horizontal über die Nagelplatte, oftmals von einem Rand zum anderen, manchmal auch nur teilweise. Der Abstand der Furchen zum Eponychium gibt Auskunft über den Beginn der Wachstumsstörung. Tiefe und Länge der Furchen sind meist proportional zur Schwere und Dauer der ausschlaggebenden Pathologie.

Man unterscheidet zwischen generalisierten Querfurchen und solchen, die nur an vereinzelten Fingern auftreten. Die Ursachen vereinzelter Furchen liegen meist bei einem Trauma, entzündlichen Prozessen oder einem neurologischen Geschehen. Querfurchen an allen Fingern sind symptomatisch für koronare Herzerkrankung, Masern, Mumps oder Lungenentzündung.

Ätiologie

Ist die Ursache exogen (z.B. nach der Maniküre oder häufigem Händewaschen), findet man multiple Querfurchen, deren Ränder parallel zum proximalen Nagelwall verlaufen. Querfurchen mit endogener Ursache haben geschwungene Ränder, die sich der halbmondförmigen Lunula anpassen, und sind als Beau-Reil-Querfurchen bekannt.

Die so genannten Beau-Reil-Querfurchen sind 1-mm-breite, horizontale Vertiefungen in der Nagelplatte, die auf temporäre Funktionsstörungen der Nagelmatrix zurückzuführen sind. Sie sind in der Regel symmetrisch und treten an allen Fingernägeln gleichzeitig auf. Zu den Ursachen gehören u. a. extreme physiologische Belastung wie z.B. Geburt, schwere Infekte, Intoxikationen, Masern, Paronychie, akutes Fieber, schwere Mangelernährung, schwere körperliche Traumen (z.B. Hüftfraktur) oder systemische Krankheiten.

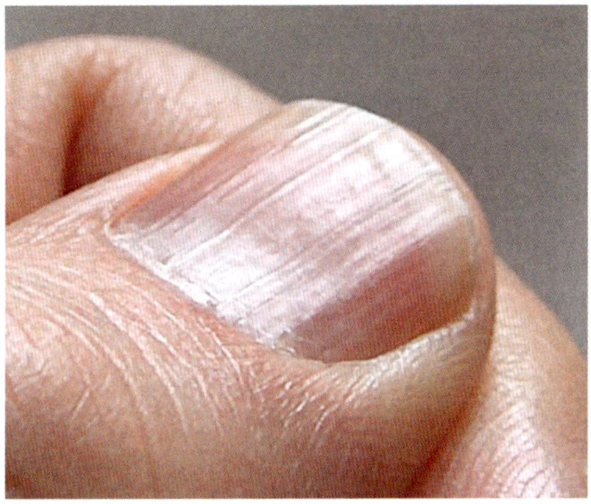

Abb. 106: Querfurche

C. Tüpfelnägel

Synonym

Grübchennägel.

Definition

Als Tüpfelnägel bezeichnet man winzige, tiefe und flache, tüpfelartige Grübchen, die – oft in Gruppen stehend - willkürlich über die Nagelplatte verteilt sind.

Ätiologie

Tüpfelnägel können symptomatisch für folgende Krankheiten auftreten:

- Psoriasis (insbesondere im frühen Stadium)
- Alopecia areata
- Frühe Stadien des Lichen planus
- Arthritis psoriatica, rheumatoide Arthritis
- Perforierendes Granuloma annulare
- In seltenen Fällen idiopathisch

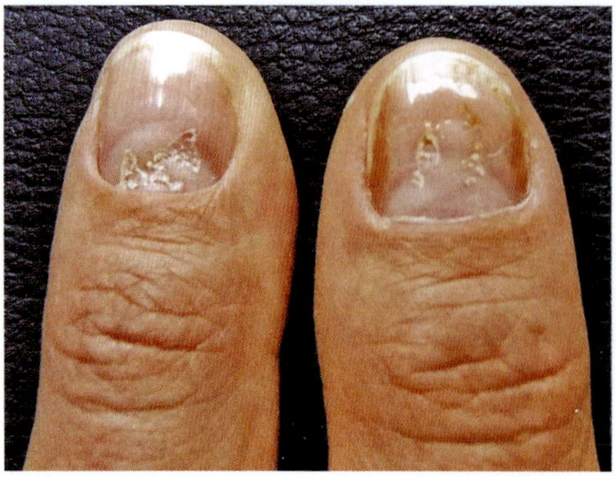

Abb. 107: Tüpfelnägel Psoriasis

D. Trachyonychie

Auch als „Twenty-Nails-Dystrophy" bekannt, da bei der Trachyonychie alle zwanzig Nägel betroffen sind. Diese werden matt, opak und gräulich, dünn, brüchig und rau mit Längsfurchen. Sowohl Kinder als auch Erwachsene können betroffen sein.

Ätiologie

Kann idiopathisch auftreten oder mit Krankheiten wie Alopecia areata, Psoriasis, Lichen planus, atopisches Ekzem, Ichthyosis vulgaris oder anderen entzündlichen Dermatosen vergesellschaftet sein. Varianten, bei denen eine familiäre Veranlagung eine Rolle spielt, sind ebenfalls bekannt. Eine Trachyonychie kann auch in Verbindung mit autoimmunen Prozessen auftreten, wie auch bei selektivem IgA-Mangel, Vitiligo und Graft-versus-Host-Erkrankung.

Prognose

Die Trachyonychie kann bei Kindern als selbst limitierende Erkrankung auftreten, die sich bis zum Alter von 20 bis 25 Jahren spontan zurückbildet.

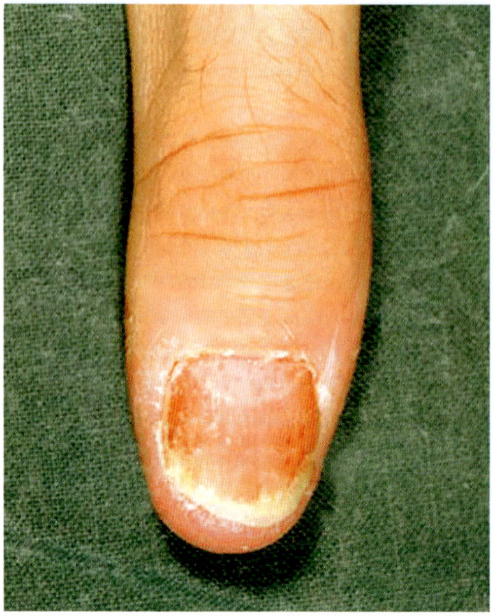

Abb. 108: Trachyonychie

E. Onychoschisis

Synonym

Schichtweise Aufsplitterung der Nägel.

Ätiologie

Unzweckmäßige Maniküre, häufige Einwirkung alkalischer Waschmittel, möglicherweise Dehydration, Ekzeme u.a.

Klinisches Erscheinungsbild

Als Onychoschisis bezeichnet man die lamellenartige Aufsplitterung der distalen Nagelplatte horizontal zur Oberfläche. Bei Frauen und Kleinkindern kann man die Aufsplitterung häufig am überwachsenden Teil des Nagels beobachten. Zwischen den abgeblätterten Schichten sammeln sich Haut- und Hornhautreste an, die Nägel verfärben sich. Kann auch in Verbindung mit einer Längssplitterung der Nägel auftreten. Eine Onychoschisis verschlimmert sich meist mit zunehmendem Alter.

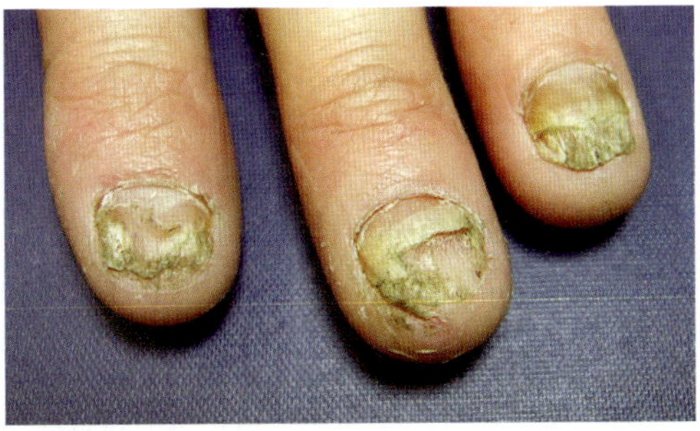

Abb. 109: Onychoschisis- abblätternde Nägel bei Nagelpilz

F. Onychorrhexis

Synonym

Längsfaseriges Aufsplittern der Nägel.

Ätiologie

Zu den Ursachen gehören häufiges Waschen, Einwirkung alkalischer und Fett lösender Flüssigkeiten, Nagellackentferner, Eisen- und Vitaminmangel, seltener Hypothyreose und nach oraler Retinoid-Therapie.

Onychorrhexis tritt oft in Verbindung mit Onychoschisis auf. Eine Vitamin-B-reiche Ernährung (Eigelb, Leber, Hefe etc.) ist in jedem Fall empfehlenswert.

G. „Beading" und Rillenbildung

Typische Nagelveränderungen mit zunehmendem Alter als Folge der verringerten Wachstumsrate in der Nagelmatrix. Auch als Begleitsymptom der rheumatoiden Arthritis.

27.3 Verfärbungen der Nägel

Veränderungen in der dorsalen Nagelstruktur, der Zusammensetzung der Nagelplatte, im Hyponychium und/oder im Nagelbett können zu einer Verfärbung der Nägel führen.

A. Exogene Pigmentierung

Eine Verfärbung der dorsalen Nagelstrukturen kann durch exogene Faktoren bedingt sein. Durch Abschaben der Nageloberfläche werden diese Veränderungen leicht sichtbar. In der Regel ist proximal auf der Nageloberfläche ein ungefärbter Streifen zu erkennen, der mit dem Wachsen des Nagels immer breiter wird. Dieses Phänomen lässt sich vor allem bei chronischen Rauchern beobachten, die das Rauchen aufgegeben haben.

Um eine exogen bedingte Verfärbung der Nagelunterseite adäquat beurteilen zu können, muss der Nagel extrahiert werden. Bei einer Infektion des Nagelwalles mit *Pseudomonas aeruginosa* sind auf der Nageloberfläche grüne Querstreifen zu erkennen. Diese können als einzelnes Symptom oder in Verbindung mit Onycholyse auftreten.

B. Veränderungen der Nagelplatte

Veränderungen der Nagelplatte sind meist als Verfärbungen oder auch als Veränderungen in der Transparenz des Nagels zu beobachten. Bräunliche Streifen oder Verfärbungen auf der Nagelplatte sind häufig auf Melaninablagerungen zurückzuführen. Eine Verfärbung kann durch Nikotin, Chemikalien (v. a. Haarfärbemittel, Nagellack und Nagellackentferner), Medikamente oder Schwermetalle etc. verursacht werden.

Wird das Wachstum der Nagelplatte durch Krankheit, medikamentöse Therapie, Vergiftungen oder Traumen beeinträchtigt, können sich im Nagel kleine Risse bilden, die den Nagel matt und stumpf erscheinen lassen.

Um zwischen exogenen und endogenen Faktoren unterscheiden zu können, lohnt es sich, die Nageloberfläche mit einem Skalpell abzuschaben. Exogene Verfärbungen lassen sich in den meisten Fällen abkratzen. Verläuft die Verfärbung des Nagels parallel zur Lunula, handelt es sich in der Regel um eine endogene Veränderung. Passt sich die Verfärbung jedoch dem Verlauf des proximalen und lateralen Nagelwalls an, kann man davon ausgehen, dass die Verfärbung exogen bedingt ist.

C. Melanonychie und Ver änderungen des Nagelbettes

Als Melanonychie bezeichnet man die schwarze oder bräunliche Verfärbung einer normalen Nagelplatte, die meist als vertikale oder horizontale Streifen zu erkennen ist. Häufig bei Patienten afrikanischer Abstammung zu finden, kann aber auch als Folge einer Nagelverletzung oder als Reaktion auf bestimmte Medikamente (Antibiotika, Antimalaria-Medikamente, Minocyclin oder Gold) auftreten. In manchen Fällen kann die Verfärbung auch in Verbindung mit Lichen planus, systemischen Erkrankungen, Acanthosis nigricans, Morbus Addison oder Vitamin-B12-Mangel auftreten.

Veränderungen in der Struktur des Nagelbetts können auch von „Tumoren" (Granulom pyogenicum, Fibrom, Naevi, Zysten oder Angiofibrome, subunguales Melanom) oder durch Einblutungen ins Nagelbett (splinter hemorrhages) verursacht werden. Bei Einblutungen ins Nagelbett handelt es sich um schmale, vertikal verlaufende, 1–3 mm lange, dunkelrote Linien, die als Folge einer Beschädigung der subungualen Gefäße am Übergang der Nagelplatte zum Nagelbett auftreten. Diese Einblutungen werden mit dem wachsenden Nagel distal nach außen geschoben. Kann auch mit Psoriasis, Dermatitis, bakterieller Endokarditis, Trichinose oder Nagelpilz vergesellschaftet sein.

D. Leukonychie

Synonym

Weiße Nägel.

Ätiologie

Man unterscheidet vier Varianten der Leukonychie – Leukonychia punctata, Leukonychia striata, Leukonychia partialis und Leukonychia totalis.

Leukonychia punctata ist häufig auch auf gesunden, normalen Nägeln zu beobachten. Es handelt sich dabei um 1–3 mm große weiße Punkte, die in der Regel durch eine kleine Verletzung der Nagelmatrix entstehen (Maniküre). Kann auch in Verbindung mit Alopecia areata auftreten. Das Verteilungsmuster und die Anzahl der Flecken können sich mit dem Nagelwachstum ändern. Im

Zuge einer traumatisch bedingten Leukonychie ist häufig eine symmetrische Verteilung zu beobachten.

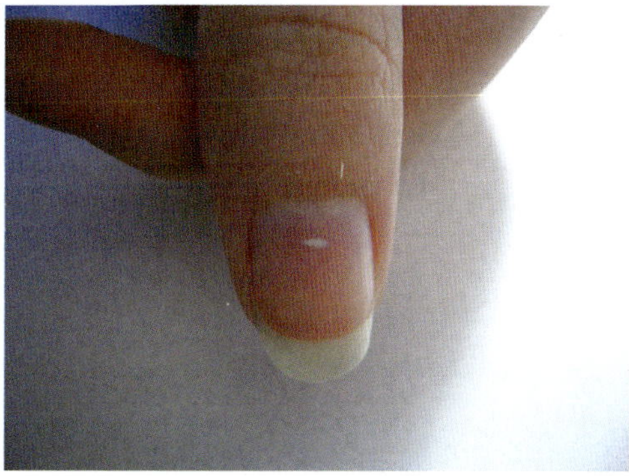

Abb. 110: Leukonychie

E. Terrys Nails

Die farblichen Veränderungen sind hier auf eine Weißfärbung des Nagelbettes zurückzuführen. Dabei färbt sich der proximale Teil oder die gesamte Nagelplatte weiß, mit Ausnahme eines normal gefärbten, rosa Streifen (1–2 mm breit) am distalen Ende der Platte. Tritt bei Leberzirrhose, kongestiver Herzinsuffizienz und Diabetes mellitus Typ II oder auch in hohem Alter auf.

F. Muehrcke-Linien

Paarweise angeordnete, weiße Linien, die sich über den ganzen Nagel erstrecken und bei Druck auf den Nagel verschwinden, was ein Ödem als Ursache vermuten lässt. Die Linien verlaufen im Nagelbett parallel zur Lunula, zwischen den Linien schimmert der Nagel rosa. Spezifisch für Hypalbuminämie. Normalisiert sich der Albuminspiegel, verschwinden die Linien und der Nagel bekommt sein normales Aussehen zurück. Muehrcke-Linien können auch als Nebenwirkung einer medikamentösen Therapie auftreten.

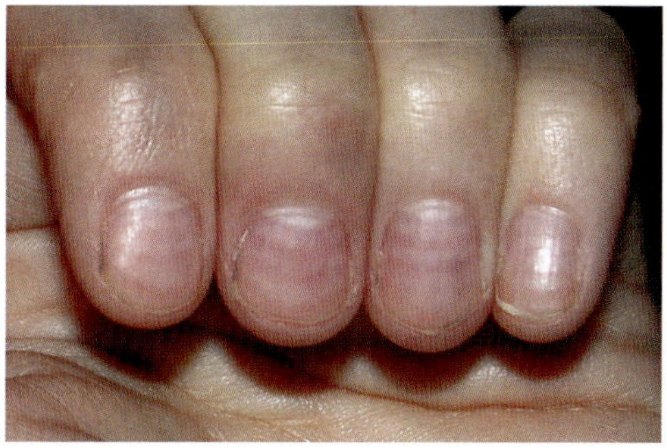

Abb. 111: Muehrcke Linien

G. Skleronychie-Syndrom

Synonym

Yellow-Nail-Syndrom.

Ätiologie

Das charakteristische Merkmal ist die gelbliche (oder gelblich grüne) Verfärbung und Verdickung der Nägel. Die Nägel haben eine ausgeprägte horizontale und vertikale Wölbung mit Verlust des Nagelhäutchens und einer nicht erkennbaren Lunula. Beim Skleronychie-Syndrom ist das Wachstum der Nägel stark verlangsamt.

Tritt vorwiegend bei Erwachsenen und in Verbindung mit Lymphödemen, Erkrankungen der Atemwege (chronische Sinusitis, chronische Bronchitis, Bronchiektasen, rezidivierende Pleuraergüsse) oder dem nephritischen Syndrom auf.

Die Veränderungen können sich spontan zurückbilden, in manchen Fällen ist eine Behandlung mit Vitamin E und Zink sinnvoll. Die eigentliche Ursache muss natürlich ebenfalls behandelt werden.

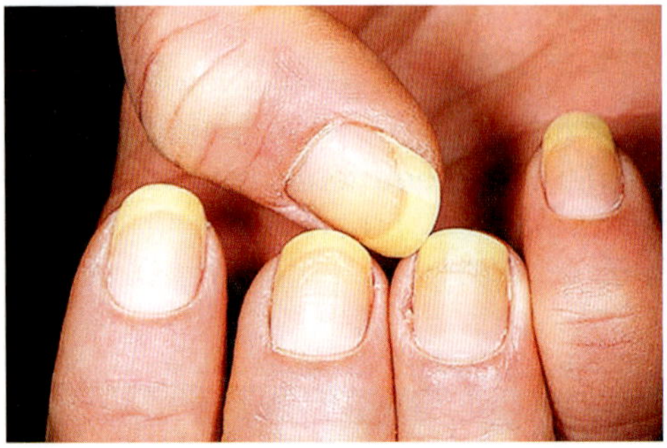

Abb. 112: Skleronychie-Syndrom

H. Verfärbungen der Lunulae

Eine Rötung der Lunulae ist in der Regel an den Daumennägeln besonders ausgeprägt. Das Erythem ist im distalen Teil des Halbmondes weniger markant, wo es mit dem Nagelbett verschmilzt oder durch eine blasse Linie abgegrenzt wird. Ist meist vergesellschaftet mit Alopecia areata, der Einnahme von Prednison, einer Krankengeschichte mit Psoriasis, Herzinsuffizienz, Zirrhose, Lymphogranuloma venereum, Vitiligo, chronischer Urtikaria, Lichen sclerosus, Kohlenmonoxidvergiftung, chronisch obstruktiver Lungenerkrankung, Trachyonychie und Retikulumsarkom.

Eine bläuliche Verfärbung der Lunulae findet man in Verbindung mit Morbus Wilson (hepatolentikuläre Degeneration), bei subungualen Hämatomen und Panaritium subunguale.

I. Medikamentös bedingte Verfärbungen

Es gibt einige allopathische Medikamente, die eine Verfärbung der Nägel verursachen können, z.B.

- Temporäre Gelbfärbung während einer Behandlung mit Tetrazyklin.
- Bläulich violette Verfärbung während Antibiotikatherapie oder während der Einnahme von Mecaprine.
- Eine dunkelblaue bis schwarze Verfärbung des Nagelbetts bei Einnahme von Chloroquin oder anderen Medikamenten zur Behandlung von Malaria.
- Horizontale weiße Streifen quer über den Nagel nach Einnahme von anorganischem Arsen.

27.4 Therapie von Nagelerkrankungen

Bei der homöopathischen Behandlung sollte der Schwerpunkt auf einer konstitutionellen und tief wirkenden therapeutischen Intervention liegen. Mit lokalen Anwendungen lassen sich nur sehr unbefriedigende Ergebnisse erzielen.

In meiner Praxis gehören die Pilzinfektionen bei weitem zu den häufigsten Nagelkrankheiten. Ich möchte Ihnen an dieser Stelle offen und ehrlich sagen, dass sich Pilzinfektionen nur sehr schwer homöopathisch behandeln lassen, da selbst der kleinste Fortschritt mühsam und langwierig erarbeitet werden muss. In vielen Fällen dauert es Monate oder sogar Jahre, bis sich eine Besserung einstellt. Besonders die chronischen Fälle sind äußerst knifflig. Aus diesem Grund sollte man den Patienten immer über die Dauer einer solchen Behandlung aufklären. Dazu muss ich sagen, dass akute Pilzinfektionen innerhalb von 24 Stunden auch homöopathisch erfolgreich behandelt werden können.

Neben der konstitutionellen Behandlung verschreibe ich gelegentlich eine äußere Anwendung mit Hydrastis canadensis Urtinktur, mit warmem Wasser im Verhältnis 2:8 verdünnt.

Ich möchte hier auch erwähnen, dass das Konstitutionsmittel über einen längeren Zeitraum hinweg und mit häufigen Wiederholungen gegeben werden sollte.

Zu den Symptomen einer Nagelmykose gehören Verformungen und Verfärbungen der Nägel. Während der homöopathischen Behandlung kann man in der Regel zuerst bei den Verformungen eine Besserung erkennen, anschließend geht auch die Verfärbung etwas langsamer zurück.

Eine operative Entfernung der betroffenen Nägel empfehle ich nicht, da sich der Pilz auf dem nachwachsenden Nagel wieder ansiedeln wird. Anstatt dessen sollte man das Immunsystem des Patienten stärken. Hier sind Zwischenmittel wie *Sycotic Co*, *Thuja*, *Tuberculinum* und *Psorinum* sehr hilfreich. Auch seltene Mittel wie *Castor equi* und *X-ray* habe ich in meiner Praxis erfolgreich eingesetzt. In seltenen Fällen habe ich eingewachsene Zehennägel erfolgreich mit *Magnetis polus australis* behandelt.

Ein Panaritium ist in der Regel Ausdruck eines tuberkulinischen Miasmas, bei Erkrankungen wie Tinea unguium, bei denen der Nagel sich verformt, verdickt und Furchen bildet, ist die Sykose das dominante Miasma.

Der allgemeine Gesundheitszustand des Patienten sollte ebenfalls verbessert werden. Ich empfehle eine gesunde, ausgewogene Ernährung mit reichlichen Vitaminen aus frischem Obst und Gemüse.

Vor Beginn der homöopathischen Behandlung sollten Sie die Finger- und Zehennägel sorgfältig untersuchen und folgende Punkte beachten:

- Ob sich die Veränderungen am proximalen oder distalen Ende des Nagels befinden.
- Das Verteilungsmuster der Beschwerden. Sind alle Nägel in Mitleidenschaft gezogen? Treten die Veränderungen einseitig auf? Sind nur einzelne Nägel oder ein einziger betroffen? Ist nur ein Nagel betroffen, kann man von einer lokalisierten Ursache ausgehen. Einseitige Veränderungen können auf neurologische Störungen oder Zirkulationsbeschwerden zurückzuführen sein. Bilaterale, symmetrische Veränderungen deuten in der Regel auf eine systemische Ursache oder eine generalisierte Dermatose hin.
- Machen Sie eine detaillierte Anamnese mit einer anschließenden gründlichen körperlichen Untersuchung, um die Ursache ergründen zu können – dermatologisch, systemisch, ernährungsbedingt etc. Man sollte auch nach Anzeichen eines Traumas suchen (durch Maniküre).

Wichtige homöopathische Mittel bei Nagelerkrankungen

Alumina	→ Panaritium mit brüchigen Nägeln, lanzinierenden Schmerzen und einer Neigung zur Geschwürbildung an den Fingerspitzen; Nagen unter den Fingernägeln mit Ameisenlaufen den Arm hinauf bis zum Schlüsselbein; brüchige oder verdickte Nägel, Flecken auf den Nägeln. Eingewachsene Zehennägel, weiße Flecken auf den Nägeln.
Anthracinum	→ Panaritium mit heftigen, brennenden Schmerzen an der betroffenen Stelle; Resorption des Eiters in die blutig gangränöse Entzündung, zerebrale Symptome.
Antimonium crudum	→ Verkümmertes Nagelwachstum, brüchige Nägel, die rissig und dick werden (gespaltene Hufe bei Pferden); dicke, verhornte Schwielen.
Apis mellifica	→ Brennendes, fein stechendes, klopfendes Panaritium. Es ist hart, sieht ungesund und bleich aus, fast wie ein Bienenstich; sehr berührungsempfindlich; die Finger schwellen rapide an und haben eine gespannte, glänzend rote Oberfläche, die sich über den Unterarm erstreckt.
Arnica montana	→ Geschwür an der Nagelwurzel, die Fingerspitzen sind schmerzhaft und wund.
Asa foetida	→ Panaritium mit heftigen Schmerzen nachts und drohender Nekrose der Phalangen.
Berberis vulgaris	→ Schmerzen unter den Fingernägeln mit Kälte an den Füßen, die über die Knöchel hochzieht; einige Fingergelenke sind geschwollen.
Bryonia alba	→ Enges, zusammenschnürendes Gefühl und eine Empfindung, als drücke etwas nach außen und der Finger brauche mehr Platz; dunkel, gestaut; zeitweise fröstelndes Gefühl, die trockene Hitze und die brennenden, reißenden und schießenden Schmerzen überwiegen aber; zuerst sind kalte Anwendungen angenehm, später sind feuchte heiße Umschläge besser verträglich; trockener Mund ohne Durst oder mit großem Durst; bitterer Geschmack; trockener Stuhlgang; trockene Haut; regelmäßiger, schneller und starker Puls.

Bufo rana

→ Bläulich schwarze Geschwulst um den Nagel herum, mit anschließender Eiterung; die Schmerzen laufen in Streifen den Arm entlang bis zur Achselhöhle hoch; reißende Schmerzen nach milder Verwirrung, mit den Schmerzen tritt eine Rötung des Armes auf, die dem Verlauf der Lymphgefäße bis in die Achselhöhle folgt und die Lymphknoten schmerzhaft anschwellen lässt.

Dioscorea villosa

→ Veranlagung zur Nagelbettentzündung; häufige, schneidende Schmerzen in den Fingerknochen, in einem Finger nach dem anderen, als befände sich in beiden Mittelfingern ein Dorn mit klopfenden, stechenden und fein stechenden Schmerzen neben dem Knochen; sehr druckempfindlich; brüchige Nägel; ruckende, stechende Schmerzen in den Hühneraugen.

Fluoricum acidum

→ Nagelbettentzündungen bis zum Knochen mit übelriechenden Absonderungen > durch kalte Anwendungen; Phalangen sind stark geschwollen, der Fingerrücken offen und sondert ein jauchiges Sekret ab; Panaritium und einfache Onychie mit Geschwürbildung; schneidende, stechende Schmerzen an der Nagelwurzel des rechten Daumens. Die Nägel wachsen schneller als normal, werden brüchig oder haben Längsrillen; Wundheit zwischen den Zehen, alle Hühneraugen sind wund. Beschleunigt den Abstoßungsprozess von nekrotischem Knochengewebe. Eingewachsene Zehennägel.

Graphites

→ Eingewachsener Zehennagel; die Seiten und Wurzeln der Finger- und Zehennägel werden wund, geschwürig und riechen; sie sind äußerst schmerzhaft, mit heftigem Brennen und Klopfen; anschließend Eiterung und Bildung von wildem Fleisch. Hypertrophie der Nägel. Gibt man das Mittel gleich zu Beginn, gehen die Beschwerden innerhalb weniger Stunden zurück.

Hepar sulphuris	→	Oberflächliche erysipelatöse Onychie an der Nagelwurzel (wenn sich noch kein Eiter gebildet hat, gibt man *Hep*, danach *Lach*); der Daumen ist livide gefärbt mit heftigen klopfenden, schneidenden brennenden Schmerzen; die Lymphknoten sind geschwollen, Knoten in der Achselhöhle; der Patient ist empfindlich gegen Berührung und Kälte; tritt periodisch jeden Winter auf; auffällige Gelbfärbung der Haut; der Puls ist schwach und der Patient kann noch nicht einmal das Gewicht eines Wickels oder Umschlags ertragen, obwohl Wärme im Allgemeinen bessert. Abschilferungen der Nägel.
Hypericum perforatum	→	Panaritium; Verletzungen an Stellen, die stark mit sensorischen Nervenfasern innerviert sind, z.B. Finger, Zehen und Nagelmatrix; heftige und lang anhaltende Schmerzen; mechanische Verletzungen unter den Nägeln durch Splitter oder Nadeln; Empfindung wie gequetscht oder hämmernd in den Zehen und Fingern.
Lachesis mutans	→	Hartnäckige Fälle, die unzureichend und schlecht behandelt sind. Wenn Gangrän droht oder bereits eingesetzt hat und einen unerträglichen Geruch verströmt (Ars); Stechen in den Fingerspitzen.
Ledum palustre	→	Als Folge von Verletzungen, aber nur im Anfangsstadium, zum Beispiel wenn beim Nähen ein überhängender Nagel abgerissen wird; Juckreiz an den Füßen nachts.
Lycopodium clavatum	→	Die Entzündung zieht sich über die ganze Hand; dunkelrote Schwellung, Aufstoßen, aufgeblähtes Abdomen, leeres Gefühl im Magen, mit Gähnen.
Mercurius solubilis	→	Entzündungen im Zellgewebe unter den Einschnitten, in den Sehnen und in den Gelenken des Gesichts und der Phalangen; die Schmerzen sind nicht heftig, mehr klopfend als schießend; der Patient ist extrem hitze- und kälteempfindlich.
Natrium sulphuricum	→	Feuchtes Wohn- oder Arbeitsumfeld, blasse Erscheinung, Mattigkeit und dumpfe Kopfschmerzen morgens, fröstelnd und fiebrig am Abend. Eine Blase an der ungualen Phalanx, gefolgt von einer tiefroten Schwellung, Eiterbildung an der Nagelwurzel; große Schmerzen, im Freien besser zu ertragen als im Zimmer.

Nux vomica → Eiterbildung an der Innenfläche des Fingers oder des Daumens mit klopfenden oder brennenden Schmerzen < durch Wärme oder Herunterhängenlassen der Hand, am Abend nach Sonnenuntergang – fühlt sich im Bett wohler.

Rhus toxicodendron → Langsame, lokale Entwicklung mit häufigen Remissionen; dunkelrot erysipelatös mit kleinen Blasen oder Ödem; der Schmerz zieht bis zur Achselhöhle hoch.

Sepia officinalis → Juckreiz mit Klopfen, Schießen und Brennen mit Unterbrechungen oder abwechselnd; die betroffene Stelle ist dunkelrot mit sichtbarem Eiter. Weiße Flecken auf den Nägeln.

Silicea terra → Affektionen des Periosteums; mäßige Rötung oder Hitze, tief sitzende Entzündung; heftiger, schießender Schmerz tief im Finger, schlimmer im warmen Bett; Schlaflosigkeit nachts, die Schmerzen sind unerträglich mit großer Ruhelosigkeit, reizbar bis hin zu krampfhaftem Rucken; offene Stellen umgeben von wildem Fleisch, der Eiter ist bösartig verfärbt; das Mittel beschleunigt die Abstoßung von nekrotischem Knochengewebe; eingewachsene Zehennägel, reißende Schmerzen, als würde der Knochen wahrhaftig herausgerissen und lässt einen überhaupt nicht schlafen.

Häufig in Gruppen stehende Beulen; chronischer stinkender Fußschweiß, selbst der leichteste Luftzug ist unerträglich. Die Nägel sind geriffelt, verformt, dick oder brüchig und fallen aus; weiße Flecken auf den Nägeln.

Sulphur → Niednägel; bei Panaritium Komplementärmittel zu *Apis*. Eingewachsene Zehennägel; dicke Nägel; ausfallende Nägel, Abschilferung der Nägel; brüchige Fingernägel.

Thuja occidentalis → Die Fingernägel sind verformt, brüchig, weich, verfärbt (*Graph., Nit-ac., Sil.*), die Zehennägel sind brüchig und verformt; eingewachsene Zehennägel. Weiße Flecken auf den Nägeln.

Repertorium

- **Extremitäten, Nägel, Beschwerden der:** am-m, ant-t, ars, aur, bar-c, bell, borx, bov, calc, caust, chin, coch, colch, con, dig, dros, graph, hell, hep, iod, kali-c, lach, lyc, mag-s, merc, mosch, mur-ac, nat-m, nit-ac, nux-v, par, petr, ph-ac, plat, puls, ran-b, rhus-t, ruta, sabad, scil, sec, sep, sil, sul-ac, thuj.
  - Abblättern der Nägel, Fingernägel: merc, sil, thuj.
  - Abfallen der Nägel: ant-c, ars, bor, canth, chloral, croc, form, graph, hell, merc, sec, sil, sul, thuj, ust.
    - Gefühl als ob Nägel abfallen: apis, pyrog.
  - abschilfernd: ferr, graph, merc.
  - dick: → à siehe „verkrüppelte, verkümmerte Nägel"
  - eingewachsen: coloc, graph, kali-c, merc, sil, sulph, sul-i.
  - Eiterung: → siehe unter „geschwüriger Schmerz"
  - empfindliche Nägel: calc, con, hep, mag-s, merc, nat-m, nux-v, puls, sep, sulph.
  - Farbe, Finger, Fingernägel, blau: aur, chel, chin, colch, dig, dros, ip, lyc, manc, nat-m, nux-v, petr, plb, sil, verat-v.
  - Farbe, Finger, Fingernägel, schwarz: crot-h, graph.
  - Farbe, Fingernägel, weiß, Flecken: alum, ars, nit-ac, sep, sil, spig, sulph, thuj.
  - Gefurcht, gerieft, gerillt: ars, sabad.
  - gelb: ambr, ant-c, ars, aur, bell, bry, calc, canth, carb-v, caust, cham, chel, chin, con, ferr, hep, ign, lyc, merc, nit-ac, nux-v, op, plb, puls, sep, sil, spig, sulph.
  - gespaltene, aufgesprungene Nägel: ant-c, ars, fl-ac, nat-m, ruta, sabad, sil.
  - hornige Wucherungen, durch: ant-c, graph.
  - Kribbeln unter: lach.
  - Kribbeln: colch.
  - Nagelgeschwür, Onychie: alum, am-m, ant-c, ars, aur, bar-c, bell, borx, bov, calc, calc-f, caust, chin, cist, con, graph, hep, lach, lyc, merc, mur-ac, nat-m, nat-s, nit-ac, petr, ph-ac, plat, puls, ran-b, rhus-t, ruta, sabad, sec, sep, sil, sulph, sul-ac, sul-i, thuj.
  - Nagelgeschwür: antho, ap, ars, fl-ac, hep, lach, merc, nat-s, rhus-t, sil.
  - Niednagel: calc, lyc, nat-m, rhus-t, sang, stann, sulph.
  - pulsierend unter: sulph.
  - Schmerz, Finger, Fingernagel, unter, brennend: caust, con, elaps, nit-ac, sars, vinc.
  - Schmerz, Finger, Fingernagel, wühlend: caust.
  - Schmerz, geschwürig: am-m, bell, calc-p, caust, chin, graph, hep, kali-c, mag-s, merc, mosch, mur-ac, nat-m, nux-v, puls, ran-b, rhus-t, ruta, sep, sil, sul-ac, thuj.
  - Schmerzen unter: carb-v, caust, fl-ac, hep, kali-c, merc, sil.
  - schmerzhaft: am-m, ant-t, bell, caust, graph, hep, kali-c, mag-s, merc, nat-m, nit-ac, nux-v, par, puls, ran-b, rhus-t, sabad, scil, sep, sil, sulph.
  - Splitter, wie durch: calc-p, coc-c, colch, fl-ac, hep, nat-m, nit-ac, petr, plat, ran-b, sil, sulph.
  - Splitter, wie von einem: led.
  - spröde, brüchig: alum, ars, calc, calc-f, graph, lept, merc, nat-m, sabad, sep, sil, thuj.
  - Stechen: colch.
  - um die Nägel: calc-p.
  - verfärbt: ant-c, ars, caust, ferr, graph, mur-ac, nit-ac, sil, sulph, thuj.
  - verkrüppelte, verkümmerte Nägel: alum, ant-c, ars, calc-f, caust, ferr, graph, merc, sabad, sep, sil, sulph, thuj.
  - Wachstum der Nägel langsam: ant-c, sil.
  - weich: thuj.

28

Krankheiten der Schweißdrüsen

28.1 Bromhidrose

Synonym
Extremer Schweißgeruch.

Ätiologie
Die Bromhidrose ist eine Sonderform der Hyperhidrose, bei der der vermehrt produzierte ekkrine Schweiß die Haut ständig durchfeuchtet und die Vermehrung der lokalen Keimflora begünstigt. Auch der aus den Duftschweißdrüsen stammende apokrine Schweiß oder Talg wird durch Bakterien in Fettsäuren und Ammoniak verstoffwechselt, was zu einem starken Geruch führt. Bestimmte Medikamente, Gifte (Arsen), Nahrungsmittel (Knoblauch, Baldrian, Zwiebeln, Asafoetida) und die Stoffwechselprodukte einiger Krankheiten (Gicht, Diabetes, Skorbut etc.) werden unter anderem über den Schweiß ausgeschieden und können zu unangenehmem Schweißgeruch führen.

Menschen mit einem stark riechenden Schweiß haben in der Regel eine potente und reichhaltige Keimflora, wobei die Veranlagung, die ethnische Abstammung und die persönlichen Gepflogenheiten eine wichtige Rolle spielen.

Klinisches Erscheinungsbild
Der übelriechende Schweiß entsteht vor allem im Bereich der Leistenregion, Achselhöhlen und Füße. Eine echte Bromhidrose wird oftmals nur von Außenstehenden wahrgenommen, von den Betroffenen selbst aber nicht bemerkt. Andererseits kann die psychische Belastung einer echten oder imaginären Bromhidrose zu Geruchswahnvorstellungen führen.

Behandlung
- Gründliche Intimpflege und häufiges Waschen der Kleider und Strümpfe sind zu empfehlen. Wäsche und Schuhe sollten häufig gewechselt werden. Das Schuhwerk sollte atmungsaktiv sein.
- Alle begünstigende Faktoren (Medikamente, Nahrungsmittel) sollten gemieden werden.

28.2 Hyperhidrose

Definition
Als Hyperhidrose bezeichnet man eine übermäßige Schweißproduktion, die generalisiert oder lokal auftreten kann. Es kann sich dabei um eine vorübergehende oder permanente Funktionsstörung handeln. Für eine Hyperhidrose gibt es physiologische sowie pathologische Ursachen. Eine übermäßige Schweißproduktion kann eine große psychische Belastung sein und die sozialen und beruflichen Aktivitäten der Betroffenen stark beeinträchtigen.

Ätiologie
Die Ursachen sind verschieden. Unter anderem gehören dazu physiologische Störungen in den Schweißdrüsen selbst, unerwünschte Arzneimittelwirkungen, eine Schädigung des Sympathikus oder des Hypothalamus, Störungen der Thermoregulation, gustatorische Reize und psychische Belastungen.

Behandlung
In erster Linie muss die eigentliche Erkrankung behandelt werden, eine eingeschränkte, spezifische Therapie hilft in den meisten Fällen nicht. Eine gründliche Intimpflege ist jedoch in jedem Fall zu empfehlen. Oft hilft es auch, den Konsum von starken Gewürzen, Tee, Kaffee, Alkohol und Tabak einzuschränken, wenn nicht gar zu vermeiden. Die emotionale und psychische Belastung sollte so gering wie möglich gehalten werden. Lockere, natürliche und atmungsaktive Kleidung ist empfehlenswert.

Prognose
Die Prognose ist in der Regel nicht sehr gut, in seltenen Fällen kann eine spontane Besserung stattfinden.

Komplikationen
Zu den möglichen Folgekomplikationen gehören Mazeration, Dermatomykosen, Miliaria, Intertrigo, sekundäre Dermatitis, Kontaktekzeme und Keratosen.

28.3 Miliaria

Bei vermehrter Schweißproduktion durch Hitze oder ein warmes, feuchtes Klima kommt es zu einem Verschluss der Ausführungsgänge der Schweißdrüsen. Dieser kann in verschiedenen Tiefen der Haut eintreten und die so genannten Schwitzbläschen verursachen. Die unterschiedlichen Symptome begründen eine entsprechende Einteilung der Miliaria in verschiedene Formen.

Komplikationen
- Hypohidrose: Eine Folgeerscheinung einer akuten Miliaria, wobei der Verschluss der Schweißdrüsen in Kombination mit äußerer Hitze zu einer starken Beeinträchtigung der Leistungsfähigkeit des Betroffenen führt. Symptome sind ausgeprägte Reizbarkeit, Appetitverlust, Schläfrigkeit, Vertigo und Kopfschmerzen. In

schweren Fällen kann es zur Bewusstseinstrübung kommen.

- Termogene Anhidrose: Hierbei handelt es sich um eine schwere Form der Miliaria profunda, einem langfristigen Verschluss der Schweißdrüsen mit resultierendem Fieber und Anhidrose des Rumpfes und Hyperhidrose des Gesichtes, ausgeprägter Schwäche und Hitzschlag.

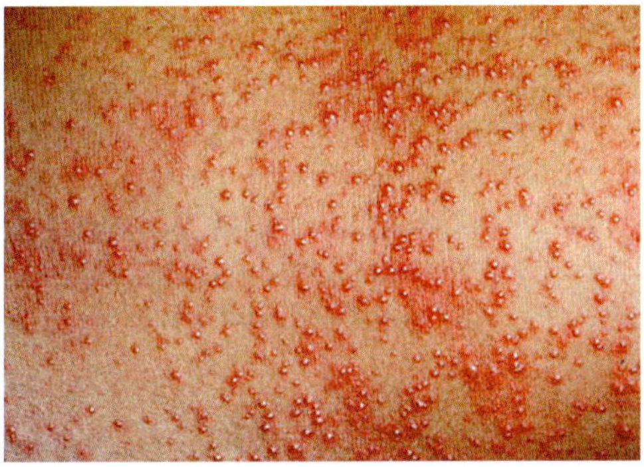

Abb. 113: Miliaria

Behandlung

Die effektivste Behandlung besteht darin, den Patienten in eine kühlere Umgebung zu bringen. Folgende Maßnahmen können ebenfalls Erleichterung verschaffen.

- Tragen Sie lockere Baumwollkleidung in hellen Farben. und vermeiden Sie synthetische Stoffe.
- Klimaanlagen oder Ventilatoren am Arbeitsplatz oder während körperlicher Anstrengung sind ebenfalls zu empfehlen.
- Eine ausgewogene Ernährung mit viel Flüssigkeit und frischem Obst.
- Vermeiden Sie Alkohol, Tee, Kaffee, Eier, Fleisch und stark gewürzte Speisen.
- Baden Sie häufig in kühlem Wasser und trocknen Sie anschließend die Haut (besonders in den Hautfalten) gründlich ab.

28.4 Periporitis

Synonym

Periporitis suppurativa, Miliaria pustulosa im Anfangsstadium (vor Bildung des Abszesses).

Definition

Hier handelt es sich um eine oberflächliche eitrige Entzündung der ekkrinen Schweißdrüsen, die zu Abszessen führen kann.

Klinisches Erscheinungsbild

Die Entzündung tritt meist an der Stelle einer vorangegangenen Schädigung der Haut auf (Dermatitis, Lichen planus, Intertrigo etc.), die zu einer Verletzung, Zerstörung oder einem Verschluss der Schweißdrüsen geführt hat. Die charakteristischen Pusteln sind oberflächlich, markant und treten unabhängig der Haarfollikel auf. In manchen Fällen tritt die Entzündung erst mehrere Wochen nach der primären Verletzung auf.

Der Inhalt der Pusteln ist meist steril, eine sekundäre Infektion mit Staphylococcus aureus kann jedoch einen tiefen Abszess begünstigen.

Prädilektionsstellen sind die Hautfalten, die Vorderseiten der Extremitäten, das Skrotum und der Rücken (vor allem bei bettlägerigen Patienten).

28.5 Therapie bei Erkrankungen der Schweißdrüsen

Von allen Krankheiten, die speziell die Schweißdrüsen betreffen, gehören die Bromhidrose, Hyperhidrose und Miliaria zu den Erkrankungen, die uns am häufigsten in der homöopathischen Praxis begegnen. Obwohl es sich bei diesen Krankheiten um scheinbar lokalisierte Störungen der Schweißdrüsenfunktion handelt, müssen wir auch in diesen Fällen konstitutionell behandeln, um langfristige Erfolge erzielen zu können. Folgende Erfahrungen habe ich in meiner Praxis gemacht:

Für die Behandlung der Hyperhidrose haben sich Mittel wie *Calcium, Calcium silicata, Silicea, Natrum silicatum, Barium carbonicum* und Baryta silicata als äußerst hilfreich erwiesen. Eine Hyperhidrose wird sich nie um 100% verbessern, aber eine homöopathische Behandlung kann dem Patienten zu 70% Erleichterung verschaffen. Schwitzige Hände sind dabei leichter zu behandeln als Schweißfüße. Allerdings kann es 5–10 Jahre dauern, bis die Behandlung erfolgreich abgeschlossen ist. Während dieser Zeit braucht der Patient auf allen Ebenen ausreichende Unterstützung.

Eine Miliaria versuche ich so weit wie möglich mit bewährten Hausmitteln zu behandeln. Ich bin der Meinung, dass sich eine homöopathische Behandlung hier nicht lohnt, es sei denn, es handelt sich um eine schwerwiegende, akute Form der Miliaria.

Folgende Hausmittel haben sich in meiner Praxis bewährt:

- Ich bitte meine Patienten tagsüber viel Wasser zu trinken.
- Eine Diät aus frisch gepressten Fruchtsäften, Vollkornprodukten und rohem Gemüse ist empfehlenswert. Der Patient sollte Tee, Kaffee, helles Mehl, Kohlenhydrate und Süßigkeiten meiden.
- Ich bitte meine Patienten, viel verdünnten Limettensaft, Kokossaft, Buttermilch, Lassi oder eine Infusion aus Vetiverwurzel zu trinken. Diese Getränke kühlen den Körper ab und können somit Hitzepickel vorbeugen. Auch bei Hyperhidrose haben sie sich bewährt.
- Mandeln und Trauben (besonders getrocknete Weintrauben sind bestens geeignet) sollten ebenfalls ein fester Bestandteil der Ernährung sein.
- Diese Patienten haben auch einen erhöhten Bedarf an Vitamin C, der durch entsprechende Lebensmittel (Zitrusfrüchte, Beerenobst, Paprika, Petersilie, Brokkoli etc.) gedeckt werden kann.
- Die äußerliche Anwendung von Aloe-vera-Produkten (Gel) oder Sandelholzpaste ist hilfreich.
- Der Allgemeinzustand des Patienten spielt ebenfalls eine Rolle, besonders die psychische und körperliche Verfassung sowie die persönlichen hygienischen Verhältnisse müssen

berücksichtigt werden. Eine kühle Umgebung mit viel frischer Luft und lockere, atmungsaktive Kleidung sind von Vorteil.
- Starke emotionale und körperliche Belastungen sollten vermieden werden.
- Die Ursachen der Miliaria müssen behandelt oder beseitigt werden, z.B. wird bei Schweißfüßen außerdem eine orthopädische Fehlstellung festgestellt, muss diese ebenfalls behandelt werden. Übergewichtige Patienten sollten abnehmen.
- Der Patient sollte auf atmungsaktive Bekleidung und Schuhe (z.B. Sandalen bei Schweißfüßen, kurzärmelige Oberbekleidung bei Achselschweiß) achten. Synthetische Materialien sollten gemieden werden.

Wichtige homöopathische Mittel bei Erkrankungen der Schweißdrüsen

Barium carbonicum → Stinkender Fußschweiß, die Zehen und Fußsohlen werden wund; unterdrückter Fußschweiß, gefolgt von Lahmheit, Angina der Tonsillen etc. Vermehrtes Schwitzen in der Anwesenheit von Fremden; übel riechender Schweiß auf einer Seite (meist links); Schweiß nach dem Essen; der Schweiß kommt jeden zweiten Abend wieder; die Fußsohlen fühlen sich nachts wie gequetscht an, hält vom Schlafen ab; Schwielen an den Fußsohlen, die beim Laufen schmerzen; Krämpfe in den Fußsohlen < beim Laufen oder Tanzen.

Bryonia alba → Schwitzt in kurzen Anfällen und nur an vereinzelten Körperstellen; reichlicher und leicht erregbarer Schweiß, sogar dann, wenn er draußen in der kalten Luft nur langsam geht; reichlicher Nacht- und Morgenschweiß; saurer oder öliger Schweiß, Tag und Nacht mit vorangehendem Durst; erdrückendes Ziehen im Kopf, sobald der Schweiß zurückgeht, gefolgt von einem konfusen Gefühl im Kopf; dampfartige Ausdunstung von der Haut von morgens bis abends.

Calcium carbonicum → Schweiß selbst bei der leichtesten Anstrengung, sogar draußen in kalter Luft (Sep – Schweiß nach Anstrengung, beim Stillsitzen); während des ersten Schlafes; Morgenschweiß; am reichlichsten am Kopf und auf der Brust; klammer Nachtschweiß, nur an den Beinen; der Fußschweiß macht die Füße wund; Füße sind kalt und feucht.

China officinalis → Reichlicher, öliger, beim Schlafen oder in Bewegung leicht erregbarer Schweiß; erschöpfende Nachtschweiße, fettiger Schweiß an der Seite, auf der er liegt; vermehrter Durst während des Schweißes; teilweise kalter Schweiß im Gesicht oder am ganzen Körper, mit Durst; schwitzt leicht, vor allem nachts im Schlaf; hektisches Fieber, mit reichlichen, zehrenden Nachtschweißen.

Hepar sulphuris → Kalter, klammer, häufiger, saurer oder übel riechender Schweiß; schwitzt Tag und Nacht, ohne Erleichterung, oder kann zuerst gar nicht schwitzen und schwitzt dann reichlich; Nacht- oder Morgenschweiß mit Durst.

Hydrastis canadensis → Übel riechender Schweiß an den Genitalien; übermäßiges Schwitzen in den Achselhöhlen und an den Genitalien; die Kleidung fühlt sich in den Leisten unangenehm an.

Jaborandi → Reichlicher Schweiß und Speichel; der Großteil aller Drüsen im Körper sondert reichlich Sekret ab, der Schweiß beginnt auf der Stirn und im Gesicht und breitet sich dann über den ganzen Körper aus, am reichlichsten am Rumpf; tiefe Erschöpfung nach dem Schwitzen; einseitiger Schweiß auf der linken Seite; reichliche Nachtschweiße (Pilocarp.).

Mercurius solubilis → Reichlicher Schweiß nachts, gegen Morgen mit Durst und Herzklopfen; durch Anstrengung, sogar beim Essen; abends im Bett vorm Einschlafen. Saurer, übel riechender oder klammer, öliger (China) Schweiß, der auf der Haut brennt; Schweiß bei allen Schmerzen, bringt aber keine Erleichterung < durch die Schwäche.

Phosphorus → Schweiß hauptsächlich am Kopf, an den Händen und Füßen, oder nur an der Vorderseite des Körpers, mit vermehrtem Harnabgang; reichliche klamme Nachtschweiße < im Schlaf (Samb – wenn wach, kein Schweiß im Schlaf), ohne Erleichterung.

Sambucus nigra

→ Trockene, brennende Hitze im Schlaf, geht beim Aufwachen sofort in reichlichen Schweiß über, zuerst im Gesicht und dann am ganzen Körper, hält mehr oder weniger den ganzen Tag über an; beim Einschlafen kehrt die trockene Hitze zurück, mit kalten Händen und Füßen, er deckt sich aber trotzdem nicht auf; reichlicher, schwächender Schweiß, Tag und Nacht, der auch während fieberfreier Phasen anhält.

Sepia officinalis

→ Freizügiges und plötzliches Schwitzen als Folge eines emotionalen Schocks oder von Anstrengung, dabei kommt der Schweiß, nachdem die körperliche Anstrengung bzw. der emotionale Schock vorüber ist und die Person still dasitzt (*Calc* – Schweiß während der Anstrengung). Nachtschweiß auf der Brust, am Rücken und an den Oberschenkeln, zieht von oben nach unten bis an die Knöchel, riecht säuerlich und übel oder wie Holunderblüten; reichlicher Morgenschweiß nach dem Erwachen; übel riechender Fußschweiß, der zu kalten Fersen und wunden Zehen führt; in jeder dritten Nacht saurer, übel riechender Schweiß, wie Holunderblüten; verkümmerte Nägel.

Silicea terra

→ Nächtlicher Kopfschweiß hält das Kind wach, reichlicher Schweiß am Kopf, der restliche Körper ist ganz oder fast trocken; reichlicher, übel riechender Fußschweiß, mit wunder Haut zwischen den Zehen und Juckreiz an den Fußsohlen, treibt einen zur Verzweiflung; periodischer Schweiß; erschöpfende, saure und übel riechende Nachtschweiße, hauptsächlich nach Mitternacht.

Stannum metallicum

→ Der Schweiß kommt nach dem Einschlafen, sobald er sich bewegt, fröstelt er am Rücken und an den Schultern; oft als Folge einer erschöpfenden Krankheit; der Schweiß riecht modrig und nach Schimmel und ist im Genick besonders reichlich, vor allem nachts und am Morgen; hektisches Fieber, unruhige Hitze, als ob er in Schweiß ausbräche.

Thuja occidentalis →	Schweiß entweder ausschließlich an bedeckten Körperstellen (*Bell, Chin, Spig.*) oder ausschließlich an unbedeckten Körperstellen, wobei die bedeckten Körperstellen dann trocken und heiß sind; der Schweiß ist am Oberkörper mit Ausnahme des Kopfes am reichlichsten; Schweiß am Perineum; stinkender Schweiß an den Zehen, die Zehenspitzen sind rot und geschwollen; an den Fußsohlen; die Nägel sind verkümmert, brüchig oder weich; Schweiß während des Schlafes, der aber sofort aufhört, sobald er aufwacht; öliger, stinkender Schweiß; die Haut gibt einen süßlichen Geruch ab, begleitend zu Beschwerden des Abdomens oder des Beckens; unterdrückter Fußschweiß.

Repertorium

- **Schweiß im allgemeinen:** acet-ac, agar, agn, alum, ambr, am-c, am-m, anac, ang, ant-c, ant-t, apis, arg-met, arn, ars, asar, aur, bar-c, bell, benz-ac, borx, bov, brom, bry, calad, calc, calc-p, camph, canth, caps, carb-an, carb-ac, carb-v, caust, cham, chin, cic, cina, clem, cop, colch, coloc, con, croc, cupr, cycl, dig, dros, dulc, euphr, ferr, fl-ac, gels, glon, graph, guaic, hell, hep, hyos, ign, iod, ip, jab, kali-c, kali-n, kreos, lach, lact-ac, laur, led, lith-c, lyc, mag-c, mag-m, mang, merc, mez, mosch, mur-ac, nat-c, nat-m, nit-ac, nux-m, nux-v, op, par, petr, phos, ph-ac, plat, plb, psor, puls, ran-b, ran-s, rheum, rhod, rhus-t, ruta, sabad, sabin, samb, sars, sec-c, sel, seneg, sep, sil, spig, spong, stann, staph, stram, sulph, sul-ac, tarax, thuj, valer, verat, viol-o, viol-t, zinc.
- **Abwesend** (FI – Schweiß – abwesend): acet-ac, acon, alum, am-c, ambr, anac, apis, apoc, arg-met, arg-n, arn, ars, ars-i, bell, berb-a, bism, bry, calc, calc-sil, cham, chin, colch, con, crot-t, cupr, dulc, eup-pur, graph, hyos, iod, ip, kali-ar, kali-c, kali-i, kali-s, kali-sil, lach, laur, led, lyc, mag-c, maland, merc, merc-c, nat-c, nat-m, nit-ac, nux-m, nux-v, olnd, op, petr, ph-ac, phos, plat, plb, psor, puls, rhus-t, sabad, samb, sang, sars, sec, seneg, sep, sil, spong, squil, staph, sulph, thuj, thyr, verb, viol-o.
- **Anstrengung** körperlicher, bei: arg-met, calc, nat-m, plb.
- **Schwitzen:**
  - abwechselnde Seiten: agar.
  - rechte Seite: aur-m-n, bell, bry, fl-ac, jab, merc, nux-v, phos, puls, ran-b, sabin
  - linke Seite: ambr, anac, bar-c, chin, fl-ac, jab, kali-c, phos, puls, rhus-t, spig, stann, sulph.
  - Abwärtsbewegung agg: sep.
  - Abwaschen, schwierig: merc, mag-c, lac-d, sep.
  - Angst, bei: acon, alum, alum-p, am-c, ambr, ant-c, arn, ars, ars-s-f, bar-c, bell, benz-ac, berb, bry, calc, calc-p, calc-sil, cann-s, carb-v, carbn-s, caust, cham, chin, chinin-ar, cic, cimx, clem, cocc, ferr, ferr-ar, fl-ac, graph, kali-bi,

kali-n, kreos, marc, mang, merc, merc-c, mez, mur-ac, nat-ar, nat-c, nat-m, nat-p, nit-ac, nux-v, ph-ac, phos, plb, puls, rhus-t, samb, sel, sep, sil, spong, stann, staph, stram, sul-ac, sulph, tab, tarent, thuj, verat.
  - abends: ambr, sulph.
  - nachts: ars, carb-an, carb-v, nat-m.
  - nach dem Mittagessen: calc.
- Ärger, Verdruss, nach: acon, bry, cham, lyc, petr, sep, staph, verat.
- Aufregung, nach: ars-s-f, bamb-a, bar-c, graph, lach, phos.
- Beinen, außer an den: lyc.
- Beschäftigung, während: berb.
- blutig: anag, arn, ars, calc, cann-i, cann-s, cham, chin, clem, cocc, crot-h, cur, hell, lach, lyc, nux-m, nux-v, petr.
  - nachts: cur.
- einzelnen Körperteilen, an: acon, ambr, ars, ars-s-f, bar-c, bar-s, bell, bry, calc, calc-p, calc-sil, cann-s, caps, caust, cham, chin, con, hell, hep, ign, ip, led, lyc, merc, mez, nux-v, par, petr, plect, psor, puls, pyrog, rhus-t, sel, sep, sil, spig, spong, stann, sulph, thuj, tub, verat, zinc.
  - Seite, auf der er liegt: acon, bell, bry, chin, nit-ac, nux-v, puls, sanic.
  - Seite, auf der er nicht liegt: benz, thuj.
  - Vorderseite des Körpers: agar, ambr, anac, arg-met, arn, asar, bell, bov, calc, canth, cina, cocc, dros, euphr, graph, ip, kali-n, laur, merc, merc-c, nat-m, nux-v, phos, plb, rheum, rhus-t, ruta, sabad, sec, sel, sep, staph.
  - unterer Teil des Körpers: am-c, am-m, apis, ars, asaf, aur, bry, calc, cinnb, cocc, coloc, con, croc, cycl, dros, euph, ferr, hyos, iod, kali-n, mang, merc, nit-ac, nux-v, phos, ran-a, sanic, sep, sil, thuj, zinc.
    - berührende Teile, sich: nicc-s.
  - oberer Teil des Körpers: acon, agar, anac, ant-t, arg-met, arn, asar, aza, bar-c, bell, berb, bov, calc, camph, canth, caps, carb-v, caust, cham, chin, cina, coc-c, dig, dulc, eup-per, euphr, fl-ac, graph, guaj, ign, ip, kali-c, laur, mag-c, mag-m, mag-s, merc-c, mosch, mur-ac, nat-c, nit-ac, nux-v, op, par, petr, ph-ac, phos, plb, puls, ran-s, rheum, rhus-t, ruta, sabad, samb, sars, sec, sel, sep, sil, spig, stann, sul-ac, thuj, tub, valer, verat.
    - Schlaf, vor dem: berb.
  - erschöpfend: acet-ac, ant-t, ars, ars-h, camph, carb-v, chin, crat, eupi, ferr, iod, jab, lach, lyc, mill, nit-ac, psor, sec.
  - Essen, beim, agg: ant-t, arg-met, ars, ars-s-f, bamb-a, bar-c, bar-s, benz-ac, borx, bry, calc, calc-sil, carb-an, carb-v, carbn-s, cocc, con, eupi, graph, guare, ign, kali-ar, kali-c, kali-p, kali-sil, merc, nat-c, nat-m, nit-ac, nux-v, ol-an, phos, puls, sars, sep, sil, sul-ac, valer, viol-t.
  - amel: anac, ign, lach, mez, phos, zinc.
  - Angst und kalter Schweiß: merc.
  - Essen, nach: arg-met, ars, bry, calc, calc-sil, carb-an, carb-v, carbn-s, caust, chan, con, crot-c, crot-h, ferr, ferr-ar, graph, kali-c, kali-sil, laur, lyc, nat-n, nit-ac, nux-v, petr, ph-ac, phos, psor, sel, sep, sil, sul-ac, sulph, thuj, viol-t.
    - amel: alum, anac, chin, cur, ferr, lach, nat-c, phos, rhus-t, sep, verat.
    - Frühstück: carb-v, grat.
    - Mittagessen: carb-an, dig, mag-n, phos, ptel, sep, thuj.
    - warmes Essen: carb-an, dig, mag-n, phos, ptel, sep, thuj.
- Färbt die Wäsche: arn, ars, bar-c, bar-m, bell, benz-ac, calc, carb-an,

- Schwitzen:

- Färbt die Wäsche: carl, cham, chin, clem, dulc, graph, lac-c, lach, lyc, mag-c, med, merc, nux-m, nux-v, rheum, sel.
- auszuwaschen, schwierig: lac-d, mag-c, merc.
- blau: indg, iod, kali-i.
- blutig: anag, arn, ars, calc, cann-i, cham, chin, clem, cocc, crot-h, cur, dulc, hell, lach, lyc, merc, nux-m, nux-v, phos, sel.
  - nachts: cur.
- braun: iod, nit-ac, sep, wies.
- braungelb: ars, bell, carb-an, graph, lac-c, lach, mag-c, sel, thuj.
- dunkel: bell.
- gelb: ars, bell, ben-n, bry, cadn-s, carb-an, carl, chin, chinin-ar, crot-c, elat, ferr, ferr-ar, graph, guat, hep, ip, lac-c, lac-d, lach, mag-c, merc, rheum, sel, thuj, tub, verat.
- grün: agar, cupr.
- rot: arn, calc, carb-v, cham, chin, clem, crot-h, dulc, ferr, gast, lach, lyc, nux-m, nux-v, thuj.
- weiß: sel.
- Flatus, beim Abgang von: kali-bi.
- Flecken, in: merc, ptel, tell.
- Fremden, in Anwesenheit von: ambr, bar-c, lyc, sep, stram, thuj.
- Füße, außer an den: chin, phos.
- Gefühl, als würde Schweiß ausbrechen, aber es tritt keine Feuchtigkeit auf: alum, am-c, bapt, borx, bov, calc, camph, cimx, croc, ferr, glon, ign, iod, nicc, phos, pop-c, puls, raph, sars, senec, stann, sul-ac, sulph, thuj, x-ray.
- Gefühlsregungen, nach: phys, rhus-t, sep.
- Geistiger Anstrengung, bei, agg: bell, merc mur-ac, nux-v, rhus-t, samb, sec, sep, thuj.
  - amel: ferr, nat-c.
- Geruch
  - aashaft: ars, art-v, lach, psor, pyrog, thuj.
  - aromatisch: all-c, benz-ac, guare, petr, rhod, sep.
  - Arzneimitteln, nach den entsprechenden: asaf, ben, camph, carbn-h, chen-a, chinin-ar, iod, ol-an, phos, sulph, tab, ter, valer.
  - bitter: dig, verat.
  - Blut, nach: lyc.
  - durchdringend: bapt.
  - Eiern, nach faulen: plb, staph, sulph.
  - Essig, nach: iris.
  - faulig: bapt, carb-v, con, kali-p, led, mag-c, med, nux-v, psor, pulx, pyrog, rhus-t, sil, spig, staph, stram, verat.
  - Flieder, nach: sep.
  - Hering, wie eingelegter: vario.
  - Holunderblüten, nach: sep.
  - Honig, nach: thuj.
  - Kaffee, wie frischer: bamb-a.
  - Kampfer, nach: camph.
  - Käse, nach: con, hep, plb, sulph.
  - Knoblauch, nach: art-v, kalag, lach, sulph, thuj.
  - kräftig riechend: art-v, bov, cop, ferr, goss, lac-c, lach, lyc, sep, tell.
    - Menses, während: stram, tell.
  - kränklich: chin, chinin-s, thuj.
  - Lauch, nach: thuj.
  - Mäusen, nach: tub.
  - modrig: arn, cimx, merc, merc-c, nux-v, psor, puls, rhus-t, stann, syph, thuj, thyr.
  - Moschus, wie:, puls, sulph, sumb. apis, bism, mosch
  - pikant: rhod.
  - ranzig, nachts: thuj.
  - rauchig, wie Geräuchertes: bell.
  - Rhabarber, wie: rheum.
  - sauer: acon, alco, all-s, arn, ars, ars-s-f, asar, bapt, bell, bry, bufo, calc, calc-s, calc-sil, carb-v, carbn-s, caust, cham, chel, chin, cimx, cina, clem, colch, cupr, ferr-ar, ferr, ferr-m, fl-ac, gast, graph, hep, hyos, ign, iod, ip, iris, kali-c, kalm, lac-ac,

- Schwitzen:
- Geruch:
  - sauer: lach, led, lyc, mag-c, merc, nat-m, nat-p, nit-ac, nux-v, pilo, psor, puls, rheum, rhus-t, ruta, samb, sep, sil, spig, staph, sul-ac, sul-i, sulph, sumb, tarent, tep, thuj, verat, zinc.
    - morgens: bry, carb-v, iod, lyc, nat-m, rhus-t, sep, sul-ac, sulph.
    - vormittags: sulph.
    - nachmittags: fl-ac.
    - nachts: arn, ars, asar, bry, carbn-s, caust, cop, graph, hep, iod, kali-c, lyc, mag-c, merc, nat-m, nit-ac, phyt, plect, sep, sil, sulph, thuj, zinc.
      - Schlaf, im: bry.
  - Schwefel, nach: phos, sulph.
  - Schwefelsäure, nach: plb, staph, sulph.
  - stechend (scharf): cop, gast, ip, sep, sulph, thuj.
  - stinkend: aesc, all-c, aloe, am-c, am-m, ambr, anac, arn, ars, aur-m, bapt, bar-c, bell, bov, canth, carb-ac, carb-an, carb-v, cimic, coloc, con, crot-h, cycl, daph, dios, dulc, eucal, euphr, ferr, fl-ac, graph, guaj, hep, kali-c, kali-p, lac-c, lach, led, lyc, mag-c, mag-m, med, merc, merc-c, nit-ac, nux-v, petr, phos, plb, psor, puls, pyrog, rhod, rhus-t, rob, sel, sep, sil, spig, staph, stram, sulph, tell, thuj, tub, vario, verat, zinc.
  - süßlich: apis, ars, bamb-a, calad, merc, puls, sep, thuj, uran-n.
  - süßsauer: bry, puls.
  - übelriechend: acon, all-s, aloe, am-c, ambr, apis, arn, ars, ars-s-f, art-v, asar, aur-m, bamb-a, bapt, bar-c, bar-m, bar-s, bell, bov, bry, calc-sil, camph, canth, carb-ac, carb-an, carb-v, carbn-s, caust, cham, cimic, cimx, cocc, coloc, con, cycl, daph, dulc, euphr, ferr, ferr-ar, fl-ac, fink-b, graph, guaj, haliae-lc, hep, hyos, ign, iod, ip, kali-act, kali-ar, kali-c, kali-p, kali-sil, lach, led, lyc, mag-c, mand, med, merc, merl, mosch, murx, nat-m, nit-ac, nux-v, oci-sa, oena, petr, phos, plb, podo, psor, puls, pyrog, rheum, rhod, rhus-t, rob, sacch-l, sel, sep, sil, sol-t-ae, spig, stann, staph, stram, sulph, syph, tarax, tax, tell, vario, verat, wies, zinc.
    - eine Seite: bar-c.
    - morgens: carb-v, dulc, merc-c, mist-v.
    - nachmittags: fl-ac.
    - nachts: ars, carb-an, carb-v, con, cycl, dulc, euphr, ferr, graph, guaj, lyc, merc, mag-c, nit-ac, nux-v, puls, rhus-t, sep, spig, staph, tell, thuj.
      - Mitternacht: mag-c, merl.
      - Schlaf, im: cycl.
    - Anstrengung, bei: nit-ac.
    - Bewegung, bei: rupi, mag-c.
    - Husten, nach: hep, merl.
    - Menses, während: stram.
  - Urin, nach: benz-ac, berb, bov, canth, card-m, caust, coloc, ery-a, graph, lyc, nat-m, nit-ac, plb, rhus-t, sec, thyr, urt-u.
    - Pferdeurin, nach: nit-ac, nux-v.
  - verbrannt, wie: bell, bry, mag-c, sulph, thuj.
  - Wein, nach: sec.
  - Weißbrot: ign.
  - Zwiebeln, nach: art-v, bov, calc, kali-p, lach, lyc, osm, phos, sin-n, tell.
- Geschmack, salzig: nat-m, sel.
- Gesicht, generalisierter Schweiß außer im: rhus-t, sec.
- Gespräche, durch: ambr.
- Heiß, Beinen außer an den: op.
- klebrig: sbies-c, agar, ant-t, anthraci, anthraco, ars, bamb-a, both, brom, cann-i, canth, caust, chlor, crot-h, ferr, fl-ac, hep, iod, kali-bi, kali-br, lach-n, op, phal, phos, plb, tab, tax.
  - abends: anthraco, fl-ac.

- Schwitzen:

- Krisenschweiß: acon, bapt, bell, bry, canth, chlor, pneu, pyrog, rhus-t.
- Koitus, nach: agar, calc, chin, graph, nat-c, sel, sep.
- Kopf, generalisierter Schweiß außer am: bell, merc mur-ac, nux-v, rhus-t, samb, sec, sep, thuj.
- Musik, agg: sabin, tarent.
- Neuigkeiten, durch unangenehme: calc-p.
- Oberschenkeln, außer an den: lyc.
- ölig: agar, arg-met, arn, ars, aur, bry, bufo, calc, chin, fl-ac, lyc, mag-c, med, merc, nat-m, nux-v, ol-j, petr, plb, psor, rhus-t, rob, sel, stram, sumb, thuj, thyr.
  - tagsüber: bry.
  - morgens: bry, chin.
  - nachts: agar, bry, croc, mag-c, merc.
- Plötzlich: aml-ns, apis, ars, bell, carbn-s, clem, crot-h, hyos, ip, merc-cy, valer.
  - nachmittags: clem.
  - Gehen im Freien, mit Frösteln, beim: led.
  - verschwindet plötzlich und: bell.
- Raserei, Tobsuchtsanfall, bei: acon, ant-t, ars, bell, hyos, lyc, merc, nat-c, nat-m, nit-ac, nux-v, op, ph-ac, phos, puls, stram, verat.
- Rauchen, agg: nat-m, thuj.
- reichlich: abrot, acet-ac, acon, aesc, aeth, agar, alum, am-c, am-m, ambr, aml-ns, androc, ant-c, ant-t, anthraco, apis, arg-n, ars, ars-i, asar, asc-c, aur, aur-i, aur-m, aur-m-n, aur-s, bamb-a, bapt, bar-c, bell, ben, benz-ac, bol-la, bry, bufo, cact, calc, calc-ar, calc-i, calc-s, calc-sil, camph, canth, caps, carb-ac, carb-an, carb-v, carbn-s, carc, casc, castm, caust, cedr, cham, chel, chin, chinin-ar, chinin-s, chlor, cist, clem, coc-c, cocc, colch, coloc, con, cop, corn, crat, crot-c, cupr, dig, dulc, elaps, elat, esin, eup-per, eup-pur, ferr, ferr-ar, ferr-i, ferr-p, fl-ac, gels, granit-m, graph, guaj, hep, hyos, iod, ip, jab, kali-ar, kali-bi, kali-c, kali-n, kali-p, kali-s, lac-ac, lac-c, lach, lact, lith-c, lob, lob-e, lyc, mag-c, mang, merc, merc-c, mez, nat-ar, nat-c, nat-m, nat-p, nit-ac, nux-v, op, par, petr, ph-ac, phase-vg, phos, pisc, podo, psor, puls, pyrog, rhus-t, sabad, sal-ac, samb, sang, sars, sec, sel, sep, sil, spong, stann, staph, stram, sal-ac, sulph, tab, tarax, thuj, tub, valer, verat, verat-v, zinc, zinc-p.
- tagsüber, im Schlaf: caust.
- morgens: acon, am-c, am-m, ars, bry, carb-v, caust, chin, chinin-s, dulc, ferr, fur-ar, mag-c, merc, nat-c, nat-m, nat-p, nit-ac, op, ph-ac, phos, puls, rhus-t, sep, sil.
  - anhaltend, den ganzen Tag: ferr.
  - Bett, agg. im: am-m, ferr.
  - Erwachen, agg. nach dem: ferr, sep, sulph.
  - heiß und trocken: cham, chin, op, phos.
  - Schlaf, agg. im: chinin-s, puls.
- nachmittags: fl-ac.
  - Hitze, mit: staph.
- abends: bar-c, chel, con, fl-ac, samb, sars, sulph.
  - 19-1h, trockene Hitze kehrt nach dem Einschlafen wieder: samb.
  - anhaltend, die ganze Nacht: bol-la.
  - Fieber, mit hohem: con.
  - periodisch, zweiten Abend, jeden: bar-c.
- Gehen, agg: bry, canth, chinin-s, kali-c, merc, psor, sel, sep, sulph.
  - Freien, agg, im: caust, chin, lyc, ph-ac, rhod, sel, zinc.
- Menses
  - vor, agg: hyos, thuj.
  - während, agg: graph, hyos, murx, verat.
  - Beginn der Menses, zu, agg: bamb-a.

- Schwitzen:
- reichlich:
  - Musik, agg: tarent.
  - periodisch, Nacht, jede zweite: bar-c, kali-n, nit-ac.
  - Schlaf, im: camph, carb-an, chin, chinin-s, con, dulc, merc, nat-c, op, phos, podo, thuj.
    - Mittagsschlaf, im: caust, sel.
  - Stillsitzen, beim: kali-bi.
  - unbedeckten Teilen, an, außer am Kopf: thuj.
  - Wetter, agg, warmes: lyc.
  - Winter, im: carc.
- Salzablagerung nach dem Schwitzen: sel.
- Schreiben agg: borx, hep, kali-c, psor, sep, sulph, tub.
- Schwäche, Schweiß durch: acon, ambr, ant-t, arn, ars, bar-c, bry, calad, calc, camph, canth, carb-m, caust, chin, cocc, croc, dig, ferr, graph, hyos, iod, kali-n, lyc, merc, nat-m, nux-v, ph-ac, phos, psor, rhod, samb, sep, sil, stann, sulph, tarax, verat.
  - Entbindung, nach: sep.
- sexueller Erregung, mit: lil-t.
- Sprechen, beim: ambr, gink-b, graph, iod, sil, sulph.
  - in der Öffentlichkeit: bamb-a.
- steif machend,Wäsche, die Bettwäsche: merc, nat-m, sel.
- Steigen agg: arn, bell.
- Symptome
  - agg. beim Schwitzen: acon, ant-t, arn, ars, calc, calc-i, caust, cham, chin, chinin-ar, cimx, cinnb, cist, croc, eup-per, euphr, ferr, ferr-ar, form, ign, ip, kali-ar, lyc, med, merc, mur-ar, nat-ar, nat-c, nux-v, op, phos, psor, puls, rhod, rhus-t, sep, spong, stram, sulph, verat, wye.
  - amel, beim Schwitzen: acon, aesc, aeth, apis, ars, bapt, bell, bov, bry, calad, camph, canth, chan, chinin-s, cimx, clem, cupr, elat, eup-per, gels, graph, hep, lach, lyc, nat-m, psor, rhus-t, samb, sec, stront-c, thuj, verat.
    - Kopfschmerzen, außer den: nat-m.
      - die sich agg: ars, chinin-s, eup-per.
  - nach dem Schwitzen: acon, ant-t, calc, cham, chin, con, ip, merc, ph-ac, phos, puls, sep, sil, staph, sulph.
- Traurigkeit, durch: calc-p.
- Trinken, nach, agg: aloe, ars, castm, chin, cham, cocc, con, kali-p, merc, puls, rhus-t, sel, sulph, sumb.
  - amel: caust, chinin-s, op, phos, sil.
  - warmen Getränken, von, agg: bry, kali-c, mag-c, merc, phos, sil, sul-ac, sumb.
  - Wein, agg: acon, apis, con, lach, op, sul-ac, thuj.
- unbedeckten Teilen, an: bell, puls, thuj.
- warm: acon, ant-c, asar, ben, camph, carb-v, cham, cocc, dig, dros, ign, kali-c, kreos, lach, led, nat-m, nux-v, op, phos, puls, sep, sil, staph, stram, thuj, verat.
  - abends: anac, puls.
  - epileptischem Anfall, nach: sil.
  - Gehen amel: thuj.
  - heiß, Anstrengung durch: limest-b.
  - Konvulsionen, mit: sil.
  - nachts: staph, thuj.
  - periodisch: carb-v.
    - Morgen, jeden zweiten: ant-c.
  - Schlafsucht, mit: op.
  - sitzen agg: asar.
  - Stuhlgang, wird kalt und klebrig nach dem: merc.
  - Unbehaglichkeit, verursacht: calc, cham, nux-v, puls, sep, sulph.
  - Zimmer, im warmen: carb-v, cist.
    - unerträglich: plan.
- Waschen amel: thuj.
- Wind agg, kalter: cur.
- Zorn, nach: acon, bry, chin, cupr, ferr-p, lyc, petr, sep, staph.

Lokalisation

- **Kopf, Schweiß der Kopfhaut:** aesc, agar, anph, anac, ant-t, apis, ars-i, bamb-a, bar-c, bar-i, bar-m, bar-s, bell, benz-ac, borx, bov, bufo, calc, calc-i, calc-p, calc-s, calc-sil, camph, carb-v, carbn-s, caust, cham, chin, cimx, clem, cycl, dig, eup-pur, gamb, glon, graph, grat, guaj, hep, iod, ip, kali-c, kali-m, kali-p, kali-sil, kali-s, laur, led, lyc, mag-c, mag-m, merc, mez, mosch, mur-ac, nat-m, nit-ac, nux-v, ol-m, olnd, op, petr, ph-ac, phel, phos, plb, psor, puls, pyrog, rheum, sabad, sep, sil, spig, staph, stram, stry, sul-i, sulph, tab, tarent, thuj, valer, verat-v, zinc, zinc-p.
  - tagsüber: ol-an, stram.
  - Tag und Nacht: sulph.
  - morgens: bamb-c, calc, cann-s, dulc, hep, mez, nat-m, nux-v, sep.
    - Aufstehen agg: nat-m.
  - vormittags: mag-c.
  - nachmittags: bamb-a.
  - abends: anac, bar-c, calc, mag-m, mur-ac, sep, sil.
    - Hinlegen agg: petr.
  - nachts: bov, bry, calc, carb-an, chin, coloc, hep, hydrog, kali-c, merc, nat-m, nit-ac, rhus-t, sanic, sep, sil.
    - Mitternacht: ph-ac, rhus-t.
  - außer am Kopf, generalisierter Schweiß: bell, merc, mur-ac, nux-v, rhus-t, samb, sec, sep, thuj.
  - Bett, agg. im: bry.
  - Erregung, mit: bamb-a.
  - Essen, agg. beim: calc, nux-v, petr.
  - Frost
    - nach: sulph.
  - Frühstück, agg. nach dem: par.
  - Gefühl von: gink-b.
  - Gehen agg: ph-ac.
    - Freien agg, im: borx, calc, chin, graph, guaj, phos, thuj.
  - geistige Anstrengung agg: kali-c, kali-p, ph-ac, ran-b.
  - heiß: calc, cham, cimic, con, op, podo.
  - Hitze, während: sep.
  - Honig, riecht wie: thuj.
  - Husten, agg. beim: ant-t, calc, ip, merc, sil, tarent.
  - kalt: acon, ant-t, benz-ac, bry, bufo, calc, camph, carb-v, cina, cocc, con, dig, hep, lob, merc, merc-c, nux-v, op, petr, phos, podo, tub, verat.
    - Freien, im: calc.
    - Zimmer, agg. im: calc.
  - klamm, feucht: cham, merc, nux-v.
  - Konvulsionen, vor epileptischen:caust.
  - Kopfschmerzen, während: bamb-a, calc, mez, phys, sil, sulph.
  - Lesen, agg: nat-s.
  - Menses, während: cham, merc, phos, verat.
  - modrig: nat-m.
  - Moschus, riecht wie: apis, sulph.
  - nur am Kopf: acon, am-m, calc, cham, kali-m, phos, puls, rheum, sabad, sanic, sep, sil, spig, stann.
  - ölig: bry, hura, merc.
  - sauer: bry, cham, hep, merc, rheum, sep, sil.
  - Schlaf
    - Einschlafen, beim: graph, sep, sil, tarax.
    - im: bamb-a, bry, calc, calc-p, cham, cic, lyc, merc, podo, sanic, sep, sil.
  - schmerzhaften Stellen, der: sil.
  - stinkend: calc, merc, puls, staph.
    - eine Seite: nux-v, puls.
  - Stuhlgang agg: ptel.
  - Suppe agg: phos, rheum.
  - unbedeckten Teilen, an: thuj.
  - Waschen agg, nach: graph.
  - Stirn: acet-ac, acon, aeth, agar, aml-ns, anag, ant-t, ars, ars-i, asaf, bapt, bell, brom, bry, cact, calc, calc-i, calc-sil, camph, cann-i, carb-v, chin, cic, cupr, guaj, hep, ip, kali-bi, kali-c, laur, led, merc-c, nat-ar, nat-c, nit-ac, op, phos, ran-s, sars, stann, sulph, tab, valer, verat, vesp, zinc.

- **Kopf, Schweiß der Kopfhaut:**
  - Stirn:
    - morgens: ambr, ang, dios, kali-c, nux-v, phys, stann, staph.
    - mittags: ferr-i, nat-m, valer.
    - abends: anac, carb-v, chin, ol-an, puls, ran-b, sars, senec.
    - nachts: bry, calc, cann-s, chin, crot-t, sacch.
    - Angst, wie aus: nux-v, verat.
    - Bewegung agg: valer.
    - brennend: nat-c.
    - Diarrhoe, bei: sulph.
    - Erbrechen, beim: ant-c, mag-c, phos.
    - Essen, beim agg: carb-v, nit-ac, nux-v, sul-ac, sulph.
    - fettig: coloc, hydr, psor.
    - Fieber, während: ant-t, cann-i, dig, ip, mag-s, sars, staph, verat.
    - Frost, während: acon, bry, calc, chin, cina, dig, led, nat-s.
    - Gehen im Freien agg: guaj, led, merc, nux-v.
    - Gewitters, beim Herannahen eines: nat-c.
    - heiß: cham, chin.
    - Husten agg, beim: ant-t, ars-s-f, ip, verat.
    - kalt: acet-ac, acon, ars, bell, bry, cact, calc, canth, caps, carb-v, chin, cina, cocc, colch, croc, cupr, dig, dros, gels, glon, hell, hep, ip, kali-bi, kali-p, lach, laur, merc, op, phyt, plb, sec, staph, sulph, tab, verat, zinc.
      - eiskalt: lachn.
    - klamm, feucht: acet-ac, acon, carb-an, cina, colch, hep, op.
    - klebrig: cann-i, cham, cocc.
    - Kopfschmerzen, bei: cist, glon, kali-c, ph-ac, phyt, sulph.
    - Menses, während: phos, verat.
    - sauer: led.
    - Schlaf, agg. im: cham.
    - schnell: rheum.
    - Stuhlgang, nach, agg: crot-t, ip, merc, nat-c, verat.
    - übelriechend: led, sil.
    - warm: acon, act-sp, anac, camph, cham, glon, phys, psil, puls.
  - Hinterkopf: anac, ars, bamb-a, calc, chin, ferr, mag-c, mosch, nit-ac, nux-v, ph-ac, sanic, sep, sil, spig, stann, sulph.
    - Gehen agg: sulph.
    - Schlaf, agg im: sanic.
  - Seiten
    - eine Seite: ambr, bar-c, nit-ac, nux-v, puls, sulph.
    - schmerzlose Seite: aur-m-n.
  - Schläfen: ars-s-f, crot-c.
    - Husten agg: ars-s-f.
  - Scheitel: ruta.
- **Augenbrauen und Augenlider:** calc-p.
- **Ohren:** calc, olnd, puls, zinc.
  - hinter den: cimic.
- **Nase:** bell, cimx, cina, cinnb, laur, nat-m, rheum, ruta, teucr, tub.
  - morgens: cimx
  - kalt, um die Nase: chin, rheum
- **Gesicht:** acet-ac, acon, aesc, aeth, agar, alum, alum-p, am-c, am-m, ambr, amyg, ant-t, apis, arg-met, arg-n, arn, ars, ars-h, aur, aur-ar, aur-s, bamb-a, bapt, bell, benz-ac, borx, bry, calc, calc-p, calc-s, calc-sil, camph, caps, carb-ac, carb-an, carb-v, carbn-s, cham, chin, chinin-ar, chion, cic, cina, cocc, colch, coloc, con, crot-h, cupr, cupr-s, dig, dros, dulc, elaps, ferr, ferr-ar, ferr-p, fl-ac, glon, guaj, hell, hep, hydr-ac, hyos, ign, ip, jab, kali-ar, kali-bi, kali-c, kali-i, kali-m, kali-p, kali-s, kali-sil, kreos, lach, lachn, laur, lyc, lyss, mag-c, med, merc, mez, morph, mosch, mur-ac, nat-c, nat-m, nat-s, nux-v, ol-an, op, ox-ac, par, petr, phos, psor, puls, rheum, rhus-t, sabad, samb, sars, sec, sep, sil, spig, spong, stann, staph, stram, stry, sul-ac, sulph, tab, tarent, tell, thuj, til, valer, verat, verat-v, vip.
  - rechts: alum, puls
  - eine Seite: alum, ambr, bar-c, nux-v, puls, sulph.

- **Gesicht:**
  - morgens: ars, bamb-a, chin, nit-ac, puls, ruta, sulph, verat.
  - vormittags: phos
  - mittags: cic
  - nachmittags: bamb-a, con, ign, samb.
    - 16h: bamb-a.
  - abends: hura, psor, puls, sars, spong.
    - Haus, im: mez.
  - nachts: dros, hep, sulph.
    - Mitternacht: plat, rhus-t.
    - 2h: ars.
  - Abendessen, beim: calc.
  - Angst, mit: nat-c.
  - Anstrengung,
    - nach agg: sil.
    - agg, geringste Anstrengung: bamb-a, sulph.
  - Aufstoßen, beim: cadm-s.
  - Augen, unter den: con.
  - außer im Gesicht, generalisierter Schweiß: rhus-t, sec.
  - Bewegung agg: psor, valer.
  - Bienenstiche, durch: sep.
  - Essen
    - agg: ign, ham, sulph.
    - nach agg: alum, cham, nat-s, psor, viol-t.
    - warmen Speisen agg, von: mag-c, sep.
  - Flatus, beim Abgang von: kali-bi.
  - Gehen, beim
    - agg: borx, valer, verat.
    - Freien agg, im: guaj.
  - Herzklopfen, mit: ars.
  - Hitze, während: alum, ars, bell, cham, chel, dros, dulc, lach, psor, puls, sep, spong, valer.
  - Husten, agg beim: tarent.
  - kalt: acon, aeth, agar, ant-c, ant-t, aur, ars, ars-s-f, aur, aur-ar, aur-s, bell, benz-ac, bry, cact, cadm-s, calc, calc-p, calc-s, camph, caps, carb-ac, carb-an, carb-v, carbn-s, chin, chinin-ar, cina, coc-c, cocc, crot-h, cupr, dig, dros, euph-l, ferr, glon, hell, hep, hura, ip, kali-bi, lach, lachn, lob, lyc, merc, merc-c, morph, mur-ac, nat-m, nux-v, op, ox-ac, phos, plat, puls, pyrog, rheum, rhus-t, ruta, sabad, samb, sec, sep, spig, spong, staph, stram, sul-ac, sulph, tab, verat, verat-v, zinc-m.
    - Diarrhoe, bei: apoc.
    - Mund, um den: chin, rheum.
    - Stirn: acet-ac.
  - Konvulsionen, bei den: cocc.
  - Kopfhaut und: puls, valer, verat.
  - Lippen
    - Unterlippe: rheum
    - Oberlippe: acon, coff, kali-bi, kali-c, med, nux-v, rheum, sin-n, thuj.
  - Mittagessen
    - beim agg: carb-an.
    - nach agg: sulph.
  - nur im Gesicht: calc, con, ign, phos.
  - Schlaf
    - vor: calc.
    - im: med, prun, sep, tab .
    - Einschlafen, beim: sil.
  - Seite, auf der er liegt: acon, act-sp, chin.
  - Seite, auf der er nicht liegt: sil, thuj.
  - Sitzen agg: calc.
  - Stehen agg: eupi.
  - Stellen, an einzelnen, Essen beim: ign.
  - Stuhlgang, agg nach: com.
  - Trinken, nach agg: cham.
  - übelriechend: puls.
  - warme Speisen und Getränke: sep, sul-ac.
- **Schweiß, Magengrube, in der:** bell, borx, hyos, kali-n, nux-v, ol-an, sec.
- **Abdomen:** ambr, anac, arg-met, arg-met, arg-n, caust, cic, cocc, dros, merc, phos, plb, rhus-t, sel, staph, sulph, thuj.
  - vormittags: arg-met.
  - nachts: anac, cic, dros, staph, sulph.
  - Anstrengung agg: ambr.
  - Brustkorb und Bauch, ausschließlich an: arg-met, cocc, phos, sel.
  - Gehen, agg. nach: caust.
  - Hitze, während: arg-met.

- **Abdomen:**
  - Hypochondrien: caust, conv, ign, iris, verat.
  - Hypogastrium, Sitzen agg: sel.
  - kalt: dros.
  - Koitus, nach: agar.
  - Leistengegend: ambr, canth, iris, sel, sep, thuj.
  - Nabel aus, breitet sich vom: rhus-t.
- **Schweiß an Anus und Perineum:** agar, alum, bell, brass-n-o, carb-an, chin-b, con, hep, kali-c, psor, rhus-t, thuj.
  - morgens: thuj.
  - nachts: kali-c.
  - scharf: arum-t.
  - Stuhlgang, vor und bei: sep.
- **Männliche Genitalien:** acet-ac, agn, alum, alum-p, am-c, ars, ars-i, ars-s-f, asc-t, aur, aur-ar, aur-i, aur-s, bar-c, bell, calad, calc, canth, carb-an, carb-v, carbn-s, carl, con, cor-r, fl-ac, gels, hep, hydr, ign, iod, lachn, lyc, mag-m, merc-i-f, merc, mez, petr, ph-ac, puls, sel, sep, sil, staph, sulph, thuj.
  - morgens: aur.
  - abends: carbn-s.
  - nachts: bell.
  - Anstrengung, agg nach: sep.
  - beißend, riecht: dios, fl-ac.
  - kalt: carb-v.
  - Penis: lachn, nat-m, nit-ac, thuj.
  - Skrotum: acon, agn, alum-sil, am-c, aur, aur-s, bar-c, bar-s, bell, calad, calc, calc-p, calc-sil, carb-an, carb-v, carbn-s, caust, con, cupr-act, daph, dios, gels, ham, hep, hydr, ign, iod, lachn, lyc, mag-m, merc, mez, nat-s, petr, psor, rhod, sel, sep, sil, staph, sul-i, sulph, thuj, ust.
    - eine Seite: thuj.
    - morgens: thuj, ust.
    - abends: nat-s, sil.
    - nachts: ham, mag-m.
    - Oberschenkeln, zwischen den: cinnb.
    - strenger Geruch: dios.
    - süßlicher Geruch: thuj.
  - süßlich, riecht: thuj.
  - übelriechend: aloe, ars-met, calc-sil, fago, fl-ac, hydr, iod, nat-m, psor, sars, sep, sulph.
  - verbrannt, riecht wie: thuj.
- **Weibliche Genitalien,** Schweiß: carb-v, gink-b, lyc, merc, petr, sel, thuj.
  - übelriechend: sulph.
- **Brust:** agar, anac, ant-t, arg-met, arn, asar, bamb-a, bell, ben, bov, calc, calc-p, calc-sil, canth, cedr, chel, cocc, crot-c, dros, euphr, glon, graph, hep, ip, kali-n, lyc, merc, merc-c, nit-ac, op, petr, ph-ac, phos, plb, rhus-t, sabad, sec, sel, seneg, sep, sil, spig, stry, tab, thuj, verat.
  - tagsüber: petr.
  - morgens: bamb-a, bov, cocc, graph, kali-n.
  - vormittags: arg-n.
  - nachmittags, 17–21h: chel.
  - abends, Gehen agg: chin, sabad.
  - nachts: agar, anac, arg-met, arg-n, bamb-a, bar-c, bell, calc, kali-c, nit-ac, sep, sil, stann, sulph.
    - Mitternacht: nat-m, ph-ac.
      - nach: lyc.
      - 4h: sep.
      - 5-6h: bov.
    - Schlaf, im: euphr.
    - Erwachen, beim: canth.
  - Abdomen und Brust, nur an: arg-met, cocc, phos, sel.
  - Achselhöhlen: all-c, aloe, asaf, asar, bov, bry, cadm-s, calc, caps, carb-ac, carb-an, carb-v, carbn-s, carc, cedr, chel, cur, dulc, gink-b, gymno, hep, hydr, hyos, kali, kali-p, kali-s, lac-c, lach, lappa, lour, lil-t, merc-c, nat-m, nit-ac, ox-ac, petr, phos, psil, rhod, sabad, sanic, sel, sep, sil, squil, sul-ac, sulph, tab, tell, thuj, tub, verat, viol-f, zinc.
    - tagsüber: dulc.
    - abends: sabad.
    - nachts: sulph.
    - braun: lac-c, thuj.

- **Brust:**
  - Achselhöhlen:
    - frisst Löcher in die Wäsche: iod, psor, sep, sil.
    - gelb: lac-c.
    - Hitze, während: zinc.
    - kalt, Luft agg, kalte: bov.
    - kalt: lappa.
    - Kälte, bei: tab.
    - Knoblauch, wie: bov, kali-p, lach, osm, sulph, tell.
    - kristallartigem Niederschlag in den Haaren, mit: sel, thuj.
    - reichlich: sanic, sel.
    - Rot: arn, carb-v, dulc, lach, nux-m, nux-v, thuj.
    - sauer riechend: asar.
    - scharf: sanic.
    - übelriechend: apis, bov, carb-ac, con, dulc, gink-b, hep, hydr, lac-c, lach, lyc, merc-c, nit-ac, nux-m, osm, petr, phos, rhod, sel, sep, sil, sulph, tell, thuj, tub.
      - Menses
        - während, agg: stram, tell.
        - zwischen den Perioden: sep.
    - Zwiebeln, wie: bov.
  - Brustbein: graph.
    - Gehen, schnellen beim: nit-ac.
    - morgens: graph.
  - Frost, agg während: sep.
  - kalt: agar, camph, canth, hep, cocc, lyc, merc, petr, seneg, sep, stann.
  - Koitus, agg nach: agar.
  - Mammae: arg-met, arn, bov, calc, hep, kali-n, lyc, plb, rhus-t, sel, sep.
    - morgens: bov, cocc, graph, kali-n.
    - nachts: agar, bar-c, calc, kali-c, lyc, sil, stann, sulph.
    - zwischen den, stinkend: nux-m.
  - Menses, agg während: bell, kreos.
  - ölig: arg-met.
  - reichlich: carc.
  - rot: arn.
  - übelriechend: arn, carc, euphr, graph, hep, lyc, phos, sel, sep.
- **Rücken,** Schweiß: acon, anac, ars, ars-s-f, bufo, calc, calc-s, calc-sil, camph, casc, caust, chin, chinin-s, coff, dig, dulc, ferr, guaj, hep, hyos, ip, kali-bi, lac-c, lach, laur, led, lyc, morph, mur-ac, nat-c, nat-p, nit-ac, nux-v, par, petr, ph-ac, phos, puls, rhus-t, sabin, sep, sil, stann, stram, sulph.
  - tagsüber, Ruhe agg: petr.
  - morgens: chim.
  - abends: mur-ac.
  - nachts: anac, ars, calc, coc-c, coff, guaj, lyc, sep, sil.
    - Mitternacht, nach: hep.
    - 3 Uhr: rhus-t.
    - 4 Uhr, weckt ihn auf um: petr.
  - Bewegung agg: chin.
  - Erwachen, beim: hep.
  - Gehen
    - agg: caust, lac-ac, lach, nat-c, petr, phos, rhus-t, sep.
    - schnelles Gehen agg: nit-ac.
  - Lumbalregion: asaf, brass-n-o, clem, hyos, sil .
    - nachts: sil.
    - kalt: plan.
    - Menses, vor den: nit-ac.
  - Menses
    - vor agg: nit-ac.
    - während agg: kreos.
  - Sakrum: plan.
    - kalt: plan.
  - Schlaf, agg im: tab.
  - Stuhl, agg beim Pressen zum: kali-bi.
  - Zervikalregion: anac, ars, calc, calc-sil, cann-s, chel, chin, elaps, ferr, fl-ac, mag-c, med, mosch, nit-ac, nux-v, ph-ac, phel, sep, sil, spig, stann, sulph.
    - tagsüber: ph-ac.
    - morgens: nux-v, stann, sulph.
    - abends: fl-ac.
    - nachts: calc, sulph.
    - Bewegung, bei der geringsten: chin.
    - Essen, nach dem: card-m, par.
    - Frost, während: cann-s.
    - Husten,beim und nach dem: cub.
    - kalt: acon, chin, colch, cub, ph-ac, sep.
    - Menses, vor den: nit-ac.

- **Rücken,** Schweiß:
  - Zervikalregion:
    - Samenabgang, agg nach: sil.
    - Schlaf
      - amel: samb.
      - im: calc, lach, ph-ac, phos, sanic.
      - Schlafwandeln: cann-s.
- **Extremitäten, Schweiß:** aur, aur-m, carb-v, con, cupr, glon, lac-ac, ol-j, op, plb, stram.
  - linker Arm und linkes Bein: lac-d.
  - morgens: carb-v, con.
  - nachts: calc, carl, con, kali-n.
- **Schulter:** chin.
  - Koitus, nach: agar.
  - unter der, Mittagessen amel: phos.
- **Arme:** agar, asaf, asar, bry, caps, guave, hyos, ip, jab, merc, petr, ph-ac, stann, stront, zinc.
  - nachts: ol-j.
  - Innenseite: arn.
  - kalt, klamm, feucht: cinc.
  - Koitus, nach: agar.
- **Unterarm:** petr.
- **Hände:** acon, agn, ambr, aml-ns, anac, ant-t, ars, ars-i, bamb-a, bar-c, bar-i, bar-s, bell, brom, calc, calc-i, calc-s, camph, canth, caps, carb-v, carbn-o, carbn-s, caust, chan, chel, cina, cit-v, cocc, coff, coloc, con, cupr, dig, dirc, dulc, fago, ferr, fl-ac, glon, graph, guave, hell, hep, hura, ign, iod, ip, kali-bi, kreos, lac-ac, laur, led, lith-c, lyc, marb-w, merc, merc-c, naja, nat-ar, nat-c, nat-m, nat-p, nit-ac, nux-v, oena, ol-m, op, osc-ac, petr, ph-ac, phel, phos, phys, pic-ac, puls, pyrus, rhod, rhus-t, sanic, sars, sep, sil, spig, stict, sul-i, sulph, syph, tab, thuj, tub, verat, zinc, zinc-p.
  - tagsüber: nit-ac, ol-an, pic-ac.
  - morgens: lyc, phos, puls, sulph.
    - Bett, im: phos.
    - Aufstehen, nach dem: puls.
  - vormittags: fago.
  - mittags bis abends, jeden Tag: lac-ac.
  - nachmittags: bar-c.
  - abends: glon, ign, sulph.
    - Hinlegen, vor dem: sulph.
  - nachts: coloc.
  - abwechselnd in der einen oder der anderen: cocc.
  - Angst, mit, begleitet von, Zittern der Hand: granit-m.
  - Aufstehen, nach dem: am-m, fago.
  - Dysmenorrhoe, bei: tarent.
  - Einschlafen, beim: ars.
  - Erregung, durch: bamb-a.
  - erschöpfend: nat-c.
  - Freien, im: agn.
  - Frost, während: eup-per, ip, puls.
  - Gehen im Freien, beim: agn.
  - Handrücken: lil-t, lith-c.
    - kalt: lil-t, chion, zinc-s.
    - Körperübungen, bei: thuj.
  - Hitze, mit: nit-ac.
  - Husten, beim: ant-t.
  - Jucken, mit: sulph.
  - kalt: acon, ambr, ant-c, ant-t, ars, ars-i, ars-s-f, atro, bell, brom, calc, calc-s, calc-sil, canth, caps, carb-ac, cham, cimic, cina, cocc, ferr, hep, iod, ip, kali-bi, kali-cy, lach, kali-sil, lyc, lil-t, merc-c, morph, nit-ac, nux-v, osc-ac, petr, ph-ac, phos, phyt, pic-ac, plb, psor, rheum, rhus-t, sanic, sars, sec, sep, spig, sulph, tab, thuj, tub, verat, verat-v, zinc, zinc-p.
    - warmen Zimmer, im: ambr.
  - Kälte bei innerer: tab.
  - kalter Nase, mit: nux-v.
  - klamm, feucht: anac, ars, carb-ac, ind, lyc, merc, nux-v, phos, pic-ac, plan, pyrog, spig, sulph, zinc.
  - Migräne, bei: calc.
  - nur an der Hand: agn, verat.
  - Ophthalmie, bei: brom, card-s, calc, con, dulc, fl-ac, gymno, ind, iod, led, petr, sulph.
  - Prolaps des Uterus, bei: lil-t.
  - reichlich: bamb-a, ip, kali-sil, naja, nat-c, nit-ac, sil.
  - Schreiben, beim: coff.
  - Schwefel, riecht nach: coloc.
  - Sitzen, beim: calc.
  - Stuhlgang, nach: sulph.

- **Hände:**
  - übelriechend: calc-s, coloc, hep, nit-ac.
  - Verletzungen der Wirbelsäule, bei: nit-ac.
  - zwischen den Fingern: sulph.
- **Handflächen:** acon, agar, all-c, all-s, am-m, aml-ns, anac, ant-t, bar-c, bar-i, bar-s, brom, bry, cadm-s, calc, calc-i, calc-p, camph, cann-i, caps, carb-v, caust, cench, chan, chel, coff, con, dig, dulc, fago, ferr, fl-ac, glon, granit-m, gymno, hell, hep, hyos, ign, ind, iod, jatr-c, kali-c, kali-s, kali-sil, kreos, laur, led, lib-t, lob, lyc, manc, merc, naja, nat-m, nit-ac, nux-v, petr, phos, psor, rheum, rhus-t, sep, sil, spig, sulph, tab, tarent, tub.
  - tagsüber: dulc.
  - morgens: amm-m.
  - nachmittags: bar-c.
  - abends: tab.
  - nachts: psor.
    - Mitternacht, nach: merc.
  - Anstrengung, bei: calc, psor.
  - Gehen im Freien: nux-v, rhus-t.
  - Husten, beim: naja.
    - kalt: acon, calc-sil, cham, coff, con, hydrog, nux-v, rheum, spig, sul-i, tub, zinc-i.
    - Kälte
      - Handrückens, mit Kälte des: hell.
      - Rücken, bei Kälte am: all-c.
      - während der: gran.
    - klamm, feucht: anac, coff, spig.
    - Suppe, nach der: phos.
    - Zimmer, im: caust.
    - zusammendrückt, wenn er die Handflächen: rheum.
  - **Handgelenk:** petr, syph.
  - **Finger:** agn, ant-c, bar-c, carb-v, ign, rhod, sulph.
    - Fingerspitzen: carb-m, carb-v, phos, sep, sulph.
    - zwischen den: sulph.
- **Beine:** ars, asaf, borx, calc, coc-c, coloc, con, croc, hep, hyos, kali-n, mang, merc, nux-v, phos, rhod, sec, sep, ter, verat, zinc, zinc-p.
  - morgens: lyc.
    - Bett, im: rhod.
      - nach dem Erwachen: con, sep.
  - abends:
    - Bett, im: ter.
  - nachts: am-c, ars, calc, coloc, con, kali-n, mang, merc, rumx, ter, zinc.
  - außer an den Beinen, generalisierter Schweiß: lyc.
  - stinkend: phos.
  - Gelenke: am-c, ars, bell, bry, calc, dros, led, lyc, mang, nux-v, ph-ac, rhus-t, sars, stann, sulph.
  - Ellbogen: sep.
  - morgens: am-c, lyc.
  - Gelenkbeugen: carc, sep, zinc.
    - morgens: lyc.
    - nachts: sars.
  - kalt: rhus-t.
  - nur an den Gelenken: am-c, ars, bell, bry, calc, dros, led, lyc, mang, nux-v, ph-ac, rhus-t, stann, sulph.
  - schmerzhaft: am-c, lyc.
  - kalt: ars, asaf, aur, aur-m, bell, cact, calc-sel, canth, dros, lach, lachn, merc-c, morph, ox-ac, phos, sec, spong, stram, tab, verat, verat-v.
    - gelähmtes Glied: ars, caust, cocc, merc, rhus-t, stann.
  - Menses, während: ars, phos, sec, verat.
    - Stuhlgang, beim: gamb.
  - klamm, feucht: ars, cact, chinin-s, lil-t, merc-c, nux-m, op, phos, plb, tab.
  - Menses erscheinen sollten, wenn die: lil-t.
  - Knie: am-c, ars, bry, calc, clem, dros, led, lyc, plb, sep, spong, sulph.
    - nachts: ars, carb-an.
    - Fieber, nach: plb.
    - kalt: ars.
    - Kniekehle: bry, bufo, carb-an, con, dros, ign, sep.
    - Schwellung, mit: lyc.
    - umschrieben: clem.

- **Unterschenkel:** agar, am-c, ars, bry, calc, calc-p, caps, coc-c, coloc, euph, hyos, kali-bi, mang, merc, mez, nux-v, petr, podo, psor, puls, rhod, rumx, sep, stram, sulph, thuj, til.
  - rechts: coc-c.
  - morgens: ars, euph, sulph.
    - Erwachen, beim: coloc.
    - nach 5h: sulph.
  - abends, Bett, im: agar, ter.
  - nachts: agar, am-c, calc, coloc, kali-bi, mang, merc, rumx, sulph, thuj.
  - außer an den Unterschenkeln, generalisierter Schweiß: lyc.
  - gelähmte Glieder: stram.
  - Gesäß: thuj.
  - Innenfläche: agar.
  - kalt: caps, euph, merc, phos, psor, thuj .
  - klamm, feucht: rumx.
  - klebrig: calc.
  - Menses, agg während: calc, lil-t.
  - Menstruationsschmerzen, während: ant-t.
  - stinkend: phos.
- **Oberschenkel:** acon, ambr, ars, borx, caps, carb-an, coloc, crot-t, dros, eup-pur, euph, hep, hyos, kali-bi, merc, nux-v, ran-g, rhus-t, sep, sulph, thuj.
  - morgens: ruph, rhus-t, thuj.
  - nachts: carb-an, coloc, merc, sep.
  - Mitternacht, nach: ars, nux-v.
  - außer an den Oberschenkeln, generalisierter Schweiß: lyc.
  - Gefühl von: caps.
  - Gehen, beim: ambr, cinnb.
  - Gehen im Freien, beim: caps.
  - Genitalien, nahe den: thuj.
    - männliche Genitalien: crot-t.
      - übelriechend: crot-t.
  - Innenseite: sulph, thuj.
  - kalt: crot-t, merc, sep.
  - Schlafs, zu Beginn des: ars.
  - Stellen, an kleinen Stellen: caps.
  - zwischen den: aur, cinn-b, hep, nux-v.
    - morgens: carb-an, nux-v.
    - nachts: aur, carb-an.
    - übelriechend: crot-t.
    - wundfressend: cinnb.
- **Füße:** acon, am-c, am-m, ang, apis, arn, ars, ars-i, bar-c, bar-i, bar-n, bell, benz-ac, brom, bry, calc, calc-i, calc-s, camph, cann-s, canth, carb-an, carb-v, carbn-s, carc, caust, cham, chel, coc-c, cocc, coff, coloc, croc, cupr, cycl, dros, euph, fago, fl-ac, graph, hell, hep, hura, hyper, ind, iod, ip, jab, kali-ar, kali-bi, kali-m, kali-p, kali-s, kalm, kreos, lac-ac, lach, lact, led, lyc, mag-m, mang, med, merc, mez, mur-ac, naja, nat-ar, nat-c, nat-m, nat-p, nit-ac, ox-ac, petr, ph-ac, phos, phyt, pic-ac, plb, podo, psor, puls, rhus-t, sabad, sabin, sanic, sec, sel, sep, sil, squil, staph, sul-i, sulph, tarent, thuj, verat, zinc, zinc-p.
  - links: cham, nit-ac.
  - rechts: plect, sulph.
  - tagsüber: pic-ac.
  - morgens: am-m, bry, coc-c, euphr, lyc, merc, sulph.
    - Bett, im: bry, lach, merc, phos, puls, sabin.
    - Aufstehen, nach dem: am-m.
  - vormittags: fago.
  - nachmittags: graph, lac-ac, plect.
  - abends: calc, coc-c, cocc, graph, mur-ac, pic-ac, podo.
    - Bett, im: calc, clem, mur-ac.
  - nachts: coloc, mang, merc, nit-ac, staph, sulph, thuj.
    - 23 Uhr: hura.
    - 2 Uhr: ars.
  - aashaft: sil.
  - anhaltend: sil, thuj.
  - außer an den Füßen, generalisierter Schweiß: chin, phos.
  - Brennen, mit: calc, lyc, mur-ac, petr, sep, sulph, thuj.
  - Diarrhoe, bei: sulph.
  - Eier, riecht wie faule: staph.
  - Erwachen, beim: mang.
  - Ferse: ol-an, phos, thuj.

- **Füße:**
  - Frost, während: cann-s.
  - Fußrücken: iod.
  - Fußsohle: acon, am-m, arn, calc, chel, fago, fl-ac, hell, kali-c, maland, merc, nat-m, nit-ac, nux-m, petr, plb, puls, sabad, sil, sulph.
    - kalt: acon, sulph.
    - juckend: sil, sulph
    - Rohheit, verursacht: bar-c, calc, nit-ac, sil.
    - übelriechend: petr, plb, sil.
  - Gehen, beim: carb-v, graph, nat-c.
  - Hitze, während: ars.
  - kalt: acon, ars, ars-i, ars-s-f, bar-c, bell, benz-ac, calc, calc-p, calc-s, calc-sil, canth, carb-v, carbn-s, caust, cimic, cocc, cupr, dig, dros, fago, graph, hep, hura, ind, ip, kali-c, kali-m, kali-p, kali-s, laur, lil-t, lyc, mang-m, med, merc, mez, mur-ac, nit-ac, ox-ac, phos, pic-ac, plb, psor, puls, sanic, sec, sep, sil, squil, staph, stram, sulph, thuj, verat.
    - Zimmer, im kalten: calc.
  - klamm, feucht: acon, calc, cann-i, pic-ac, sep, sulph.
  - klebrig: calc, kali-c, lyc, sanic.
  - Menses
    - vor und während: calc.
    - während, Schmerzen, durch die Heftigkeit: verat.
    - nach: calc, lil-t, sep, sil.
  - reichlich: ars, arund, but-ac, carb-an, carb-v, carbn-s, carc, cench, cham, coloc, fl-ac, graph, ind, ip, kali-c, kreos, lac-ac, lach, lyc, merc, naja, nit-ac, petr, phyt, psor, puls, sabad, sal-ac, sanic, sep, sec, sil, staph, sulph, thuj, zinc.
    - sauer: calc, calc-sil, cob, nat-m, nit-ac, sil.
      - abends: sil.
    - Schuhleder, wie derbes: cob.
    - Sitzen, im: bell.
    - Stuhlgang, nach: sulph.
    - übelriechend: am-c, am-m, anan, arg-n, ars, ars-i, ars-s-f, arund, bamb-a, bar-c, bar-s, bufo, but-ac, calc, calc-s, carb-ac, carbn-s, carc, chlol, cob, coloc, cycl, fl-ac, graph, kali-c, kali-sil, kalm, lyc, nat-m, nit-ac, petr, phos, plb, psor, puls, rhus-t, sanic, sec, sep, sil, staph, sulph, tell, thuj, zinc, zinc-p.
    - unterdrückt: am-c, apis, ars, bad, bar-c, bar-m, bar-s, cham, coch, colch, cupr, form, graph, haen, kali-c, lyc, merc, nat-c, nat-n, nit-ac, ol-an, ph-ac, phos, plb, puls, rhus-t, sal-ac, sel, sep, sil, sulph, thuj, zinc, zinc-p, swelling of feet, with graph, iod, kali-c, kreos, lyc, petr, ph-ac, plb, sabad.
    - Urin, wie: canth, coloc.
    - Verletzung der Wirbelsäule,bei: nit-ac.
  - warm: led.
  - Winter, agg im: arg-n, med.
  - wundfressend: bar-c, calc, carb-v, coff, fl-ac, graph, hell, iod, lyc, nit-ac, ran-b, sanic, sec, sep, sil, squil, zinc.
    - Schuhe, zerstört die: sil.
  - **Zehen:** acon, arn, clem, kali-c, lach, phyt, puls, sep, sil, squil, tell, thuj, zinc.
    - morgens im Bett: lach.
    - Gehen, beim: graph
    - unter den Zehen: phyt, tarax.
    - zwischen den: acon, anac, arn, bar-c, carb-v, clem, cob, cupr, cycl, ferr, fl-ac, kali-c, kali-sil, lyc, nit-ac, puls, sep, sil, squil, tarax, thuj, zinc.
      - abends: cem.
      - Roheit, verursacht: bar-c, carb-v, fl-ac, graph, nit-ac, panic, sep, sil, zinc .
      - übelriechend: bar-c, cob, cycl, fl-ac, kali-c, lyc, nit-ac, puls, sep, sil, thuj, zinc.

29

Materia Medica

Die wichtigsten homöopathischen Mittel zur Behandlung von Hautkrankheiten

Aceticum acidum

Erscheinungsbild
Blass, wachsartig.
Haut heiß und trocken oder in reichlichem Schweiß gebadet.

Beschwerden durch
Kummer
Erregung des Gemütes

Wirkungsbereich
Beine, Gelenke.

Indikationen
Condylomata, Wucherungen, Herpes, Gangrän, Ulkus, Warzen, Skorbut.

Modalitäten

Allgemein
< nachts, auf dem Rücken liegend
> nach dem Essen, Liegen auf dem Bauch

Spezifisch
< Kälte

Absonderungen
Feucht.

Hautausschläge
- Abschilfernd
- Kondylome - flach
- Geschwüre - blutend
- Warzen - flach

Juckreiz
Brennt nach dem Kratzen.

Empfindungen
Brennen.

Begleitsymptome

Gemüt
Reizbar
Besorgt wegen Geschäftsangelegenheiten

Allgemein
Tuberkulose in der Familiengeschichte
Abmagerung und Schwäche
Blasse, magere Personen mit schlaffen und schwachen Muskeln

Alumina

Erscheinungsbild
Rissig und flechtenartig trocken.
Rissige Haut.

Beschwerden durch
Zorn mit Angst
Zorn mit stillem Kummer
Erwartungsspannung

Schlechte Nachrichten
Enthaltsamkeit, sexuelle
Enttäuschung
Eile
Kränkung
Verachtung
Überraschungen

Wirkungsbereich

Finger, Extremitäten.

Indikationen

Akne, Blasen, Risse, Narben, Ekzem, Herpes, Impetigo, Psoriasis, Skabies, Lupus, Vitiligo, Urtikaria, Ulkus, Warzen, Gangrän.

Modalitäten

Allgemein

< periodische Verschlimmerung, nachmittags, durch Kartoffeln, morgens beim Erwachen, im warmem Zimmer

> im Freien, beim kalten Waschen, abends oder an jedem zweiten Tag, bei feuchtem Wetter

Spezifisch

Hautausschläge	< beim Warmwerden im Bett, im Winter
Juckreiz	< Wärme, Bettwärme, Kratzen
	> Kratzen, abends im Bett

Absonderungen

Feucht, gelb; Kratzen.

Hautausschläge

Blutend, kupferfarben, verkrustet, brennend, phagedänisch, schuppig, wie Kleie, schlimmer nach dem Kratzen, eitrig, vesikulär, konfluierend.

- Akne: wund, als sei die Haut abgeschilfert, fein stechend.
- Narben: Juckreiz.
- Risse: tief, blutig, nach dem Waschen, im Winter.
- Herpes: brennend, aufgesprungen, wundfressend, verkrustet, trocken, juckend, feucht, breitet sich aus, fein stechend, eitrig.
- Skabies: eitrig.
- Urtikaria: Knötchen, nach dem Kratzen.
- Ulkus: fungoid, indolent, schwammig, verhärtet, schmerzhaft, juckend, ungesund.

Juckreiz

Beißend, brennend; muss kratzen, bis die Haut blutet, der Juckreiz wechselt nach dem Kratzen an eine andere Stelle; ändert sich nicht durch Kratzen; an kleinen Stellen, Kitzeln, schlimmer beim Warmwerden.

Empfindungen

Brennende, nagende Schmerzen – schlimmer nach dem Kratzen, als sei die Haut gespannt, zusammengeschnürt.

Begleitsymptome

Gemüt

Antworten – denkt lange nach
Angst – Pflicht nicht erfüllt hätte, als ob er seine
Angst – Eile, mit
Angst – Zeit festgesetzt ist, wenn eine
Blut sehen, kann kein
Verwirrung – Identität, in Bezug auf seine
Furcht – Geisteskrankheit, vor
Zeit - langsam, scheint länger, vergeht zu
Launenhaftigkeit
Resignation

Stumpfheit
Suizidneigung

Allgemein
Kälte
Trockenheit
Verlangsamte Funktionen
Taubheitsgefühl in den Fußsohlen
Erkältungsneigung
Neigt zu Parese in den Muskeln
Unverträglichkeit Kartoffeln

Apis mellifica

Erscheinungsbild

Dermographie, Trockenheit, Abschuppung, Steifheit, wachsartig. Trockene, heiße Haut wechselt sich ab mit Schweißausbrüchen.
Die Haut sieht alt und schmutzig aus. Rot, blau oder schwarz verfärbt.

Beschwerden durch

Bienenstiche
Unterdrückte Sexualität
Sexuelle Exzesse
Zorn
Kummer
Schlechte Nachrichten

Wirkungsbereich

Kopfhaut, Augenlider, Ohren.

Indikationen

Furunkel, Windpocken, Karbunkel, Phlegmone, Ekzem, Erysipel, Herpes, Lichen planus, Masern, Erythema nodosum, Scharlach, Urtikaria.

Modalitäten

Allgemein
< Wärme jeglicher Art – warmes Zimmer, Ofen, Bettwärme; Berührung, Druck

Spezifisch

Juckreiz	< kalte Luft, Kratzen, Bettwärme, abends, Brennen, Hitze > Wärme, Kratzen
Ekzem	< Hitze; > in der freien Luft
Hautausschläge	< vor, während und nach den Menses, kalte Luft, Hitze
Exanthem	< Wetterumschwung, beim Eintreten in ein warmes Zimmer von draußen, wenn überhitzt
Urtikaria	< nachts, Wetterumschwung, während und nach dem Frost, Schalentiere, Wärme, nach körperlicher Anstrengung

Absonderungen

Übelriechend.

Hautausschläge

Unterdrückte Hautausschläge; raue Hautausschläge an schwitzenden Körperstellen; rote, fein stechende Ausschläge; glänzend rote Hautausschläge.

- Stiche: Schwellungen oder Aufgedunsensein nach Stichen; empfindlich und wund.
- Urtikaria: schlimmer nachts; bei Patienten mit Asthma; schlimmer nach Frost, während Fieber, beim Schwitzen, durch Wärme und körperliche Anstrengung; knötchenförmig.
- Erysipel: Ödematös, berührungsempfindlich. Phlegmatisch, traumatisch und chronisch, kehrt periodisch wieder. Rosigroter oder violetter Farbton – vor allem im Gesicht – führt von rechts nach links.
- Ulkus: sarkomatös und schmerzhaft.

Juckreiz
Juckreiz an schwitzenden Körperstellen. Abneigung gegen Hitze. Brennen, Stechen und Wundheit.

Empfindungen
Kribbelnde Empfindung.

Begleitsymptome

Gemüt
Fleißige, geschäftige Personen, die sich wohler fühlen, wenn sie beschäftigt sind
Geschäftig – fruchtlos, ergebnislos
Eifersucht
Ungeschickt, unbeholfen und zappelig
Sagt, er sei gesund, wenn er sehr krank ist

Allgemein
Rechtsseitig
Folgen von Unterdrückungen jeglicher Art
Ödematöse Schwellungen
Durstlosigkeit

Arnica montana

Erscheinungsbild
Schwarz und blau.
Trocken, wund.

Beschwerden durch
Missbrauch, sexuellen
Schlechte Nachrichten
Erregung des Gemütes
Kummer
Seelischen Schock
Geldverlust (verursacht Psoriasis)

Wirkungsbereich
Extremitäten, Rücken, Schultern.

Indikationen
Abszesse, Akne, Furunkel, Risse, Dekubitus, Karbunkel, Ekzem, Herpes zoster, Masern, Erysipel, Intertrigo, Purpura, Psoriasis, Pusteln, Tuberkel, Urtikaria, Ulkus. Hervorragendes Prophylaktikum gegen Eiterinfektion.

Modalitäten
Allgemein
< geringste Berührung, Bewegung, Ruhe, Wein, feuchte Kälte

Spezifisch
Erysipel < nach dem Kratzen
Juckreiz < Kratzen oder > Kratzen

Absonderungen
Stinkender Eiter, blutige Absonderungen.

Hautausschläge
Fleckige Ausschläge, Beißen und Brennen an den verletzten Körperstellen; Juckreiz, schlimmer nach dem Kratzen; mit symmetrisch verteilten Schwellungen und reißenden Schmerzen, angespannt, Ekchymose, asymmetrische Hautausschläge. Typisches Köbner-Phänomen.

- Abszesse: chronisch und beginnend, Eiter, blutig, rezidivierend, stinkend.
- Furunkel: schmerzhaft, Blutbeulen, in kleinen Gruppen. Neigt zu rezidivierenden Furunkeln.
- Akne: sehr schmerzhaft, klein, splitterartige Schmerzen, fein stechend, gespannte Haut.
- Urtikaria: knötchenartig.
- Erysipel: Nach dem Kratzen, mit Schwellung.
- Ulkus: bläulich, blutend, mit Kribbeln, schmutzig, juckend, entzündet, klopfend, Ulcus varicosum, geschwollen, gespannt, kribbelnd.

Juckreiz
Beißen, Brennen, Kribbeln (Ameisenlaufen); der Juckreiz wechselt nach dem Kratzen die Stelle, muss kratzen, bis die Haut wund ist; Juckreiz, der sich durch Kratzen nicht ändert, stellenweise, kribbelnd.

Empfindungen
Wund, lahm, wie geschlagen oder geprellt.

Begleitsymptome

Gemüt
Agoraphobie durch geistige Anstrengung oder emotionales Trauma
Furcht – Näherkommen, Annäherung von, vor
Tadelsüchtig
Abneigung gegen Gesellschaft
Wahnidee, er sei gesund
Furcht – Tod vor dem, wenn allein
Furcht – Ärzten vor
Furcht – berührt zu werden
Erschreckt leicht
Gleichgültigkeit – Arbeit, gegenüber der
Mürrisch
Empfindlich gegen Lärm und Schmerz
Redet laut im Schlaf

Allgemein
Verlangen: Essig, Saures, Whisky
Abneigung: Tabak, Fleisch, Milch, Suppe
Überschießende Energie bei Kindern

Arsenicum album

Erscheinungsbild
Trocken, schmutzig, runzlig, ausgedörrt. Schuppige, harte, raue, dicke und starre Läsionen.

Beschwerden durch
Bevormundung – auch durch Unterdrückung durch Quecksilber oder Sulphur enthaltende Salben.

Wirkungsbereich
Kopfhaut, Gesicht, Extremitäten, Nägel.

Indikationen
Akne, Anästhesie, Narben, Komedone, Karbunkel, Ekzem, Herpes, Gangrän, Lichen planus, Masern, Intertrigo, Lepra, Psoriasis, Pemphigus, Ulkus, Urtikaria.

Modalitäten

Allgemein
< kalte Speisen, Obst, Fett, nachts, besonders nach Mitternacht bis 3h
> Wärme

Spezifisch

Juckreiz	> durch Wärme, sogar mit brühend heißem Wasser, Bluten, Kratzen < Entkleiden, Kratzen, nachts
Hautausschläge	< Fisch, nachts, Wärme
Urtikaria	< nachts, kalte Luft, Fisch, > Wärme, Anstrengung
Psoriasis	< nachts, Hitze, Menses
Ekzem	< nachts, im Freien, Entkleiden > Hitze, warmes Bad
Akne	< kalte Luft, warmes Wetter
Herpes	< kalte oder frische Luft > warme Anwendungen, Hitze, nachts

Absonderungen
Wundfressend.

Hautausschläge
Akute und unterdrückte Hautausschläge. Die Ausschläge sind schwarz,

blutend und abschilfernd. Weiße oder schwarze, verkrustete Ausschläge. Eitrige, geschwürige Hautausschläge. Hautausschläge wechseln sich mit inneren Symptomen der Atemwege ab. Ausschläge als Folge kalter Lufteinwirkung und durch Kaltwerden. Ausschläge schlimmer nach dem Kratzen. Brennen nach dem Kratzen. Schwellung nach dem Kratzen. Vesikuläre Ausschläge mit schwarzen und blutigen Bläschen.

- Akne und Bläschen: heftiges Brennen.
- Ulkus: Chronisch mit Brennen und schneidenden Schmerzen; blutige, weiße, braune, gelbe, graue oder grüne Absonderungen. Die Absonderungen sind wundfressend, übelriechend, zäh und wässrig, eitrig, jauchig, reichlich. Juckreiz um das Geschwür herum. Zerfranste Ränder auf speckigem Grund.
- Psoriasis: Fade Ausschläge ohne Juckreiz. Dick und weißlich. Harte und rissige Haut. Brennen mit ausgeprägtem Juckreiz.
- Warzen: Brennen, unterdrückt. Warzen, die von Geschwüren umgeben sind.

Juckreiz
Wechselt sich mit Brennen ab. Muss kratzen, bis die Haut blutet oder bis sie wund ist. Juckreiz ohne Hautausschlag und Ameisenlaufen.

Empfindungen
Empfindung als seien Würmer unter der Haut.

Begleitsymptome

Gemüt
Unsicherheit, Abhängigkeit
Furcht: Tod, Armut, Krankheit, Alleinsein, Räuber, Krebs.
Gewissenhaft, peinlich genau in Bezug auf Kleinigkeiten, tadelsüchtig
Mürrisch, Besitzgier, Habsucht
Ruhelosigkeit
Qualvolle Angst

Allgemein
Ruhelosigkeit
Brennende Empfindungen und ätzende, scharfe Absonderungen
Periodizität
Verlangen: Fett, Saures, kalte Getränke in kleinen Schlücken, Süßigkeiten
Abneigung: Süßigkeiten, Fett, Mehlspeisen

Arsenicum bromatum

Wirkungsbereich
Gesicht, Mund.

Indikationen
Akne, Herpes, Warzen, Schuppen.

Modalitäten

Allgemein
< im Frühling

Spezifisch
Akne < im Frühling

Absonderungen
Feucht.

Hautausschläge
- Feuchte, stinkende Ausschläge in den Mundwinkeln.
- Akne: bei jungen Menschen; Akne rosacea mit violetten Papeln. Akne auf der Nase.

Begleitsymptome

Allgemein
Weiße Zunge
Karzinome
Vergrößerung der Milz
Diabetes mellitus
Deformierte Nägel
Diabetes mit Akne
Diabetes mit Auszehrung
Morbus Hodgkin
Geschwollene und verhärtete Drüsen

Arsenicum iodatum

Erscheinungsbild
Trocken, schuppig.
Die Haut sieht schuppig und trocken aus. Deutliches Abblättern der Haut in großen Schuppen.

Beschwerden durch
Geistige Anstrengung.

Wirkungsbereich
Bart, Gesicht, Extremitäten.

Indikationen
Akne, Abszesse, geschwollener Leistenlymphknoten, Ekzem, Herpes, Impetigo, Lichen, Masern, Wucherungen, Erysipel, Psoriasis, Urtikaria, Ulkus, Purpura.

Modalitäten

Allgemein
< Waschen, Kälte
> nach dem Essen

Spezifisch
Juckreiz < nachts, beim Entkleiden
Ekzem < Waschen

Absonderungen
Stinkend, wässrig, trocken, feucht und wundfressend.

Hautausschläge
- Abszesse: verkrustet, kupferfarben, abschilfernd, schuppig, schlangenförmig, weißlich, eitrig.
- Akne: hart, wie Schrot, verhärtete Basis mit Pusteln auf der Spitze.
- Ekzem: wässrig, nässend, juckend.

Juckreiz
Schlimmer nachts, beim Entkleiden mit einer brennenden und fein stechenden Empfindung.

Begleitsymptome

Gemüt
Abneigung – antworten, zu
Bulimie
Froh
Geistige Verwirrung
Gewissenhaft
Gleichgültigkeit – geliebte Personen, gegen
Gleichgültigkeit – Umgebung, gegen die
Auffahren – Schlaf
Schüchterne Kinder

Allgemein
Verlangen – Alkohol, Stimulanzien, Milch
Abneigung – Fisch
Chorea
Wassersucht
Der Patient ist heiß, ihm geht es aber bei kalter Zugluft schlechter

Belladonna

Erscheinungsbild
Scharlachrot
Die Haut ist trocken, glänzend, geschwollen und empfindlich.

Beschwerden durch
Alkoholismus

Enttäuschten Ehrgeiz
Zorn
Schreck, Furcht
Kummer
Entrüstung, Empörung
Enttäuschte Liebe
Geistige Anstrengung
Kränkung
Tadel
Verachtung
Stillen Kummer

Wirkungsbereich

Gesicht, Kopfhaut, hinter den Ohren, Extremitäten, Brust und Rücken.

Indikationen

Abszesse, Akne, Komedone, Dermatitis, Erysipel, Psoriasis, Scharlach und Urtikaria.

Modalitäten

Allgemein

< Sonneneinstrahlung, Zugluft, nachmittags, beim Hinlegen, Bewegung, Druck, Berührung, Gesellschaft, unterdrückter Schweiß, 15.00h, beim Haarewaschen.

> leichtes Zudecken, Zurücklehnen, halb aufrecht, Bettruhe, Stehen.

Spezifisch

Juckreiz	< Kratzen
Akne	< vor den Menses
Furunkel und Abszesse	< Berührung, Stoß, im Frühling

Absonderungen

Die Absonderungen sind heiß und spärlich.

Hautausschläge

Feurig rote Hautausschläge; Flecken; glänzend. Rote Streifen erscheinen nach dem Kratzen. Trockene, brennende Ausschläge mit Abschilferung. Feuchte Hautausschläge, schlimmer beim Kratzen. Unterdrückte Hautausschläge. Anschwellen der betroffenen Körperteile. Entzündete und schmerzhafte Bläschen. Bläschen erscheinen nach dem Kratzen.

- Psoriasis: mit entzündeter, heißer und geschwollener Haut. Fieber und vergrößerte Lymphknoten mit generalisierten wunden Schmerzen.
- Akne: stark juckend, hart und verhärtet. Nässend und feucht nach dem Kratzen.
- Abszesse: Geschwüre, die tief in der Haut stecken. Die Schwellung kommt von tief aus der Haut. Hellrot und bei Berührung auffällig heiß. Schrecklich schmerzhafte und klopfende, pulsierende Furunkel.
- Urtikaria: heftige, plötzliche Ausbrüche von roter, heißer, schmerzhafter Urtikaria mit Metrorrhagie.

Juckreiz

Juckreiz mit feinem Stechen.

Begleitsymptome

Gemüt

Aktive, füllige Menschen mit intensivem Temperament
Aggressiv
Verlangen zu beißen, treten, schlagen und an den Haaren zu ziehen (besonders bei Kindern)
Schlägt im Zorn mit dem Kopf gegen die Wand
Furcht vor Tieren, Hunden
Streitsüchtig

Allgemein

Plötzlicher, heftiger Beginn
Rechtsseitig
Empfindlich gegen Licht, Stöße, Lärm
Durstlosigkeit

Berberis vulgaris

Erscheinungsbild
Bläulich, weiß, braun, gelb (Gelbsucht), runzlig.
Umschriebene Pigmentation oder braune Flecken.

Beschwerden durch
Missbrauch, sexuellen
Streit

Wirkungsbereich
Extremitäten, im Bereich des Anus.

Indikationen
Ekzem, Warzen.

Modalitäten

Allgemein
< Bewegung, Stöße, Stehen, beim Aufstehen aus dem Sitzen, Müdigkeit, beim Urinieren, Dämmerung, Dunkelheit.

Spezifisch

Juckreiz	< beim Herumlaufen, nachts, Kratzen; > kalte Luft, Kälte, Anwendungen mit Wasser
Hautausschläge	> kaltes Bad

Hautausschläge
Hautausschläge lassen umschriebene Pigmentationen oder braune Flecken zurück. Ausschläge treten stellen- und fleckenweise auf. Die Pusteln sind schmerzhaft und rot. Hautausschläge wie bei Herpes.

Juckreiz
Juckreiz mit Brennen.
Wandernder Juckreiz

Empfindungen
Sprudelnde Empfindung. Beißen. Brennen.

Begleitsymptome

Gemüt
Gleichgültigkeit
Untätigkeit, Apathie
Sieht Gestalten im Dunkeln
Geistige Erschöpfung
Gleichgültigkeit und Lebensüberdruss

Allgemein
Schmerzen können im ganzen Körper gefühlt werden
Anästhesie
Linksseitig
Affinität zu den Nieren
Hautkrankheiten bei älteren Menschen mit Gicht
Hautkrankheiten bei Frauen, die sich über häusliche Angelegenheiten ärgern und deren müde sind
Warzen – klein

Bovista lycoperdon

Erscheinungsbild
Gänsehaut, aufgedunsene Haut, gelb.
Die Haut ist rissig. Stumpfe Gegenstände hinterlassen einen tiefen Abdruck auf der Haut.

Beschwerden durch
Missbrauch von Kosmetika
Erregung des Gemütes

Hautkrankheiten bei Kindern mit vielen Hautkrankheiten in der Familiengeschichte

Wirkungsbereich
Extremitäten.

Indikationen

Akne, Hühneraugen, Ekzem, Blutungen, Rheumatismus, Urtikaria und Warzen.

Modalitäten

Allgemein

< Menses, Vollmond, heißes Wetter, Wein, Kaffee, Warmwerden, kalte Speisen.
> Vorbeugen, warme Speisen, Essen

Spezifisch

Urtikaria	< morgens beim Erwachen, Wärme und körperliche Anstrengung, bei Diarrhöe, nach Aufregung, während den Menses, nachts nach dem Baden, durch Baden
Juckreiz	< beim Warmwerden, Entkleiden, Kratzen, nachts, Bettwärme > Kratzen

Absonderungen

Die Absonderungen sind dick, zäh, gelb, pustulös (nässend), jauchig mit Krusten und Borkenbildung.

Hautausschläge

Herpesartige Hautausschläge, Risse und brennende Ausschläge. Ausschläge treten nach dem Kratzen auf; die Hautausschläge bluten nach dem Kratzen. Sie sind entweder trocken oder feucht und schlimmer nach dem Kratzen. Nässende Borken. Brennende Bläschen. Die betroffenen Körperstellen sind aufgedunsen. Ungesunde Haut, jeder Kratzer eitert. Ekzem an den Händen und in den Kniekehlen.

- Akne: bedeckt den ganzen Körper.
- Urtikaria: bedeckt den ganzen Körper, mit Diarrhöe und Metrorrhagie. Delirium mit Urtikaria.
- Ekzem: feucht mit dicken Krusten oder Borken.
- Ulkus: brennend, schmerzhaft, verkrustet und tief.
- Warzen: entzündet, schmerzhaft, eitrig.

Juckreiz

Kratzen verursacht Blutungen. Er muss kratzen, bis die Haut blutet oder wund ist. Juckreiz begleitet von Brennen.

Empfindungen

Schießende Schmerzen werden am ganzen Körper gespürt. Gefühl als seien die Körperteile vergrößert.

Begleitsymptome

Gemüt

Ungeschickt beim Sprechen und bei der Arbeit, stottert und lässt Dinge fallen
Verwirrung
Redseligkeit
Offenherzig
Streitsüchtig
Gedächtnisschwäche – versteht nur langsam
Gemütssymptome durch sexuelle Exzesse

Allgemein

Ist tendenziell aufgedunsen
Verlangen – Wein, Milch, kaltes Wasser und kalte Getränke
Abneigung – gekochte Speisen, Milch, warme Speisen

Caladium seguinum

Erscheinungsbild

Rote Punkte. Trockener, roter Streifen verläuft in der Mitte der Zunge und wird zu den Lippen hin breiter.
Ameisenlaufen.

Beschwerden durch
Sexuelle Exzesse
Tabak

Wirkungsbereich
Genitalien.

Indikationen
Akne, Ekzem, Herpes, Pusteln, Urtikaria.

Modalitäten

Allgemein
< Bewegung, nach Koitus, durch plötzlichen Lärm, im Liegen, im Liegen auf der linken Seite.
> nach einem Schlaf am Tage, nach einem kurzen Schlaf, durch kalte Luft, im Freien.

Spezifisch

Juckreiz	< abends, abends im Bett, Kratzen. > Kälte, kalte Luft.
Hautausschläge	> durch Absonderungen

Hautausschläge
Brennende, trockene, juckende, schuppige, unterdrückte oder vesikuläre Hauterkrankungen bei Menschen, die Tabak kauen oder Zigaretten rauchen.

- Herpes: Brennen, Jucken.
- Urtikaria: abwechselnd mit Asthma.

Juckreiz
Kribbelnde, fein stechende Empfindung. Juckreiz nach Insektenstichen, wird durch Kratzen nicht verändert, schlimmer beim Warmwerden im Bett.

Empfindungen
Empfindung wie von Spinnweben.

Begleitsymptome

Gemüt
Angst um seine Gesundheit
Mutig
Wahnidee, er würde schaukeln
Furcht, er könnte sich beim Rasieren schneiden
Furcht vor Infektionen
Furcht vor Verletzungen
Hilflosigkeit

Allgemein
Ohnmacht – Liegen <
Verlangen Tabak
Verschlimmerung – Unwohlsein nach eingelegtem Fisch
Flüssigkeitsverlust

Calcium carbonicum

Erscheinungsbild
Welk, runzlig, ausgedörrt; Sommersprossen.
Trockene, rissige Haut.

Beschwerden durch
Erwartungsspannung
Angst
Schlechte Nachrichten
Geschäftlichen Misserfolg
Kummer und Sorgen
Tod eines geliebten Menschen – Kind, Eltern, Freunde
Ichbezogenheit

Geldverlust
Sexuelle Exzesse
Misserfolg
Erregung des Gemüts
Unfalls – durch Anblick eines

Wirkungsbereich
Hinterkopf, Kopfhaut, Gelenkbeugen, Gesicht.

Indikationen

Abszesse, Risse, Dekubitus, Ekchymose, Ekzem, Herpes, Impetigo, Intertrigo, Gangrän, Lepra, Molluscum contagiosum, Akne, Lupus, Naevi, Keloid, Muttermale, Tinea, Psoriasis, Skabies, Scharlach, Ulkus, Warzen, Urtikaria.

Modalitäten

Allgemein

< Anstrengung (geistige oder körperliche), beim Steigen, Kälte in jeder Form, Wasser, Waschen, feuchte Luft, feuchtes Wetter, bei Vollmond, im Stehen.
> trockenes Klima und Wetter, Liegen auf der schmerzhaften Seite.

Spezifisch

Hautausschläge	< im Winter, Waschen > kalte Luft
Ekzem	< im Winter, durch wiederholtes Waschen > Kratzen
Risse	< im Winter, Waschen
Urtikaria	< feuchtes Wetter, Milch > kühle oder frische Luft
Juckreiz	< morgens im Bett, abends im Bett, Kratzen, warmes oder heißes Bad > Kratzen

Absonderungen

Blutige, übelriechende Absonderungen, wie faule Eier; spärlich, riechen sauer, wundfressend, reichlich, jauchig.

Hautausschläge

Krusten und Borken mit mildem Eiter; stellenweise, vesikulär, trocken, abschilfernd, verkrustet, blutend, brennend, in Gruppen, trocken, beißend.

- Herpetiform – brennend, aufgesprungen, vernarbt, wundfressend, verkrustet, trocken, juckend, unterdrückt.
- Akne – Kruste mit Jucken, feucht, Kratzen, wund, grün.
- Ekzem – erhaben, Hautfalten, traubenförmig.
- Impetigo – entzündet, juckend.
- Lepra – mehlig, wie Milch.
- Molluscum contagiosum – schmerzhaft, papulöse Stellen.
- Pemphigus – phagedänisch.
- Psoriasis – diffusa, inverterata, Pusteln, scharlachrot.
- Skabies – blutend, trocken, feucht, unterdrückt durch Quecksilber und Schwefel, schuppig.
- Tuberkel.
- Urtikaria
- Erysipel
- Kondylome
- Ulkus – blutend, roter Hof, bläulich, brennend, kanzerös, verkrustet, tief und schmutzig.
- Warzen – fleischig, hart, hohl, verhornt, eingedrückt, entzündet, alt, schmerzhaft, pulsierend, rot, rund, klein, riecht wie alter Käse, eitrig, weich.

Juckreiz

Beißen, Brennen, Kribbeln, Rucken, an den schwitzenden Stellen, fein stechend, muss kratzen, bis die Haut wund wird, Juckreiz wechselt nach dem Kratzen die Stelle.

Empfindungen

Wie von elektrischen Funken, Anästhesie, Blubbern, Brennen, aufgesprungen, Kälte.

Begleitsymptome

Gemüt
Depressiv, melancholisch, zweifelnd
Viele Ängste – Hunde, Dunkelheit, Tod, Krankheit, Armut, Geisteskrankheit, Tiere, Spinnen.
Stur
Langsam
Verantwortung
Empfindlich gegen Grausamkeiten
Angst davor, dass ihr Zustand erkannt wird
Verzweifelt über ihre Genesung

Allgemein
Kälte
Saurer Schweiß
Schlaff
Verlangen – Eier, unverdauliche Dinge, Kreide, Eis, stärkehaltige Speisen, Austern, Süßigkeiten, Salz und Saures.
Abneigung – Fleisch, Milch, schleimige Lebensmittel, Fett, Kaffee.

Calcium sulphuricum

Erscheinungsbild

Trockenheit, Risse, ungesund.

Beschwerden durch

Neid, Eifersucht.

Wirkungsbereich

Hände, Arme, Kopfhaut, Füße, Knie, Gesicht.

Indikationen

Akne, Risse, Ekzem, Intertrigo, Impetigo, herpetiforme Erkrankungen, Ulkus, Warzen, Psoriasis.

Modalitäten

Allgemein
< durch Wetterumschwung
> im Freien

Spezifisch

Risse	< im Winter, nach dem Waschen
Intertrigo	< Bettwärme > Kratzen
Ekzem	< im Winter, nachts, emotionale Belastung, wiederholtes Waschen > Kratzen
Juckreiz	< Bettwärme > Kratzen

Absonderungen

Feucht, gelb, übelriechend, eiweißartig

Hautausschläge

- Brennend, verkrustet, abschilfernd, gelbe Krusten, Trockenheit und Risse.
- Herpetiforme Ausschläge – Juckreiz.
- Psoriasis – Pusteln, Exanthem, schuppig, eitrig.
- Urtikaria – vesikulär, wund, Ameisenlaufen.
- Intertrigo – Juckreiz.
- Ulkus – blutend, brennend, kanzerös, verkrustet, tief, Fisteln, faul, indolent, verhärtet, schmerzhaft, pulsierend.
- Ekzem – trocken, scharf umschrieben, gelbe verkrustete Ausschläge mit Infektion und Entzündung.

Juckreiz

Juckreiz mit Brennen.

Empfindungen

Brennen.

Begleitsymptome

Gemüt
Furcht vor Vögeln und Dunkelheit
Eifersucht
Gefühl, verlassen zu sein
Jammern, weil er nicht anerkannt/geschätzt wird

Allgemein
Neigt zu Eiterungen
Abszesse
Fisteln
Tendenz zu Krupperkrankungen bei Kindern
Verlangen – grünes Obst

Carbo animalis

Erscheinungsbild
Sichtbare Gänsehaut und Naevi.
Risse.

Beschwerden durch
Sexuelle Exzesse

Wirkungsbereich
Hände, Gesicht, Extremitäten, Nacken, Achselhöhlen, Leisten, Brüste.

Indikationen
Abszesse, Akne rosacea, Blasen, Narben, Karbunkel, Wucherungen, herpetiforme Ausschläge, Erysipel, Urtikaria, Ulkus, Skabies, Warzen, Krampfadern.

Modalitäten

Allgemein
< nach dem Rasieren, Verlust von Körpersäften

Spezifisch
Narben < Wetterumschwung
Erysipel < nach dem Kratzen
Juckreiz < Kratzen, abends im Bett
> Kratzen

Absonderungen
Gelb, übelriechend nach dem Kratzen.

Hautausschläge
Kupferfarben, verkrustet, nach dem Kratzen, schuppig wie Kleie, eitrig, gespannt, flach, hart, juckend.

- Akne – Juckreiz.
- Abszesse – beginnende Abszesse.
- Herpetiforme Ausschläge – brennend, verkrustet, juckend, feucht.
- Tuberkel – brennend, juckend, rot.
- Urtikaria – knötchenförmig, nach dem Kratzen.
- Erysipel – bei Kindern und Neugeborenen.
- Wucherungen – fungoid, medulläre Schwellungen, entzündet, schwammig, in Bündeln.
- Ulkus – blutend, bläulich, kanzerös, verkrustet, nach dem Kratzen, brennend.
- Warzen – juckend.

Juckreiz
Abends im Bett, beißend, brennend, verändert sich durch Kratzen nicht, fein stechend, beim Warmwerden im Bett.

Empfindungen
Brennen, Kälte.

Begleitsymptome

Gemüt
Angst nachts
Abneigung gegen Gesellschaft
Vermeidet Konversationen
Verlangen, allein zu sein
Furcht vor Menschenmengen, Menschen

Furcht vor Dunkelheit
Schweigsam
Geistige Erschöpfung
Weinerlich
Niedergeschlagen

Allgemein
Beschwerden durch Abstillen
Frostig
Verhärtung der Drüsen
Kanzeröse Beschwerden
Schwerhörig
Übelriechender Schweiß
Ausgeprägte Schwäche
Abneigung gegen Fett
< Fett
< Fisch
Verlangen – Eier, Eingelegtes.
< Abneigung Aufdecken.

Carcinosinum

Erscheinungsbild
Braun.
Sichtbare, braune Leberflecken.

Beschwerden durch
Missbrauch
Zorn
Erwartungsspannung
Bevormundung
Furcht, Schreck
Kummer
Seelischer Schock
Tadel
Grobheit anderer

Wirkungsbereich
Gesicht, Extremitäten.

Indikationen
Ekzem, Keloid, Leberflecken, Naevi, Warzen.

Modalitäten

Allgemein
< am Meer
> am Meer

Spezifisch
Ekzem > am Meer
Hautausschläge > durch Luft

Absonderungen
Blutig und übelriechend.

Hautausschläge
Braune, blutige und unterdrückte Hautausschläge.

- Ekzem – unterdrückt.
- Warzen – zylindrisch, fleischig, klein und weich.

Juckreiz
Juckreiz ohne Hautausschlag.

Begleitsymptome

Gemüt
Gewissenhaft, penibel, perfektionistisch, pflichtbewusst
Fleißig
Mitfühlend
Empfindlich gegen Sinneseindrücke
Eigensinnige Kinder
Liebevoll
Angst durch Erwartungsspannung
Tierliebe
Liebt Gewitter und Tanzen
Verlangen zu reisen

Allgemein
Krebs, Tuberkulose und Diabetes in der Familiengeschichte

Blaue Sklera
Cafe-au-lait Teint

Angst vor der Dunkelheit
Verlangen – Fett, Eier, Schokolade, Pikantes, Butter, Obst, Salz, Süßigkeiten, Eis, Essig
Abneigung – Fett, Eier, Süßigkeiten, Obst, Milch

Cicuta virosa

Erscheinungsbild
Gefühllos, Schwellung, dick, wie zerschlagen, hart, Kälte.

Beschwerden durch
Erwartungsspannung
Schlechte Nachrichten
Unfälle/Verletzungen
Kopfverletzungen
Schock
Streitigkeiten/Streit

Wirkungsbereich
Kopfhaut, Gesicht, Hände.

Indikationen
Akne, Ekzem, Ekthyma, herpetiforme Ausschläge, Lupus, Impetigo, Psoriasis, Urtikaria, Ulkus.

Modalitäten

Allgemein
< durch Berührung, Zugluft, Erschütterung, Tabakrauch, Milch.

Spezifisch
Juckreiz > Kratzen

Absonderungen
Gelb, übelriechend, jauchig, reichlich.

Hautausschläge
- Brennend, konfluierend, verkrustet, unterdrückt, geschwollen.
- Herpetiforme Ausschläge – brennend, verkrustet, juckend, mehlig, feucht, eitrig.
- Psoriasis – diffusa.
- Akne – konfluierend, linsenförmig.
- Ekzem – ohne Juckreiz.
- Impetigo – juckend, mehlig, schmerzhaft.
- Pusteln – konfluierend, rot, schuppig.
- Urtikaria – knötchenförmig, nach dem Kratzen.
- Ulkus – verkrustet, erhaben mit verhärteten Rändern, schmerzhaft, phagedänisch, schmerzlos, empfindlich, eitrig, geschwollen.

Juckreiz
Brennend. Ausschläge ohne Juckreiz.

Empfindungen
Anästhesie, Kälte, Brennen.

Begleitsymptome

Gemüt
Kindisch, kindisches Verhalten
Misstrauisch
Angst vor Männern
Hass, Verachtung
Gewalttätig
Mitfühlend
Abneigung gegen Gesellschaft
Schreckliche Dinge und traurige Geschichten berühren sie zutiefst

Allgemein
Neigt zu Konvulsionen, ruckartigen Bewegungen und Zuckungen
Verlangen – Kreide, Holzkohle und unverdauliche Dinge, rohe Kartoffeln, Kohl, Alkohol
< Milch
Frostig

Clematis erecta

Erscheinungsbild
Welkes Aussehen.
Ungesund, dick, trocken, runzelig.

Beschwerden durch
Kummer
Heimweh

Wirkungsbereich
Hinterkopf, Beine.

Indikationen
Akne, Abszesse, Ekzem, Impetigo, Erysipel, Psoriasis, Skabies, Pocken, Rupia (Borke), Rhus-Vergiftungen, Ulkus.

Modalitäten

Allgemein
< nachts, Bettwärme
> im Freien, Schwitzen

Spezifisch

Hautausschläge	< nach dem Waschen mit kaltem Wasser, bei Vollmond
Juckreiz	< nachts, beim Warmwerden, Bettwärme > Baden, kaltes Wasser, kratzen, Ofenwärme
Impetigo	< nachts, Wärme, Bettwärme, Waschen mit kaltem Wasser

Absonderungen
Wundfressend, grün, jauchig, übelriechend, spärlich, wässrig, gelbe Absonderungen.

Hautausschläge
- Blasen, brennend, verkrustet, feucht, abschilfernd, schmerzhaft, phagedänisch; Bläschen – juckend oder schmerzhaft, wässrig oder gelb; trockenes Brennen.
- Ekzem – herpetiform, vernarbt, breitet sich aus, trocken, juckend, verkrustet, feucht, schuppig und wundfressend.
- Akne – wund, wie erhaben.
- Psoriasis – diffusa, inverterata.
- Pusteln – gelb, jucken wie bei einem Exanthem.
- Pocken – unterdrückt, eitrig, vesikulär.
- Kondylome
- Ulkus – brennend, kanzerös, verkrustet, tief, erhaben mit verhärteten Rändern, Juckreiz, schmerzhaft, phagedänisch, empfindlich, schwammig, eitrig, gespannt, ungesund.

Juckreiz
Brennen; Juckreiz ohne Hautausschlag; Juckreiz, der sich durch Kratzen nicht verändert; feines Stechen.

Empfindungen
Brennen, Prickeln.

Begleitsymptome

Gemüt
Empfindlich gegen alle äußerlichen Eindrücke
Heimweh
Abneigung gegen Gesellschaft, aber fürchtet das Alleinsein
Furcht vor dem Alleinsein, Einsamkeit
Furcht vor Unglück
Ruhiges Wesen

Allgemein
Affinität zu den Drüsen, besonders den Hoden
Rechtsseitig
Folgen von unterdrückter Gonorrhö

Copaiva officinalis

Erscheinungsbild

Sieht aus wie nach einem Insektenstich. Spröde und hart wie Pergament. Trocken und heiß.

Wirkungsbereich

Abdomen, Schleimhäute, Gesicht, Hände und Genitalien.

Indikationen

Akne, Ekzem, Masern, Roseola, Skabies, Urtikaria, Erysipel.

Modalitäten

Allgemein
< Kälte

Spezifisch
Urtikaria < nachts
Juckreiz < durch Berührung

Hautausschläge

Die Ausschläge sind konfluierend, erhaben, linsenförmig, fleckig und jucken. Pemphigus; Pusteln; Exanthem – scharlachrot; vesikulär; bullös; Leberflecken; große, rote Flecken am ganzen Körper, mit Obstipation und etwas Fieber; quälende Ausschläge nur zwischen den Fingern und an beiden Unterarmen bis zur Ellenbeuge.

- Akne – kleine, rote, leicht juckende Pickel im oberen Bereich der Stirn, auf dem behaarten Teil der Kopfhaut, über den Ohren und am Hinterkopf; lang anhaltende Akne, mit großer Entstellung des Gesichtes.
- Ekzem – kleine Bläschen, Jucken und Stechen mit zum Teil schweren Entzündungen an manchen Stellen. Abgeschältes Epithel.
- Pemphigus vulgaris – hier sind zuerst die Schleimhäute betroffen und anschließend die Haut. Exzessive, faulige Absonderungen. Pemphigus bei Patienten mit Gonorrhö in der Krankengeschichte.
- Urtikaria – nachts, bei Kindern; chronische Urtikaria mit Obstipation; Urtikaria während Fieber, nach Magenbeschwerden. Knötchenförmig, rosig, großflächige Urtikaria gigantea; Urtikaria nach dem Verzehr von Schalentieren.

Juckreiz

Stechende Empfindung, heftig; Jucken und Stechen auf der Haut; ärgerlicher Juckreiz mit heftigen Entzündungen, wo das Epithel sich abgeschält hat.

Empfindungen

Wie von einem Insektenstich.

Begleitsymptome

Gemüt
Angst um die eigene Gesundheit
Abneigung gegen Geschäft
Abneigung gegen Gesellschaft
< Widerspruch
Verweilt bei vergangenen, unangenehmen Ereignissen
Lasziv, lüstern
Hysterie
Furcht vor dem Tod
< geistige Anstrengung

Allgemein
Verlangen – rohe Zwiebeln
< Schalentiere
Lähmungserscheinungen – nach dem Verschwinden der Urtikaria

Cornus circinata

Erscheinungsbild
Gelb, erdiges Aussehen.
Chronische, gelbe Verfärbung der Haut.

Wirkungsbereich
Gesicht, Mund.

Indikationen
Ekzem, Urtikaria, Ulkus.

Modalitäten

Allgemein
< vormittags, durch Kratzen, Reiben.

Spezifisch
Juckreiz < nachts

Hautausschläge
Brennende, trockene, vesikuläre Ausschläge.
Ekzem – vesikulär.

Juckreiz
Anfallsweise.

Begleitsymptome

Gemüt
Verwirrung < morgens nach dem Aufstehen
Gleichgültigkeit gegen Angenehmes
Verdrießlich
Traurigkeit mit Schläfrigkeit

Allgemein
Verlangen – Saures, Mehlspeisen
Abneigung – Brot
Rechtsseitig
Hautaffektionen in Verbindung mit chronischer Hepatitis

Croton tiglium

Erscheinungsbild
Die Haut haftet am Knochen an.
Raue Haut, Kälte.

Beschwerden durch
Sommer
Rhus-Vergiftung

Wirkungsbereich
Genitalien, Gesicht, Hände.

Indikationen
Akne, Ekzem, Ekthyma, herpetiforme Hautausschläge, Impetigo, Skabies, Urtikaria.

Modalitäten

Allgemein
< im Sommer, durch Berührung, nachts und morgens, durch Waschen.
< im Freien.

Spezifisch

Herpetiforme Ausschläge	< durch Kratzen
	> sanftes Reiben
Juckreiz	< nachts, durch Kratzen
	> sanftes Reiben, Wärme

Absonderungen
Feucht, klebrig.

Hautausschläge
Hautausschläge wechseln sich mit inneren Affektionen, Schmerzen in den Gliedern und Symptomen der Atemwege ab. Flecken, Brennen, Krusten, Abschilferungen, Absonderungen, Bläschen, Pusteln, Entzündungen.

- Akne – Pusteln, entzündet, juckend, rot, borkig, geschwürig.

- Impetigo – Juckreiz.
- Skabies – symmetrisch.
- Urtikaria – knötchenförmig, rosig, vesikulär.

Juckreiz
Intensiv, Brennen, feines Stechen wechselt sich mit Brennen ab.

Empfindungen
Wie eingeengt.

Begleitsymptome

Gemüt
Angst und Furcht immer in Verbindung mit Diarrhöe
Ichbezogenheit
Egoistisch

Allgemein
Diarrhöe < beim Trinken oder Essen, selbst von geringen Mengen.

Dulcamara

Erscheinungsbild
Sommersprossig.
Harte Schwielen; kalt, trocken, steif, wie Pergamentpapier.

Beschwerden durch
Abkühlung bei heißem Wetter
Feuchte Witterung
Unterdrückte Absonderungen, Schweiß, Hautausschläge
Quecksilbervergiftung

Wirkungsbereich
Gesicht, Lippen, Hände und Finger.

Indikationen
Akne, Ekzem, Windpocken, Impetigo, Masern, Psoriasis, Skabies, herpetiforme Ausschläge, Urtikaria, Scharlach, Ulkus, Warzen, Lichen planus, Purpura.

Modalitäten

Allgemein
< nachts, durch Kälte, feuchtkalte Witterung, regnerisches Wetter.
> Bewegung, äußerliche Wärme.

Spezifisch

Urtikaria	< kalte Luft, feuchtes Wetter, im Herbst, während den Menses, durch Kratzen, durch Übersäuerung des Magens > Wärme, Waschen mit kaltem Wasser
Herpetiforme Ausschläge	< kalte Luft, feuchte Luft, vor den Menses
Warzen	< Waschen mit kaltem Wasser
Psoriasis	< Jucken
Akne	< nach dem Kratzen
Ekzem	< kalte Witterung
Hautausschläge	< kalte Witterung, durch Waschen, im Winter
ODER	> durch Wärme, Entkleiden
Masern	< vor und während den Menses

Absonderungen
Spärlich, gelb, Eiter, weiß.

Hautausschläge
Blutungen, Blasen, Flecken, Furunkel brechen auf, Brennen, Schmerzen, Pemphigus, Petechien, Krusten, Abschilferungen.

- Herpetiforme Hautausschläge – blutend, am ganzen Körper, brennend,

vernarbt, in Gruppen, trocken, juckend, mehlig, feucht, breitet sich aus, eitrig.
- Ekzem – erhaben.
- Impetigo – Juckreiz.
- Lichen planus – mehlig.
- Masern – Petechien, schmerzhaft.
- Akne – juckend, schmerzhaft.
- Psoriasis – diffusa, Pusteln, juckend, rot, geschwürig, ungepflegt.
- Skabies – blutend, trocken, feucht, unterdrückt, schuppig.
- Scharlach – unterdrückt, schuppig.
- Urtikaria – knötchenförmig.
- Purpura – dick.
- Kondylome.
- Ulkus – blutend, kanzerös, indolent, verhärtet, schmerzhaft, schmerzlos, phagedänisch, geschwollen, eitrig.
- Warzen – flach, fleischig, hart, verhornt, groß, gestielt, klein, glatt.

Juckreiz
Brennen, wandert von einer Stelle zur anderen, fein stechend, heftig, schlimmer im Schlaf, verändert sich nicht durch Kratzen, Juckreiz bei alten Menschen.

Empfindungen
Wie Flohbisse, Brennen und Kälte.

Begleitsymptome

Gemüt
Herrschsüchtig, streitsüchtig
Angst um andere
Voller Sorgen um andere
Tadel ohne Zorn

Allgemein
Abneigung – Kaffee
Lähmung vereinzelter Körperteile

Eugenia jambosa

Erscheinungsbild
Narben.

Entzündete Stellen umgeben die Läsionen, vor allem bei Akne.

Beschwerden durch
Tabakvergiftung
Sexuelle Exzesse

Wirkungsbereich
Gesicht, Nägel, Zehen.

Indikationen
Einfache Akne rosacea oder verhärtete Akne, Fissuren, Nagelbettentzündung, Panaritium, Narben, Stichwunden.

Modalitäten

Allgemein
< in der Sonne, Schließen der Augen, nachts, auf der rechten Seite, nach Koitus.
> nach dem Urinieren, Rauchen, Kaffee.

Spezifisch
Akne < während den Menses.

Hautausschläge
- Akne – pustulös mit verhärteten Papeln. Die benachbarte Haut ist entzündet und schmerzhaft. Wund als wäre sie abgeschürft.
- Fissuren – besonders zwischen den Zehen.
- Wunden – reichlich blutende Stichwunden, die notärztlich versorgt werden müssen. Alte Wunden und Narben öffnen sich wieder und schmerzen.
- Ulkus – Risse zwischen und auf den Zehen.
- Panaritium – die Haut zieht sich vom Daumennagel zurück und enthält

Eiter. Die Haut um den Daumennagel herum schilfert ab und eitert.

Empfindungen
Alte Wunden schmerzen wieder. Hier und da innerliche, kneifende Schmerzen. Kribbelnde, kitzelnde Schmerzen.

Begleitsymptome

Gemüt
Redselig, aber träge

Allgemein
Nächtlicher Krampf in den Fußsohlen
Extremes Verlangen nach Tabak

Euphorbium officinarum

Erscheinungsbild
Gelb.
Wunde Haut.

Wirkungsbereich
Wangen, Gesicht, Steißbein.

Indikationen
Dekubitus, Wucherungen, Erysipel, Herpes zoster, Pusteln, Kondylome, Gangrän, Ulkus, Warzen, Karzinom, Karbunkel.

Modalitäten

Allgemein
< sich beugen, Bier, beim Hochsteigen, beim Umdrehen im Bett, beim Verändern der Lage.

Spezifisch
Ulkus < durch Kratzen.

Hautausschläge
Beißend, blutend, Abszesse, brennend, abschilfernd, flach, nach dem Kratzen, vesikulär.

- Erysipel – mit vesikulären Schwellungen.
- Ulkus – schwarz, gangränös, indolent, schmerzhaft, eitrig.

Juckreiz
Beißend, brennend, verändert sich nicht durch Kratzen, stellenweise, fein stechend, kribbelnd.

Empfindungen
Als läge ein dünne Schnur unter der Haut.

Begleitsymptome

Gemüt
Akute Manie
Künstlerisch begabt
Angst um die Zukunft
Wahnidee, jemand laufe vor und hinter ihr
Wahnidee, alles erscheint größer als es ist

Allgemein
< Bier
Kanzeröse Affektionen
Beschwerden bei Kindern
< Warme Getränke

Falcon peregrinus disciplinatus

Erscheinungsbild
Die Haut sieht faltig und verdörrt aus.
Risse und Trockenheit.

Beschwerden durch
Sexuellen Missbrauch
Bevormundung, lange Geschichte von übermäßiger Bevormundung
Unterdrückten Zorn
Kränkung

Verachtung
Sexuelle Erregung
Scham

Wirkungsbereich
Gesicht, Mund, Extremitäten.

Indikationen
Akne, Ekzem, Psoriasis.

Modalitäten

Allgemein
< Kälte
> Luft – Im Freien, in den Bergen, nasses Wetter.

Spezifisch
Ekzem < Wasser, heißes Wetter

Hautausschläge
- Blutend, körnig
- Akne – blutend, entzündet, juckend, schmerzhaft.
- Ekzem – Ekzem auf den Händen, wie Blasen, ziemlich groß, wie Blasen unter der Haut, ziemlich schmerzhaft, nicht gerötet; an merkwürdigen Stellen, aber ziemlich viele Blasen.

Begleitsymptome

Gemüt
Künstlerisch begabt
Geistesabwesend
Verlangen nach Aktivität
Fluchen bei Widerspruch
Wahnidee, er hätte seine Pflicht vernachlässigt
Wahnidee, unter der Kontrolle einer übermenschlichen Macht zu stehen
Wahnidee, sie wäre ein Gefangener

Allgemein
Verlangen – Tabak, Bier, Schokolade und Zucker
Abneigung – Kaffee, Tomaten, Gurke
Fettleibigkeit

Ferrum arsenicosum

Erscheinungsbild
Die Haut ist blass, fettig, aufgedunsen und gelb.
Trocken, kalt.

Beschwerden durch
Blutungen
Flüssigkeitsverlust
Missbrauch von Chinin

Wirkungsbereich
Gesicht.

Indikationen
Ekzem, Impetigo, Psoriasis, Ulkus.

Modalitäten

Allgemein
< im Liegen, bei trockener Witterung, im Freien, beim Gehen, morgens, nachts.

Hautausschläge
Ekzem, Impetigo, Psoriasis, Lepra, Leberflecken.

- Ulkus – brennend
- Warzen – welk
- Nägel – blaue Verfärbung der Fingernägel

Empfindungen
Wunde oder brennende Empfindung.
Die Haut ist kalt.

Begleitsymptome

Gemüt
Geistige Verwirrung
Hysterie

Unzufriedenheit
Gewissenhaft in Bezug auf Kleinigkeiten
Spät – verspätet sich immer
Stimmung – wechselhaft

Allgemein
Anämie
Verlangen – Brot
Abneigung – Brot
Obstipation
Missbrauch von Chinin zur Behandlung von rheumatoider Arthritis oder Malaria in der Krankengeschichte
Vergrößerte Leber
Auszehrung
Krampfadern

Fluoricum acidum

Erscheinungsbild
Ungesundes Aussehen.
Die Haut ist so hart wie Schwielen.

Beschwerden durch
Erwartungsspannung
Sexuelle Enthaltsamkeit
Ausschweifungen
Geistige Anstrengung

Wirkungsbereich
Knochen, Drüsen, Gelenke.

Indikationen
Abszesse, Akne, Narben, Dekubitus, Psoriasis, Wucherungen, Keloid, Naevi, Ulkus, Warzen, Ekzem, Herpes.

Modalitäten

Allgemein
< Wärme, morgens, warme Getränke.
> Kälte, beim Gehen, im Freien, kaltes Bad.

Spezifisch

Ulkus	< Wärme > kalte Anwendungen
Hautausschläge	< Wärme
Juckreiz	< abends, im Monat März, im Frühling > durch Kratzen

Absonderungen
Stinkend.

Hautausschläge
Flecken, verkrustete, abschilfernde, trockene, harte, juckende, schuppige Ausschläge.

- Abszesse – chronisch, scharfe, pustulöse Absonderungen.
- Narben – brechen auf, erhaben, hart, juckend, schuppig.
- Tuberkel – mukös, eitrig, syphilitisch, geschwürig.
- Ulkus – kanzerös, schmerzhaft, kalt, fistelartig, indolent, verhärtet mit glänzenden Rändern und umgeben von Pickeln, Krampfadern.
- Warzen – trocken, flach, hart, schmerzhaft.

Juckreiz
Juckreiz bei alten Menschen; stellenweise und an schwitzenden Körperteilen.

Empfindungen
Brennen.

Begleitsymptome

Gemüt
Angst um andere
Abneigung gegen Freunde, Ehefrau, Familienmitglieder
Gleichgültigkeit gegen geliebte Personen

Unfähigkeit, Verantwortung zu übernehmen
Hochgefühl
Tanzen bei Kindern
Wahnidee, Empfindung von Gefahr
Wahnidee, alles wäre bedeutungslos
Wahnidee, abstoßend, fantastisch
Ekstase
Furcht vor offenen Plätzen
Furcht vor Fremden
Furcht vor Leiden

Allgemein
Verlangen – kaltes Wasser, Stimulanzien, Eingelegtes
Abneigung – Kaffee
< Melonen
> Kaffee

Fuligo ligni

Erscheinungsbild

Erweiterte Blutgefäße an Händen und Füßen.

Wirkungsbereich

Lymphsystem, Schleimhäute, Epidermis, Mund, Zunge, Genitalien – Skrotum

Indikationen

Ekzem, Flechten, Epithelioma, Krebs, chronische maligne Ulzerationen, Wucherungen.

Hautausschläge

- Ulkus – kanzerös, blutend, hartnäckig, indolent, bösartig, verheilt nicht.

Juckreiz

Juckreiz an den Genitalien.

Begleitsymptome

Gemüt
Traurigkeit
Gedanken an Selbstmord

Allgemein
Kanzeröse Affektionen

Graphites

Erscheinungsbild

Sommersprossen, schlaff, faltig, ausgedörrt, ungesundes Aussehen.
Hart, wie Schwielen, abschilfernd, trocken, rau, aufgesprungen, Risse.

Beschwerden durch

Erwartungsspannung
Kummer
Sorgen
Mentaler Stress bei Büroangestellten
Uneinigkeit, Zwietracht zwischen Freunden, zwischen Vorgesetzten und Untergebenen

Wirkungsbereich

Hände, Fingerspitzen, Ellen- und Kniebeugen, hinter den Ohren, Lippen, Kopfhaut, Genitalien.

Indikationen

Akne, Ekzem, Risse, Psoriasis, Lepra, Narben, Skabies, Warzen, Ulkus, Impetigo.

Modalitäten

Allgemein
< Wärme, nachts, während und nach den Menses.
> Dunkelheit, beim Sich-Einhüllen

Spezifisch
Psoriasis < nachts, durch Hitze, Menses

Ekzem	< nachts, durch Hitze, durch Warmwerden im Bett
Akne	< vor den Menses
Hautausschläge	< im Winter, vor und während den Menses, > beim Baden
Juckreiz	< nachts, durch Bettwärme, während und vor den Menses, durch Kratzen
Impetigo	< abends, nachts, vor Sturm

Absonderungen
Wie Honig, klebrig, braun, hellrot, wundfressend.

Hautausschläge
Wechseln mit inneren Affektionen ab; stellenweise Blasen, Flecken; abschilfernd, phagedänisch.

- Abszesse – brennend, verkrustet, trocken, stinkend, wie Honig, feucht, allergisch gegen Heu.
- Impetigo – Juckreiz.
- Lepra – mehlig.
- Ekzem – erhaben, stinkend, Hautfalten wie Flohbisse, granulös, körnig, herpetiform.
- Akne – brennend, juckend, feucht, schmerzhaft.
- Psoriasis – diffusa, rote Pusteln.
- Skabies – trocken, feucht, unterdrückt, blutgefüllt mit Brennen, vesikulär.
- Warzen – verhornt, juckend, riechen wie alter Käse, fein stechend.

Juckreiz
Brennender, prickelnder Juckreiz; muss kratzen, bis die Haut wund ist; Juckreiz ohne Hautausschlag; wandernder Juckreiz.

Empfindungen
Wie Insektenstiche, schneidend, nagend, wund, reißend.

Begleitsymptome

Gemüt

Kann sich nicht entscheiden, schüchtern, mangelndes Selbstvertrauen
Gewissenhaft, peinlich genau bei Kleinigkeiten
Ruhelosigkeit
Launenhaftigkeit
Weint bei Musik
Benommenheit und Angst beim Erwachen

Allgemein

Frostig, empfindlich gegen Zugluft
Neigt zu Hitzewallungen
Fettleibigkeit
Neigt zu rissiger Haut
Abneigung – Fisch, Süßigkeiten, Fleisch, Salz
Verlangen – Hühnchen, Bier

Hepar sulphuris

Erscheinungsbild
Faltig, ausgedörrt, ungesund.
Die Haut ist kalt.

Beschwerden durch
Unterdrückten Zorn
Uneinigkeit, Zwietracht zwischen Eltern oder Freunden
Seelischen Schock

Wirkungsbereich
Hände, Finger, Gesicht, Kopfhaut, Mund, Lippen, Hautfalten, Füße.

Indikationen
Akne, Abszesse, Phlegmone, Narben, Risse, Karbunkel, Impetigo, herpetiforme Hautausschläge, Intertrigo,

Lupus, Skabies, Scharlach, Tuberkel, Urtikaria, Kondylome, Ulkus, Warzen, Atherom.

Modalitäten

Allgemein
< Zugluft, Aufdecken, trockene Luft, im Winter.
> feuchtes Klima, Wärme.

Spezifisch

Hautausschläge	< im Winter, durch Kratzen
Urtikaria	< nach dem Kratzen > durch Wärme, körperliche Anstrengung
Erysipel	< nach dem Kratzen
Ulkus	< nach dem Kratzen
Juckreiz	< morgens beim Aufstehen, Wolle, beim Entkleiden, kalte Luft > durch Kratzen, Wärme

Absonderungen
Stinkend, dünn, scharf.

Hautausschläge
Rissig und schmerzhaft, empfindlich. Entzündung, Eiter; der Ausschlag kann trocken oder feucht sein, mit Pickeln, Pusteln, Borken, Bläschen, auch stellenweise; der Ausschlag stink vor allem in den Hautfalten; trocken, juckend, schuppig, nach dem Kratzen.

- Herpetiforme Ausschläge – brennend, aufgesprungen, vernarbt, wundfressend, verkrustet, eitrig, Herpes zoster.
- Narben – schmerzhaft
- Karbunkel – brennend
- Akne – Jucken, nach dem Kratzen
- Skabies – trocken, eitrig
- Urtikaria – Frösteln vor dem Ausschlag, Frösteln danach, Fieber – prodromal, knötchenförmig, nach dem Kratzen
- Erysipel – mit Schwellung, vesikulär.
- Ulkus – blutend, brennend, kanzerös, mit Kribbeln, verkrustet, faul, entzündet, umgeben von Pickeln, empfindlich, nach dem Kratzen, ungesund, mit gezackten Rändern.
- Warzen – blutend, brennend, entzündet, schmerzhaft, berührungsempfindlich, klein, riechen nach altem Käse, stechend, eitrig.

Juckreiz
Muss kratzen, bis die Haut wund ist, Brennen, mit Frost, bei Gelbsucht, Kribbeln, feines Stechen.

Empfindungen
Klebrig, splitterartige Schmerzen, Brennen.

Begleitsymptome

Gemüt
Überempfindlich und empfänglich für alles
Reizbar, ungeduldig, hastig
Unfreundliches, unangenehmes Wesen
Drohend
Heftiger Zorn
Verlangen, jemanden zu erstechen oder zu töten
Möchte Dinge anzünden
Träume von Feuer

Allgemein
Empfindlich gegen Schmerzen
Beleidigend
Splitterartige Schmerzen
Verlangen – Essig, Saures, Gewürze, scharf gewürzte Speisen, Fett
Abneigung – Käse, Fett

Hippozaeninum

Erscheinungsbild
Aneinander angrenzende, gleichbleibende Schwellungen – Knötchen.

Wirkungsbereich
Arme, Gesicht.

Indikationen
Abszesse, Aktinomykose, Karbunkel, Ekzem, Dekubitus, Ulkus.

Absonderungen
Ungesunde, wundfressende Absonderungen.

Hautausschläge
Furunkel, Papeln, Pusteln; Erythem, erysipelatöse oder phlegmonöse Prozesse; Abszesse, Pusteln und Geschwüre, die den ganzen Körper fast vollständig bedecken; gutes Mittel gegen Karbunkel; maligne, phagedänische Hautkrankheiten; Aktinomykose.

- Abszesse – tief, Abszesse an Lunge, Leber und Gehirn. Bei subfaszialen Abszessen sind die benachbarten Gewebeschichten blass, verfärbt und reißen leicht. Große Abszesse an unterschiedlichen Körperstellen, mit entzündeten Lymphknoten und -gefäßen.
- Pusteln – sehr zahlreiche, erbsengroße Pustel, die aufplatzen und dicken, schleimigen und blutigen Eiter absondern und häufig sehr übel riechen.
- Ulkus – bläulich, kanzerös, tief, indolent, bösartig, ungesund. Die Geschwüre haben eine livide Farbe und wollen nicht einmal ansatzweise heilen. In der Nähe der Geschwüre bilden sich ständig neue Abszesse, besonders im Bereich der Gelenke. Die Geschwüre dringen oft so tief ins Gewebe, dass die Knochen und Sehnen frei liegen. Geschwüre mit einer fettigen Basis, erhaben, mit kammförmigen Rändern; heilen nur langsam ab und hinterlassen eine sternförmige, weiße Narbe.
- Erysipel – bösartig, vor allem, wenn es in Verbindung mit viel Eiter und nekrotischem Gewebe auftritt.
- Tuberkel – auf den Nasenflügeln; variiert von der Größe eines Hirsekorns bis zu Erbsengröße; feste Konsistenz, grau, gelblich oder rötlich, in den Lungen.
- Tumoren – fluktuierende Tumoren im Muskelgewebe.

Begleitsymptome

Gemüt
Ruhelosigkeit – ist in ständiger Bewegung

Allgemein
Abneigung – Süßigkeiten
< alkoholische Getränke
Septikämie
Geschwollene Drüsen

Hydrocotyle asiatica

Erscheinungsbild
Verdickte Haut.
Hautabschürfungen.

Wirkungsbereich
Extremitäten, Handinnenflächen, Fußsohlen, Brust.

Indikationen
Akne, Ekzem, Impetigo, Lepra, Lupus, Elephantiasis, Psoriasis gyrata und diffusa, Pemphigus.

Modalitäten

Allgemein
< im Sitzen, im Stehen

Absonderungen
Übelriechend.

Hautausschläge
Papulös, bullös, schuppig, trocken, kreisförmige Flecken mit schuppigen Rändern.

- Herpetiform
- Akne
- Tuberkel
- Urtikaria
- Erysipel
- Kondylome
- Ulkus – phagedänisch
- Warzen

Juckreiz
Unerträglicher Juckreiz vor allem an den Fußsohlen.

Begleitsymptome

Gemüt
Frohes Gemüt
Kommunikativ
Redselig
Vertrauensvoll
Langeweile
Furcht vor Menschen
Voller Hoffnung
Lebhaft
Optimistisch

Allgemein
Abneigung – Tabak, flüssige Speisen
Neigt zu rezidivierenden Phlegmonen
Vergrößerte und empfindliche Lymphdrüsen

Ichthyolum

Erscheinungsbild
Gerötet.

Wirkungsbereich
Gesicht, Kinn, Genitalien.

Indikationen
Akne rosacea, Erysipel, Ekzem, Psoriasis, Pruritus

Hautausschläge
Gruppiert stehende Furunkel, Ekzem, chronische Hauterkrankungen, schuppig, juckend, Juckreiz in der Schwangerschaft.

Juckreiz
Während der Schwangerschaft.

Begleitsymptome

Gemüt
Reizbar
Depressiv
Alkoholismus
Vergesslich
Konzentrationsstörungen

Allgemein
Böse Folgen von Alkoholismus
Chronischer Rheumatismus
Hautkrankheiten, besonders wenn mit chronischem Nierenversagen vergesellschaftet
< Tabak

Ignatia amara

Erscheinungsbild
Trocken.
Empfindliche Haut, Brennen, Kälte.

Beschwerden durch

Zorn
Schlechte Nachrichten
Tod von geliebten Personen
Enttäuschte Liebe
Enttäuschung
Heimweh
Verletzte Ehre
Entrüstung
Eifersucht
Seelischer Schock
Kränkung
Verlust der Position
Tadel
Stillen Kummer

Wirkungsbereich

Augen, Mund, Vagina.

Indikationen

Abszesse, Intertrigo, Dekubitus, Masern, Tuberkel, Ulkus, Urtikaria, Ekzem.

Modalitäten

Allgemein

< morgens, im Freien, nach dem Essen, durch Kaffee, Rauchen, Flüssigkeiten, äußere Wärme, Süßigkeiten
> während des Essens, auf Reisen, Veränderung der gesellschaftlichen Position

Spezifisch

Juckreiz < während Fieber, wenn überhitzt, beim Warmwerden
> durch Kratzen, bei Schmerzen
Urtikaria < während Fieber, bei Frost

Absonderungen

Die Absonderungen sind spärlich, schmerzhaft, pulsierend, entzündet und eitrig.

Hautausschläge

Trockenheit, Risse, Flecken oder Bläschen; Furunkel; Brennen, Jucken, feines Stechen.

- Urtikaria – knötchenförmig
- Dekubitus – trocken
- Ulkus – brennend

Juckreiz

Fein stechend, brennend und klebrig. Der Juckreiz wechselt beim Kratzen die Stelle. Kribbeln und Kitzeln an den schmerzhaften Stellen.

Empfindungen

Geschwollen; Gefühl als wäre eine Maus unter der Haut; als liefe eine Ameise über die Haut.

Begleitsymptome

Gemüt

Wechselnde und widersprüchliche Zustände
Gewissenhaft
< Trost
Leicht beleidigt
Defensiv
Furcht vor Vögeln
Idealistisch
Romantisch
Entrüstung, empfindlich gegen Ungerechtigkeiten
Unfreiwilliges Seufzen
Traurigkeit – kann nicht weinen
Empfindlich
Stiller Kummer
Somatisierung von Angst und Kummer
Unterdrückter Zorn, Zorn mit stillem Kummer
Mitfühlend

Allgemein

Gefühl eines Knotens in verschiedenen Organen

Paradoxe Symptome
Verlangen – Saures, Brot, Butter, Käse, Obst
Abneigung – Fleisch, Tabak
Hyperästhesie aller Sinne
Ohnmacht bei Erregung

Juglans cinerea

Erscheinungsbild
Gerötet.

Wirkungsbereich
Untere Extremitäten, Kreuzbein, Hände.

Indikationen
Ekzem, Herpes, Impetigo, Lichen, Pusteln, Tinea, Scharlach, Urtikaria, Erysipel, Erythem.

Modalitäten

Allgemein
< beim Gehen, durch Wärme
> wenn man erhitzt ist, durch Kratzen, morgens nach dem Aufstehen

Spezifisch
Juckreiz < wenn überhitzt, bei Überhitzung durch zu viel körperliche Anstrengung
> durch Kratzen

Absonderungen
Feucht.

Hautausschläge
Stellenweiser Juckreiz, Pemphigus, Eiter.

- Urtikaria – knötchenförmig

Juckreiz
Brennend, wenn überhitzt, an wechselnden Stellen.

Begleitsymptome

Gemüt
Abneigung gegen Gesellschaft
Gedächtnisschwäche
Ruhelosigkeit nachts
Traurigkeit

Allgemein
Auszehrung
Hitzewallungen wechseln sich ab mit Frösteln
Hautkrankheiten in Verbindung mit Leberbeschwerden

Juglans regia

Beschwerden durch
Beschwerden in der Pubertät.

Wirkungsbereich
Achselhöhle, Kopfhaut, Gesicht, Ohren.

Indikationen
Akne, Abszesse, Komedone, Karbunkel, Ekthyma, Ekzem, Pusteln, Herpes, Impetigo, Tinea, Purpura.

Modalitäten

Allgemein
< durch Bewegung
> nach dem Stuhlgang

Spezifisch
Juckreiz < nachts, durch Waschen, beim Entkleiden

Absonderungen
Stinkend.

Hautausschläge
Hautausschläge wie Flohbisse, juckend, vesikulär.

- Herpetiform – juckend
- Pusteln – brennend, bedeckt mit grünen Flecken
- Purpura – idiopathica
- Ulkus – wie Schanker

Juckreiz
Heftiger Juckreiz, besonders nachts; die Haut ist nach dem Jucken gerötet.

Empfindungen
Wundes Gefühl.

Begleitsymptome

Gemüt
Konzentration schwierig
Verwirrung, Essen >
Faulheit
Wahnidee – Fliegen
Wahnidee – Schweben
Wahnidee – der Kopf würde schweben

Allgemein
Wächst zu schnell in die Länge
> Stuhlgang
Verlangen – kaltes Wasser
Abneigung – Wein, Tabak
< Fett

Farrington schreibt, dass Juglans regia eines der besten Mittel zur Behandlung von Tinea cruris und capitis ist, wo der Juckreiz nachts am heftigsten ist, so dass der Patient nicht schlafen kann. Der Juckreiz wird immer durch Schwitzen beeinflusst.

Kalium sulphuricum

Erscheinungsbild
Trocken, rissig.
Entzündet, kalt, trocken.

Beschwerden durch
Sexuelle Exzesse.

Wirkungsbereich
Achselhöhlen, Nacken, Hände.

Indikationen
Abszesse, Akne, Risse, Ekzem, Erysipel, herpetiforme Ausschläge, Intertrigo, Masern, Psoriasis, Skabies, Urtikaria, Ulkus, Warzen.

Modalitäten

Allgemein
< abends, im beheizten Zimmer
> kühle, frische Luft

Spezifisch

Hautausschläge	> durch Baden
Juckreiz	< durch Wärme, Bettwärme > durch Kratzen

Absonderungen
Feucht, gelb.

Hautausschläge
Schuppig, abschilfernd, brennend, gelbe Schuppen, verkrustet, trocken, Blasen, eitrig.

- Ekzem – eitrig
- Herpetiforme Ausschläge – jucken
- Urtikaria – knötchenförmig
- Ulkus – blutend, bläulicher Rand, brennend, verkrustet, indolent, pulsierend, eitrig
- Warzen – schmerzhaft

Juckreiz
Brennen, Ameisenlaufen, fein stechendes Gefühl, Brennen nach dem Kratzen.

Empfindungen
Brennen.

Begleitsymptome

Gemüt
Anständig, rigide, unflexible Einstellungen

In Eile und reizbar
Furcht vor dem Tod, vorm Fallen, vor Menschen
< Trost
Angst > im Freien
Voller Sorgen um andere
Wahnidee, sie sei in Ungnade gefallen
Erschrickt sich leicht
Ruhelosigkeit während den Menses

Allgemein
Neigt zur Eiterbildung
Verlangen – Süßigkeiten, Saures
Abneigung – Brot, Eier, Fett, Fisch, Fleisch und warme Speisen
< Fisch

Lachesis mutans

Erscheinungsbild
Schlaff, sommersprossig.
Schwellung, trockene Haut.

Beschwerden durch
Alkoholismus
Zorn
Schlechte Nachrichten
Tod einer geliebten Person
Ausschweifungen
Ichbezogenheit
Schicksalsschläge
Schreck während den Menses
Kummer
Eifersucht
Enttäuschte Liebe
Qualen in der Ehe
Geistige Anstrengung
Kränkung
Uneinigkeit, Zwietracht zwischen Vorgesetzten und Untergebenen, zwischen Freunden oder Eltern
Erregung des Gemütes

Wirkungsbereich
Linke Körperseite, Genitalien, Gesicht, Extremitäten, linke Gesichtshälfte.

Indikationen
Akne, Abszesse, Phlegmone, Narben, Risse, Blasen, Karbunkel, Ekchymose, Ekzem, Erysipel, Wucherungen, Gangrän, herpetiforme Ausschläge, Lepra, Lupus, Masern, Naevi, Pocken, Scharlach, Purpura haemorrhagica, Tuberkel, Ulkus, Urtikaria, Warzen.

Modalitäten

Allgemein
< nach dem Schlaf, linke Seite, im Frühling, warmes Bad, Druck oder Zusammenschnüren, heiße Getränke, durch das Auftreten von Absonderungen
> warme Anwendungen

Spezifisch

Akne	< vor den Menses, in den Wechseljahren
Abszesse	< im Frühling, vor den Menses
Erysipel	< nach dem Kratzen
Phlegmone	< Hitze, Druck, Berührung, enge Kleidung
Herpes	< Hitze, nachts
Herpes genitalis	< vor den Menses
Ekzem	< im Frühling
Ulkus	> Wärme
Juckreiz	< nachts, im Frühling, durch Kratzen, beim Warmwerden

Absonderungen

Die Absonderungen sind blutig oder gelb und schlimmer nach dem Kratzen.

Hautausschläge

Die Hautausschläge treten meist an behaarten Stellen auf. Flecke, Risse, Bläschen, Pusteln, schwarzer Eiter, stinkend, geschwollen, schuppig, brennend, abschilfernd, schlimmer nach dem Kratzen.

- Herpetiforme Hautausschläge – juckend, aufgesprungen, wundfressend, brennend, feucht, rot, unterdrückt.
- Ekzem – abwechselnd mit Asthma.
- Narben – blutend, blau, brechen auf, schmerzhaft.
- Masern – begleitet von einer dunkelbraunen Verfärbung an der Zungenwurzel.
- Akne – bei Alkoholikern; schmerzhaft.
- Karbunkel – mit kleinen violetten Bläschen um die Läsion herum.
- Pocken – schwarz.
- Scharlach – begleitet von Speichelfluss, der Speichel ist zäh. Gangränös.
- Tuberkel – hart, juckend, schmerzhaft, rot, weich.
- Urtikaria – knötchenförmig, schlimmer nach dem Kratzen.
- Erysipel – breitet sich von links nach rechts aus; begleitet von Zittern der Zunge; gangränös, mit einer vesikulären Schwellung.
- Gangrän – kalt.
- Ulkus – schwarz, blutend, brennend, kanzerös, mit einer kribbelnden Empfindung. Alte Geschwüre brechen wieder auf. Ungesunde Geschwüre. Merkurische Geschwüre. An den Rändern der Schleimhäute; schmerzhafte, phagedänische Geschwüre umgeben von Pickeln, die sich nach dem Kratzen verschlimmern.
- Warzen – flach, hart, schmerzhaft, klein.

Juckreiz

Beißen; Brennen; Ameisenlaufen; Hautausschläge ohne Juckreiz bei Alkoholikern. Heftiges Kratzen, muss kratzen, bis die Haut wund ist. Stellenweiser Juckreiz, heftig und fein stechend.

Empfindungen

Beißen – als ob von Ameisen gebissen; Brennen.

Begleitsymptome

Gemüt

Redselig
Extrovertiert
Leidenschaftlich
Überschwänglich
Misstrauisch, eifersüchtig, neidvoll
Aktiver Verstand, gutes Gedächtnis, theoretisiert
Religiös, abergläubisch
Fanatismus
Furcht vor Schlangen

Allgemein

Heiß, schlimmer beim Warmwerden und in warmen Räumen
Linksseitig
Violette Färbung
Verlangen – unverdauliche Dinge, Fleisch, alkoholische Getränke, Bier, Obst, Kaffee, fettige Speisen, Mehl, kalte Speisen
Abneigung – Brot, gekochte Speisen, Milch

Lycopodium clavatum

Erscheinungsbild
Die Haut sieht welk, wächsern, faltig und vertrocknet aus; Sommersprossen. Aufgesprungene, kalte, trockene Haut.

Beschwerden durch
Missbrauch
Unterdrückter Zorn durch Entrüstung
Stiller Kummer
Erwartungsspannung
Kummer und Sorgen
Tod eines geliebten Menschen
Enttäuschung
Bevormundung
Ichbezogenheit
Erregung des Gemütes
Versagen in der Gesellschaft
Grobheit anderer
Tadel
Kummer
Kränkung

Wirkungsbereich
Kopfhaut, Hände, Brustwarzen, Nase, Lippen, hinter den Ohren.

Indikationen
Akne, Abszesse, Blasen, Kondylome, Ekthyma, Ekzem, herpetiforme Hautausschläge, Impetigo, Erysipel, Intertrigo, Lupus, Naevi, Psoriasis, Scharlach, Skabies, Tuberkel, Urtikaria, Ulkus, Warzen.

Modalitäten

Allgemein
< rechte Seite, zwischen 16 und 20 Uhr, Hitze, im warmen Zimmer, durch heiße Luft, im Bett
> Bewegung, nach Mitternacht, durch warme Speisen und Getränke, beim Kaltwerden, durch Aufdecken.

Spezifisch

Erysipel	< nach dem Kratzen
Urtikaria	< nach dem Kratzen, durch Wärme, durch körperliche Anstrengung
Juckreiz	< durch Wärme, abends, beim Schwitzen
Hautausschläge	< nach dem Kratzen, bei warmem Wetter
Risse	< nach dem Waschen
Psoriasis	< im Sommer > im Winter, im Freien
Ulkus	< warme Anwendungen, durch Kratzen > kalte Anwendungen

Absonderungen
Feuchte, pustulöse Absonderungen nach dem Kratzen. Die Absonderungen sind weiß, gelb, zerstören das Haar und stinken.

Hautausschläge
Ausschläge mit begleitenden Beschwerden der Harnwege, des Magens oder der Leber. Verkrustete Hautausschläge an schwitzenden, behaarten Stellen. Die Hautausschläge sind trocken, brennend, bluten, sind verkrustet, kupferfarben, schmerzhaft, mit Papeln, Bläschen, Schwellungen; entzündet, juckend, mehlig.

- Herpetiforme Hautausschläge – blutend, brennend, aufgesprungen, wundfressend, verkrustet, trocken, indolent, juckend, mehlig, feucht, stellenweise, schuppig, eitrig, fein stechend, gelb.
- Akne – juckend, brennend.
- Tuberkel – juckend, schmerzhaft, warzenförmig.

- Urtikaria – knötchenförmig.
- Erysipel – von rechts nach links, zieht sich mit Schwellung zurück.
- Kondylome – trocken, juckend, gestielt.
- Ulkus – schwarz, blutend, brennend, kanzerös, tief, schmutzig, fistelartig, flach, faul, gangränös, indolent, entzündet, mit verhärteten Rändern, ungesund, varikös.
- Warzen – blutend, eingedrückt, entzündet, solitär, ausgefranst, feucht, schmerzhaft, gestielt, pulsierend, fein stechend.

Juckreiz
Beißen, Brennen, Ameisenlaufen; an schwitzenden Stellen; Kratzen – muss kratzen, bis die Haut wund ist; stellenweise; heftig, fein stechend und reißend.

Empfindungen
Anästhesie; beißende, brennende, prickelnde Empfindung.

Begleitsymptome

Gemüt
Hochmütige, arrogante, diktatorische Personen. Diese Menschen verhalten sich so, weil sie sich in dieser Rolle sicher fühlen und die dahinter liegenden Gefühle kompensieren können.

Mangel an Selbstvertrauen, Feigheit
Intellektuelle Menschen
Erträgt keinen Widerspruch
Angst vor Verantwortung und allem Neuen
Neigt zu Erwartungsspannung mit Angst
Hilflosigkeit
Angst um die Gesundheit

Allgemein
Verlangen – Süßigkeiten, Oliven, warme Speisen und Getränke
Abneigung – Bohnen. Erbsen, Austern
< Zwiebeln, Austern, Kohl, Fasten

Malandrinum

Erscheinungsbild
Schuppig, fettig.
Trocken.

Beschwerden durch
Böse Folgen von Impfungen.

Wirkungsbereich
Untere Körperhälfte, Hände, Füße, Gesicht, Oberlippe.

Indikationen
Keloid, Impetigo, Masern, Borken, Pocken, Herpes zoster.

Modalitäten

Spezifisch
Juckreiz < kaltes Wetter, durch Waschen

Absonderungen
Feuchte Absonderungen. Fettige, ölige Haut und Absonderungen.

Hautausschläge
Trocken, schuppig, juckend, fettig. Rezidivierende Abszesse, sobald der eine verschwindet, taucht der nächste auf.

Juckreiz
Brennen, fürchterliche Empfindung, wie verbrüht.

Empfindung
Fein stechend.

Begleitsymptome

Gemüt
Stumpfheit

Allgemein
Kanzeröse Affektionen
Verzögerte Heilung
Wiederholte Impfungen in der Krankengeschichte

Mercurius solubilis

Erscheinungsbild
Welk, faltig, ausgetrocknet.
Risse, trocken, rau.

Beschwerden durch
Enttäuschung
Enttäuschten Ehrgeiz
Zorn durch Entrüstung
Ichbezogenheit
Schreck
Seelischen Schock
Kränkung
Sexuelle Exzesse
Freudige Überraschungen

Wirkungsbereich
Hautfalten, Gesicht.

Indikationen
Akne, Narben, Risse, Windpocken, Ekzem, Erythem, herpetiforme Hautausschläge, Impetigo, Masern, Gangrän, Skabies, Psoriasis, Scharlach, Pocken, Tuberkel, Urtikaria, Purpura, Kondylome, Intertrigo, Ulkus, Warzen.

Modalitäten

Allgemein
< nachts, Schweiß, heiß oder kalt, rechte Seite

Spezifisch

Hautausschläge	< körperliche Anstrengung, im Winter, an behaarten Stellen
Impetigo	< Bettwärme
Akne	< nach dem Kratzen
Ulkus	< Wärme
Juckreiz	< Wärme, Wolle, durch Kratzen, mit Schweiß, beim Entkleiden, nachts, abends > durch Kratzen

Absonderungen
Stinkend, ekelerregend, blutig, feucht, wundfressend, zerstört das Haar.

Hautausschläge
Feucht, blutend, dicke Krusten, Ausschläge mit Pusteln und Bläschen. Tiefe, blutige Risse. Ulzerationen und Eiterbildung. Ausschläge an behaarten Stellen, in den Hautfalten. Abschilfernd und schmutzig.

- Akne – brennend, mit Krusten, juckend, geschwürig.
- Skabies – blutend, trocken, fettig, feucht.
- Scharlach – begleitet von Speichelfluss.
- Tuberkel – brennend.
- Urtikaria – knötchenförmig, nach dem Kratzen.
- Gangrän – kalt.
- Ulkus – blutend, brennend, kanzerös, tief, verkrustet, schmutzig, fistelartig, faul, fungoid, juckend, salzig, wie Rheum, sarkomatös, von Pickeln umgeben, ungesund.
- Warzen – eitrig.

Juckreiz
Bei alten Menschen; Kratzen – muss kratzen, bis die Haut wund ist; brennend, stellenweise, heftig, wollüstig, wandernd, beim Warmwerden, Juckreiz ohne Hautausschläge. Der Juckreiz kann intensiv und alarmierend sein.

Empfindungen

Klebrig, Nacht, Insektenstiche.

Begleitsymptome

Gemüt

Unbeständig und überempfindlich
Zugeknöpfte, unsichere Menschen
Wahnidee, jeder sei sein Feind
Leicht beleidigt
Stottern
Heftiges Verlangen

Inneres Gefühl der Hast/Eile, aber langsam in der Umsetzung
Anarchist, Ungehorsam, Trotz

Allgemein

Empfindlich gegen Wetterumschwünge
Beleidigend
Affektionen der Drüsen, Speichelfluss
Zittern und Ruhelosigkeit
Verlangen – Brot, Butter, Zitronen
Abneigung – Süßigkeiten, Kaffee, Salz, Fett

Natrium muriaticum

Erscheinungsbild

Die Haut sieht wächsern, faltig und ausgetrocknet aus.
Die Haut ist rau und fettig.

Beschwerden durch

Missbrauch
Zorn durch Entrüstung
Erwartungsspannung
Schlechte Nachrichten
Geschäftlichen Misserfolg
Kummer, Sorgen
Tod von geliebten Personen – Eltern oder Freunde
Depressionen
Enttäuschung
Erregung des Gemütes
Angst, Schreck
Kummer
Verletzte Ehre
Enttäuschte Liebe
Missbrauch in der Ehe
Kränkung
Tadel
Grobheit anderer
Verachtung
Sexuelle Exzesse
Scham

Stillen Kummer
Unterdrückung

Wirkungsbereich

Haaransatz, zwischen den Fingern, Leiste, Reibungspunkte der Oberschenkel, Kopfhaut, Gelenke, Knöchel, Hände, Ellenbeugen und Kniekehlen, Kinn und Nase, Genitalien, Augenlider, Gelenkbeugen.

Indikationen

Akne, Blasen, Narben, Risse, Windpocken, Ekzem, Erysipel, Wucherungen, Intertrigo, herpetiforme Hautausschläge, Masern, Impetigo, Lupus, Lepra, Psoriasis, Pocken, Skabies, Tuberkel, Urtikaria, Ulkus, Warzen.

Modalitäten

Allgemein

< im warmen Zimmer, im Liegen, ca. 10 Uhr morgens, am Meer, geistige Anstrengung, Trost, Hitze, beim Reden.
< im Freien, kaltes Bad, ohne regelmäßige Mahlzeiten, beim Liegen auf der rechten Seite, enge Kleidung.

Spezifisch

Ekzem	< Hitze, Menses, körperliche Anstrengung, Baden

	im Meer, zu viel Salz, nach Kummer oder unterdrückten Emotionen > Kälte
Psoriasis	< Baden im Meer, nach dem Kratzen, durch emotionale Belastung, durch Überhitzung, durch körperliche Anstrengung
Urtikaria	< vor den Menses, am Meer, durch Reiben
Herpes simplex	< emotionale Belastung, akute Erkrankungen oder Fieber, in der Sonne
Herpes genitalis	< nach Koitus
Juckreiz	< durch Schweiß, beim Entkleiden, beim Warmwerden, Wolle, körperliche Anstrengung, Berührung
Hautausschläge	< am Meer, zu viel Salz, in der Sonne, durch körperliche Anstrengung, von den Menses.

Absonderungen

Die Absonderungen sind wundfressend und zerstören das Haar. Sie sind klebrig, dünn, weiß oder gelb wie Eiter. Kratzen verschlimmert.

Hautausschläge

An behaarten und schwitzenden Stellen; granulös; körnig; trocken; verkrustet; in Gruppen; abschilfernd; Pemphigus; phagedänisch. Die Ausschläge werden in der Sonne schlimmer. Nach dem Kratzen werden die Läsionen schuppig. Hautausschläge als Folge von Überhitzung.

- Herpetiforme Ausschläge – brennend, aufgesprungen, vernarbt, trocken, verkrustet, während Fieber, juckend, feucht, stellenweise, schuppig, unterdrückt, Herpes zoster.
- Narben – brechen auf, schmerzhaft und rot.
- Ekzem – < am Meer, wund, rot und entzündet
- Masern – begleitet von Speichelfluss.
- Akne – juckend, schlimmer nach dem Kratzen.
- Skabies – unterdrückt.
- Urtikaria – schlimmer während Frost, nach körperlicher Anstrengung, durch Kratzen, Wärme; heftig, knötchenförmig.
- Ulkus – blutend, brennend, mit Ameisenlaufen; tief, fistelartig, entzündet, juckend, schmerzhaft, pulsierend, geschwollen, empfindlich, eitrig, von Bläschen umgeben.
- Warzen – schmerzhaft, berührungsempfindlich.

Juckreiz

Beißen, Brennen, Ameisenlaufen, Rucken, stellenweise und an schwitzenden Stellen, schlimmer nach körperlicher Anstrengung, wenn er beim Warmwerden berührt wird.

Empfindungen

Empfindung wie von elektrischen Funken; Insektenstichen; Prickeln; klebrig.

Begleitsymptome

Gemüt

Verlangen, alleine zu sein, aber Angst vor Ablehnung
Verlässt sich auf sich selbst
Verweilt, erinnert sich an alten Kummer
Nachtragend
Vermeidet es, andere zu verletzen und selbst verletzt zu werden
Defensiv
Mitfühlend
Schuldgefühle
< Trost
Zugeknöpft, reserviert, ernst

Allgemein
Verlangen – Salz, Bitteres, Brot, Fisch, Austern, Schokolade, Kaffee
Abneigung – Salz, Fett, Kaffee, Fisch, Hühnchen, schleimige Speisen

Nitricum acidum

Erscheinungsbild
Dunkle Sommersprossen.
Ungesunde, trockene, aufgesprungene Haut.

Beschwerden durch
Angst
Uneinigkeit, Zwietracht zwischen Vorgesetzten und Untergebenen, zwischen Eltern und Freunden
Erregung des Gemütes
Schreck
Kummer durch seelischen Schock
Tadel

Wirkungsbereich
Gesicht, Lippen, Hände, Finger, Genitalien, Skrotum, Anus.

Indikationen
Abszesse, Akne, Karbunkel, Kondylome, Narben, Dekubitus, Ekthyma, Ekzem, Erysipel, herpetiforme Ausschläge, Impetigo, Intertrigo, Keloid, Lepra, Lupus, Leberflecken, Naevi, Psoriasis, Borken, Skabies, Scharlach, Pocken, Tuberkel, Urtikaria, Ulkus, Warzen.

Modalitäten

Allgemein
< Berührung, abends und nachts, kaltes Klima, heißes Wetter, beim geringsten Anlass
> sanfte Bewegung

Spezifisch

Urtikaria	< nach dem Kratzen, durch kalte Luft und im Freien, Wärme und körperliche Anstrengung, durch Waschen
Psoriasis	< nachts, im Winter, bei Wetterumschwung
Erysipel	< nach dem Kratzen
Herpes genitalis	< nach Koitus
Warzen	< durch Waschen, Reiben
Juckreiz	< kalte Luft, beim Entkleiden > durch Kratzen, Wärme
Hautausschläge	< durch kalte Luft

Absonderungen
Faul, scharf, wundfressend, eitrig; Absonderungen nach dem Kratzen.

Hautausschläge
Vor allem an behaarten Stellen, Krusten, stellenweise, blutend, schlimmer nach dem Kratzen, Bläschen, schuppige Stellen, Schwellung, Brennen, berührungsempfindlich.

- Risse – tief, blutig.
- Karbunkel – fein stechend.
- Akne – nagend, juckend, hart, entzündet, schmerzhaft nach dem Kratzen, geschwürig.
- Skabies – unterdrückt.
- Scharlach – begleitet von einer rissigen Zunge, Trockenheit der Zunge.
- Tuberkel – brennend, juckend, mit Schleim, gerötet, eitrig.
- Urtikaria – knötchenförmig.
- Kondylome – blutend, breit, brennend, trocken, feucht, übelriechend, gestielt, unterdrückt.
- Ulkus – blutet bei Berührung, brennend, kanzerös, tief, schmutzig, fistelartig, flach, faul, mit zerfransten Rändern, Zickzack, schmierig, ungesund, nach dem Kratzen.

- Warzen – bluten beim Waschen, verhornt, eingedrückt, entzündet, zerfranst, groß, feucht, alt, schmerzhaft, gestielt, weich und unterdrückt, fein stechend.

Juckreiz

Brennen, muss kratzen, bis die Haut blutet, der Juckreiz wechselt beim Kratzen die Stelle; stellenweise, fein stechend, Ameisenlaufen.

Empfindungen

Prickelnd, brennend.

Begleitsymptome

Gemüt

Angst um die Gesundheit
Furcht vor dem Tod
Nachtragend, Hass, bitter, rachsüchtig
Verweilt, erinnert sich an alten Kummer
Quälende Gedanken
Zorn mit Fluchen
Unzufriedenheit
Streitsüchtig
Empfindlich gegen alle äußeren Eindrücke
Egoistisch

Allgemein

Kälte
Splitterartige Schmerzen
Stark riechender Urin
Affinität zu den Knöcheln und den mukokutanen Übergängen
Verlangen – Fett, Salz, Limetten, Fisch
Abneigung – Käse, Fleisch

Petroleum

Erscheinungsbild

Sommersprossig.
Rau, hart, die Haut ist verdickt, Trockenheit, Risse, Kälte.

Beschwerden durch

Zorn/Verdruss
Chemikalien und Färbemittel
Teerprodukte
Widerspruch
Schreck
Kummer
Kränkung

Wirkungsbereich

Hände, Finger, Handflächen, Fersen, Skrotum, Genitalien, Hautfalten, Hinterkopf.

Indikationen

Abszesse, Risse, Narben, Ekzem, Erysipel, Herpes, Impetigo, Leberflecken, Naevi, Psoriasis, Skabies, Ulkus, Warzen, Akne, Lepra, Urtikaria.

Modalitäten

Allgemein

< Feuchtigkeit, vor und während eines Gewitters, beim Autofahren, durch passive Bewegung, im Winter, durch Essen, bei Gemütserregungen.
> durch warme Luft, Liegen mit erhöhtem Kopf, trockenes Wetter.

Spezifisch

Ekzem	< im Winter.
Psoriasis	< im Winter, bei kaltem Wetter, bei trockenem Wetter.
Herpes	< bei kaltem Wetter, im Winter.
Hautausschläge	< im Winter, durch Kratzen. > Baden, Wärme.
Juckreiz	< nachts, im Freien, morgens im Bett. > Wärme, Baden.

Absonderungen

Übelriechend, wundfressend, blutig, feuchte Absonderungen.

Hautausschläge

Beißend, blutend, Blasen, Flecken, abschürfend, übelriechend, eitrig, Schwellung.

- Herpetiforme Ausschläge – brennend, aufgesprungen, wundfressend, verkrustet, trocken, juckend, eitrig.
- Psoriasis – inverterata, brennend, juckend, roter Ausschlag.
- Skabies – trocken, feucht, schuppig, wie Kleie, Ichthyose, brennend, fein stechend.
- Urtikaria – knötchenförmig, rosig, vesikulär, schwarz.
- Kondylome
- Ulkus – verhärteter Hof, gerötet, brennt an den Rändern, kanzerös, kalt und tief, fungoid, indolent, verhärtet.
- Warzen – brennend, schmerzhaft.

Juckreiz

Brennend; Jucken an den Körperöffnungen, muss kratzen, bis die Haut wund ist; beißend bei Frost, ohne Hautausschlag.

Begleitsymptome

Gemüt
Reizbar, feuriges Temperament
Streitsüchtig
Verwirrung – verläuft sich in wohlbekannten Straßen
Gedächtnisschwäche
Unentschlossenheit
Vergesslich
Mutlos
Schüchtern
Angst in einer Menschenmenge
Leicht beleidigt
Abneigung gegen Gesellschaft

Allgemein
Auszehrung
Neigt zur Eiterbildung
Schwäche in den Extremitäten
Mangel an Lebenswärme
Übelriechender Schweiß
Übelkeit beim Autofahren
Diarrhöe nur tagsüber
Heißhunger mit Diarrhöe
Verlangen – Leckereien, Bier und Süßigkeiten

Phosphorus

Erscheinungsbild

Die Haut sieht welk, wächsern und faltig aus.
Die Haut ist rau, geschwollen, ungesund, trocken und hart, wie Pergamentpapier.

Beschwerden durch

Zorn
Stiller Kummer mit Erwartungsspannung
Kummer, Sorgen
Sexuelle Enthaltsamkeit
Erregungen des Gemütes
Angst, Schreck während den Menses
Kummer
Eifersucht
Enttäuschte Liebe
Geistige Anstrengung
Aufregung
Kränkung
Musik
Tadel
Sexuelle Exzesse

Wirkungsbereich

Handflächen, Fußsohlen, Ellbogen, Knie, Beine und Augenbrauen

Indikationen

Abszesse, Akne, Blasen, Narben, Risse, Ekzem, Ekchymose, Gangrän, Erysipel, herpetiforme Ausschläge, Impetigo, Intertrigo, Keloid, Lepra, Psoriasis, Masern, Scharlach, Pocken, Tuberkel, Purpura, Röteln, Ulkus, Urtikaria, Warzen und Naevi.

Modalitäten

Allgemein

< Berührung, warme Speisen und Getränke, beim Wetterumschwung, durch Nasswerden bei heißem Wetter, abends.

< Kälte, im Freien, durch Waschen mit kaltem Wasser.

Spezifisch

Hautausschläge	< nach dem Kratzen, durch Waschen.
Urtikaria	< nach dem Baden.
Ulkus	< während den Menses.
Juckreiz	< nachts, während den Menses, durch Kratzen, beim Entkleiden, Wolle, beim Warmwerden im Bett, im Schlaf. > durch Kratzen.
Akne	< nach dem Kratzen.

Absonderungen

Weißlich gelb, übelriechend, spärlich.

Hautausschläge

Beißend, brennend, konfluierend, kupferfarben, verkrustet, feucht, abschilfernd, trocken, schuppig, fein stechend, unterdrückt, mit Schwellung, gespannt, schmerzhaft, mit Papeln, stellenweise, phagedänisch.

- Blasen – brennend, Flecken.
- Risse – Dekubitus, schmutzig.
- Narben – blutend, brechen auf, schmerzhaft, Kälte, Zusammenziehen.
- Ekzem – erhaben, flach, granulös, körnig.
- Herpetiforme Ausschläge – brennend, vernarbt, wundfressend, verkrustet, trocken, juckend, mehlig, feucht, stellenweise, schuppig.
- Impetigo – juckend.
- Akne – schmerzhaft.
- Psoriasis – Pusteln, Ausschlag.
- Urtikaria – knötchenförmig, vesikulär.
- Gangrän – feucht.
- Purpura – juckend, mit Ameisenlaufen.
- Ulkus – verhärtet, blutende Ränder, brennend, kanzerös, tief, fistelartig, fungoid, schmerzhaft, juckend, pulsierend, von Pickeln umrandet, empfindlich, ungesund, warzenförmig.
- Warzen – brennend, juckend, schmerzhaft, sind von einem Ring mit Geschwüren umgeben.

Juckreiz

Brennen, Beißen, Ameisenlaufen in gelähmten Körperteilen. Stechen und Kitzeln; muss kratzen, bis die Haut wund ist oder blutet.

Empfindungen

Anästhesien, Beißen, Brennen; Empfindung, als klebe der Knochen an der Haut fest; als ob die Haut lose sei und herunterhinge.

Begleitsymptome

Gemüt

Offen, ausdrucksstark, extrovertiert.

Liebt Gesellschaft

Liebevoll, sinnlich

Furcht vor Dunkelheit, Geistern, dem Alleinsein, Krankheit, Krebs und Gewitter

Mitfühlend, Angst um andere

Mitfühlend, aber trotzdem egoistisch
Gleichgültigkeit gegenüber geliebten Menschen
Gefühl von „Aus den Augen, aus dem Sinn"

Allgemein
Empfindlich gegen Wetter- und Temperaturumschwünge
Verlangen – pikante Speisen, Salz, kalte Speisen, Fisch, Eis, Wein, Schokolade.
Abneigung – warme Speisen und Getränke, Tomaten, Fisch, Milch, Süßigkeiten, Gemüse und Obst.

Pix liquida

Erscheinungsbild
Die Haut sieht trocken und rissig aus und blutet.
Kahlköpfigkeit. Schuppige Ausschläge auf den Handrücken.

Beschwerden durch
Böse Folgen von lokaler Behandlung bestehender Hauterkrankungen.
Böse Folgen von Tabak.

Wirkungsbereich
Handrücken.

Indikationen
Alopezie, Akne, Ekzem, Psoriasis.

Modalitäten

Spezifisch
Juckreiz < durch Kratzen, nachts.

Absonderungen
Faul riechende, dunkle Absonderungen.

Hautausschläge
Hautausschläge mit unerträglichem Juckreiz und Blutungen nach dem Kratzen. Das Bluten hört beim Kratzen auf. Trockene und rissige Haut mit schuppigen Läsionen. Ekzem, Alopezie, Psoriasis und Akne.

- Akutes Ekzem – Der Ausschlag ist schuppig und wird von einem unerträglichen Juckreiz begleitet. Prädilektionsstelle ist der Handrücken. Die Läsionen bluten nach dem Kratzen. Oft in Verbindung mit Schlaflosigkeit.

Juckreiz
Unerträglicher Juckreiz, er muss kratzen, bis es blutet.

Empfindungen
Brennen.

Begleitsymptome

Allgemein
Dunkler Urin
Schlaflosigkeit
Reizung der Bronchien nach Influenza
Chronische Bronchitis
Schmerzen strahlen zum linken dritten Rippenbogen aus, an der Verbindungsstelle zum Sternum.
Abhusten von eitrigem, übelriechendem Auswurf
Fauler Geschmack und ständiges Erbrechen einer schwarzen Flüssigkeit mit Schmerzen im Magen

Polygonum persicaria

Beschwerden durch
Wechseljahre

Modalitäten

Allgemein
< Kaltes Wetter, kalte Getränke
> Schwitzen.

Hautausschläge

- Ulkus – alt, indolent, flach.

Begleitsymptome

Gemüt
Reizbarkeit mit Traurigkeit
Furcht vor dem Tod

Allgemein
Epilepsie
Kalte Nasenspitze
Gestörter Schlaf
Zittern nach körperlicher Anstrengung
Verlangen – kalte Getränke

Psorinum

Erscheinungsbild

Ungesund, trocken, rau und dick.

Beschwerden durch

Erwartungsspannung
Gemütserregung
Kummer
Enttäuschte Liebe
Geistige Anstrengung
Sexuelle Exzesse und Erregung

Wirkungsbereich

Hautfalten, Hände, Nase, Stirn, hinter den Ohren.

Indikationen

Akne, Risse, Ekzem, Erysipel, Kondylome, herpetiforme Ausschläge, Keloid, Lepra, Tinea, Psoriasis, Skabies, Ulkus, Urtikaria, Warzen.

Modalitäten

Allgemein
< Kaffee, Wetterumschwung, bei heißem Sonnenschein, durch Kälte.
< Hitze, warme Kleidung, im Sommer, nach dem Essen.

Spezifisch

Ekzem	< nachts, durch Kälte, beim Entkleiden, durch Bettwärme, im Winter, beim Baden > durch Wärme.
Psoriasis	< beim Geschirrspülen, beim Waschen in kaltem Wasser, im Winter, nach Impfungen, durch kalte Luft, durch Bettwärme, nachts, durch Wolle.
Akne	< Menses, durch Kaffee, Fett.
Hautausschläge	< im Winter, durch Waschen, im Frühling.
Juckreiz	< beim Entkleiden, beim Warmwerden, durch Bettwärme und Wolle.

Absonderungen

Eiter, dick, dünn, weiß und gelb, übelriechend.

Hautausschläge

Blutend, brennend, kupferfarben, verkrustet, abschilfernd, schmutzig, trocken, schuppig, schlangenförmig, eitrig, im Frühling unterdrückt, vesikulär, papulös, Pemphigus, phagedänisch, stinkend.

- Herpetiforme Ausschläge – brennend, trocken, indolent, feucht, schuppig.
- Akne – juckend, Pocken.
- Pusteln – indolent.
- Skabies – trocken, durch Quecksilber und Schwefel unterdrückt.
- Urtikaria – nach heftiger, körperlicher Betätigung, Wärme verschlimmert.
- Erysipel – traumatisch.
- Keloid – Verlaustheit.

- Kondylome – juckend und feucht.
- Ulkus – tief, juckend.
- Warzen – juckend, feucht.
- Ekzem – eitrig und übelriechend.

Juckreiz
Beißend, der Juckreiz treibt zur Verzweiflung, ohne Ausschläge. Muss kratzen, bis die Haut wund wird und blutet.

Empfindungen
Prickelnd.

Begleitsymptome

Gemüt
Gefühl des Verlassenseins
Hoffnungslosigkeit, Verzweiflung
Pessimistisch
Furcht vor Armut
Offenkundiger Mangel an Ehrgeiz, Willenskraft, Energie, Liebe, Erfolg etc.
Angst, Vorahnung
Stumpf, Schwierigkeiten beim Denken

Allgemein
Frostig
Wiederholte Unterdrückung in der Krankengeschichte
Faule Absonderungen
Mangel an Reaktionen und rezidivierende Beschwerden
Nachwirkungen von akuten Krankheiten
Fühlt sich vor einem Schub ausgesprochen wohl
Ständig hungrig
Abneigung – Tomaten, Schweinefleisch

Rhus toxicodendron

Erscheinungsbild
Ungesund, faltig, ausgedörrt.
Hart, dick und aufgesprungen.

Beschwerden durch
Nasswerden beim Schweiß
Anstrengung
Überheben

Wirkungsbereich
Arme, Hände, Genitalien, Beine, Oberschenkel, Gesicht und Nacken.

Indikationen
Blasen, Karbunkel, Phlegmone, Windpocken, Risse, Ekzem, Akne, Erysipel, Gangrän, Lupus, Impetigo, Masern, herpetiforme Ausschläge, Psoriasis, Pusteln, Purpura, Roseola, Borken, Skabies, Pocken, Scharlach, Tuberkel, Urtikaria, Ulkus, Warzen, Atherom, Fissuren, Intertrigo, Wucherungen.

Modalitäten

Allgemein
< im Schlaf, bei kaltem, feuchten, regnerischem Wetter, nach Regen, nachts, in der Ruhe, durch Nasswerden, beim Liegen auf dem Rücken oder der rechten Seite.
> Warmes, trockenes Wetter, Bewegung, im Gehen, durch Lageänderung, Reiben, warme Anwendungen.

Spezifisch

Ekzem	< morgens im Bett, bei kaltem, nassem Wetter, durch Nasswerden, durch Überhitzen im Bett. > wenn man brühend heißes Wasser über die Läsion laufen lässt.
Psoriasis	< Bettwärme, durch Waschen, Kratzen.
Urtikaria	< durch Nasswerden, kalte Luft, im Herbst, durch Reiben, bei Fieber.

	> beim Schwitzen, durch brühend heißes Wasser.
Erysipel	< nach dem Kratzen.
Herpetiforme Ausschläge	< nachts. > Wärme oder heiß Baden, durch ständige Bewegung.
Ulkus	< nachts, nach dem Kratzen.
Juckreiz	< morgens im Bett, durch Kratzen, durch kalte Luft, beim Schweiß und an schwitzenden Körperstellen, durch Wolle, an behaarten Stellen. > durch Kratzen, Wärme, heiß Baden.
Hautausschläge	< durch kalte Luft, im Winter, im Frühling, bei Wetterumschwung, an schwitzenden Körperstellen, nach dem Kratzen.
Fissuren	< nach dem Waschen.

Absonderungen
Feucht, wundfressend, grünlich, jauchig. Zerstören das Haar und sind schlimmer nach dem Kratzen.

Hautausschläge
Die Hautausschläge wechseln sich mit der Ruhr ab. Engegefühl in der Brust, Asthma. Beißende Blasen, Flecken, Furunkel. In Gruppen, verkrustet, abschilfernd, trocken, abschürfend, stinkend, traubenförmig, an behaarten Stellen, Petechien, phagedänisch, Pemphigus, schuppig, mit Bläschen.

- Herpetiforme Ausschläge – wechseln sich mit Beschwerden der Brust und mit ruhrartigen Stühlen ab. Brennend, aufgesprungen, wundfressend, trocken, juckend, feucht, schuppig, eitrig, reißend.
- Herpes zoster.
- Akne – blutend, brennend, hart, fühlt sich nach dem Kratzen wund an, als wäre die Haut aufgeschürft.
- Psoriasis – diffusa, inverterata.
- Pusteln – schwarz, rissig, entzündet, bösartig.
- Erysipel – gangränös, mit Schwellung, vesikulär.
- Ulkus – beißend, schwarz, blutend, kanzerös, gequetscht, brennend, kaltes Gefühl, kribbelnd, verkrustet mit schneidenden Schmerzen, tief, fistelartig, faul, gangränös, indolent, entzündet, juckend, phagedänisch, von Pickeln umgeben, empfindlich.
- Warzen – blutend, brennend, eingdrückt, entzündet, ausgefranst, groß, feucht, alt, schmerzhaft, gestielt, klein, fein stechend.

Juckreiz
Beißend, brennend, an schwitzenden Stellen, Ameisenlaufen, ruckend, muss kratzen, bis die Haut blutet. Der Juckreiz verändert sich durch das Kratzen nicht. Kitzeln, feines Stechen.

Empfindungen
Anästhesie, Beißen, Brennen und wie gequetscht.

Begleitsymptome

Gemüt
Ruhelosigkeit, besonders nachts
Engstirnige Menschen
Verweilt in der Vergangenheit, besonders nachts

Abergläubisch
Furcht vor Geistern, Tod; Angst, dass andere verletzt werden
Gefühl des Verlassenseins
Grundloses Weinen
Möchte nach Hause gehen
Angst um das Geschäft

Allgemein
Verlangen – Milch, Austern, Süßigkeiten

Salicylicum acidum

Wirkungsbereich
Extremitäten.

Indikationen
Herpes zoster, Urtikaria, Purpura, Gangrän.

Modalitäten

Allgemein
< nachts, durch Berührung.
> im Freien.

Spezifisch

Juckreiz	> durch Kratzen
Hautausschläge	> durch Kratzen

Hautausschläge
Vesikulär, mit Juckreiz.

- Purpura – idiopathisch
- Ulkus – indolent, entzündet

Juckreiz
Besser durch Kratzen.

Begleitsymptome

Gemüt
Gedankenverloren
Verlangen nach Ruhe
Milde
Stiller Kummer
Ruhelosigkeit

Allgemein
Knochenkaries
Diabetes mellitus mit Kimmelstein-Wilson-Syndrom
Gangränöse Wunden
Linksseitig

Sanicula aqua

Erscheinungsbild
Schmutzig, fettig, bräunlich, faltig. Risse. Die Haut des Nackens ist faltig und hängt in Falten.

Beschwerden durch
Kummer, Sorgen

Wirkungsbereich
Kopf, Hände, Finger.

Indikationen
Abszesse, Ekzem, herpetiforme Ausschläge, Narben, Tinea cruris.

Modalitäten

Allgemein
< die Arme nach hinten bewegen, durch Berührung, beim Autofahren, durch Bewegung, durch die Erschütterung beim Gehen, im warmen Zimmer.

Spezifisch

Risse	< im Winter
Juckreiz	< durch Kratzen, nachts

Absonderungen
Dicker, scharfer Eiter.

Hautausschläge
Furunkel reifen relativ langsam.

- Abszesse –scharfer, dicker Eiter.
- Urtikaria – durch heftige körperliche Betätigung.

Begleitsymptome

Gemüt
Gedankenverloren
Zorn wegen Kleinigkeiten bei Kindern
Wechselt ständig den Beruf
Fluchen
Abneigung gegen Gesellschaft
Abneigung gegen Dunkelheit
Wahnidee, er werde von anderen gehasst
Wahnidee, er sei verlassen

Allgemein
Kann die Kleidung nicht ertragen
Rachitis
Verlangen nach frischer Luft
Allergische Disposition
Verlangen – Süßigkeiten, Fleisch, Eier, Milch, Schinken, Fett, Salz.

Sarsaparilla officinalis

Erscheinungsbild
Ungesund, schlaff, welk, faltig und ausgetrocknet.
Die Haut ist kalt, aufgesprungen und trocken.

Beschwerden durch
Impfungen
Geldverlust

Wirkungsbereich
Handflächen, Hände, Füße, Genitalien.

Indikationen
Akne, Ekzem, Risse, Erysipel, herpetiforme Ausschläge, Impetigo, Psoriasis, Roseola, Skabies, Ulkus, Urtikaria, Warzen.

Modalitäten

Allgemein
< beim Denken an seine Beschwerden, durch Feuchtigkeit, nachts, im Frühling, vor den Menses, am Ende des Harnabgangs.
> Dunkelheit.

Spezifisch

Hautausschläge	< durch Waschen, im Frühling, im Sommer, vor und während den Menses, durch Bettwärme, nach dem Impfen.
Akne	< nach dem Kratzen, beim Warmsein.
Risse	< nach dem Waschen.
Juckreiz	< durch Wärme, nachts, morgens, durch Kratzen oder > durch Kratzen.

Absonderungen
Feuchte Absonderungen nach dem Kratzen.

Hautausschläge
Furunkel, brennend, trocken, stellenweise, Pemphigus, schuppig, schlimmer nach dem Kratzen, eitrig, mit Schwellung, vesikulär.

- Herpetiforme Ausschläge – brennend, aufgesprungen, verkrustet, trocken, juckend, stellenweise, eitrig.
- Risse – brennend, tief, blutig, neue Haut ist rissig und brennt.
- Skabies – eitrig.
- Erysipel – mit Schwellung.
- Gangrän – bei alten Menschen.
- Ulkus – schwarz, brennend, kanzerös, verkrustet, tief, gangränös, herpetiform, indolent, entzündet, juckend,

phagedänisch, pulsierend, eitrig, Krampfadern.
- Warzen – trocken, entzündet, klein.

Juckreiz
Brennen, verändert sich beim Kratzen oder bleibt gleich, fein stechend.

Empfindungen
Brennen.

Begleitsymptome

Gemüt
Launenhaftigkeit
Gefühl des Verlassenseins
Leicht beleidigt
Froh
Stumpfheit, geistige Erschöpfung
Traurigkeit mit Verzweiflung
Zorn über vergangene Ereignisse
Ungeduldig durch Juckreiz
Wahnidee, er hätte keine Freunde
Verweilt bei vergangenen, unangenehmen Ereignissen und erinnert sich an alten Kummer

Allgemein
Marasmus
Neigung zu Gicht
Unterdrückte Gonorrhö
Verlangen – kalte Getränke, kalte Speisen, saftige und erfrischende Dinge
< – warme Speisen, Pikantes

Selenium colloidale

Erscheinungsbild
Ungesund.
Trocken, schuppig.

Beschwerden durch
Zorn
Ausschweifungen
Geistige Anstrengung
Sexuelle Exzesse

Wirkungsbereich
Handflächen, Hautfalten, Knöchel, Genitalien, zwischen den Fingern und Fingergelenke.

Indikationen
Akne, Komedone, Herpes zoster, Skabies, Urtikaria, Ulkus, Seborrhö oleosa.

Modalitäten

Allgemein
< nach dem Schlaf, bei heißem Wetter, durch Zugluft, durch Koitus.

Spezifisch
Juckreiz < abends
> durch Kratzen

Absonderungen
Feuchte Absonderungen nach dem Kratzen.

Hautausschläge
Beißend, fleckig, abschilfernd, trocken, flach, juckend, schmerzhaft, brennend, eitrig, vesikulär, schlimmer nach dem Kratzen.

- Akne – nach dem Kratzen, wund, als wäre die Haut abgeschürft.
- Skabies – fettig und eitrig durch Quecksilber und Schwefel.
- Urtikaria – knötchenförmig, schlimmer nach dem Kratzen.
- Tuberkel – feucht.
- Ulkus – indolent, brennend, tief, fistelartig, flach, verhärtet, juckend, schmerzhaft, empfindlich, oberflächlich, eitrig, ungesund.

Juckreiz
Abends, beißend, brennend, Ameisenlaufen, in den Hautfalten, stellenweise, fein stechend, kitzelnd.

Begleitsymptome

Gemüt
Extreme Traurigkeit mit Niedergeschlagenheit.
Müdigkeit durch geistige Anstrengung
Laszive Gedanken

Allgemein
Große Schwäche nach erschöpfenden Erkrankungen
Sexuelle Atonie mit Impotenz

Silicea terra

Erscheinungsbild
Welk, wächsern, Atherom.
Ungesund, trocken, kalt, geschwollen, dick und schlaff.

Beschwerden durch
Zorn
Erwartungsspannung
Widerspruch
Ichbezogenheit
Erregung des Gemüts
Furcht, Schreck
Verrat der Freundschaft
Geistige Anstrengung
Seelischer Schock
Kränkung

Wirkungsbereich
Hautfalten, behaarte Stellen, Gelenkbeugen, Kopfhaut, zwischen den Fingern, Hinterkopf und Zervikalregion.

Indikationen
Abszesse, Akne, Risse, Narben, Ekzem, Karbunkel, Windpocken, herpetiforme Ausschläge, Keloid, Lupus, Leberflecken, Naevi, Impetigo, Psoriasis, Ulkus, Warzen, Blasen.

Modalitäten

Allgemein
< bei Neumond, morgens, durch Waschen, während den Menses, durch Aufdecken, beim Hinlegen, durch Feuchtigkeit, Kälte.
> durch Wärme, im Sommer, bei nassem oder feuchtem Wetter.

Spezifisch

Juckreiz	< durch Entkleiden, tagsüber, abends.
Ulkus	< durch Wärme
Impetigo	< Kälte
	> warm Einwickeln

Absonderungen
Gelblich weiße, eiterähnliche Absonderungen.

Hautausschläge
Beißend, schwarz, brennend, verkrustet, abschilfernd, trocken, stinkend, flach.

- Herpetiform – brennend, aufgesprungen, wundfressend, verkrustet, trocken, juckend, mehlig, feuchte Stellen, schuppig.
- Ulkus – verhärtet, schwarz, blutend, bläulich, brennend, kanzerös, verkrustet, kalt, tief, fistelartig, flach, gangränös, schmerzhaft.
- Warzen – fleischig, hart, entzündet, groß, schmerzhaft, gestielt, pulsierend, weich, fein stechend, eitrig.
- Narben – glänzend, brechen auf, eingedrückt, Knötchen, schmerzhaft.

Juckreiz
Fein stechend, reißend, stellenweise, kitzelt nach dem Kratzen, wollüstig, wandernd.

Empfindungen
Wie Insektenstiche, Brennen.

Begleitsymptome

Gemüt

Abgelenkt
Erwartungsspannung
Nachgiebig
Nervös und leicht erregbar
Sture, eigensinnige Kinder
Fixe Ideen, denkt nur an Nadeln, hat Angst vor ihnen, sucht sie und findet sie auch
Empfindlich gegen alle Eindrücke
Geistige Anstrengung

Allgemein

Böse Folgen von Impfungen
Neigt zur Eiterbildung
Frostig, Mangel an Lebenswärme
Körperliche und geistige Erschöpfung
Unverträglichkeit Alkohol
Abneigung – Fleisch, warme Speisen.

Sulphur

Erscheinungsbild
Die Haut sieht schmutzig aus, mit Sommersprossen.
Aufgesprungene, vernarbte, rissige, raue, trockene und schuppige Haut.

Beschwerden durch
Verlegenheit
Impfungen
Chemikalien und Färbemittel
Ichbezogenheit
Unterdrückte Emotionen
Bei Vollmond und bei abnehmendem Mond

Wirkungsbereich
Extremitäten, Kopfhaut, Genitalien, Rücken, Brust und Nacken.

Indikationen
Abszesse, Ekzem, Herpes zoster, Impetigo, Gangrän, Psoriasis, Purpura haemorrhagica, Keloid, Naevi, Skabies, Tinea, Urtikaria, Warzen, Ulkus, Karbunkel, Molluscum contagiosum, Windpocken, Lepra, Masern, Pemphigus, Blasen, Akne.

Modalitäten

Allgemein

< 11 Uhr morgens, alkoholische Stimulanzien, periodisch, im Stehen, durch Waschen, Baden, in der Ruhe, durch Bettwärme, morgens.
> Trockenes, warmes Wetter, Liegen auf der rechten Seite, Hochziehen der betroffenen Glieder.

Spezifisch

Ekzem	< nachts, beim Warmwerden, Baden. > kalte Anwendungen.
Psoriasis	< nachts, Baden, Waschen, Bettwärme.
Urtikaria	< nachts, Bettwärme, körperliche Anstrengung. > kalte Luft, kalte Anwendungen.
Herpes	< durch Hitze, nachts.
Impetigo	< durch Baden, Hitze, nachts.
Hautausschläge	< durch Wasser, nach dem Kratzen.
Juckreiz	< durch Wärme, Bettwärme, Waschen, Kratzen, Gehen im Freien, Wolle. > durch Kratzen.

Absonderungen

Schwarz, blutig, reichlich, grün, übelriechend, wie Käse, sauer, eitrig, dünn, wässrig, weißlich gelb, wundfressend, klebrig; stinkender, gelber Eiter; mit Maden.

Hautausschläge

Wechseln sich mit Beschwerden der Atemwege ab; vesikulär, mit Blut gefüllte Bläschen, brennend, konfluierend, feucht, juckend, eitrig, geschwürig, gelb, fühlt sich an, als bräche er auf, verkrustet, grüngelber Eiter.

- Herpetiforme Ausschläge – brennend, aufgesprungen, vernarbt, wundfressend, schuppig, eitrig, aufgesprungen und feucht.
- Abszesse – Blutbeulen, sobald ein Abszess abgeheilt ist, erscheint der nächste. Periodisch, langsam reifende und kleine Aszesse.
- Akne – brennend, entzündet, juckend, feucht, schmerzhaft.
- Ulkus – schwarz, schwarze Basis mit Rändern, blutende Ränder, brennt bei Berührung, kanzerös, verkrustet, tief, indolent, verhärtet, entzündet, Jucken um das Geschwür herum.
- Warzen – brennend, bei jungen Mädchen, hart, verhornt, entzündet, juckend, schmerzhaft, klein.

Juckreiz

Blutet nach dem Kratzen; Juckreiz bei Alkoholikern; Juckreiz bei alten Menschen ohne Ausschlag; an schwitzenden Stellen; Jucken wechselt sich mit Brennen ab.

Empfindungen

Anästhesie, Beißen, Brennen.

Begleitsymptome

Gemüt
Theoretisiert gerne, intellektuell
Ichbezogen, egoistisch
Kritisch
Faul, neigt dazu, Abkürzungen zu nehmen
Sehr vergesslich

Allgemein
Hungrig um 11 Uhr morgens
Rundrücken
Beleidigend
Aufdecken der Füße
Verlangen – Schokolade, Pikantes, Fett, Alkohol, Süßigkeiten, Äpfel, Eis.
Abneigung – Eier, Fisch, Süßigkeiten, Gemüse

Sulphur iodatum

Erscheinungsbild

Sommersprossen.

Beschwerden durch

Erwartungsspannung
Übermäßiger Alkoholgenuss

Wirkungsbereich

Ohren, Nase, Harnröhre, Gesicht, Lippen, Nacken, Arme, Kopfhaut.

Indikationen

Akne, Abszesse, Ekzem, Herpes, Lichen planus, Psoriasis, Wucherungen, Urtikaria, Ulkus, Follikulitis.

Modalitäten

Allgemein
< durch Berührung, Kälte, im Liegen, während des Mondzyklus, Vollmond.
> im Stehen, im Freien, im Winter.

Absonderungen
Feucht.

Hautausschläge
Abschilfernd, schuppig, eitrig, papulös.

- Ulkus – blutend, kanzerös, indolent, verhärtet, empfindlich, schwammig, eitrig.

Juckreiz
Follikulitis; Brennen.

Begleitsymptome
Gemüt
Feigheit
Hastige Bewegungen, hastig bei der Beschäftigung und bei Kleinigkeiten
Gleichgültigkeit, Apathie
Misstrauisch
Ruhelosigkeit

Allgemein
Verlangen – alkoholische Getränke, Eingelegtes, Zitronen und Limonade.
Rechtsseitig

Thiosinaminum

Erscheinungsbild
Dick.
Adhäsionen von alten Wunden.

Wirkungsbereich
Narbengewebe, Drüsen, Kornea, Ohr.

Indikationen
Adhäsionen, Strikturen, Auflösung von Narbengewebe, Tumoren, vergrößerte Drüsen, Narben, Lupus, Urtikaria, Keloid, Dupuytren'sche Kontraktur.

Juckreiz
Jucken in Verbindung mit Reizbarkeit.

Empfindungen
Feines Stechen, wie von Nadelstichen.

Begleitsymptome
Allgemein
Schwäche
Tinnitus

Thuja occidentalis

Erscheinungsbild
Die Haut sieht schmierig aus, Sommersprossen, braune Flecken.
Gänsehaut auf verdickter Haut, harte Schwielen, Trockenheit, Verhärtungen und Knötchen.

Beschwerden durch
Impfungen
Unterdrückte, geheilte Geschlechtskrankheiten

Wirkungsbereich
Genitalien, Oberschenkel, Gesicht, Stirn, Oberlippe, Abdomen, Brust.

Indikationen
Akne, Windpocken, Kondylome, Karbunkel, Ekzem, Erysipel, herpetiforme Ausschläge, Lupus, Leberflecken, Naevi, Psoriasis, Borken, Tuberkel, Skabies, Sarkom, Pocken, Ulkus, Warzen, Abszesse, Urtikaria.

Modalitäten
Allgemein
< nachts, durch Bettwärme, 3 Uhr nachts und 15 Uhr, durch kalte, feuchte Luft, nach dem Frühstück, durch Fett, Kaffee, Impfungen.
> linke Seite, beim Hochziehen eines Gliedes.

Spezifisch

Psoriasis	< kaltes Bad.
Herpetiforme Ausschläge	< abends.
Hautausschläge	< nach dem Kratzen.
Juckreiz	< abends, nachts.
	> durch Kratzen.
Erysipel	< nach dem Kratzen.
Urtikaria	< nach dem Kratzen.

Absonderungen
Feucht, wundfressend, gelbe Absonderungen schlimmer nach dem Kratzen.

Hautausschläge
Beißend, brennend, Furunkel, schmerzhaft, stellenweise, juckend, Pemphigus, mehlig, schuppig, unterdrückt, geschwollen, an bedeckten und schwitzenden Stellen, verkrustet, trockene Bläschen, kupferfarben, abschilfernd.

- Herpetiforme Ausschläge – brennend, vernarbt, verkrustet, trocken, juckend, mehlig, feucht, schuppig, eitrig, fein stechend, weißlich, Herpes zoster.
- Akne – blutend, eng zusammenstehend, feucht.
- Psoriasis – diffusa.
- Ekzem – flach.
- Urtikaria – knötchenförmig.
- Kondylome – blutend, breit, brennend, trocken, fächerartig, verhornt, juckend, feucht, übelriechend, gestielt, wachsen schnell.
- Ulkus – beißend, blutend, schwarze Basis, brennend, kanzerös, Ameisenlaufen, tief, schmutzig, fungoid, entzündet, vereinzelt, juckend, zerfranst, groß, feucht, alt, schmerzhaft, gestielt, rot, berührungsempfindlich, klein, riecht wie alter Käse, weich, fein stechend, eitrig.

Juckreiz
Beißend, brennend, Ameisenlaufen, schmerzhaft, fein stechend, ohne Ausschläge, an schwitzenden Stellen.

Empfindungen
Beißen und Brennen.

Begleitsymptome

Gemüt
Reservierte, verschwiegene Menschen
Verwirrung
Fixe Ideen, Fanatismus
Zweifelnd, skeptisch, stellt alles in Frage
Perfektionismus, gewissenhaft
Empfindlich gegen Musik
Hastig

Allgemein
Linksseitig
Schlimmer 3 Uhr nachts und 15 Uhr
Neigt zu Warzen, Tumoren und Wucherungen
Fettige Haut
Süßlicher Schweiß
Schweiß an unbedeckten Körperteilen
Verlangen – Salz, Tabak, Zwiebeln
Abneigung – Zwiebeln, Fleisch, Tabak, Kartoffeln
< Zwiebeln, Kartoffeln, Tee, Fett

Ustilago maydis

Erscheinungsbild
Kupferfarbene Flecken.
Trocken, Haarausfall, Ausfallen der Nägel.

Beschwerden durch
Sexuellen Missbrauch.

Wirkungsbereich
Extremitäten, Genitalien.

Indikationen
Ekzem, Naevi, Psoriasis, Urtikaria.

Modalitäten

Allgemein
< Berührung
> Menses

Spezifisch

Juckreiz	< nachts
Hautausschläge	< durch Berührung

Absonderungen
Feucht.

Hautausschläge
Neigt zu kleinen Abszessen, kupferfarbenen Flecken.
Psoriasis – innerlich und äußerlich.

Begleitsymptome

Gemüt
Liebenswürdigkeit
Abneigung gegen Gesellschaft
Wahnidee, in Drähten gefangen zu sein
Unzufrieden mit allem
Laszives Verlangen
Reizbar, wenn gefragt
Reizbar, wenn angesprochen
Gemütssymptome nach den Menses

Allgemein
Verlangen – herzhafte, schwere Speisen, Äpfel, saure Speisen.
> Äpfel
Linksseitig
Anämie
Schwäche
Schwäche nach Flüssigkeitsverlust
Schwäche durch sexuelle Exzesse
Schwäche beim Reden
Hautkrankheiten in Verbindung mit einem unregelmäßigen Menstruationszyklus

Vinca minor

Erscheinungsbild
Rötung.
Die Haut wird nach leichtem Reiben wund und gerötet.

Beschwerden durch
Zorn
Geistige Anstrengung

Wirkungsbereich
Gesicht, Kopf, Beine, Hände, Genitalien.

Indikationen
Ekzem, Ulkus.

Modalitäten

Allgemein
< Kaffee < während den Menses.

Absonderungen
Übelriechende Absonderungen.

Hautausschläge
Stinkend, granulös, juckend, verkrustet.

Begleitsymptome

Gemüt
Unterdrückter Zorn
< Geistige Anstrengung
Furcht vor dem Tod mit Traurigkeit
Furcht vor Unglück
Zorn mit rotem Gesicht und roter Zungenspitze

Allgemein
Schwäche
Sichtbares Zittern durch geistige Anstrengung

Viola tricolor

Erscheinungsbild
Trockene, aufgeschürfte und aufgesprungene Haut mit dicken Borken.

Beschwerden durch
Unterdrückte Emotionen.

Wirkungsbereich
Gesicht, Kopf.

Indikationen
Abszesse, Akne, Furunkel, Ekzem, Herpes, Impetigo, Pusteln, Tinea, Urtikaria, Ulkus. Eines der wenigen spezifischen Mittel für atopisches Ekzem und Impetigo bei Kindern.

Modalitäten

Allgemein
< im Winter, im Sitzen, nachts
> im Freien

Spezifisch

Juckreiz	> durch Kratzen
Hautausschläge	< nachts.

Absonderungen
Gelber Eiter und zähe, klebrige Absonderungen, die die Haare zusammenkleben lassen, schlimmer nach dem Kratzen.

Hautausschläge
Beißend, brennend, verkrustet, < durch Kratzen. Trockene, juckende, phagedänische Stellen. Unterdrückte, eitrige Ausschläge.

- Herpetiforme Ausschläge – brennend, aufgesprungen, wundfressend, verkrustet, trocken, feucht, fein stechend, eitrig.
- Pusteln – grün, stinkend, schmerzhaft, gelb.
- Ekzem – bei Kindern.
- Urtikaria – knötchenförmig.
- Ulkus – verkrustet, juckend, eitrig, ungesund.

Juckreiz
Beißen, Brennen, Ameisenlaufen, feines Stechen.

Empfindungen
Unerträglicher Juckreiz und Brennen schlimmer nachts.

Begleitsymptome

Gemüt
Angst nach dem Essen
Angst um die Zukunft
Feigheit
Unzufrieden mit allem
Unzufrieden mit sich selbst
Gemütssymptome nach dem Essen
Hypochondrisch tagsüber, abends froh gestimmt
Ungeduldig
Traurigkeit > abends
Lebhaft

Allgemein
Beschwerden bei Kindern
Wassersucht, innerlich
Viola tricolor ähnelt Rhus tox. bei vielen Hautsymptomen

Xerophyllum asphodoides

Erscheinungsbild
Die Haut ist rau und rissig.
Fühlt sich an wie Leder.

Wirkungsbereich
Knie, Genitalien, weibliche Genitalien – Labien.

Indikationen

Ekzem, Ausschläge durch Gifteiche (Rhus radicans), Erythem, Dermatitis, Herpes, Erysipel, Erythema nodosum.

Modalitäten

Allgemein

< nachmittags, abends.

> morgens, Bewegen des betroffenen Körperteils.

Spezifisch

< Benetzen mit kaltem Wasser

Hautausschläge

Blasen, kleine Knötchen, trockene Hautausschläge, Bläschen mit intensivem Juckreiz. Dermatitis umgeben von Entzündungen.

- Erythem – mit Bläschen und intensivem Juckreiz.
- Abszesse – Blasen wie Klumpen.
- Dermatitis – vor allem im Bereich der Knie, mit Anschwellen der Drüsen an der Rückseite der Knie.
- Entzündung – ähnlich wie Gifteiche.

Juckreiz

Intensiver Juckreiz mit feinem Stechen und Brennen. Empfindliche Haut.

Begleitsymptome

Gemüt

Mangel an Konzentration

Vergisst Namen, macht Fehler beim Buchstabieren/Rechtschreibung – schreibt die letzten Buchstaben des Wortes zuerst.

Allgemein

Die Drüsen an der Rückseite der Knie sind geschwollen.

ARZNEIMITTELINDEX

A

B

C

D

E

M

N

O

P

R

S

T

U

V

W

X

Z

STICHWORTVERZEICHNIS

A

B

C

D

E

F

G

H

L

M

N

O

P

Q

R

S

T

U

V

W

X

Y

Z

ABBILDUNGSVERZEICHNIS

Abb. 1 © Harvinder Singh

Abb. 2 http://en.wikipedia.org/wiki/File:Corns.jpg, © Marionette, Lizenz unter: http://en.wikipedia.org/wiki/GNU_Free_Documentation_License

Abb. 3 http://en.wikipedia.org/wiki/File:Friction_Blisters_On_Human_Foot.jpg, © Andry-French, Lizenz unter: http://en.wikipedia.org/wiki/Creative_Commons

Abb. 8 http://de.wikipedia.org/w/index.php?title=Datei:Frostbitten_hands.jpg&filetimestamp=20060727155548, © Winky aus Oxford, UK, Lizenz unter: http://de.wikipedia.org/wiki/Creative_Commons

Abb. 10 © Veronica Foale

Abb. 21 http://de.wikipedia.org/w/index.php?title=Datei:Neurodermitis1.jpg&filetimestamp=20080309122119 © Bernd Untiedt at de.wikipedia, Lizenz unter: http://commons.wikimedia.org/wiki/GNU_Free_Documentation_License

Abb. 23 http://de.wikipedia.org/w/index.php?title=Datei:Atopic_dermatitis_child.JPG&filetimestamp=20080309122416, © Eisfelder at de.wikipedia, Lizenz unter: http://commons.wikimedia.org/wiki/GNU_Free_Documentation_License

Abb. 24 http://de.wikipedia.org/w/index.php?title=Datei:Seborrhoeic_dermatitis_head.jpg&filetimestamp=20080521174723, © Amras666, Lizenz unter: http://commons.wikimedia.org/wiki/GNU_Free_Documentation_License

Abb. 27 http://de.wikipedia.org/w/index.php?title=Datei:Ulcus_cruris_01.jpg&filetimestamp=20060823221056, © de:User:Robodoc, Lizenz unter: http://commons.wikimedia.org/wiki/GNU_Free_Documentation_License

Abb. 30 © Sol Silverman, Jr., D.D.S

Abb. 32 © SPL „M170184-Close-up_of_babys_mouth_with_herpes_simplex_ulcer"

Abb. 33 © CDC/ Dr. M. F. Rein; Susan Lindsley

Abb. 34 © CDC/ Dr. K. L. Hermann

Abb. 45 http://en.wikipedia.org/wiki/File:Molluscaklein.jpg, © EvanHerk, Lizenz unter: http://en.wikipedia.org/wiki/GNU_Free_Documentation_License

Abb. 46 http://en.wikipedia.org/wiki/File:Mollusca1klein.jpg, © EvanHerk, Lizenz unter: http://en.wikipedia.org/wiki/GNU_Free_Documentation_License

Abb. 48 © CDC/Dr. Gavin Hart

Abb. 53 © CDC/ Dr. Lucille K. Georg

Abb. 62 © CDC/ Susan Lindsley

Abb. 66 © Allen W. Mathies, MD

Abb. 67 http://en.wikipedia.org/wiki/File:EN-TBC.PNG, © ErikH, Lizenz unter: http://en.wikipedia.org/wiki/GNU_Free_Documentation_License

Abb. 70 http://en.wikipedia.org/wiki/File:Angioedema2010.JPG, © James Heilman, MD, Lizenz unter: http://en.wikipedia.org/wiki/GNU_Free_Documentation_License

Abb. 77 © CDC/ Susan Lindsley

Abb. 78 © Karen Low Phillips-Istockphoto.com

Abb. 81 © CDC/ Susan Lindsley

Abb. 82 © CDC/ Dr. Gavin Hart; Dr. N. J. Fiumara

Abb. 84 © CDC/Susan Lindsley

Abb. 90 Wikipedia, http://de.wikipedia.org/w/index.php?title=Datei:Milia_big.png&filetimestamp=20080312144429, © Silver442n

Abb. 97 Wikipedia, http://de.wikipedia.org/w/index.php?title=Datei:Woman_with_hirsutism.jpg&filetimestamp=20100804122712, © John Parker

Abb. 102 http://de.wikipedia.org/w/index.php?title=Datei:Daumennagel_mit_Nagelhaut_und_Niednagel.jpg&filetimestamp=20090405105348, © Standardizer, Lizenz unter: http://commons.wikimedia.org/wiki/GNU_Free_Documentation_License

Abb. 104 http://en.wikipedia.org/wiki/File:Vandenbosbefore1.jpg, © Flydochc, Lizenz unter:http://en.wikipedia.org/wiki/GNU_Free_Documentation_License

Abb. 110 http://en.wikipedia.org/wiki/File:Leukonychia.jpg, © Keitei, Lizenz unter: http://en.wikipedia.org/wiki/GNU_Free_Documentation_License

Abb. 4, 7, 12, 14, 17, 19, 31, 43-44, 54-56, 58, 61, 96, 111 Wikipedia

Abb. 13, 16, 18, 26, 28, 47a, 49, 51-52, 59-60, 71, 75-76, 79-80, 83, 88-89, 94, 98-99, 106, 108, 112-113 © India Picture

Abb. 5-6, 9, 11, 15, 20, 22, 25, 29, 35-42, 47b, 50, 57, 63-65, 68-69, 72-74, 85-87, 91-93, 95, 101, 103, 105, 107, 109 © Narayana Verlag GmbH

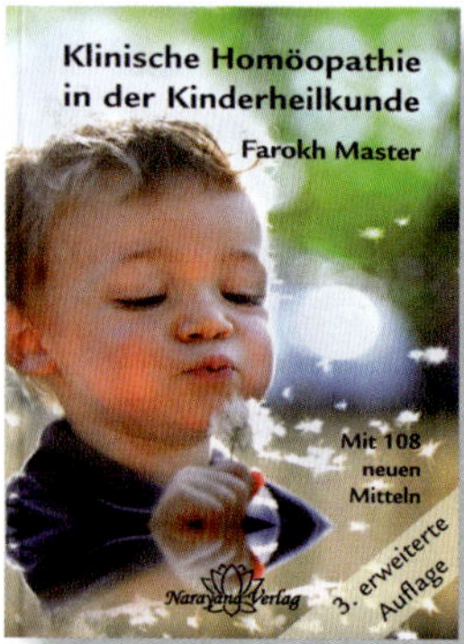

Farokh J. Master

KLINISCHE HOMÖOPATHIE IN DER KINDERHEILKUNDE

3. erweiterte Auflage mit 108 neuen Mitteln, 816 Seiten, geb., € 85.-

„Klinische Homöopathie in der Kinderheilkunde" von Farokh Master erfreut sich seit seinem Erscheinen ungebrochener Beliebtheit und ist zu einem der großen Standardwerke der homöopathischen Behandlung von Kindern geworden.

Die 3. Auflage wurde komplett überarbeitet und mit 108 neuen Mitteln ergänzt. Dies sind vor allem „kleinere", weniger bekannte Mittel, die sich in Farokh Masters Praxis bei Kindern besonders bewährt haben. Mit insgesamt über 180 Arzneimitteldarstellungen ist das Werk umfassender als sämtliche vergleichbaren Werke der Kinderheilkunde. Die große pädiatrische Erfahrung des Autors schlägt sich in der Darstellung der Mittel nieder, denn er beschreibt sie so, wie er sie selbst klinisch beobachtet hat.

Detailliert schildert Farokh Master auch die Stadien der kindlichen Entwicklung und gibt wichtige Hilfestellung bei der Behandlung von Neugeborenen und Säuglingen, wo oft nur wenige Symptome zu erheben sind.

Den abschließenden Teil bildet ein ausführliches klinisches Repertorium, das die Auffindung der Mittel erleichtert. Das Buch ist damit ein abgerundetes Werk und in seiner Art einzigartig.

„Das umfassendste homöopathische Buch der Kinderheilkunde, das ich kenne."
M. Norland

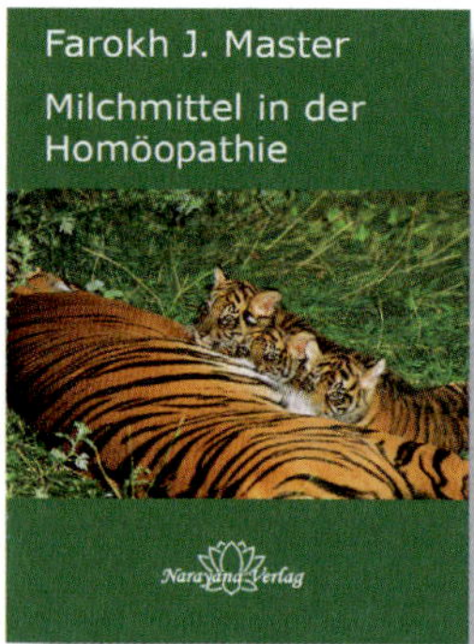

Farokh Master

MILCHMITTEL IN DER HOMÖOPATHIE

192 Seiten, geb., € 29.-

Der bekannte indische Arzt präsentiert hier das rundeste und klinisch fundierteste Werk über die Milchmittel. Erstmals werden Fälle von Seehund-, Schweine- und Eselsmilch publiziert.

Alle der 13 dargestellten Mittel sind durch klinische Erfahrungen bereichert. Es werden nicht nur Prüfungssymptome aufgelistet, sondern auch der Sinn der Symptome gezeigt und differentialdiagnostische Hinweise gegeben. Neben den allgemeinen Themen der Milchmittel folgt eine Beschreibung der Arzneimittelbilder von Lac humanum, Lac equinum, Lac delphinum, Lac caprinum, Lac leoninum, Lac caninum, Lac felinum, Lac vaccinum defloratum, Lac ovinum, Lac suinum, Lac lupinum, Lac asinum und Lac phoca vitulina. Die Essenzen sind gut herausgearbeitet, gefolgt von vielen Fallbeispielen. Mit Farbfotos der einzelnen Mittel.

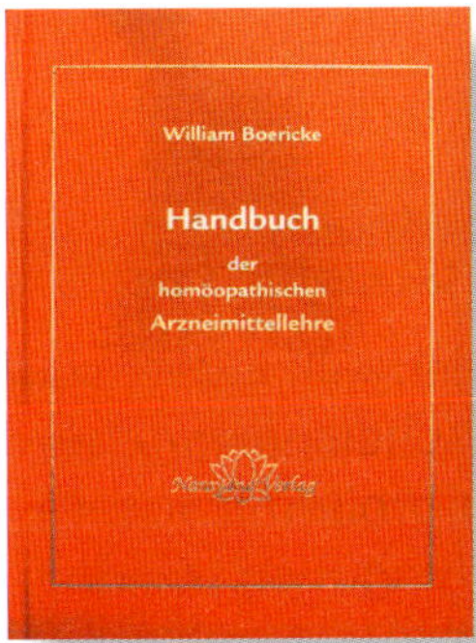

William Boericke

Handbuch der homöopathischen Arzneimittellehre

3. erweiterte Auflage, 736 S., geb. mit Goldprägung, € 35,-

Die preislich günstigste und gleichzeitig umfassendste Boericke-Ausgabe. Neuübersetzung des beliebten Klassikers, wobei sämtliche kleinen Mittel, die Boericke sonst nur als Querverweise nannte, alphabetisch integriert sind. Damit umfasst der Boericke mehr als 1.200 Mittel. Die pflanzlichen Mittel wurden außerdem mit ihrer botanischer Familienzugehörigkeit versehen.

Über 60 neue wichtige Arzneimittel wurden aufgenommen. Bei diesen Mitteln wurden auch Entdeckungen von Rajan Sankaran, Jan Scholten, Massimo Mangialavori und Louis Klein berücksichtigt. Auch werden anhand von Beispielen eine übergeordnete Sichtweise von Pflanzenfamilien, Mineralien und Tiermitteln dargestellt. Ferner wird bei fast 800 Mitteln die neue Information der Farbvorliebe angegeben, die es so bisher nirgends gab. Allein schon dadurch ist das Werk einzigartig. Ein ideales Nachschlagewerk mit Pfiff!

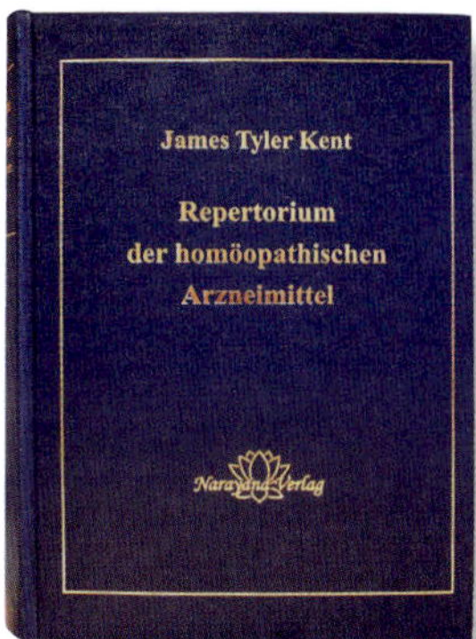

James Tyler Kent

Repertorium der homöopathischen Arzneimittel

1.504 Seiten, geb., mit Goldprägung und gestanztem Daumenregister, € 95,-

Eine Neuübersetzung des bewährten Klassikers in schöner stabiler Ausgabe. Die Mittelbezeichnungen wurden aktualisiert. Ein Daumenregister erleichtert das Nachschlagen.

Das Kent'sche Repertorium war das Hauptwerkzeug von Generationen klassischer Homöopathen und ist wegen seiner klaren Gliederung zum Strukturgeber der gängigsten neueren Repertorien geworden. Als Basis für solide Repertorisation ist es unverändert gut geeignet, und wer später auf neue teure Repertorien umsteigen will, kennt sich in deren Struktur sofort aus und braucht nicht umzulernen.

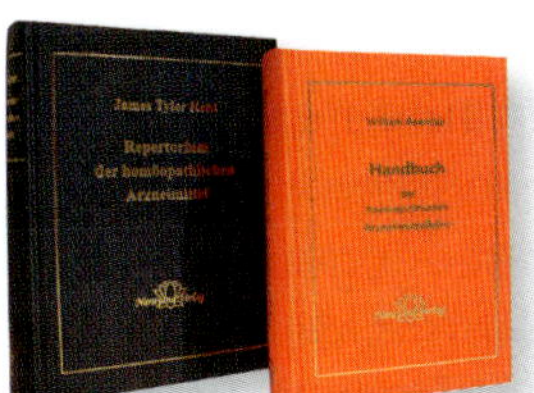

Boericke / Kent

Boerickes Arzneimittellehre und Kents Repertorium im Paket

geb., € 118.-

Paket von Boericke: "Handbuch der homöopathischen Arzneimittellehre" und Kent „Repertorium der homöopathischen Arzneimittel".

A. Voegeli: „Den guten Homöopathen erkennt man daran, dass auf seinem Schreibtisch der Kent und der Boericke liegen."

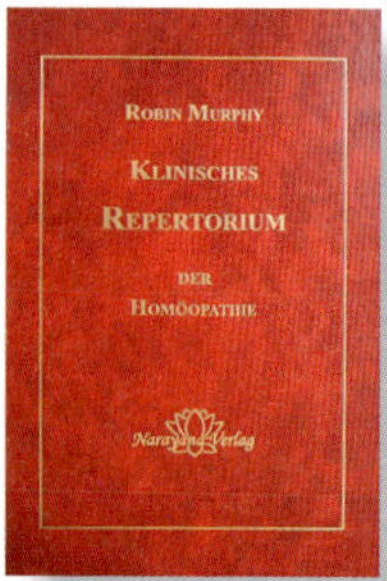

Robin Murphy

Klinisches Repertorium

Ein modernes, praktisches, alphabetisch geordnetes Repertorium

2.304 Seiten, geb., mit Goldprägung, € 125.-

Deutsche Erstausgabe des „Homeopathic Clinical Repertory", das in den USA bereits große andere Repertorien überholt hat. Ein Vorteil ist seine einfache alphabetische Struktur, die die Handhabung erleichtert und selbst Anfängern einen schnellen Zugang ermöglicht. Viele Homöopathen bestätigten uns, dass das Werk handlich und praktisch ist und dass sie nur noch mit dem Murphy arbeiten, seit sie ihn kennengelernt haben.

Vom Umfang steht es anderen großen Repertorien nicht nach (über 2.300 Arzneimittel). Einzigartig bei diesem Repertorium ist ein klinischer Teil, der Krankheitsbilder und Diagnosen zusammenfasst, die in anderen Repertorien über die Rubriken verstreut sind. Außerdem gibt es Kapitel über Impfungen, Konstitution und Vergiftungen mit verschiedenen Substanzen und einen Wortindex, wie man es in anderen Repertorien so nicht findet.

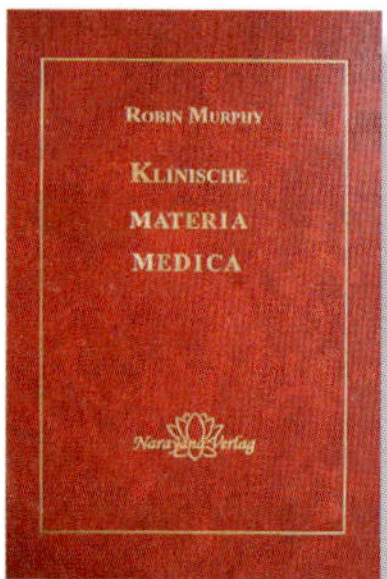

Robin Murphy

Klinische Materia Medica

2.400 Seiten, geb., mit Goldprägung, € 138.-

Die Klinische Materia Medica ist eine der führenden Arzneimittellehren weltweit. In den USA hat sie an Beliebtheit bereits andere Standardwerke übertroffen. Bei über 1.400 homöopathischen und phytotherapeutischen Arzneimitteln hat sie einen kompakten Umfang von 2.400 Seiten und ermöglicht somit ein rasches, gezieltes Nachschlagen. In dieser Preisklasse ist sie bezogen auf das Preis-Leistungs-Verhältnis das mit Abstand beste Werk. Sie enthält mehr Mittel und ist gleichzeitig kostengünstiger als vergleichbare Arzneimittellehren.

Robin Murphy hat es geschafft, die wesentlichen Informationen aus Werken von Anshutz, Bach, Boericke, Burnett, Clarke, Faßbinder, Hahnemann, Hale, Hering, Nash, Phatak, Rademacher und anderen zu entnehmen und prägnant zum einem Arzneimittelbild zusammenzufassen.

Die Mittelbeschreibungen beschränken sich dabei jedoch nicht auf eine Aneinanderreihung möglichst vieler Symptome. Vielmehr wird dem Leser beispielsweise anhand praktischer Fallschilderungen ein besserer Zugang zum Studium der grundlegenden Charakteristika der Arzneien ermöglicht. Dies sind häufig eindrückliche klinische Fälle der alten Meister, die man in den meisten anderen Arzneimittellehren nicht findet. Die Klinische Materia Medica hat den „Clarke" als Grundlage und enthält deshalb nur relevante Symptome, während Arzneimittellehren, die sich mehr am „Boericke" orientiert haben, auch einige weniger konzentrierte Abschnitte aufweisen.

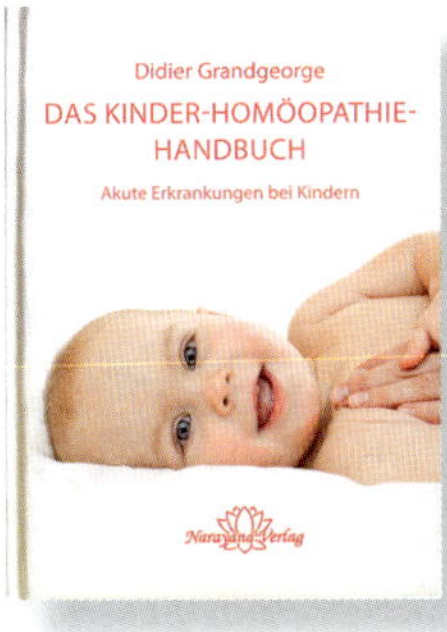

Didier Grandgeorge

Das Kinder-Homöopathie-Handbuch

Akute Erkrankungen bei Kindern

344 Seiten, geb., € 39,-

Akute Erkrankungen und weit darüber hinaus. Konzentriertes homöopathischen Wissen von einem unserer erfahrensten Kliniker - äußerst hilfreiche bewährte Indikationen mit vielen Tipps - eine wahre Fundgrube!

„Didier Grandgeorge legt ein brandaktuelles Buch zur Akutbehandlung von Kindern vor, ein Referenzwerk für alle Spezialisten der Homöopathie, die mit solchen Fällen zu tun haben. Akutfälle bei Kleinkindern können schnell problematisch werden und bedürfen einer präzisen Diagnose.

Didier Grandgeorge verfügt über eine erstaunliche Kenntnis des Repertoriums, und sein Ansatz der Homöopathie – beeinflusst von der Psychoanalyse – trifft genau den Kern des individuellen Falls. Seine Methode ist klar und liefert die Grundlage für ein rasches und effizientes Arbeiten!" Patricia Le Roux

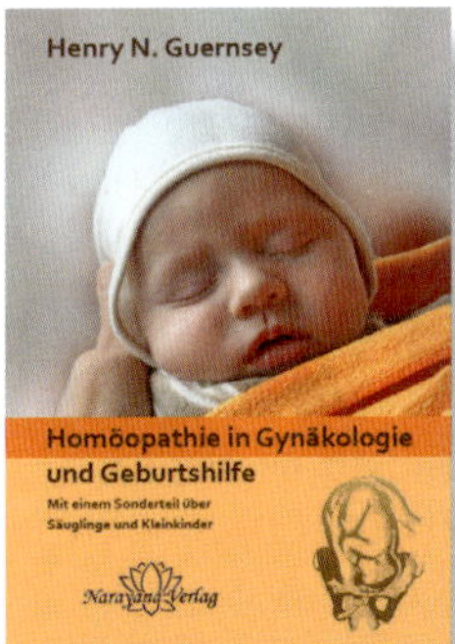

Henry Newell Guernsey

Homöopathie in Gynäkologie und Geburtshilfe

664 Seiten, geb., € 79.-

Das Werk von Henry Newell Guernsey ist das wohl umfassendste Standardwerk über die homöopathische Behandlung in der Frauenheilkunde und Geburtshilfe.

Guernsey verfügte als Leiter einer großen homöopathischen Frauenklinik über einen immensen Erfahrungsschatz. Er vermag die Symptombeschreibung auf das Wesentliche zu beschränken und gilt als Meister der Verschreibung nach Schlüsselsymptomen. Dadurch ist eine schnelle, gezielte Mittelwahl möglich.

Neben allgemeinen gynäkologischen Beschwerden werden Erkrankungen in der Schwangerschaft und bei der Geburt sowie im Wochenbett dargestellt.

In einem Sonderteil gibt Guernsey einen Überblick über die Erkrankungen bei Säuglingen und Kleinkindern wie Magen-Darm-Beschwerden, Erkrankungen der Atemwege, Infektions- und Hautkrankheiten.

Die vorliegende Ausgabe wurde deutlich überarbeitet und auf den neuesten medizinischen Stand gebracht. Das Werk ist eine Fundgrube für jede praktisch tätige Hebamme, Heilpraktiker und Ärzte als auch für interessierte Laien.

Narayana Verlag
Blumenplatz 2, 79400 Kandern, Deutschland
Tel: +49 7626-974970-0, Fax: +49 7626-974970-9
info@narayana-verlag.de

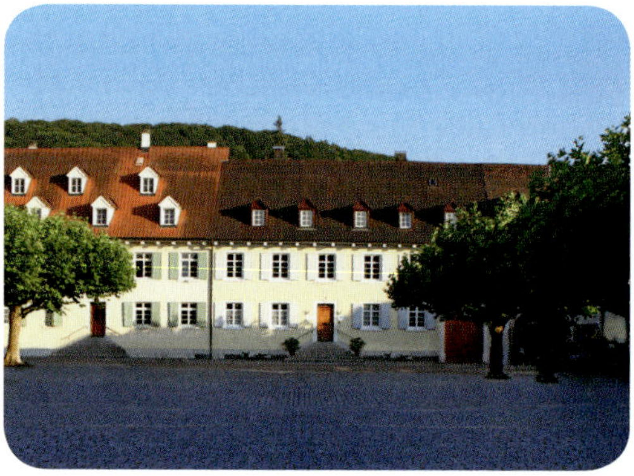

In unserer Online Buchhandlung
www.narayana-verlag.de
führen wir alle deutschen und
englischen Homöopathie-Bücher.

Es gibt zu jedem Titel aussagekräftige Leseproben.

Auf der Webseite gibt es ständig Neuigkeiten zu aktuellen Themen, Studien und Seminaren mit weltweit führenden Homöopathen, sowie einen Erfahrungsaustausch bei Krankheiten und Epidemien.

Ein Gesamtverzeichnis ist kostenlos erhältlich.